STRESS SCALE
ストレススケールガイドブック
GUIDEBOOK

財団法人 パブリックヘルス リサーチセンター
Public Health Research Foundation

実務教育出版

刊行のことば

　過密化する都市や高齢化社会，核家族化にともなう社会や家庭の構造の変化にともなう人間関係の複雑化，さらには技術革新による労働環境の質的変化など，現代社会に生きる私たちは日常生活のあらゆる面で多彩なストレスの脅威にさらされている。2002年に厚生労働省が行った労働者健康状況調査結果によると，61.5％の人が，何らかのストレスを経験していると答えている。

　近年，ストレッサーの把握や制御，脅威認知や評価に関与する資源の増強，対処様式や方略の変容，ストレス反応の軽減や解消方法の習得など，わが国のストレス研究はめざましい進歩をとげようとしている。それに伴い，多くの測定や評価のための尺度が開発されてきている現況である。

　しかし，これら多くの尺度が適切に活用されるための情報が普及しているとは言い切れない。このような状況を踏まえ，わが国におけるストレス関連の尺度を網羅して纏め，研究や実践の場で適切に利用できるよう出版することを企画したものがこの「ストレススケールガイドブック」である。本書は，ストレッサー，認知的評価，コーピング，ソーシャル・サポート，ストレス反応についての様々な年齢層を対象とした尺度を取り上げたものとなっている。

　本書が，心理学や医療関係者のみならず，広くストレスに関連する研究を行う人に用いられ，ストレス科学の発展に寄与するであろうことを心より願っている。

　2004年1月

監修者代表　大島正光

まえがき

　現在カタカナで表記される外来語のなかでもっとも頻繁に使われている言葉は"ストレス"であるといわれている。本来物理学の概念であったこの言葉を人間の行動に関わる概念として用い始めたのはカナダのSelye H.で，1935年のことであるが，日本において"ストレス"の名を冠して本格的な研究が行われるようになったのは，1963年 Lazarus R. S.が来日し，早稲田大学においてストレス反応パターンの日米文化間比較実験を行って以来のことといってよかろう。それ以前から清原健司を中心に"緊張異常"の名のもとにストレス状態の研究を展開していた早稲田大学では，1965年創刊された早稲田心理学年報第1巻でストレス問題の特集を行ない，以後の日本における組織的なストレス研究の嚆矢となった。

　1984年にLazarus & Folkmanの"Stress, Appraisal and Coping"が出版されると世界のストレス研究は一気に加速し，研究もSelyeの生理学的記述概念としてのストレスから，"認知的評価"を根底に据えた認知的構成概念としてのストレスへと焦点を移している。この認知的構成概念への焦点化に伴い，多数のストレス関連質問紙尺度が開発されてきた。

　通常，これらの尺度についての情報が開発者の原著から得られるとは限らず，引用文献から得られる場合も多いため，ときには開発の意図や目的が充分に伝わらず，尺度本来の目的とは異なる使用が行われていることも非常に多い。これらストレス関連尺度の開発の意図，適用対象，尺度の項目内容および下位尺度の構造，信頼性および妥当性の検証方法，標準化に当たってのサンプル数，利用の許可を含めた使用上の制限条項などに関する詳細な情報を開発者自身に記述していただき，利用者の便宜を図ると同時に研究の精度を高めることを意図して本書を編集した。

　採録文献の検索には国立国会図書館発行の雑誌記事索引を用い，1985年以降2002年までに刊行された学術雑誌論文のうち，尺度作成の意図をもったものを対象とした。1985年を検索開始としたのは，尺度の新しさと同時に，1984年のLazarusとFolkmanによる"Stress, Appraisal and Coping"発刊以降，ストレス研究の量的増加に加えて認知的観点からの研究という質的転換がおこり，主観的，内省的な自記式尺度の開発が盛んになったからである。

　life event, stress, scaleをキーワードにしたPsycInfoについての同じ期間の検索では数百のヒットが得られ，これらも採録の対象とするべく検討したが，著者と出版社との間に結ばれる出版権に関する規約や習慣の相違から，開発者自身であっても項目内容など詳細な情報を記載することが困難なため，本書では採り上げることを断念し，国内で開発された尺度のみを対象とした。また，学会発表論文集，紀要，研究報告書などに掲載された尺度作成文献もデータベース検索にはのりにくいため，原則としては収録対象から除外せざるをえなかった。

　検索に当たって用いたキーワードは「ストレス」「ストレッサー」「ライフイベント」「hassles」「認知（的）評価」「コーピング」「対処」「ストレス反応」「尺度」「評価」「質問紙」で，検索結果から目的のカテゴリーに当てはまる尺度を作成している論文を抽出した。研究のなかで被験者を選別するためのスクリーニングテストとして用いるため，あるいは他の変数との関連を検討するためだけの目的で作成された質問紙尺度は対象外としたが，それらの中で項目作成の経緯が明確に記述されているものは対象として取り上げた。ストレス反応測定を意図して開発された尺度としては，不安あるいは抑うつなど特定の反応のみを測定し，かつ，"ストレス"という語が用いられていない尺度は除外し，多様なストレス反応を包括的に捉える尺度を対象とした。

以上の基準に合致する尺度の開発者に尺度についての詳細な情報の執筆を依頼した。残念ながら，著作権，出版権の関係で詳細な内容や項目の掲載が不可能であったりして執筆の承諾が得られなかったものを除き，原稿を寄せて頂けた80尺度を本書に掲載した。

　本書の目次構成は利用上の便宜を考慮して，適用対象者の発達段階別に「児童」「中学生」「高校生」「大学生」「成人」「高齢者」をカテゴリーとした章立てとし，各章に含まれる節の構成はLazarusの心理学的ストレスプロセスモデルにしたがって，「ストレッサー」「認知的評価」「コーピング」「ストレス反応」および複数の次元にまたがる「多面的尺度」とした。特定領域での使用の便宜を考慮し，臨床現場での使用や，教育目的での使用に適した尺度についてもそれぞれ別の目次を設けることも検討したが，収録尺度の総数が比較的少数であり，発達段階別章立てのみでも充分に機能すると考えられることから，複数の目次は設けなかった。

　前述したように学術雑誌掲載論文から抽出された尺度が中心で，ほかの形式で公表されたものが充分に収録されなかったこと，また，ストレスに関連する主要な要因であるソーシャルサポートやソーシャルスキルに関わる尺度などについて，今後検討する必要がある。また，発達段階別に分類した各章に含まれる尺度や，ストレスプロセス各次元の尺度の数に著しい偏りが認められる。今後充実すべき領域を示すものとして理解し，あらたな尺度開発に結びつけていただければ望外の喜びである。

　最後に，今回執筆をお願いしたところ，ご多忙のところ快く貴重な情報を寄せてくださった先生方にお礼を申し上げる。貴重な原稿を頂戴した中京大学の嶋信宏先生に著者校正をお願いしたところ，急逝されたとのお知らせを受けた。心からご冥福を祈る。頂戴した原稿は大変貴重な情報なので，編者の責任で校正し，掲載させていただいた。不十分な点があるとすればその責は編者にあることをご了解いただきたい。

　2004年1月

編者代表　児玉昌久

目次

刊行のことば／i
まえがき／ii
監修者・編者一覧／vii
本書の見方／vii

第1章　児童

概説 ……2
多面的尺度
児童用メンタルヘルス・チェックリスト ……8
小学生版 PHSQ／中学生版 PHSQ ……16
ストレッサー尺度
小学生版心理的ストレス尺度 ……19
小学生のストレスフル・ライフイベント尺度 ……23
コーピング尺度
小学生用ストレスコーピング尺度 ……26
ストレス反応尺度
子ども版災害後ストレス反応尺度 ……31

第2章　中学生・高校生

概説 ……38
多面的尺度
中学生用メンタルヘルス・チェックリスト ……46
ストレッサー尺度
中学生用部活動ストレッサー尺度 ……54
中学生用学校ストレッサー尺度 ……58
中学生用学校ストレッサー測定尺度 ……64
中学生用体育学習心理的ストレスレベル測定尺度(短縮版) ……67
学業ストレッサー評価尺度 ……72
児童青年期用ストレッサー尺度 ……77
高校生用ストレッサー認知尺度 ……82
高校運動部員用ストレッサー尺度 ……89
思春期用日常生活ストレッサー尺度 ……94
ストレス源 inventory ……100
ストレスに関する質問紙 ……102
認知的評価尺度
中学生用認知的評価測定尺度 ……105
コーピング尺度
中学生用コーピング測定尺度 ……108
中学生用ストレス対処行動尺度 ……111
中学生用体育学習ストレスコーピング尺度 ……117
高校運動部員用コーピング尺度 ……122

ソーシャルサポート尺度
中学生用サポート期待尺度 ……………………………………………………………126
中学生用ソーシャルサポート尺度 ……………………………………………………131
中学生用ソーシャルサポート測定尺度 ………………………………………………136
高校生用ソーシャルサポートネットワーク尺度 ……………………………………139

ストレス反応尺度
中学生用ストレス反応尺度 ……………………………………………………………142
中学生用ストレス反応測定尺度 ………………………………………………………148
高校運動部員用ストレス反応尺度 ……………………………………………………151

第3章　大学生
概説 …………………………………………………………………………………………156
多面的尺度
大学生用ストレス自己評価尺度 ………………………………………………………162

ストレッサー尺度
大学生用日常生活ストレッサー尺度 …………………………………………………169
女子短大生用ストレッサーテスト ……………………………………………………173
対人ストレスイベント尺度 ……………………………………………………………177
対人・達成領域別ライフイベント尺度(大学生用)短縮版 …………………………182

認知的評価尺度
認知的評価測定尺度 ……………………………………………………………………187

コーピング尺度
General Coping Questionnaire 特性版 ………………………………………………192
対人ストレスコーピング尺度 …………………………………………………………198

ソーシャルサポート尺度
大学生用ソーシャルサポート尺度 ……………………………………………………203
大学生用ソーシャルサポートネットワーク尺度 ……………………………………209

ストレス反応尺度
ストレス状態質問紙 ……………………………………………………………………214

第4章　成人勤労者
概説 …………………………………………………………………………………………222
多面的尺度
Job Stress Scale Revised version ……………………………………………………230
NIOSH 職業性ストレス調査票 ………………………………………………………243
職場メンタルヘルススケール …………………………………………………………247
職業性ストレス簡易調査票 ……………………………………………………………250

ストレッサー尺度
働く女性の職場組織ストレッサー尺度 ………………………………………………258
勤労者のストレス評価尺度 ……………………………………………………………262
教師の職業ストレッサー尺度 …………………………………………………………269
日本語版「努力－報酬不均衡モデル」調査票 ………………………………………277
臨床看護職者の仕事ストレッサー測定尺度 …………………………………………286

仕事のストレス判定図 ･･ 291
　　新人看護師職務ストレッサー尺度 ･･ 297
　　スクールカウンセラーストレッサー尺度 ･･ 301
　　ソフトウェア開発技術者のジョブストレス尺度 ････････････････････････････････････ 306
　コーピング尺度
　　Worker's Coping Behavior Scale ･･･ 311
　ストレス反応尺度
　　バーンアウト尺度 ･･ 316
　　日本版 Maslach Burnout Inventory-General Survey ･･････････････････････････････ 321
　　日本語版バーンアウト尺度 ･･ 324

第5章　成人一般・高齢者
　概説 ･･ 330
　ストレッサー尺度
　　学齢期心身障害児をもつ父母のストレス尺度 ･･ 336
　　日常苛立事尺度 ･･ 350
　　中年期女性生活ストレッサー尺度 ･･ 354
　　社会的ストレス尺度 ･･ 359
　　心身障害幼児をもつ母親のストレス尺度 ･･ 369
　認知的評価尺度
　　障害によるストレスの認知的評価尺度 ･･ 378
　　在宅介護者用ストレス自己診断テスト ･･ 383
　コーピング尺度
　　共感的コーピング尺度 ･･ 387
　　Tri-axial Coping Scale 24 ･･･ 391
　　Tri-axial Coping Scale 24-item revised for elderly ･････････････････････････････ 395
　ソーシャルサポート尺度
　　Jichi Medical School ソーシャルサポートスケール ････････････････････････････････ 399
　　情緒的支援ネットワーク認知尺度 ･･ 404
　ストレス反応尺度
　　高齢者用パブリックヘルスリサーチ版ストレスチェックリスト ･･････････････････････ 408
　　簡易ストレス度チェックリスト(桂・村上版) ･･ 411
　　PHRF ストレスチェックリスト ･･ 416
　　PHRF ストレスチェックリストショートフォーム ････････････････････････････････････ 419
　　Stress Response Scale-18 ･･･ 423
　　田中ストレス反応尺度 ･･ 428

第6章　疲労
　概説 ･･ 434
　　蓄積的疲労徴候インデックス ･･ 436
　　労働者の疲労蓄積度自己診断チェックリスト ･･ 440
　　自覚症しらべ ･･ 443

監修者・編者一覧

【監修者】
大島 正光　東京大学名誉教授
高田　勗　北里大学名誉教授
上田 雅夫　早稲田大学名誉教授
河野 友信

【編者】(五十音順)
青木 和夫　日本大学教授
長田 久雄　桜美林大学大学院教授
児玉 昌久　早稲田大学名誉教授
小杉 正太郎　早稲田大学名誉教授
坂野 雄二　北海道医療大学教授

本書の見方

1. 本書は，尺度名，カテゴリー，適用対象，発表論文，尺度の内容，作成過程，信頼性・妥当性の検討，尺度の特徴，尺度実施の際の留意点，判断基準，尺度を用いた研究の内容，今後の方向性・課題，著者への連絡，引用文献，尺度の項目内容からなる。
2. カテゴリーは，ストレッサー，認知的評価，コーピング，ソーシャルサポート，ストレス反応等に分類している。
3. 適用対象は，児童，青年，成人，高齢者に分類されている。下位分類がある場合は（　）内に入れて付記している。適用対象が複数の分類にまたがるものは，もっとも代表的と思われる1つに分類している。
4. 発表論文および引用文献は，著者名のアルファベット順に並べ，著者名，刊行年次，表題の順に記している。
5. 尺度の使用に関しては，著者への連絡に記されている事項に十分に留意のこと。また，著作権等との関連から項目内容を掲載できない尺度があるが，具体的な使用方法については著者への連絡に記されている事項を参照のこと。
6. 同一章内で同一カテゴリー内の尺度は，アルファベット順に配している。
7. 解説の最後に（　）で著者名と所属を入れた。

第 1 章

児 童

概　説

嶋田洋徳　早稲田大学人間科学学術院

　一般に，児童を対象としたストレス関連尺度は，ほかの年齢層を対象とした尺度と比較してやや開発が遅れていた。これは，一般成人や大学生を対象とした心理的ストレスに関する測定理論のひとまずの完成を待ってから児童への理論の適用が試みられていたこと，あるいは，児童の年齢層において「子どもにも心理的ストレスが存在する」という仮定が立てにくかったことにその理由があると考えられる。このような背景があるものの，欧米においては，児童期の学校適応上の諸問題（学校嫌い，友人関係の不和，情緒不安定，学習意欲の欠如など）を学校の中で経験するさまざまな出来事（ストレッサー）を整理する中から，理解しようとする試みが行われ始めた。

　このような観点を踏まえて，まず，Phillips (1966) によって，学校生活のストレッサーを網羅した「Children's School Questionnaire」の作成が行われた。この尺度は，Sarason et al. (1960) によって作成された「Test Anxiety Scale for Children」，および「Achievement Anxiety Scales (Stanford et al., 1963)」などの項目を参考にして，はじめて「学校ストレス測定尺度」として整備されたものである。ところが，この尺度は，たとえば「テストの後で，あなたはテストがどのくらいできたか心配になりますか」というように，「テスト」というストレッサーと「心配になる」というストレス反応が区別されていない項目がある点が問題であるとされており，その後の研究での使用もあまり見受けられない。

　これに対して，Coddington (1972) は，Holmes & Rahe (1967) のストレスフルライフイベントの考え方をもとに，その年代別に4種類の青少年用の Life Events Scale (LES) を作成した（就学前の幼児用；30項目，小学生用；36項目，中学生用；40項目，高校生用；42項目）。すなわち，LES は児童期，青年期に遭遇する可能性の高いライフイベントが，どの程度子どもたちにとってストレスフルであるかを測定し，標準化することを試みた尺度である。これらの尺度には出来事の内容や各項目の得点に多少の違いはあるものの，項目の半分は家族関係の変化に関する出来事であり，残りは人間関係や学校に関する出来事で構成されている。しかしながら，小学生以上用の LES においては，学校に関する出来事は，「転校」や「落第」など大きな生活上の変化に関する事象がわずか4～5項目しか取り上げられておらず，児童生徒が学校で経験する心理的ストレッサーを測定しているとはいいがたい面ももっているとの指摘もある。

　そこで Coddington (1984) は，これらの指摘を踏まえて，LES の得点が高い子どもほど学業面や行動面での問題や不適応を起こす傾向が高いことを報告し，LES は予測的妥当性があることを明らかにしている。また，Monaghan et al. (1979) は，LES 原版にもとづいてイギリス版 LES を作成し，Coddington (1972) の LES との相関が非常に高かったことを報告している。この Coddington (1972, 1984) によって作成された LES は，その後の子ども対象としたストレス関連研究において，データ収集に用いられている割合がもっとも高い尺度である。そのほかの児童期のライフイベントの測定を試みた研究としては，Swearingen & Cohen (1985)，Yamamoto (1979) の報告などがあり，Yamamoto et al. (1987) の研究報告では，わが国と諸外国の子どものライフイベントに関する比較文化的検討が行われている。

　一方で，児童期の子どものストレス反応の測定に用いられている尺度は，BDI (Beck et al., 1961) や CES-D (Radloff, 1977)，C-MAS (Reynolds & Richmond, 1979) などが多く，抑うつ症状や不安症状などを「ストレス反応」の指標として用いられてきた。また，成人用のストレス反応尺度やほかの年齢層で用いられることの多い単一のストレス症状測定尺度がそのまま子どもに適用されている研究も多く見受けられる。その1つの理由として，これらの研究の中には，発達的変化の記述やほかの年齢層との直接的比較を目的としているものがあることがあげられる。ところが，成人用尺度を

そのまま児童に用いることは，項目表現の理解の困難性にとどまらず，尺度が測定しようとする構成概念がそのまま児童にも存在するという前提が成立しにくい場合があるといった問題点も数多く指摘されている。いずれにしろ，これまでに作成された児童を対象としたストレス反応尺度のバリエーションはそれほど多くないといえる。

その一方で，子どものストレスコーピングに関しては，これまでに数多くの尺度が開発されている。それらの原尺度としてもっとも多く参照されているのは，一般成人用に作成された Ways of Coping (Folkman & Lazarus, 1985, 1988) である。これまでの研究を概観すると，この尺度を各研究者がその研究目的や対象に応じて改訂したものが用いられている場合が多い。たとえば，Aldwin & Revenson (1987) は，Ways of Coping の項目を独自に因子分析して，別の下位因子構造を見いだした上で，あらたに尺度を構成している。また，Carver et al. (1989) も Ways of Coping を参考に，成人用のコーピング尺度をあらたに作成している。そして，児童を対象としたストレス反応尺度の傾向と同様に，これらの尺度を児童期の子どもに用いている研究も多く見受けられる。

児童期，青年期の子ども向けに作成された代表的なストレスコーピング尺度としては，A-COPE (McCubbin & Patterson, 1981) があげられる。この尺度は，コーピング方略を12の下位尺度によって測定しようとする尺度である。その一方で，Frydenberg & Lewis (1990) の Adolescent Coping Checklist (ACC) は，18の下位因子をもち，それらを単独で Coping Strategy（コーピング方略）得点とし，18の下位因子を3つに分類したものを Coping Styles（コーピングスタイル）得点とし，より包括的な子どものストレスコーピングの測定を試みている。

また，Coping Responses Inventory Youth Form (Moos, 1990) は，子どものストレスコーピングを，Approach-Avoidance（接近−回避）と Cognitive-Behavioral（認知−行動）の2次元でとらえ，それぞれ2つの下位因子をもつ8因子構造の尺度である。また，Responses to Stress Questionnaire (RSQ) は Voluntary-Involuntary（随意−不随意）と Engagement-Disengagement（取り組み−解放）の2次元を基本として，ストレスに対するコーピング反応を網羅しようとしたものである (Compas et al., 1997)。

これらのストレスコーピング尺度の多様性は，それらの基盤となるコーピングの理論や枠組みが異なっていることから生じていると考えられる。とくに児童期の子どもたちにおいては，問題の解決につながらないようなコーピング（他者攻撃や気分転換など）が採用されやすいことが多くの研究によって報告されており，その背景としては，児童はストレッサーに対する認知的評価が適切に行えないことや，自分自身が採用可能なコーピング方略の認知が必ずしも十分でないことなどが指摘されている。

一方で，わが国において児童を対象とした最初のストレス関連尺度は，長根 (1991) によって開発された「心理的ストレス尺度」であろうと考えられる。この尺度は，小学生が日常的に経験しやすいストレッサーを収集した尺度である。その下位尺度としては，友だち関係，授業中の発表，成績，失敗の4つがあげられている。その後，嶋田 (1998) によって，小学生用学校ストレッサー尺度が作成されている。下位尺度としては，先生との関係，友だちとの関係，学業，叱責などがあり，長根 (1991) の心理的ストレス尺度と似たように，日常の学校生活で児童が経験することが多い項目群から構成されている。この尺度の特徴は，学校ストレッサーの経験頻度と嫌悪度が別々に評定されるところにあり，子どもからより多くの情報量を得ることが可能である。

これらの学校ストレッサー尺度は，学校生活場面で日常的に経験することが多い嫌悪的な出来事（環境要因）とストレス反応（症状）との関連性を測定する目的で作成されている。したがって，学校場面で子どもたちが遭遇するであろうすべての出来事を網羅するというよりも，質の異なった代表的な学校ストレッサーを取り上げていくことに重きがおかれている。その一方で，欧米のライフイベント研究にほぼそくして，児童のストレッサーを測定しようとする尺度も見受けられる。たとえば，朝倉・有光 (1993) は，とくに学校場面に限定せずに，児童が体験していると予想されるライフイベントを

包括して尺度化を試みている。たとえば，この尺度の項目群の中には，受験勉強を始めた，先生にひどくしかられた，お父さんが単身赴任した，などが含まれている。

また，ストレス反応尺度に目を向けてみると，わが国でもっとも多く使用されている児童用尺度は，嶋田他（1994）によって作成された小学生用ストレス反応尺度である。この尺度は，ストレス症状とその緩和要因（ソーシャルサポートや社会的スキルなど），あるいは，性格特性などとの関連性を検討する一環として用いられたり，個人やクラス集団を対象にしたストレスマネジメント（教育）の介入研究の効果測定（従属変数）として用いられていることが多い。また，抑うつ・不安，不機嫌・怒り，無気力，身体的反応の4つの下位尺度から構成されていることから，多面的，包括的なストレス反応の測定を行う際には非常に有用であると考えられる。

さらに，災害後の子どもたちが表出するストレス反応に特化した尺度としては，子ども版災害後ストレス反応尺度（冨永，2002）がある。そのほかにも，ストレス反応の指標として用いられているものには，日本版STAIC（曽我，1983）などのように単一のストレス反応（不安反応や抑うつ反応）を測定している尺度などがあり，元々，成人向けに開発された総合的ストレス反応尺度（新名他，1990；鈴木他，1997）を，項目表現をやさしくするなどの工夫をして，子どもたちに用いている例も少なくない。

そして，岡安他（1998）は，児童を対象とした学校ストレッサー尺度，ストレス反応尺度，ソーシャルサポート尺度を組合せて，児童用メンタルヘルスチェックリストを作成している。このチェックリストは，児童のこころの健康（ストレス）状態を総合的に測定することを目的としており，学校現場で教員が用いやすくするために，原尺度の信頼性を損なわない程度に項目数を削減することを重要視した尺度である。項目数の多さは，尺度の有用性を考える上では大きな障壁になる点であり，実際にこの問題点の解決のために工夫を行ったことは非常に意義深いと考えられる。

ところで，わが国において，心理的ストレス過程を重要視し，その過程を包括的に測定することを目指した研究は，大学生を対象とした尾関他（1991）の尺度が最初であろうと思われる。この大学生用ストレス自己評価尺度は，大学生のストレッサー，ストレス反応，コーピングを測定することが可能であり，大学生の心理的ストレスを総合的に理解する際に有用である。同じように，児童のストレスをとらえる枠組みそのものは，この心理的ストレスを総合的に理解するという考え方に立脚しており，児童用の学校ストレッサーやストレス反応の尺度と同様に，コーピング尺度の開発も試みられてきた。

まず，嶋田（1998）は，成人用コーピング尺度や大学生用コーピング尺度を参照しながら，独自に小学生用ストレスコーピング尺度の作成を試みた。当初，この尺度の下位尺度として，積極的対処，諦め，思考回避の3つがあげられていたが，児童の行うコーピング行動の再整理を行う中から，積極的対処，思考回避，サポート希求，諦め・静観，価値の転換の5つの下位尺度を有する改訂版が作成された（嶋田他，1995）。この改訂版尺度の特徴としては，個々の下位尺度得点の高低ばかりではなく，5つの下位尺度得点のバランスをみることができる点にある。

その後，大竹他（1998）は，嶋田他（1995）のコーピング尺度は，児童が多く用いていることが予想される「情動焦点コーピング」に相当する項目群が不十分であることを指摘し，それまでのコーピング尺度に情動焦点コーピングを追加するかたちで，あらためて尺度作成を試みた。この尺度は，問題解決，行動的回避，気分転換，サポート希求，認知的回避，情動的回避の6つの下位尺度から多面的に構成されている。また，それまでの児童用ストレスコーピング尺度のさまざまな問題点を解決していることから，非常に有用な尺度であると考えられる。

わが国の児童を対象としたストレス関連尺度の場合には，ストレッサー尺度やストレス反応尺度は90年代前半に標準化の作業が行われ，それらの尺度も比較的多くの研究で用いられている。その一方で，コーピング尺度は90年代後半に作成が進められてきたが，ほかの研究で用いられる例はそれほど多くはない。これは尺度が完成してから日が浅いといったこと以上に，ストレッサーやストレス反応

に比較して，コーピングの概念や理論的枠組みが研究者によってさまざまであることに起因していると考えられる。この点に関しては，欧米の研究動向と同様である。具体的には，たとえば，コーピングはストレッサーの質的側面を考慮してストレスの文脈の中で考えるべきであるという主張と，コーピングは性格特性に近くストレッサーと独立してとらえることが可能であるという主張との食い違いなどがある。当然のことながら，どのような立場に立つかによってコーピングの測定の方法が異なってくるのである。

そのほかに，児童のストレスに関連する尺度としては，小学生用ソーシャルサポート尺度がある（嶋田他，1993）。この尺度は，ほかのソーシャルサポート尺度と同様に，心理的ストレスを軽減する個人的リソースの測定を目的としたものであり，児童のサポート入手可能性の認知を測定している。原尺度となっているのは，大学生用ソーシャルサポート尺度であり（久田他，1989），児童用尺度においても，実体的サポート，情報的サポート，情緒的サポートの機能的側面がそれぞれ項目群の中で網羅されている（1因子構造）。なお，標準的なサポート源として想定されているのは，父親，母親，きょうだい，先生，友人の5つである。

以上のように，従来の児童を対象としたストレス関連尺度はそれほど多様性に富んでいるとはいえない。とくにわが国においてはその傾向が顕著である。これは，児童の学校不適応の問題を心理的ストレスの枠組みから理解しようとした「学校ストレス研究」が定着してからそれほどの年月が経過していないことがその理由の1つとして考えられる。その一方で，児童を対象としたストレス研究は，阪神・淡路大震災や数多くの大きな少年事件など，不幸な出来事に対する「子どもたちのこころのケア」の一環として，社会的要請に後押しされて発展したという経緯もある。

ストレス関連尺度が多いことがよいとは一概にいうことはできないが，先行する既存の尺度の有用点や問題点などを整理しながら，より洗練された尺度の開発を目指す視点は大切にする必要があると考えられる。最近になって，日本ストレスマネジメント学会が設立されるなど，これまで個別に行ってきた子どものストレスに関する研究成果を集約する動きもあり，今後の発展に大いに期待したい。研究者や学校の教員が，同一の尺度を活用していくことは，何よりも子どものストレスに関連する問題の解決を考える際に必要な研究知見の積み重ねという側面において，大きな力を発揮することになるであろう。

ところが，児童を対象とした尺度開発の困難性は，子どもたちの言語化能力（内省力）の未発達に伴うこともしばしばである。これはストレス関連尺度に特異的なことではないが，自己記入式のアンケートを用いた調査は，小学4年生以上の学齢でないと現実問題として実施が難しい。実際に公表されている児童用ストレス関連尺度は小学4年生以上を想定して作成されている。それ以下の学年を対象としたアンケート調査では，面接法を併用したり，あるいは，多くの調査の補助員をつけたりといった工夫が必要となる。

したがって，児童を対象としたストレス関連尺度は，自己記入式の尺度の洗練はもちろんのこと，児童の身近な成人（保護者や学校の教員，スクールカウンセラーなど）が評定することを前提とした他者記入式の尺度や，ストレス行動観察チェックリストのような測定ツールを多面的に整備していくことが望まれる。そして，尺度の有用性を高めていくためには，岡安他（1998）によって作成された児童用メンタルヘルス・チェックリストのように，尺度を複数組合わせてアセスメントを考えるような発想も必要であろう。

■引用文献

Aldwin, C. M., & Revenson, T. A. 1987 Does coping help? A Reexamination of the relation between coping and mental health. *Journal of Personality and Social Psychology*, 53, 337-348.

朝倉隆司・有光由紀子 1993 大都市部における小学生の生活上のストレスと健康に関する研究 学校保健研究，35，437-449.

Beck, A. T., Ward, C. H., Mendelson, M., Mock, J., & Erbaugh, J. 1961 An inventory for measuring depression. *Archives of General Psychiatry*, 4, 561-571.

Carver, C. S., Scheier, M. F., & Weintraub, J. K. 1989 Assessing coping strategies : A theoretically based approach. *Journal of Personality and Social Psychology*, 56, 267-283.

Coddington, R. D. 1972 The significance of life events as etiologic factors in the diseases of children. *Journal of Psychosomatic Research*, 16, 7-18.

Coddington, R. D. 1984 Measuring the stressfulness of a child's environment. In J. H. Humphrey (Ed.), *Stress in childhood*. New York : AMS Press, Pp. 97-126.

Compas, B. E., Connor, J., Osowiecky, D., & Welch, A. 1997 Effortful and involuntary responses to stress : Implications for coping with chronic stress. In B. H. Gottlieb (Ed), *Coping with chronic stress*. New York : Plenum, Pp. 105-130.

Folkman, S., & Lazarus, R. S. 1985 If it changes it must be a process : Study of emotion and coping during three stages of a college examination. *Journal of Personality and Social Psychology*, 48, 150-170.

Folkman, S., & Lazarus, R. S. 1988 Coping as mediator of emotion. *Journal of Personality and Social Psychology*, 54, 466-475.

Frydenberg, E., & Lewis, R. 1990 How adolescents cope with different concerns : The development of the Adolescent Coping Coping Checklist (ACC). *Journal of Adolescence*, 14, 119-133.

久田　満・千田茂博・箕口雅博　1989　学生用ソーシャル・サポート尺度作成の試み(1)　日本社会心理学会第30回大会発表論文集，143-144.

Holmes, T. H., & Rahe, R. H. 1967 The social readjustment rating scale. *Journal of Psychosomatic Research*, 11, 213-218.

McCubbin, H., & Patterson, J. 1981 Systematic assessment of family stress resources and coping. *Journal of Adolescence*, 10, 169-180.

Monaghan, J. H., Robinson, J. O., & Dodge, J. A. 1979 The children's life events inventory. *Journal of Psychosomatic Research*, 23, 63-68.

Moos, R. 1990 *Coping Responses Inventory - Youth Form Manual*. CA : Stanford University and Veterans Administration Mediical Centers.

長根光男　1991　学校生活における児童の心理的ストレスの分析：小学校4，5，6年生を対象にして　教育心理学研究，39，182-185.

新名理恵・坂田成輝・矢冨直美・本間　昭　1990　心理的ストレス反応尺度の開発　心身医学，30，29-38.

岡安孝弘・由地多恵子・高山　巌　1998　児童用メンタルヘルス・チェックリスト（簡易版）の作成とその実践的利用　宮崎大学教育学部教育実践研究指導センター研究紀要，5，27-41.

大竹恵子・島井哲志・嶋田洋徳　1998　小学生のコーピング方略の実態と役割　健康心理学研究，11，2，37-47.

尾関友佳子・原口雅浩・津田　彰　1991　大学生の生活ストレッサー，コーピング，パーソナリティとストレス反応　健康心理学研究，4，2，1-9.

Phillips, B. N. 1966 *An analysis of causes of anxiety among children in school*. Texas : University of Texas.

Radloff, L. S. 1977 The CES-D scale : A self-report depression scale for research in the general populaton. *Applied Psychological Measurement*, 1, 385-401.

Reynolds, C. R., & Richmond, B. O. 1979 Factor structure and construct validity of "What I think and feel": The Revised Children's Manifest Anxiety Scale. *Journal of Personality Assessment*, 43, 281-283.

Sarason, S. B., Davidson, K. S., Lighthall, F. F., Waite, R. R., & Ruebush, B. K. 1960 *Anxiety in elementary school children.* New York: Wiley.

嶋田洋徳 1998 小中学生の心理的ストレスと学校不適応に関する研究 風間書房

嶋田洋徳・秋山香澄・三浦正江・岡安孝弘・坂野雄二・上里一郎 1995 小学生のコーピングパターンとストレス反応との関連 日本教育心理学会第37回総会発表論文集, 556.

嶋田洋徳・岡安孝弘・坂野雄二 1993 小学生用ソーシャルサポート尺度短縮版作成の試み ストレス科学研究, 8, 1-12.

嶋田洋徳・戸ヶ崎泰子・坂野雄二 1994 小学生用ストレス反応尺度の開発 健康心理学研究, 7, 2, 46-58.

曽我祥子 1983 日本版STAIC標準化の研究 心理学研究, 54, 215-221.

Stanford, D., Dember, W., & Stanford, L. A. 1963 A children's form of the Alpert-Haber achievement anxiety scale. *Child Development*, 34, 1027-1032.

鈴木伸一・嶋田洋徳・三浦正江・片柳弘司・右馬埜力也・坂野雄二 1997 新しい心理的ストレス反応尺度(SRS-18)の開発と信頼性・妥当性の検討 行動医学研究, 4, 22-29.

Swearingen, E. M., & Cohen, L. H. 1985 Measurement of adolescents' life events: The junior high life experiences survey. *American Journal of Community Psychology*, 13, 69-85.

冨永良喜・高橋哲・吉田隆三・住本克彦・加治川伸夫 2002 子ども版災害後ストレス反応尺度(PTSSC15)の作成と妥当性－児童養護施設入所児童といじめ被害生徒を対象に－ 発達心理臨床研究, 8, 29-36.

Yamamoto, K. 1979 Children's ratings of the stressfulness of experiences. *Developmental Psychology*, 15, 581-582.

Yamamoto, K., Soliman, A., Parsons, J., & Davis, O. L., Jr. 1987 Voices in unison: Stressful events in the lives of children in six countries. *Journal of Child Psychology and Psychiatry*, 28, 855-864.

児童用メンタルヘルス・チェックリスト

カテゴリー	ストレッサー・ソーシャルサポート・ストレス反応
適用対象	児童（小学4～6年生）
発表論文	岡安孝弘・由地多恵子・高山巌　1998　児童用メンタルヘルス・チェックリスト（簡易版）の作成とその実践的利用　宮崎大学教育学部教育実践研究指導センター研究紀要，5，27-41．

■尺度の内容

　本尺度は，児童のこころの健康状態を総合的に査定することを目的として開発され，教師が教育相談活動に手軽に利用できるように，児童のこころの健康状態についての情報を容易に収集できるよう工夫されている。これまで開発されてきた児童用のストレス関連尺度は，項目数が比較的多く，回答を得るためにかなりの時間を要すること，データの集計に多くの労力を必要とすることから，教師が個々の児童のこころの健康状態を把握するために，定期的にまたは実施したい時に随時実施して教育相談活動に利用するには相当の困難を伴うものであった。本尺度は，これまで開発されてきた児童用のストレス関連尺度に基づいて，原尺度のもつ信頼性を損なわないように，しかも教師が独力で実施，集計することができるように作成された。

　本尺度は，「ストレス症状」尺度，「ストレス因（学校ストレッサー）」尺度，「ソーシャルサポート」尺度の3種類の尺度で構成されている。また，「ストレス症状」尺度は「身体的症状」，「抑うつ・不安」，「不機嫌・怒り」，「無力感」の4つの下位尺度（いずれも3項目ずつ），「ストレス因」尺度は「先生との関係」，「友人関係」，「学業」の3つの下位尺度（いずれも3項目ずつ）からなっている。また「ソーシャルサポート」尺度は「父親」「母親」「教師」「友だち」の4つのサポート源（いずれも3項目ずつ）についてそれぞれ評定を求めるものである。

　評定方法は，児童による自己評定である。各項目は1点～4点の4件法であり，したがって各下位尺度およびサポート源の得点範囲は4点～12点である。

■作成過程

本尺度は，以下の3つの尺度を原尺度として作成された。
(1)　小学生用ストレス反応尺度（嶋田他，1994）
(2)　小学生用学校ストレッサー尺度（嶋田，1998）
(3)　小学生用ソーシャルサポート尺度（嶋田他，1993）

　この3つの尺度を，小学校4～6年生の児童1496名（4年生男子225名，女子228名，5年生男子247名，女子256名，6年生男子274名，女子266名）を対象として実施した。その結果に基づいて，各尺度の項目群の中から，項目の内容的妥当性が高く，かつできる限り少ない項目数で原尺度との相関がもっとも高くなるように項目を選択した。

■信頼性・妥当性の検討

　ストレス症状：小学生用ストレス反応尺度に含まれる4つの下位尺度，計20項目から，各下位尺度とも3項目を選択した。原尺度との相関係数は，「身体的症状」$r=.95$，「抑うつ・不安」$r=.94$，「不機嫌・怒り」$r=.95$，「無力感」$r=.93$ときわめて高く，原尺度との基準関連妥当性は高いと考えられる。

ストレス因：小学生用学校ストレッサー尺度は，出来事の経験頻度と嫌悪性の両方に評定を求めるものであるが，本尺度では簡略化のために経験頻度のみを使用した。小学生用学校ストレッサー尺度に含まれる4つの下位尺度のうち，これまでの研究によってストレス症状との関連性が比較的低いと考えられる「叱責」を除く3つの下位尺度，「先生との関係」，「友人関係」，「学業」から，それぞれ3項目を選択した。原尺度との相関係数は，「先生との関係」$r=.88$，「友人関係」$r=.93$，「学業」$r=.87$ときわめて高く，原尺度との基準関連妥当性は高いと考えられる。

ソーシャルサポート：5つのサポート源のうち，きょうだいサポートは本尺度には含めなかった。その理由は，ストレス緩和のために有効なサポート源となる可能性の高い年上のきょうだいがいる児童は全体の56.7%と半数強にすぎなかったためである。

したがって，父親，母親，教師，友だちの4つのサポート源についてそれぞれ3項目を選択した。原尺度との相関係数は，父親$r=.96$，母親$r=.96$，教師$r=.97$，友だち$r=.96$ときわめて高く，原尺度との基準関連妥当性は高いと考えられる。

■尺度の特徴

本尺度の特徴は以下のようにまとめられる。
(1) 集団でも個別でも実施可能である。
(2) 項目数が少なく短時間で実施可能なため，教師が実施したいときに手軽に実施することができ，集計も容易である。
(3) 専門的知識がなくても，プロフィールを作成することによって，児童のこころの健康状態を把握することが可能である。
(4) 教師やスクールカウンセラーが行う教育相談時の資料として利用可能である。

■尺度実施の際の留意点

通常時の児童のこころの健康状態を把握する目的で利用する際には，学校行事，とくに試験などによってストレス症状やストレス因の結果が一時的に影響される可能性があるため，そのような時期の直前，直後の実施は避けることが望ましい。

■判断基準

尺度作成時の1496名の児童のデータに基づいて，下位尺度ごとにパーセンタイル値が算出されている。ストレス症状とストレス因は得点が高いほどこころの健康状態が悪く，逆にソーシャルサポートは得点が低いほど当該のサポート源に対する知覚されたサポートのレベルが低い。

本尺度の集計表に示されているように，個々の児童について下位尺度ごとに合計得点を求め，下欄のプロフィール図において合計得点に該当する数字を○で囲み，線で結ぶ(図1参照)。それによって児童のこころの健康状態を視覚的にとらえることができる。

ストレス症状とストレス因については90パーセンタイル以上，ソーシャルサポートについては10パーセンタイル以下の濃いグレーゾーンに多くの下位尺度の得点がかかっている児童については，何らかの心理的問題を抱えている可能性が高いものと判断され，注意深いケアを行う必要がある。また，ストレス症状とストレス因については80パーセンタイル以上，ソーシャルサポートについては20パーセンタイル以下の薄いグレーゾーンにかかっている児童についても，日常の様子についての注意深い観察が必要である。

図1は，本尺度の得点に基づいて作成されたプロフィールの例である。実線で示されているのは6年生女子のB子のプロフィールである。B子の場合にはすべての下位尺度の得点がグレーゾーンから外れており，今のところは心理的問題を抱えていないこころの健康状態の良好な児童であると判断される。一方，破線で示したのは5年生男子のC男のプロフィールである。C男の場合には，ストレス

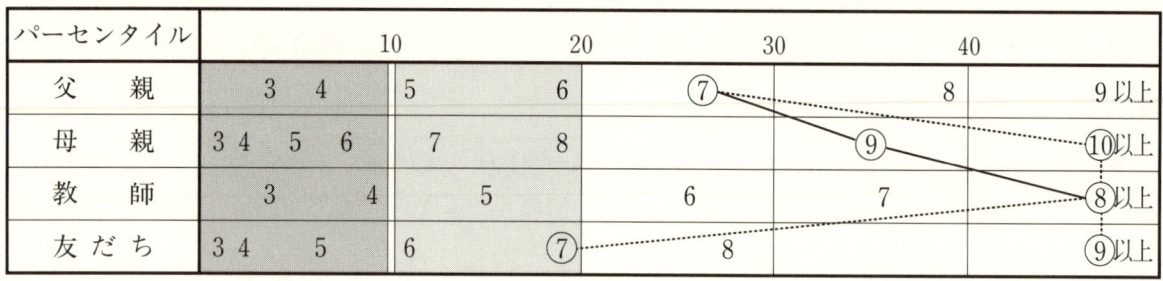

図1 児童用メンタルヘルス・チェックリストのプロフィールの例

　症状およびストレス因の得点がすべての下位尺度において80パーセンタイル以上のグレーゾーンにかかっていることから，人間関係上の問題や学業上の問題を原因として心理的にきわめて不安定な状態にあると考えられる。また，教師に対するソーシャルサポートは比較的高く，教師とは良好な関係にあると思われるが，友だちサポートの得点が20パーセンタイル以下のグレーゾーンにかかっており，友だち関係に何らかの問題があるものと推測される。以上のことから，このままの状態が続けば将来的により深刻な不適応状態に陥る可能性が高い児童であると考えられるため，ソーシャルサポートのレベルの高い教師を中心として，早急に何らかの支援を図ることが必要とされよう。
　このように，本尺度の得点に基づいて個々の児童のプロフィールを作成することによって，こころの健康状態に問題のある児童を発見し，介入のための手がかりを得ることができる。

■尺度を用いた研究の内容

　本尺度は，主に教育実践の場で使用することが望まれる。たとえば，岡安他（1998）は，ある小学校の4～6年生全クラスに実施し，学年ごとのストレスやソーシャルサポートの特徴を比較している。

また担任教師に個々の児童のプロフィールを作成してもらうことによって，本尺度の有用性や問題点，今後の活用法について，教師からの意見をまとめている。

■今後の方向性・課題

学校教育現場において広く活用してもらうために，児童のこころの健康状態を日常的に把握しておくことの重要性を訴えていくなど，普及活動を工夫していくことが課題である。

■著者への連絡

本尺度を元に，PSIパブリックヘルスリサーチセンター版ストレスインベントリー小学生用(坂野・岡安・嶋田，2006)が，下記より発行・発売されている。本尺度の使用は，研究目的の使用の場合でも必ず下記へ問合せのこと。

　発行元：実務教育出版　教材編集二課
　〒163-8671　東京都新宿区新宿1-1-12
　TEL：03-3355-0921

■引用文献

岡安孝弘・由地多恵子・高山巖　1998　児童用メンタルヘルス・チェックリスト（簡易版）の作成とその実践的利用　宮崎大学教育学部教育実践研究指導センター研究紀要，5, 27-41.

嶋田洋徳・岡安孝弘・坂野雄二　1993　小学生用ソーシャルサポート短縮版作成の試み　ストレス科学研究，8, 1-12.

嶋田洋徳・戸ヶ崎泰子・坂野雄二　1994　小学生用ストレス反応尺度の開発　健康心理学研究，7, 46-58.

嶋田洋徳　1998　小中学生の心理的ストレスと学校不適応に関する研究　風間書房

　　　　　　　　　　　　　　　　　　　　　　　　　　　　　　　　（岡安孝弘　明治大学文学部）

児童用メンタルヘルス・チェックリスト

【A】 あなたは，このごろつぎに書いてある，いろいろな気もちや体のちょうしに，どのくらいあてはまりますか。いちばんよくあてはまるところに，1つだけ○をつけてください。

れい

たとえば，あなたが，このごろ，すこしねむれないときはには，「すこしあてはまる」のところに○をつけます。

しつもん	あてはまらないぜんぜん	あてはまらないあまり	すこしあてはまる	よくあてはまる
（1） よくねむれない。	1	2	③	4

それでは，下のしつもんにこたえてください。

しつもん	あてはまらないぜんぜん	あてはまらないあまり	すこしあてはまる	よくあてはまる
（1） 体がだるい。	1	2	3	4
（2） なんとなく，しんぱいだ。	1	2	3	4
（3） いらいらする。	1	2	3	4
（4） 体から力がわかない。	1	2	3	4
（5） つかれやすい。	1	2	3	4
（6） さびしい。	1	2	3	4
（7） ふきげんで，おこりっぽい。	1	2	3	4
（8） あまりがんばれない。	1	2	3	4
（9） ずつうがする。	1	2	3	4
（10） 気もちがしずんでいる。	1	2	3	4
（11） だれかに，いかりをぶつけたい。	1	2	3	4
（12） 勉強が手につかない。	1	2	3	4

つぎのページにすすんでください。

【B】 ことしの4月くらいから，きょうまでに，あなたは，つぎに書いてあるような，いろいろなことが，どのくらいありましたか。あてはまるところに1つだけ，○をつけてください。

れい

たとえば，なかのよい子が学校を休んだことが，あまりなかったときには，「あまりなかった」のところに○をつけます。

しつもん	ぜんぜんなかった	あまりなかった	ときどきあった	よくあった
（1） なかのよい子が学校を休んだ。	1	②	3	4

それでは，下のしつもんにこたえてください。

しつもん	ぜんぜんなかった	あまりなかった	ときどきあった	よくあった
（1） 先生が，よくわけを聞いてくれずに，おこった。	1	2	3	4
（2） 友だちに，いやなあだ名や，わる口を言われた。	1	2	3	4
（3） じゅぎょう中，わからない問題があてられた。	1	2	3	4
（4） 先生が，あいてにしてくれなかった。	1	2	3	4
（5） 友だちに，むしされた。	1	2	3	4
（6） じゅぎょうが，よくわからなかった。	1	2	3	4
（7） 先生が，えこひいきをした。	1	2	3	4
（8） だれかに，いやなことをされたり，言われたりした。	1	2	3	4
（9） テストのけっかが返ってきて，点数がわるかった。	1	2	3	4

つぎのページにすすんでください。

【C】 あなたは，あなたのまわりの人たちが，ふだん，どのくらいあなたの助けになっていると感じていますか。いちばんあてはまるところに，1つだけ○をつけてください。ただし，お父さんやお母さんがいない人は，そこのところだけ，とばしてこたえてください。

こたえかた

たとえば，あなたが，病気になったとき，お父さんが，あなたのことを，たぶん，はげましてくれるとおもったときには，「たぶんそうだ」のところに○をつけます。お母さん，学校の先生，友だちの場合も，おなじように，あてはまるところに，1つだけ○をつけます。

（れい）あなたが病気になったとき，はげましてくれる。

	ぜったいに ちがう	たぶん ちがう	たぶん そうだ	きっと そうだ
お父さんの場合	1	②	3	4
お母さんの場合	1	2	3	④
学校の先生の場合	1	2	③	4
友だちの場合	1	②	3	4

それでは，下のしつもんにこたえてください。

（1）あなたに元気がないと，すぐに気づいてはげましてくれる。

	ぜったいに ちがう	たぶん ちがう	たぶん そうだ	きっと そうだ
お父さんの場合	1	2	3	4
お母さんの場合	1	2	3	4
学校の先生の場合	1	2	3	4
友だちの場合	1	2	3	4

（2）あなたが，なやみやふまんを言っても，いやな顔をしないで聞いてくれる。

	ぜったい にちがう	たぶん ちがう	たぶん そうだ	きっと そうだ
お父さんの場合	1	2	3	4
お母さんの場合	1	2	3	4
学校の先生の場合	1	2	3	4
友だちの場合	1	2	3	4

（3）ふだんから，あなたの気もちを，よくわかってくれている。

	ぜったいに ちがう	たぶん ちがう	たぶん そうだ	きっと そうだ
お父さんの場合	1	2	3	4
お母さんの場合	1	2	3	4
学校の先生の場合	1	2	3	4
友だちの場合	1	2	3	4

これで，しつもんはおわりです。

メンタルヘルス・チェックリスト（小学校4〜6年生用）
集　計　表

（　）年（　　）組　氏名（　　　　　　　　　）

◎集計のしかた
〔1〕各カテゴリーについて，以下のように粗点の合計を求める（カッコ内は項目の番号）。
　　●ストレス症状（質問【A】）
　　　　　身体的症状＝（1）＋（5）＋（9）＝（　　）
　　　　　抑うつ・不安＝（2）＋（6）＋（10）＝（　　）
　　　　　不機嫌・怒り＝（3）＋（7）＋（11）＝（　　）
　　　　　無　力　感＝（4）＋（8）＋（12）＝（　　）
　　●ストレス因（質問【B】）
　　　　　先生との関係＝（1）＋（4）＋（7）＝（　　）
　　　　　友　人　関　係＝（2）＋（5）＋（8）＝（　　）
　　　　　学　　　業＝（3）＋（6）＋（9）＝（　　）
　　●ソーシャル　サポート（質問【C】の3つの項目の合計）
　　　　　父　　　親＝（　　）
　　　　　母　　　親＝（　　）
　　　　　教　　　師＝（　　）
　　　　　友　だ　ち＝（　　）
〔2〕下図の各カテゴリーについて，上記の合計点数に該当する数字を○で囲み，線で結ぶ。
〔3〕多くのカテゴリーにおいて，グレーゾーンにかかる場合には注意が必要とされる。
****

【A】ストレス症状

パーセンタイル		60		70		80		90	
身体的症状	3 4	5		6		7	8	9	10 11 12
抑うつ・不安		3		4		5	6		7 8 9以上
不機嫌・怒り	3 4	5		6		7	8	9	10 11 12
無力感	3 4		5		6		7	8	9以上

【B】ストレス因

パーセンタイル		60		70		80		90	
先生との関係	3		4		5		6	7 8	9 10以上
友人関係	3 4 5	6			7		8	9	10 11 12
学業	6以下		7				8		9 10 11 12

【C】ソーシャルサポート

パーセンタイル		10		20		30		40	
父親		3 4	5	6		7		8	9以上
母親	3 4	5 6	7	8				9	10以上
教師		3	4	5		6		7	8以上
友だち	3 4	5	6		7		8		9以上

小学生版 PHSQ／中学生版 PHSQ

カテゴリー	ストレッサー・ソーシャルサポート・ストレス反応
適用対象	小学生版 PHSQ：小学生（4年生〜6年生）／中学生版 PHSQ：中学生
発表論文	本尺度を元に，PSI パブリックヘルスリサーチセンター版ストレスインベントリーの小学生用と中学生用が，実務教育出版よりマニュアルとともに販売されており，尺度の詳細はマニュアルに詳述されている。また，本尺度を構成する各下位尺度に関する論文は数多く発表されているが，以下の論文他にその作成過程，心理測定学的検討他が詳述されている。 嶋田洋徳　1998　小中学生の心理的ストレスと学校不適応に関する研究　風間書房 嶋田洋徳・岡安孝弘・坂野雄二　1993　小学生用ソーシャルサポート尺度短縮版作成の試み　ストレス科学研究，8，1-12． 嶋田洋徳・戸ヶ崎泰子・坂野雄二　1994　小学生用ストレス尺度の開発　健康心理学研究，7，2，46-58．

■尺度の内容

　本尺度は，小学生版，中学生版ともに3つの下位尺度からなり，ストレッサー，ストレス反応，ソーシャルサポートという3つの観点から児童生徒のストレス状態を測定することができるよう工夫されている。すなわち，児童生徒が学校の中でどのような刺激をストレッサーとして知覚し，それに対してどのようなストレス反応を生じさせているか，そして，ストレスの緩衝要因としてどのようなソーシャルサポートをどの程度持っているかを総合的に判断しようとする。児童生徒が今学校でどのようなストレス状態にあるかという指導の基礎資料を手に入れることができるだけではなく，学校不適応を示す児童生徒をストレスという観点から診断し，どこに留意して指導を行うとよいかの判断材料を手に入れることができるよう工夫されている。

　ストレッサーとしては，児童生徒が学校で経験するストレッサーとして，小学生版では「先生との関係」，「友だちとの関係」，「学業」，「叱責」が，中学生版では「友人関係」，「学業」，「教師との関係」，「部活動」が取り上げられている。小学生版では22項目，中学生版では24項目のストレスイベントに対して4段階での評価を児童生徒に求めている。

　ストレス反応としては，小学生版(20項目)，中学生版(24項目)ともに，「身体的反応」，「抑うつ・不安」，「不機嫌・怒り」，「無気力」という4つのストレス反応の強さを，それぞれ4段階評価で回答を求めるかたちで測定している。

　ソーシャルサポートを測定する尺度は，児童生徒のソーシャルサポート源として父親，母親，兄弟，先生，友人の5つを取り上げ，それぞれのサポート源に対して5つの質問項目に対するサポートの有無を4段階評定で求め，児童生徒の各ソーシャルサポート源に対する「知覚されたソーシャルサポート（perceived social support）」の強さを測定している。

■作成過程

　PHSQ は，それを構成する下位尺度ごとに作成されている。

　ストレッサー尺度とストレス反応尺度に関しては，どのようなときにどのようなストレス反応を感じるかという児童生徒，および小中学校教諭を対象とした自由記述から項目を抽出し，経験豊富な小学校，および中学校教諭が抽出された項目の適切性について検討を行った後，最終的な項目が準備さ

れた。その後，表1に示されたような対象者を用いて標準化が行われ，因子構造の確認作業や信頼性と妥当性の検討が行われて最終的な項目が選択された。

また，ソーシャルサポート尺度については，選択された児童生徒にとってソーシャルサポートを必要とする場面を先行研究から選択し，児童生徒を対象として予備調査を行い，因子分析を行った結果に基づいて児童生徒がソーシャルサポートを必要とする5つの場面（1因子構造）が抽出された。そして，それらの場面におけるソーシャルサポートの有無を両親等5つのサポート源について問う質問票が作成された（短縮版の作成）。

表1　標準化の際の対象者数

	小学校4～6年生	中学校1～3年生
ストレッサー尺度	2,209	1,127
ストレス反応尺度	2,160	1,306
ソーシャルサポート尺度	2,103	1,068

■信頼性・妥当性の検討

本尺度の信頼性は，基本的に内的整合性，折半法，および再検査法によって検討されている。各下位尺度のα係数の値は表2に示したとおりである。また，折半法による相関係数は.78以上，再検査法による相関係数は.52以上の高い値が得られている。

妥当性は，内容的妥当性，因子的妥当性，交差妥当性，臨床的妥当性がそれぞれ検討され，本尺度の高い妥当性が検証されている。なお，詳細についてはマニュアル，および嶋田（1998）に詳述されている。

表2　各下位尺度のα係数

	小学生用	中学生用
ストレッサー尺度	.70～.81	.78～.85
ストレス反応尺度	.77～.82	.81～.88
ソーシャルサポート尺度	.95～.97	.90～.92

■尺度の特徴

本尺度の特徴は以下のような点にある。
①児童生徒のストレスの問題を，ストレッサー，ストレス反応，ソーシャルサポートという観点から多面的に理解することができる。
②児童生徒が感じているストレッサーを4つの因子，ストレス反応を4つの因子から多面的に測定し，児童生徒のストレス状態を理解することができる。
③学校不適応を呈する児童生徒の抽出が可能である。
④児童生徒のふだんの学校適応の状態を理解するための情報を手に入れることができる。

■尺度実施の際の留意点

たとえば，定期試験や大きな学校行事の直前には，児童生徒は一般的に強いストレスを感じる。また，一般的に1学期前半は強いストレス反応を示す。したがって，児童生徒の一般的なストレス状態を検査するには，6月頃から11月頃が適切である（嶋田，1998）。

しかしながら，児童生徒がどの時期に強いストレスを感じているかを本検査の結果から判断できることを考えると，検査時期はいつでも可能であり，年間に何度か検査を行うことによって児童生徒のストレスの変化を理解することができるといえる。

なお，検査項目は平易な表現をとっているため，適用学年の範囲内であれば，実施可能であるが，文章理解力に問題があるなどの指導上とくに留意が必要な児童生徒に対しては，口述で項目を読み上げることも可能である。

■判断基準

尺度得点は，4段階評定の素点を各因子ごとに合計することで求められる。

各尺度得点の判断基準は，ストレッサー，ストレス反応，ソーシャルサポート各尺度の下位尺度のそれぞれについて学年別に算出されている。詳細はマニュアルをご参照頂きたい。

■尺度を用いた研究の内容

PHSQに含まれる下位尺度の引用率はきわめて高い。とくにストレス反応尺度については，健常児のみならず，ある特定の問題や疾患を抱えた児童を対象とした調査研究や，さまざまな児童指導場面における活用を試みた応用研究が報告されている。

■今後の方向性・課題

児童生徒の学校不適応の問題をストレスという観点から理解することは，児童生徒指導に新しい着眼点をもたらした。「子どものこころの理解」というように子どもの抱える問題を漠然と理解するのではなく，どのような状況で，子どもにどのような変化が生じているかを明らかにするとともに，子どもを取り巻く環境への働きかけの新しい視点ももたらしてくれた。そうした意味で，PHSQの今後のいっそうの活用が期待される。

一方，指導要領の改訂に見られるように，学校での教育内容は時代とともに変化する。また，学校を取り巻く社会環境も時代とともに変化する。児童生徒の学校ストレスの問題が学校における出来事と関連している限り，学校ストレッサーは時代とともに変化する可能性がある。また，どのような対象者に対してソーシャルサポートを求めるかのパターンが発達によって異なっていることを考えると，いわゆる発達加速現象等，発達の時代による変化によってその得点分布は変わってくる可能性がある。そうした時代の変化に対応して同様の下位尺度が利用可能であるかどうかはいずれ検討を加えなければならないだろう。

■著者への連絡

本尺度を元に，PSIパブリックヘルスリサーチセンター版ストレスインベントリー小学生用(坂野・岡安・嶋田，2006)とPSIパブリックヘルスリサーチセンター版ストレスインベントリー中学生用(坂野・岡安・嶋田，2006)が，下記より発行・発売されている。本尺度の使用は，研究目的の使用の場合でも必ず下記へ問合せのこと。

発行元：実務教育出版　教材編集二課
〒163-8671　東京都新宿区新宿1-1-12
TEL：03-3355-0921

■引用文献

嶋田洋徳　1998　小中学生の心理的ストレスと学校不適応に関する研究　風間書房
嶋田洋徳・岡安孝弘・坂野雄二　1993　小学生用ソーシャルサポート尺度短縮版作成の試み　ストレス科学研究，8，1-12．
嶋田洋徳・戸ヶ崎泰子・坂野雄二　1994　小学生用ストレス尺度の開発　健康心理学研究，7，2，46-58．

(坂野雄二　北海道医療大学心理科学部)

小学生版心理的ストレス尺度

カテゴリー	ストレッサー
適用対象	児童（小学4～6年生） 小学校2年や3年生でも分かりやすく説明すると十分適用可能であると思われる。
発表論文	長根光男　1991　学校生活における児童の心理的ストレスの分析　教育心理学研究，39，182-185.

■尺度の内容

項目数：近年，児童・生徒が学校生活で必ずしも日々満足した生活を送っていないことが報告されている。このことは，一面では，児童・生徒が学校生活において，何らかの心理的ストレスを感じることが多いことを示唆するものであろう。したがって，学校生活で児童・生徒がどのような心理的ストレスを受けているか分析することは，きわめて重要なことであると思われる。

とくに，児童の心理的ストレス尺度は，実際の学校場面に十分適合している必要があろう。その点，本尺度は，わが国の学校環境を背景として，児童の立場に立った尺度の構成がなされている。また心理的ストレスはどの児童も日常的に経験することが多いことから，本尺度は幅広くすべての児童を対象にした20項目からなる尺度から構成されている。

下位尺度：本尺度は4つの下位尺度から成り立っている。内訳は，友達関係(Classmates，6項目)，授業中の発表 (Presentation，6項目)，成績 (Achievement，4項目)，失敗 (Failure，4項目) である。

評定方法・採点方法：Harter (1981) と同様に，児童がチェックしやすいように，相互に対象をなすような対項目を提示する。たとえば「授業参観や研究授業の時，あなたは緊張しますか，それともふだんの授業の時と同じですか」の質問形式をとり，自分がどちらのタイプに近いか，またどの程度近いかを4段階で評定させる。評定方法は，各項目ともストレス度の高い方から4点～1点が与えられる。なお尺度の得点範囲は80点～20点となる。

■作成過程

母集団：小学校中・高学年生
サンプル数：239名
作成過程：まず，心理的ストレス反応に関する項目を収集するために，小学生を対象に自由記述式のアンケートを実施した。教示は次のとおりである。"あなたは学校生活において，どういうことでイライラしたり，胸がドキドキしたり，あるいはあせったりしますか，思いつくだけ書き出してみて下さい。"収集された資料から重複項目は除かれ，性差に関わりなく実施できる計32項目の原尺度が構成された。

■尺度の特徴

本尺度では，日常的な学校生活で生じる主要な心理的ストレッサーを測定することが可能である。尺度は，4因子，20項目という簡便な構造であることから，回答者である小学生に対する負担が少なく，複数の尺度を組合わせた調査研究や，繰り返しの測定にも適している。本尺度は，全体としての学校生活での人間関係（友人関係）のストレス程度を測定することに適しているのも特徴である。

■尺度実施の際の留意点

児童を対象としているので，教師が1項目ずつ朗読し，それに児童が回答するといった方法が望まれる。また，事前に児童にやり方を黒板の板書をもとに十分に説明し，理解できていることを確認しておく必要があろう。

また，回収する前に記名もれや未記入な個所がないかどうか確認するなど細かい注意も必要である。

■判断基準

尺度の得点をもって，心理的ストレスの高低を判断する基準は検討していない。

■尺度を用いた研究の内容

本尺度は，学生や院生の卒論研究や修論研究に広く用いられている。本尺度をもとにして，児童や学校の実態に合わせたあらたな尺度を作成することも行われている。また小学校の学級担任が，実態調査としての学級成員のストレス度を測定する尺度としても活用可能である。

■今後の方向性・課題

まず，尺度の信頼性や妥当性について検討する必要がある。また，各下位尺度間の相関関係を分析することも課題であろう。

■著者への連絡

研究目的に使用する場合は，とくに使用許諾を求める必要はない。なお32項目の原尺度は著者に連絡すると提供される。本尺度を使った研究成果の送付を歓迎する。

連絡先：長根光男　千葉大学教育学部教育心理学研究室
〒263-8522　千葉県千葉市稲毛区弥生町1-33
TEL：043-290-2557
E-mail：nagane@faculty.chiba-u.jp

■引用文献

Harter, S. 1981　A new self-report scale of intrinsic versus extrinsic orientation in the classroom：Motivational and informational components. *Developmental Psychology,* 17, 300-312.

（長根光男　千葉大学教育学部）

小学生版心理的ストレス尺度

あなたはどちらのタイプに近いですか，自分に合う□に○をつけて下さい。

はい	どちらか といえば はい		どちらか といえば はい	はい
↓	↓		↓	↓
□	□	練習　2つの問題があって，どちらでも自由にえらべるとしたら，あなたは むずかしいほうを　それとも　かんたんなほうを えらびますか？　　　　　　　　えらびますか	□	□

はい	どちらか といえば はい		どちらか といえば はい	はい
↓	↓		↓	↓
□	□	1．友達が眼の前でないしょ話を始めた時，あなたは イヤな気持ちが　それとも　何ともありませんか しますか？	□	□
□	□	2．仲の良い友達から仲間はずれにされた時，あなたは 平気ですか？　それとも　くやしい思いがしますか	□	□
□	□	3．友達にからかわれたり，悪口を言われた時，あなたは 不ゆかいな気持ち　それとも　何ともありませんか になりますか？	□	□
□	□	4．友達に気にしていることを言われた時，あなたは 怒りを感じますか？　それとも　気にかかりませんか	□	□
□	□	5．友達からあなたの言いたくないことを，わざと聞かれた時， 不ゆかいな気持ち　それとも　変わりありませんか になりますか？	□	□
□	□	6．友達に無視された時，あなたは 平気ですか？　それとも　くやしい思いがしますか	□	□
□	□	7．授業中，急に先生に指名された時，あなたは むねが，ドキドキしますか？　それとも　しませんか	□	□
□	□	8．授業参観や研究授業の時，あなたは きんちょうしますか？　それとも　ふだんの授業の時と 同じですか	□	□
□	□	9．たくさんの人の前で発表する時，あなたは ドキドキしますか？　それとも　何ともありませんか	□	□

10. 授業中，分からない問題を当てられそうになった時，あなたは
　　ソワソワしますか？　　それとも　　何ともありませんか

11. 国語の本読みの順番が回ってくる時，あなたは
　　胸がドキドキしますか？　　それとも　　落ち着いて
　　　　　　　　　　　　　　　　　　　　　おれますか

12. 新しい単元の勉強に入る時，あなたは
　　いつもと同じ気持ち　それとも　胸がドキドキしますか
　　ですか？

13. テストの前，あなたは
　　不安な気持ちに　　それとも　　いつもと変わりあり
　　なりますか？　　　　　　　　　ませんか

14. 先生がいきなりテストをやりますと言った時，あなたは
　　きんちょうしますか？　　それとも　　いつもと変わりあり
　　　　　　　　　　　　　　　　　　　　ませんか

15. テストをしていて時間がなくなってきた時，あなたは
　　あせりますか？　　それとも　　あせりませんか

16. 終業式の日，通知表をもらう前，あなたは
　　落ち着いた気持ち　　それとも　　落ち着きませんか
　　ですか？

17. 先生にウソをついてしまった時，あなたは
　　落ち着いておれますか？　　それとも　　ソワソワ落ち着き
　　　　　　　　　　　　　　　　　　　　　ませんか

18. 学級の物をこわしたのに，先生が訳をよく聞いてくれなかったら，
　　イヤな気持ちに　　それとも　　平気ですか
　　なりますか？

19. 授業中，発表したことがまちがいであることに気づいた時，
　　ヒヤッとしますか？　　それとも　　平気ですか

20. 先生にしかられた時，あなたは
　　別に何ともないですか？　　それとも　　悲しい気持ちに
　　　　　　　　　　　　　　　　　　　　　なりますか

小学生のストレスフル・ライフイベント尺度

カテゴリー	ストレッサー
適用対象	児童（小学4～6年生）
発表論文	朝倉隆司・有光由紀子　1993　大都市部における小学生の生活上のストレスと健康に関する研究　学校保健研究, 35, 437-449.

■尺度の内容

項目数：26項目

評定方法・採点方法：ある学年（たとえば6年生）に進級してからおよそ6か月間に体験した生活上の出来事の有無を尋ね，経験ありと回答した児童には，さらにその時どれほど大変な思いをしたか「大変さ」の程度を3段階にわたって自己評価してもらう。大変さの程度は，「なんともなかった」「少したいへんだった」「とてもたいへんだった」の順に0，1，2を与える。各出来事の平均の大変さを算出し，小学生におけるライフイベントのストレス度とした（表1）。

表1　小学生のストレスフル・ライフイベントの体験率とストレス度

ライフイベント	体験率(%)	ストレス度
1．受験勉強を始めた	8.3	1.69±0.46
2．家族の誰かが亡くなった	3.8	1.57±0.49
3．クラスや児童会の役員になった	20.5	1.17±0.65
4．家族の誰かが重いけがや病気をした	13.1	1.08±0.49
5．引っ越しで親友と離ればなれになった	8.2	1.08±0.83
6．自分が重い病気，けがをした	8.2	1.07±0.80
7．スポーツクラブに通い始めた	10.4	1.06±0.62
8．親にひどくしかられた	36.2	1.00±0.79
9．先生にひどくしかられた	27.6	0.96±0.78
10．弟や妹が生まれた	4.3	0.86±0.83
11．好きな人（異性）について悩んだ	25.5	0.85±0.68
12．遊ぶ時間が減った	54.9	0.83±0.77
13．塾・お稽古ごとに通う回数が増えた	29.5	0.79±0.76
14．睡眠時間が減った	65.2	0.77±0.76
15．両親の口げんかが増えた	11.8	0.73±0.75
16．いじめられるようになった	8.7	0.69±0.85
17．両親が別々に住むようになった	1.6	0.67±0.94
18．成績が下がった	38.1	0.60±0.75
19．転校した	3.8	0.50±0.76
20．親友と絶交した	2.2	0.50±0.50
21．塾やお稽古ごとに通い始めた	34.4	0.47±0.67
22．お母さんが仕事を始めた	16.2	0.41±0.56
23．担任がかわった	38.3	0.38±0.71
24．祖父や祖母と一緒に住むようになった	2.7	0.33±0.47
25．学校を休むことが多くなった	5.9	0.27±0.45
26．お父さんが単身赴任した	2.2	0.00±0.00

注）小学6年生に進級してから約6ヶ月間におけるイベントを尋ね，さらに体験した者にそのストレス度を尋ねた。

■作成過程

　サンプル数：調査対象は，江戸川区のある小学校の6年生と日野市のある小学校の6年生であり，合計186人（男子99人，女子87人）である。

　作成過程：既存の文献レビューを踏まえ，小学生が体験していると思われるライフイベントの選定と質問の形式を検討した。

■信頼性・妥当性の検討

　出来事の生起であるため，その記憶に対する信頼性や妥当性は検証できていない。しかし，当然ストレスフル・ライフイベントを多く経験している児童やライフイベントにストレス度を掛け合わせて合計したライフイベント・スコアーは，心身の自覚症状と有意な関連があると想定できる。24自覚症状の訴え数を目的変数とし，生活背景因子とライフイベント・スコアーを投入した重回帰分析では，男女ともライフイベント・スコアーは有意な標準偏回帰係数を示した（男子：$\beta=0.24$, $p<0.05$と女子：$\beta=0.45$, $p<0.001$）。同様に，単純に体験したライフイベント数の総和を求めた簡素化したライフイベント・スコアーでも，自覚症状数に対する標準偏回帰係数は類似の大きさであった。したがって，ストレッサーとしてある程度妥当なものであることが示唆できる。

■尺度実施の際の留意点

　ストレスフル・ライフイベントは社会の時代背景に影響されることが予想され，あらたなイベントを加えたり，あまり経験しなくなっているイベントを削除する必要も生じると思われる。また，ストレス度の評価は，算出したサンプルの規模が小さいため，それぞれが対象とする集団で，評価し直す方がよいかもしれない。

■尺度を用いた研究の内容

　ライフイベント・スコアーを算出し，男女別にそれと児童の生活背景因子の関連を検討し，さらに自覚症状数を目的変数にした重回帰分析により，児童の自覚的健康にライフイベントがどの程度影響を及ぼしているのかを検討した（朝倉他，1993）。

■今後の方向性・課題

　地域性も考慮して，サンプル数を増やして調査を行い，有効性を確認する必要がある。とくに，体験率の小さいライフイベントは，日常体験しがたいものであるため，そのストレス度の評価は安定していないと思われる。また，2学校への適応との関連性について，さらに検討をする必要もあるだろう。

■著者への連絡

　研究目的で使用した際は，文献として引用することでとくに許諾を必要としない。印刷物のコピーなどを尺度開発者に送付するよう依頼したい。

　連絡先：朝倉隆司（asakurat@u-gakugei.ac.jp）　東京学芸大学保健学研究室
　〒184-8501　東京都小金井市貫井北町4-1-1

（朝倉隆司　東京学芸大学教育学部）

小学生のストレスフル・ライフイベント尺度

あなたは最近6ヶ月の間に，次のようなでき事を経験しましたか。そのようなことがなかった場合には「なし」に○を，あった場合にはそのときどれほど「大変な」思いをしたか，その程度を，「0」～「2」までのあてはまると思うところの番号に○印をつけてください。

	そのような経験は	そのような経験があり，それは なんともなかった	少し大変だった	とても大変だった
1．受験勉強を始めた	なし	0	1	2
2．家族の誰かが亡くなった	なし	0	1	2
3．クラスや児童会の役員になった	なし	0	1	2
4．家族の誰かが重いけがや病気をした	なし	0	1	2
5．引越しで親友と離ればなれになった	なし	0	1	2
6．自分が重い病気，けがをした	なし	0	1	2
7．スポーツクラブに通い始めた	なし	0	1	2
8．親にひどくしかられた	なし	0	1	2
9．先生にひどくしかられた	なし	0	1	2
10．弟や妹ができた	なし	0	1	2
11．好きな人（異性）について悩んだ	なし	0	1	2
12．遊ぶ時間が減った	なし	0	1	2
13．塾・お稽古事に通う回数が増えた	なし	0	1	2
14．睡眠時間が減った	なし	0	1	2
15．両親の口げんかが増えた	なし	0	1	2
16．いじめられるようになった	なし	0	1	2
17．両親が別々に住むようになった	なし	0	1	2
18．成績が下がった	なし	0	1	2
19．転校した	なし	0	1	2
20．親友と絶交した	なし	0	1	2
21．塾やお稽古事に通い始めた	なし	0	1	2
22．お母さんが仕事を始めた	なし	0	1	2
23．担任が変わった	なし	0	1	2
24．祖父や祖母と一緒に住むようになった	なし	0	1	2
25．学校を休むことが多くなった	なし	0	1	2
26．お父さんが単身赴任した	なし	0	1	2

小学生用ストレスコーピング尺度

カテゴリー	コーピング
適用対象	児童（小学4～6年生）
発表論文	大竹恵子・島井哲志・嶋田洋徳　1998　小学生のコーピング方略の実態と役割　健康心理学研究，11，2，37-47．

■尺度の内容

　本尺度は，小学生用のストレスコーピング尺度である。コーピングの分類として，問題焦点コーピングと情動焦点コーピングという2つに分けられることが多いが，小学生の場合は，とくに，情動焦点コーピングが重要な意味をもつことが示唆されている。その理由としては，小学生の場合は，成人に比べると問題自体を解決する手段を多くもっていなかったり，ストレッサーに対する認知的評価や自分でコントロールできるという可能性が低いことなどがあげられる。これらを反映して，小学生では，情動焦点型コーピングが採用される頻度が高く，これらの情動焦点コーピングを行うことが，ストレスの適応過程に影響していると考えることができる。

　しかしながら，わが国の小学生用のコーピング尺度では，情動焦点コーピングに関する項目が少なく，これらのコーピングが果たす役割について十分には明らかにされていないと考えられたため，本尺度では，小学生の情動焦点コーピングにとくに注目し，嶋田他（1995）が作成した小学生用ストレスコーピング尺度に，情動焦点コーピングの項目を追加するかたちで小学生用コーピング尺度を作成した。

　本尺度は，「問題解決（12項目）」「行動的回避（7項目）」「気分転換（5項目）」「サポート希求（4項目）」「認知的回避（7項目）」「情動的回避（5項目）」という6つの下位尺度，計40項目から構成されている。また，この尺度は，短縮版も作成されており，短縮版は，各6つの下位尺度2項目ずつ計12項目で構成されているため，簡易版として用いることが可能である（大竹他，2001）。評定方法は，各項目，1点（ぜんぜんあてはまらない）から4点（よくあてはまる）の4件法であり，各下位尺度の合計得点が高い方が各コーピングを採用する傾向が強いことを意味している。

■作成過程

　小学生における情動焦点コーピングの項目として，嶋田他（1995）の尺度に14項目を追加し，小学校4年生から6年生の児童，712名（男子395名，女子317名）を対象に質問紙調査を実施した。そして，小学生における情動焦点コーピングの実態について明らかにし，その後，因子構造を検討し，「問題解決」「行動的回避」「気分転換」「サポート希求」「認知的回避」「情動的回避」の6因子からなる尺度を作成した。このほか，別集団として，小学校4年生から6年生の児童，計265名という集団や，小学校4年生から6年生の児童，計172名という集団を対象に調査を実施し，因子構造について確認した。

■信頼性・妥当性の検討

　信頼性：各下位尺度の内的整合性は，$\alpha=.59～.83$であり，若干高いとはいえない値が示されているが，全体としては信頼性が確認された。また，確認的因子分析における因子構造モデルの検討では，6因子モデルの適合度は高いことが示された。

　妥当性：本尺度の因子的妥当性については，因子分析から確認され，構成概念妥当性については，ストレス反応としての健康状態とソーシャルサポートとの関係において妥当な結果が示された（大竹

他，1998）。また，状態不安，セルフエスティームとの関係や（大竹・島井，1998），攻撃性との関係から（大竹他，2002），本尺度が妥当性を有していることが確認された。

■尺度の特徴

本尺度の特徴は，これまでわが国において小学生の尺度としては検討されることが少なかった情動焦点コーピングに注目した点である。また，下位尺度名からもわかるように，情動焦点コーピングの情動，認知，行動面に注目しており，小学生の情動焦点コーピングについて詳細に検討することが可能である。このほか，小学生用コーピング尺度の短縮版が作成されていることから，実用性も高い。

■尺度実施の際の留意点

小学生用の質問紙であることから，質問項目の漢字やひらがな，ふりがななどについて十分に留意し，必要性に応じて修正することができる。また，本尺度の対象者は小学生であることから，質問項目のまとまりを10項目ずつに区切ったり，質問紙にイラストを挿入するなど，対象児や調査状況に応じて工夫することが望ましい。このほか，本尺度では，設問文として「先生にしかられたときや友達に仲間はずれにされたとき」という状況を仮定し，それに対するコーピングを測定しているが，研究目的などに応じて設問文を適宜修正して使用することもできる。

■判断基準

本尺度には判定基準はないが，対象者1135名の小学生における平均点と標準偏差について，表1に示している。

表1　小学生用ストレスコーピング尺度の各下位尺度における平均点と標準偏差

下位尺度	全体（$n=1135$）	男子（$n=618$）	女子（$n=517$）
問題解決	28.80±7.90	27.85±7.24	29.96±6.74
行動的回避	13.50±4.19	13.83±4.27	13.11±4.06
気分転換	11.06±4.25	11.95±4.48	10.01±3.68
サポート希求	8.67±3.24	8.27±3.14	9.16±3.29
認知的回避	15.87±3.75	16.32±3.69	15.33±3.75
情動的回避	11.42±3.04	10.95±2.99	11.99±3.01

■尺度を用いた研究の内容

本尺度は，学校・教育現場において用いられている。妥当性の検討としても位置づけられているが，代表的な研究としては，状態不安，セルフエスティームとの関係（大竹・島井，1998）や攻撃性との関係（大竹他，2002）がある。

■今後の方向性・課題

これまで関連性が検討されていないほかの要因との関係について検討することや，学校・教育現場において，ストレスマネジメントに代表される介入研究のひとつの指標として用いる可能性が考えられる。

■著者への連絡

研究目的に使用する場合には，とくに，使用許諾を求める必要はないが，研究成果を公表した場合には印刷物のコピーなどを尺度開発者に送付するよう希望する。なお，研究目的以外の使用については，尺度開発者に直接相談のこと。

連絡先：大竹恵子　関西学院大学文学部総合心理学科
〒662-8501　兵庫県西宮市上ケ原一番町1-155

■引用文献

大竹恵子・島井哲志　1998　小学生のコーピング方略と状態不安との関係　神戸女学院大学ヒューマンサイエンス，1，7-14．

大竹恵子・島井哲志・嶋田洋徳　1998　小学生のコーピング方略の実態と役割　健康心理学研究，11，2，37-47．

大竹恵子・島井哲志・曽我祥子　2001　小学生のストレスコーピング尺度短縮版の作成　神戸女学院大学ヒューマンサイエンス，4，1-5．

大竹恵子・島井哲志・曽我祥子　2002　小学生におけるコーピングと攻撃性との関係　学校保健研究，44，155-165．

嶋田洋徳・秋山香澄・三浦正江・岡安孝弘・坂野雄二・上里一郎　1995　小学生のコーピングパターンとストレス反応との関連　日本教育心理学会第37回総会発表論文集，556．

（大竹恵子　関西学院大学文学部）
（島井哲志　日本赤十字豊田看護大学看護学部）
（嶋田洋徳　早稲田大学人間科学学術院）

小学生用ストレスコーピング尺度

あなたが「先生にしかられたとき」や「友だちに仲間はずれにされたとき」のことを，そうぞうしてください。あなたは，下のしつもんにどのくらいあてはまりますか。それぞれのしつもんに対して，いちばんよくあてはまるところに，1つだけ○をつけてください。

	ぜんぜんあてはまらない	あまりあてはまらない	少しあてはまる	よくあてはまる
1．どのようなことなのかをよく考える				
2．時間がたつのをまつ				
3．だれかにどうしたらよいかを聞く				
4．どうしようもないのであきらめる				
5．テレビを見る				
6．たいせつなことだと考える				
7．みんなのいるところで泣く				
8．大声を上げてどなる				
9．自分で自分をはげます				
10．あまり先を考えないようにする				
11．そのことの中のよいところを見つけようとする				
12．どうすればよいか計画を立てる				
13．言いわけをする				
14．自分の気もちを人にわかってもらう				
15．なにか食べる				
16．そのことをあまり考えないようにする				
17．よいことを学んだと考える				
18．友だちと遊ぶ				
19．なりゆきを見ている				
20．あたりちらす				
21．自分を変えようと努力する				
22．だれかに言いつける				
23．かいけつできるときが来るのを待つ				
24．自分のおかれた状況を人に聞いてもらう				
25．ねる				
26．ふまんを言う				
27．そのことを変えようと努力する				
28．問題を起こした人のわるぐちを言う				
29．そのことから逃げる				
30．ゲームをする				
31．うんが悪いとあきらめる				
32．ひとりで泣く				
33．たいしたことではないと考える				

児童

34．人に問題のかいけつに協力してくれるようにたのむ				
35．なるようになれと考える				
36．たいさくを立てる				
37．がまんする				
38．何がその原因かを見つける				
39．ひとりになる				
40．問題をかいけつするために人に助けてくれるように頼む				

採点方法

以下に示した手順にしたがって，「問題解決」「行動的回避」「気分転換」「サポート希求」「認知的回避」「情動的回避」の6つの下位尺度ごとの合計得点を算出する。各項目の得点は，「ぜんぜんあてはまらない」＝1点，「あまりあてはまらない」＝2点，「少しあてはまる」＝3点，「よくあてはまる」＝4点とし，逆転項目はない。

「問題解決」尺度
　　項目番号：1，6，9，11，12，14，17，19，21，27，36，38の得点を加算します

「行動的回避」尺度
　　項目番号：7，8，13，20，22，26，28の得点を加算します

「気分転換」尺度
　　項目番号：5，15，18，25，30の得点を加算します

「サポート希求」尺度
　　項目番号：3，24，34，40の得点を加算します

「認知的回避」尺度
　　項目番号：2，4，10，16，31，33，35の得点を加算します

「情動的回避」尺度
　　項目番号：23，29，32，37，39の得点を加算します

子ども版災害後ストレス反応尺度

(Post Traumatic Symptoms Scale for Children-15：PTSSC15)

カテゴリー	ストレス反応
適用対象	児童・青年
発表論文	冨永良喜・高橋　哲・吉田隆三・住本克彦・加治川伸夫　2002　子ども版災害後ストレス反応尺度（PTSSC15）の作成と妥当性－児童養護施設入所児童といじめ被害生徒を対象に－　発達心理臨床研究，8，29-36

■尺度の内容

項目数：15項目

下位尺度：PTSD尺度（「いやなことを思い出す」，「自分を責める」，「身体が緊張する」など8項目）と抑うつ尺度（「食欲がない」「人と話す気にならない」「ねむれない」など7項目）

成人を対象とした災害後のストレス反応尺度としては，過覚醒・侵入・回避の22項目からなるIES-R（Impact Event of Scale Revised；Weiss&Marmar, 1997）と，災害後の心身反応の特徴を10項目にまとめたPTSS10（Post Traumatic Stress Symptom 10；Weisaeth, 1989）が代表的である。いずれも，災害や事件を思い浮かべて，項目に回答することが求められている。一方，児童を対象とした災害後のストレス反応尺度としては，20項目からなるCPTS-RI（Frederick, Pynoos, & Nader, 1992）が，阪神淡路大震災を契機に，小西・田中（1995）によって翻訳された。服部・山田（1999）は，CPTS-RIを参考にした24項目の「自分を知ろうチェックリスト」を作成し，被災地の子どもの大規模調査を行った。また，災害は，自然災害のみならず，虐待などの人的災害もある。児童虐待などの人的災害の及ぼす子どもの心身反応をとらえる代表的な尺度として，TSCC（Trauma Symptom Checklist for Children；Briere, 1996）がある。TSCCは，不安，抑うつ，怒り，心的外傷後ストレス，解離，性への関心の6つの臨床尺度から構成されている。

災害や事件後のこころのケアとして，児童のこころの状態をアセスメントすることは，大切である。しかし，ストレス反応調査票に，「事件のことが……」といった用語が含まれていたり，項目に「自殺したい」などがあると，教育現場は，抵抗を示す傾向にある。そこで，教育現場も受けいれやすく，災害後のこころの状態を，少ない項目で，把握できる尺度の開発が望まれる。一次的なスクリーニングテストによって，個別的要配慮児童を把握できれば，TSCCやCPTS-RIなどを面接相談と合わせて活用し，さらにこころのケアをすすめることができる。本尺度は，PTSS10を参考に，災害後の子どものこころのケアのための一次的スクリーニングテストとして開発された。子どもにとって，いじめや養育者による不適切な関わりも，こころの危機である。本尺度は，災害後のこころのケアにかぎらずに，日常における子どものこころの健康をアセスメントするのに有用なツールである。

■作成過程

PTSS10をもとに，項目を児童にわかりやすく改変し，さらに臨床的に有用な5項目を追加した本尺度を作成した。臨床的に有用な項目の追加にあたっては，災害後にこころのケアに従事した5名の臨床家（臨床心理士・精神科医・小児科医）によって項目整理が行われた。本尺度は，検査の抵抗を和らげるため，事件や災害を想起して回答することを，求めない方式とした。本調査は，小学4年から中学3年までの764名（児童養護施設入所児童352名，家庭児童412名）を対象とし，合わせて，一般性ストレス反応調査（嶋田他，1994）を実施した。因子分析をおこなった結果，10項目では，1因子のみが抽出された。また，15項目では，2因子が抽出され，PTSD因子と抑うつ因子と命名した。児

童養護施設入所児童は，家庭児童に比べ，合計得点（PTSSC15得点）と抑うつ因子得点は有意に高かったが，児童養護施設入所児童の被虐待経験の有無には有意な差が認められなかった。

■信頼性・妥当性の検討

信頼性：養護児童と家庭児童を対象としたデータでは，内的整合性は，$\alpha=.78\sim.80$ であり，家庭児童のみを対象としたデータでは，内的整合性は，$\alpha=.82\sim.85$ であり，信頼性を満足させる結果が示されている。

妥当性：本尺度の基準関連妥当性では，家庭児童を対象とした時，一般性ストレス反応調査との高い関連性（.72）を示している。また，中学2年生342名を対象とし，いじめ被害・加害調査票を合わせて調査した結果では，いじめ被害有群といじめ被害無群について比較が行われた結果，本尺度が弁別的妥当性を有していることが確認された（冨永他，2000）。

■尺度の特徴

本尺度の特徴は以下のようにまとめることができる。
(1) 災害（自然災害や虐待・暴力などの人的災害を含む）後に特有なストレス反応を測定することが可能である。
(2) 小学校中学年から適用可能である。また，IES-Rのように，災害を思い浮かべて回答する方式でないため，どのような状況においても活用でき，しかも臨床的にケアを有する児童をスクリーニングできる。
(3) 2因子15項目という簡便な構造であることから，回答者への負担が少なく，繰り返しの測定にも適している。また，アンケートの最後に，自由記述欄を設けることで，項目以外の児童の反応を把握することができる。睡眠・食欲・勉強への集中力といった生活にとって重要な項目が含まれているため教育相談やカウンセリングで活用できる。

■尺度実施の際の留意点

本尺度への回答として，「非常にいいえ」にすべてチェックが入っている場合は，検査への抵抗が考えられる。本尺度は，災害後の児童のこころのケアへのスクリーニングテストであるため，日常の観察記録からの情報とともに活用してほしい。

■判断基準

本尺度の家庭児童と養護児童のPTSSC15得点の評価基準が算出されている（表1）。23点以上は，個別教育相談などの対応が必要である。ただし，項目1「ねむれない」，項目12「食欲がない」に「非常にはい」とチェックしている場合は，合計得点が高値でなくても，個別相談に繋げる必要がある。

■尺度を用いた研究の内容

PTSS10は，阪神淡路大震災後のこころのケアに関するスクリーニングテストとして用いられた（Kato et al., 1996）。

■今後の方向性・課題

本尺度は，災害や事件後の子どものこころのケアに関するスクリーニングテストとして，また学校での教育相談のためのテストとして活用される可能性が高い。

■著者への連絡

研究目的に使用する場合は，とくに使用許諾を求める必要はないが，研究成果を公表した際には印

表1 PTSSC15得点の平均値と評価基準

PTSSC15得点		0～4 低い	5～14 普通	15～22 やや高い	23～ 高い
	平均値（標準偏差）	出現頻度（％）			
家庭児童　養護児童（$n=727$）	12.0（8.23）	24.0	43.1	23.2	9.7
家庭児童（$n=412$）	10.49（7.82）	30.4	45.2	18.5	6.8
養護児童（$n=315$）	13.83（8.33）	16.8	40.8	28.4	14.0

　15～22点の児童については，要注意児童。
　23点以上の児童は，個別配慮児童。なお，自由記述欄に特記すべきことを記述していたり，項目1「ねむれない」，項目12「食欲がない」に，「非常にはい」とチェックしている児童は，合計得点が高くなくても，個別のカウンセリングなどの配慮が必要。

表2 下位尺度の平均値と評価基準

	PTSD尺度得点		抑うつ尺度得点	
	平均値（標準偏差）	15点以上 出現頻度（％）	平均値（標準偏差）	9点以上 出現頻度（％）
家庭児童　養護児童（$n=727$）	7.77（5.47）	12.5	4.17（3.75）	12.3
家庭児童（$n=412$）	7.33（5.44）	11.6	3.21（3.27）	5.8
養護児童（$n=315$）	8.28（5.46）	13.5	5.26（3.95）	19.5

採 点 方 法

　以下の手順にしたがって「PTSD」，「抑うつ」の2下位尺度および合計得点（PTSSC15得点）を算出する。各項目の得点は，「非常にはい」＝3点，「かなりはい」＝2点，「少しはい」＝1点，「少しいいえ」＝0点，「かなりいいえ」＝0点，「非常にいいえ」＝0点とする（反転項目なし）。

「PTSD」尺度
　　項目番号　4，6，7，8，9，10，11，15の得点を加算します。
「抑うつ」尺度
　　項目番号　1，2，3，5，12，13，14の得点を加算します。
「合計得点（PTSSC15得点）」
　　すべての得点を加算します。

　刷物のコピーなどを尺度開発者に送付するように要望する。災害後のスクリーニングテストであるので，市販化はしないで活用すること（コスト・フリー）。
　連絡先：冨永良喜　兵庫教育大学
　〒673-1494　兵庫県加東市下久米942-1
　E-mail：hotanshin@hotmail.com

■引用文献

Briere, J. 1996 Trauma Symptom Checklist for Children (TSCC)：Professional Manual. *Psychological Assessment Resorce*.

Frederick, C., Pynoos, R., & Nader, K. 1992 Children PTS Reaction Index (CPTS-RI).

Greca, A. M., Verberg, E. M., Silverman, W. K., Vogel, A. L., & Prinstein, M. J. 1992 *Helping*

Children Prepare for Professionals Working with Elementary school children. funded by BellSouth Foundation.
（小西聖子・田中幸之（訳） 1995 災害に遭った子どもたち 小学校教師のためのマニュアル 朝日新聞厚生事業団）

Kato, H., Asukai, N., Minakawa, K., & Nishiyama, A. 1996 Post-traumatic symptoms among younger and elderly evacuees in the early stages following the 1995 Hanshin-Awaji earthquake in Japan. *Acta Psychiatrica Scandinavica*, 93, 6, 477-481.

服部祥子・山田冨美雄 1999 阪神・淡路大震災と子どもの心身 名古屋大学出版

嶋田洋徳・戸ヶ崎泰子・坂野雄二 1994 小学生用ストレス反応尺度の開発 健康心理学研究, 7, 2, 46-58.

Weisaeth, L. 1989 Torture of a Norwegian ship's crew. *Acta Psychiatrica Scandinavica*, 80, 63-72.

Weiss, D., & Marmar, C. 1997 The Impact of Event Scale-Revised. In J. Wilson & T. Keane (Eds), *Assessing psychological trauma and PTSD*. New York：Guildford.

（冨永良喜 兵庫教育大学教育臨床講座）

子ども版災害後ストレス反応尺度

なまえ ＿＿＿＿＿＿＿＿＿＿　　　　　　　　　　　　　　　年　月　日

あなたのこのごろの体の調子や気持ちについて質問します。

それぞれの質問に「はい」か「いいえ」のどちらかを決めて，つぎにどれくらいかを考えてあてはまるところに○をしてください。

	ひじょうに	かなり	少し	少し	かなり	ひじょうに
1．ねむれない（寝つきがわるい・夜中に目がさめる）	はい	はい	はい	いいえ	いいえ	いいえ
2．いやな夢やこわい夢をみる	はい	はい	はい	いいえ	いいえ	いいえ
3．気分がしずむ	はい	はい	はい	いいえ	いいえ	いいえ
4．小さな音でもびくっとする	はい	はい	はい	いいえ	いいえ	いいえ
5．人と話す気にならない	はい	はい	はい	いいえ	いいえ	いいえ
6．いらいらしやすい	はい	はい	はい	いいえ	いいえ	いいえ
7．気持ちが動揺しやすい（落ち着かない）	はい	はい	はい	いいえ	いいえ	いいえ
8．いやなことを思い出させる場所や，人や物事をさける	はい	はい	はい	いいえ	いいえ	いいえ
9．身体が緊張しやすい	はい	はい	はい	いいえ	いいえ	いいえ
10．自分を責める（自分のせいで悪いことが起こったと思う）	はい	はい	はい	いいえ	いいえ	いいえ
11．思い出したくないのに，いやなことを思い出す	はい	はい	はい	いいえ	いいえ	いいえ
12．食欲がない	はい	はい	はい	いいえ	いいえ	いいえ
13．ものごと（勉強など）に集中できない	はい	はい	はい	いいえ	いいえ	いいえ
14．頭やお腹が痛い	はい	はい	はい	いいえ	いいえ	いいえ
15．なにか不安だ	はい	はい	はい	いいえ	いいえ	いいえ
	3	2	1	0	0	0

［　なにか気になっていることがあれば書いて下さい　］

児童

第 2 章

中学生・高校生

概　説

馬岡清人

　このハンドブックで取り上げられた，中学生と高校生を対象としてストレス過程の諸変数を測定する尺度をレビューしてみる。このハンドブックの編集方針に沿って，ストレス過程の諸変数を，ストレスの原因となっているものが何かをとらえようとするストレッサー尺度，ストレスの脅威性などと，それに対処する可能性についてどのようにとらえているかを測定しようとするストレスの認知的評価の尺度，ストレスに対処するためにどのような方略をとりがちであるのかを測定しようとするストレス対処についての尺度，ストレスへの対処を支えるものとしての社会的な関係から得られる援助の種類と程度を測定するソーシャル・サポート尺度，ストレスによって引き起こされる身体的・心理的な状態を測定しようとするストレス反応の尺度に分けてみていく。

　岡安・高山の「中学生用メンタルヘルス・チェックリスト」は多面的な尺度構成をとっているが，内容的にはストレス反応尺度，学校ストレッサー尺度とソーシャルサポート尺度から構成されているので，それぞれに分けて取り上げると，ここでのレビューの対象となる各変数の尺度数は，ストレッサーに関するものが11尺度，認知的評価に関するものが1尺度，ストレス対処に関するものが4尺度，ソーシャル・サポートに関するものが5尺度，ストレス反応に関するものが4尺度となる。ストレッサーを測定する尺度が豊富に開発されているのに対して，これ以外の変数についての測定尺度は，量的に必ずしも豊かとはいえない。とくにストレスの認知的評価に関しては1尺度しか開発されていない現状である。

1．中学生・高校生用ストレッサー尺度

　ここで取り上げられた中学・高校の年齢段階を対象としたストレッサー尺度は11尺度に上るので，学校生活一般に関わる，岡安・高山の中学生用メンタルヘルス・チェックリストの一部としての「中学生用学校ストレッサー尺度」，三浦の「中学生用学校ストレッサー測定尺度」，馬岡他の「中学生用学校ストレッサー尺度」，菅・上地の「高校生用ストレッサー認知尺度」と，学校生活の中でも特定の領域に関わる，神藤の「学業ストレッサー評価尺度」，佐々木の「中学生用体育学習心理的ストレスレベル測定尺度（短縮版）」，手塚他の「中学生用部活動ストレッサー尺度」，渋倉の「高校運動部員用ストレッサー尺度」，および，中学生や高校生の日常生活全般を対象とする，中村・兼松の「ストレスに関する質問紙」，高倉他の「思春期用日常生活ストレッサー尺度」，菊島の「児童青年期用ストレッサー尺度」に分けてレビューする。

　学校生活全般に関わるストレッサーを評定しようとする尺度のうち，岡安・高山の尺度と三浦の尺度は，いずれも，岡安他（1992）の「中学生用学校ストレッサー尺度」を整理しなおしたものである。岡安・高山の尺度は，岡安他（1992）の尺度から，「嫌悪性」の評定を除いて「経験頻度」のみの評定とし，また下位尺度を「先生との関係」「友人関係」「学業」の3下位尺度とし，さらに，下位尺度内の部分－全体の相関，アルファ係数の増減などを参考にして各下位尺度の項目を4項目に絞った簡略版である。この尺度は，全6892人という大きなサンプルを得て標準化され，簡便で実用性の高いものである。三浦の尺度は，岡安他（1992）の尺度の項目を再度，主因子法で因子分析して「学業」「友人との関係」「教師との関係」「部活動」の4下位尺度とし，下位尺度の項目を因子負荷量と，下位尺度内の部分－全体相関，アルファ係数の増減を手がかりに，各下位尺度の項目を6項目に絞り，学業ストレスに関して高校受験に関する項目を2項目追加した短縮版である。岡安・高山の尺度と三浦の尺度は，その構成過程から，わずかな表現の変更はあるが，同一の下位尺度については，ほぼ共通した項目で構成されている。

　馬岡他の尺度は，学校生活の中で，どのような時にいらいらしたり，やる気をなくしたり，不安に

なったりするかについての質問の自由記述反応を整理して得た項目群について，中学生にその経験頻度と嫌悪度を評定させて，二つの評定値の積を衝撃度として得点化し，主因子法で因子分析を行い，「教師を源泉とするストレス」「自分を源泉とするストレス」「生徒を源泉とするストレス」の3因子を見いだし，これらを下位尺度として構成したものである。この尺度は学校生活を構成する人的な要素でストレッサーが分類されているのが特徴である。

　菅・上地の尺度は，高校生を対象として，10個の学校生活場面を指定してそれぞれの場面で遭遇したストレスフルな出来事を自由に記述することを求め，これを整理して予備調査用質問紙を作成して，それらの項目の経験頻度と嫌悪性を評定させる数回の予備調査を経て，「学業・進路」「校則・規則」「教師との関係」「友人との関係」「部活動」の5因子，計25項目で構成される尺度を作成した。高校生が日常の学校生活で経験するストレスが幅広く取り上げられているのがこの尺度の特徴である。

　岡安他（1992）の「中学生用学校ストレッサー尺度」を整理しなおした中学生用の岡安・高山の尺度や三浦の尺度と，独自に高校生用として開発された菅・上地の尺度とでは，菅・上地の尺度に「校則・規則」が取り上げられているのを除いて（岡安他（1992）のオリジナルの尺度には含まれている）は，共通の因子が抽出され，共通の因子内の項目にも，表現がいくらか異なるものの，共通する内容の項目が多い。これらは，中学校や高等学校における学校生活から生じるストレッサーを，それが生じる学校生活の状況や場面で分類して評価するうえで基本的なものであるといえるだろう。一方，馬岡他の尺度は，学校生活に生じるストレッサーが学校生活を構成する人的な要素で分類されていることで，学校ストレスの評価に別の視点を与えるものといえよう。

　学校生活の中でも特定の領域に関わるストレッサーを評定しようとする尺度のうち，神藤の尺度は学業ストレッサーを取り上げている。この尺度は，岡安他（1992）や長根（1991）の項目を参考にして，試験，通知表，宿題，教師，親，授業などについての項目案を作成し，それぞれの項目について経験頻度と嫌悪性を中学生に評定させて，その積をストレッサー得点として主因子法で因子分析を行い，「成績ストレッサー」「宿題ストレッサー」「親ストレッサー」「教師ストレッサー」「恥ストレッサー」5因子を抽出し，各因子に因子負荷量の高い項目をそれぞれの下位尺度項目として構成された。この尺度は，その作成過程から，中学生が学校生活の中で経験するストレッサーのうち，とくに学業や成績に関わる部分について詳しく整理して尺度化したものといえる。

　佐々木の尺度は，ストレッサーの測定の領域をさらに体育学習場面に特定して，体育の時間にやる気を失ってしまうような場面についての自由記述を中学生に求め，これをカテゴリー化して体育学習のやる気を阻害するストレッサーについての初期の質問項目とし，主因子法による因子分析を繰り返し，妥当性と信頼性を検討しながら，最終的に，「効力感の欠如」「教師態度」「被中傷」「級友の不真面目」「体調不備」の5因子を抽出して下位尺度とし，これらの因子に因子負荷量の高い項目をそれぞれの下位項目として構成されたものである。この尺度は，経験頻度や嫌悪性を問う形式ではなく，それぞれの項目に述べられた場面がどの程度やる気を奪ったり，動くのをいやにさせたりするかという主観的な認知的評価を問う形式で反応を求めてストレスレベルを測定しようとする点がユニークである。

　手塚他の尺度は，中学生の学校生活のうち，部活動の領域において体験しているストレスを測定しようとするものである。三浦他（1995）の中学生用ストレッサー尺度の部活動因子に含まれる項目と独自に用意した項目，および，大学生などへの聞き取り調査の結果から得られた項目を尺度原案として，中学生を対象に経験頻度と嫌悪度を4件法で聞き，最終的に，「活動の制限」「学業への影響」「試合・発表会」「部員との関係」の4因子，20項目からなる尺度を作成した。この尺度は，運動部と文化部を区別せず，部活動の領域を広くカバーするものである。

　渋倉の尺度は，高等学校の部活動の中でもとくに運動部活動におけるストレッサーを測定領域とするものであり，高校の運動部員が部活動で経験する嫌悪的出来事を収集し，整理した項目をもとにして質問紙を作成し，高校運動部員にそれぞれの経験頻度と嫌悪度を評定させ，その積を各項目の得点として主因子法で因子分析を行い，「指導者」「練習時間」「競技力」「怪我・病気」「仲間」の5因子を

抽出し，これらを下位尺度として構成された。

　これらの学校の活動の特定の領域を対象として，そこで経験されるストレッサーを測定しようとする尺度間では，それぞれの領域の活動の特性に由来する独特の下位尺度が認められ，また，神藤の「教師ストレッサー」，佐々木の「教師態度」，渋倉の「指導者」などの，下位尺度名としては共通性が認められるものでも，その下位尺度項目の構成にはかなりの相違がある。学校活動の領域を特定化してストレッサー尺度を構成することは，それぞれの生徒が体験している学校の生活の中でのストレッサーを細分化して，ストレス過程を詳細に検討するために必要なことであり，よりさまざまな領域でのストレッサー測定尺度が構成されることが望ましいと考える。しかし，測定対象の領域が特定されればされるだけ尺度の汎用性は低下するので，利用する場合には測定の目的に合わせた適切な尺度を選択する考慮が必要になるだろう。

　中学生や高校生の日常生活全般を対象とする尺度のうち，中村・兼松の尺度は，Elwood (1987) やCoddington (1972) の質問紙の項目などを参考に質問紙を作成し，小学校5年生から高校3年生までを対象に実施し，主因子法による因子分析の結果，日常的に存在する対人関係などのトラブルや個人の内的な葛藤である「日常のささいな混乱」，自分の将来，性格，容姿，成績などに対するストレスである「自分自身に対する悩み」，頻度は少ないが，自分では避けることのできない大きなストレスである「ストレスのある生活事件」の3因子を見いだし，それぞれの因子に因子負荷量の高い項目をそれぞれの下位尺度項目としたものである。この尺度は，作成過程でのサンプルの年齢幅が小学校高学年から高校生までと広いこと，生起頻度が少ないが大きな衝撃を与える可能性のある生活事件を尺度に組み込んでいることが特徴である。

　高倉他の尺度は，ストレッサーに関する先行の研究から，個人生活，地域生活，家族関係，友人関係，異性関係，学業，教師との関係部活動，規則，委員活動，アルバイトの11の生活領域にかかわる，生徒が経験可能なネガティブな内容をもつ項目を選び，さらに，「病気になった」，「悩んだ」などの心身の不調を反映する項目を除外して，中学生と高校生を対象に，それらの項目の体験度と嫌悪度を問う調査を実施した。その結果から，体験度が「時々あった」，あるいは，「よくあった」と評定され，かつ，嫌悪度が「少しいやだった」から「非常にいやだった」と評定される割合の高い項目を daily events として選択し，体験度と嫌悪度を項目得点として主因子法の因子分析を行い，「部活動」「学業」「教師との関係」「家族」「友人関係」の5因子を見出し，これらを下位尺度とする質問紙を構成している。この尺度は，作成過程でのサンプルの年齢幅が中学生から高校生までと，中村・兼松の尺度に次いで広いこと，心身の不調を反映する用語を含む項目を除外してストレス反応尺度との見かけの相関を取り除く工夫がしてあること，中学生・高校生が日常に経験する頻度がある程度以上高いことが保障される項目を選んでいること，などが特徴である。

　菊島の尺度は，Yeaworth et al. (1980), Elias et al. (1985), 三川 (1988), 堂野 (1990), 森岡他 (1991), 長根 (1991), 岡安他 (1992), 朝倉 (1993) などのストレスに関する先行研究を参考に，学生時代に日常的に生じると思えるような出来事からなる質問項目で構成される質問紙を作成し，大学1・2年生と専門学校1年生を対象に，中学時代を回想させて，それぞれの項目について中学生時代に体験した経験頻度と不快度を評定させ，この積を項目の得点として主成分分析を行い，「親に関するストレス」「友人に関するストレス」「集団生活および日常生活に関するストレス」「教師に関するストレス」「学業に関するストレス」の5つの下位尺度からなる尺度を構成した。この尺度は，作成過程で大学生や専門学校生に中学時代のストレス体験を回想させる方法を使っている点がユニークである。

　ここで取り上げた中学生や高校生の日常生活全般を対象とする3つのストレッサー尺度を比較してみる。まず，中村・兼松の尺度は，日常的に存在する「日常のささいな混乱」から，頻度は少ないが大きなストレスを生じる可能性のある「ストレスのある生活事件」までを含む幅の広いものであるのに対して，高倉他の尺度は，中学生・高校生が日常に経験する頻度がある程度以上高いことが保障される項目を選んで尺度を構成している。高倉他の手法は尺度構成上はより安定したものといえる。一

方，中村・兼松の「ストレスのある生活事件」は，経験頻度が低いと考えられるので尺度構成的には不安定なものになりがちではあるが，個別の臨床的な査定には有効なものであろう。

中村・兼松の尺度と菊島の尺度を構成する項目は，学校生活に限定されない，日常生活全般にわたる幅広い内容を含んでいるが，高倉他の尺度は，学校生活全般にかかわるストレッサーを評定しようとする岡安・高山や三浦の尺度，および，菅・上地の尺度が取り上げている下位尺度に「家族」の下位尺度を加えた尺度構成になっており，「学業」「友人関係」「教師との関係」「部活動」などの共通する下位尺度には共通の内容の項目がかなり含まれている。前2者では日常生活全般におけるストレッサーをとらえることをねらうのに対して，後者では学校生活に中心において家族からのストレッサーを含めて測定していこうという方向性をもつ尺度であるといえよう。

2．中学生・高校生用ストレス認知的評価尺度

ここで取り上げられたストレスの認知的評価尺度は，三浦の「中学生用認知的評価測定尺度」のみであった。三浦の尺度は，坂野他（1994）で作成された認知的評価尺度を改定して，一次的評価の「影響性」と二次的評価の「コントロール可能性」の下位尺度の項目数をそろえたものである。

先に述べた佐々木の「中学生用体育学習心理的ストレスレベル測定尺度（短縮版）」はストレッサーの測定の方法に認知的評価を利用しているが，尺度の目的はストレッサーの分類と，感じられているストレスの程度の測定であった。次に取り上げるストレス対処に関して，ストレッサーへの認知的・行動的対処の方略は，一般的な特性としてよりは，ストレッサーに依存して決定されるという議論（小杉，1999；佐々木，2001）があるが，認知的評価は，さらにストレッサーに依存的であることが考えられ，これも，ストレスの認知的評価についての尺度があまり開発されていない理由の1つであろう。汎用的な認知的評価尺度の開発には，この問題を含めて，かなりの課題があると考えられる。

3．中学生・高校生用ストレス対処尺度

ストレス対処に関しては，三浦の中学生用コーピング測定尺度，馬岡他の中学生用ストレス対処行動尺度，佐々木の中学生用体育学習ストレスコーピング尺度，渋倉・森の高校運動部員用コーピング尺度の4つが取り上げられている。

三浦の尺度は，坂田（1989），坂野他（1994），古市（1993）などのストレス対処尺度の項目を整理して主因子法で因子分析を行い，「積極的対処」，「サポート希求」，「逃避・回避的対処」の3因子を抽出した上で，因子負荷量とα係数の増減を手がかりとして各10項目を選んだものである。この尺度は先行研究からの積み重ねがあり，先行の尺度の短縮版とも考えられ，検証的因子分析を踏まえた因子的に安定したものといえる。

馬岡他の尺度は，学校生活の中で，いらいらしたり，やる気をなくしたり，不安になったりというストレス状態に陥りそうになったときに中学生がどのように対処しているかについての質問の自由記述反応を整理したものによって項目を設定した，学校生活の中でのストレス対処行動を測定しようとするものである。主因子法による因子分析の結果，「積極的情動的対処」，「問題解決対処」，「仲間関係によるカタルシス」の3つの下位尺度を見いだしている。

佐々木の尺度は，対処すべきストレッサーを中学校の体育の学習場面での能力的不適応に限定して，これへの対処の特徴や選択傾向を尺度化しようとするものである。まず，体育の授業で「よい記録や思うような結果が出ない」，「みんなできるのに自分だけができない」などの場面に出会ったときのような態度をとるかの自由記述を中学生に求め，この記述をもとにした質問紙を作成し，主因子法による因子分析の結果，「ストラテジー追及」，「回避的認知・行動」，「内面安定」の3因子を抽出した。

渋倉・森の尺度は，神村他（1995），黒田他（1988），坂田（1989），神藤（1998），田辺・堂野（1999）などのストレス対処尺度の項目を利用して，高等学校の運動部員を対象に，競技力，練習時間，怪我・病気，仲間，指導者の5つのストレッサーに対する対処を評定させて作成し，「問題解決」，「回避」，

「カタルシス」,「気晴らし」,「肯定的思考」の5つの下位尺度を見いだしている。これらの5つの下位尺度は2次の因子分析によって「問題解決」と「肯定的思考」が「問題焦点型」,残りの3つの下位尺度は「情動焦点型」にまとめられることが確かめられている。

これらの4つのストレス対処尺度を構成する下位尺度を比較検討してみる。三浦の「積極的対処」と馬岡他,および,渋倉・森の「問題解決対処」では共通する内容の項目が多い。佐々木の「ストラテジー追求」は,これらと共通する内容の項目も含まれてはいるが,体育課題に特徴的な項目と考えられる「練習した」という内容の項目がニュアンスを変えていくつか含まれている。これは佐々木の尺度が,ストレッサーを中学校の体育の学習場面での能力的不適応に限定していることの効果であろう。

また,佐々木の「ストラテジー追求」には,「先生を呼んでいろいろきいてみた」「どうしたら良くなるか友達に教えてもらった」などの,三浦では「サポート希求」に含まれている内容の項目が取り込まれている。ストレス過程におけるソーシャル・サポートとストレス対処の位置づけについて検討する余地のあることを示唆するものであろう。

三浦の「逃避・回避的対処」,佐々木の「回避的認知・行動」,渋倉・森の「回避」は項目内容に共通する部分が多い。神村他 (1995) は,ストレッサーへの対処の方略の基本的な軸として「接近－回避」を上げており,回避的対処はストレス対処の尺度に安定して見いだされる下位尺度であるといえる。回避的対処のストレス過程での機能についてはストレス対処の方略として比較的ネガティブな位置づけでとらえられることが多いが,課題から距離をとる認知的統制との関連（甘利・馬岡,2002）も注目していく必要があるだろう。

馬岡他の「仲間関係によるカタルシス」と渋倉・森の「カタルシス」,および,同じく,「積極的情動的対処」と「気晴らし」では共通する内容の項目が多いが,馬岡他では前者が「仲間（親しい友人）」という親和関係にある特定の人物を対象とするのに対し,後者は「友達」という一般的な対人関係を想定しているのが特徴である。一方,渋倉・森では前者で「誰か」という一般的な対人関係を想定し,後者では対人関係が想定されていない。この2つの尺度は前者が中学生を対象とし,後者は高校生を対象として作成されたものであるが,これらの下位尺度の項目の構成の違いが年齢差によるものか,あるいは尺度構成の手続きの違いによるものかは興味深い今後の課題といえよう。

渋倉・森の尺度では「肯定的思考」という下位尺度が検出されている。この下位尺度を構成する2つの項目は三浦の「積極的対処」の下位尺度の項目の1つである「今の経験からえられるものをさがす」に近い。渋倉・森 (2003) は二次の因子分析の結果,「問題解決」と「肯定的思考」の2つの下位尺度は「問題焦点型」の因子としてまとまったと報告している。中学生から高校生に学年が進むにつれて対処方略のストラテジーが実際に分化してくるのか,渋倉・森では因子の回転法に,因子がより分離して抽出されがちなプロマックス回転が用いられているためなのかは今後の検討課題といえよう。

4．中学生・高校生用ソーシャル・サポート尺度

ソーシャル・サポートに関しては,岡安他の中学生用ソーシャルサポート尺度,岡安・高山の中学生用メンタルヘルス・チェックリストの一部としてのソーシャルサポート尺度,三浦の中学生用ソーシャルサポート測定尺度,馬岡他の中学生用サポート期待尺度,嶋の高校生用ソーシャルサポートネットワーク尺度の5つが取り上げられている。

岡安他の尺度は,久田他 (1989) によって大学生のソーシャル・サポートを測定するために開発された尺度を,中学生用に修正して作成されたものである。測定されるサポート源としては,父親,母親,きょうだい,今通っている学校の先生,友達を取り上げて評定させている。岡安・高山の尺度と三浦の尺度は,尺度の作成過程を見ると,両者とも岡安他の尺度から,岡安・高山では部分－全体相関とその項目を除いたときにα係数が低下する程度を基準として4項目を,三浦のものは同様の手順で5項目を選んだ短縮版であり,この2つの尺度を構成する項目には重なりが多い。測定するサポート源としても,岡安他の尺度の測定対象としたサポート源からきょうだいを除いた4つを取り上げてい

るのも共通している。岡安・高山の尺度は中学生,全6892人という大きなサンプルを得て標準化され,簡便で実用性の高いものである。

　馬岡他の尺度は,岡安・高山や三浦の尺度と同様に,その項目の設定に岡安他の尺度を利用しているが,サポート源を,中学校の生活を構成する人的要素である「先生(担任や教科の先生)」と「学校の仲間(親しい友人)」に限定して,それぞれに因子的に関連の深い項目を選んで独立の尺度としているのが特徴である。「先生へのサポート期待尺度」では諸井(1996)の評価的支援に近い項目が選択され,「仲間へのサポート期待」ではガイダンス支援に近い項目が選択されている。

　嶋の尺度は,対象となる高校生の個別のソーシャルサポートネットワークを視覚的に表示することを狙って開発された尺度である。サポート源のカテゴリーを,家族,友人関係を細分化したもの,重要な先生や他者など,全部で8種類と幅広く分けてとらえることを狙っているのが特徴である。また,心理的サポート(情緒的,情報的,評価的な内容)を測定する項目群と,物理的サポート(道具的,手段的などの内容)を測定する項目群という多因子構造をもつ尺度になっている。

　ソーシャル・サポートの程度を検討する場合,サポート期待を問う場合には1因子構造を示し,実際のサポートの授受を問う場合には多因子構造が得られるという指摘(岡安・嶋田・坂野,1993;馬岡他,2000)から考えて,岡安他の尺度とその項目を利用した尺度は前者,嶋の尺度は後者に当たるものといえる。

5．中学生・高校生用ストレス反応尺度

　ストレス反応に関しては,岡安・高山の中学生用メンタルヘルス・チェックリストの一部としてのストレス症状尺度,三浦の中学生用ストレス反応測定尺度,馬岡他の中学生用ストレス反応尺度,渋倉・小泉の高校運動部員用ストレス反応尺度の4つが取り上げられている。

　岡安・高山の尺度と三浦の尺度は,尺度の作成過程を見ると,両者とも岡安他(1992)が,新名他(1990)などを利用して作成した中学生用ストレス反応尺度の「怒り」,「抑うつ・不安」,「無力感」,「身体反応」の4つの下位尺度を構成する諸項目から,岡安・高山では部分－全体相関とその項目を除いたときにα係数が低下する程度を基準として4項目を,三浦では因子負荷量とα係数の低下の程度を基準として5項目を選んだ短縮版である。この2つのストレス反応尺度は,下位尺度の命名に若干の相違があるものの,対応する下位尺度を構成する項目には重なりが多く,ほぼ同一の測定内容をもつ尺度と考えられる。この岡安他(1992)のストレス反応尺度は,これら以外にも繰り返し検討,利用されており(たとえば,岡安・嶋田・坂野,1993;三浦・坂野 1996;神藤,1998),全体に高い信頼性係数が得られているとともに,因子的にも安定した,中学生のストレス反応を測定する尺度として基本的で,利用価値の高いものといえよう。とくに,岡安・高山の尺度は中学生,全6892人という大きなサンプルを得て標準化され,簡便で実用性の高いものである。

　馬岡他の中学生用ストレス反応尺度は,岡安・高山や三浦の尺度が基本的で一般的な強いストレス反応を測定しようとするのに対して,中学生の実際の学校への不適応感に,より直接関連する要因をとらえようとして,落合(1983)のネガティブな生活感情のリストを利用して,笠井他(1995)の小・中学生の無気力感についての質問紙の構成を参考にしながら作成したものである。その下位尺度には,「無力感」,「攻撃反応」,「抑うつ反応」という岡安・高山や三浦の尺度と同様の名称を持ったものと,「学校への不適応感」と「友だちへの不信感」と名づけられた,より直接,学校生活への不適応につながる要因を測定する尺度を含んでいる。また,教示に「学校での生活を振り返って」とあるように,ストレス反応に関しても学校生活に焦点をおいて測定しているのもこの尺度の特徴である。

　渋倉・小泉の高校運動部員用ストレス反応尺度は,日常の競技生活で生じる高校運動部員の心理的ストレス反応を測定するために,新名(1994),新名他(1990),岡安他(1992),嶋田他(1994)などのストレス反応尺度を利用して項目を作成し,高等学校の運動部員を対象として尺度化したものである。下位尺度は,「抑うつ・不安」,「不機嫌・怒り」,「無気力」という岡安・高山や三浦の尺度と同様

の名称をもったものと，「焦燥」，「引きこもり」から構成されている。この質問紙を運動部員以外の一般の高校生に実施したときに，同様の因子構造をもつのか，あるいは，「焦燥」，「引きこもり」という因子は運動部員に特有にあらわれるものかという点は興味深い課題であろう。

　岡安・高山の尺度と三浦の尺度，馬岡他の尺度，渋倉・小泉の尺度で，「抑うつ・不安(抑うつ反応)」，「不機嫌・怒り（攻撃反応）」，「無力感（無気力）」とほぼ同様の下位尺度名が用いられている。「不機嫌・怒り（攻撃反応）」の下位尺度を構成する項目は4つの尺度で共通するものが多いが，残りの2つの下位尺度では項目内容に相違があるので注意が必要である。

　岡安・高山や三浦の尺度の「抑うつ・不安」の下位尺度は「さみしい」，「悲しい」などのうつ状態の気分を表現する項目によって構成されているが，渋倉・小泉の尺度では，これ以外に，「次々によくないことを考えてしまう」，「思い悩む」などのうつ状態に現れがちな自動思考を表す項目や「なぐさめてほしい，支えてほしい」などのソーシャル・サポート希求までが含まれている。また，馬岡他の尺度の「抑うつ反応」下位尺度は，「やる気が起きない」などのうつ状態の意欲の減退を示す項目群で構成されている。

　また，「無力感（無気力）」の下位尺度でも項目内容がかなりずれている。岡安・高山の尺度と三浦の尺度は「考えがまとまらない」，「ひとつのことに集中できない」などの思考の集中困難を表す共通の項目で構成されているが，下位尺度名は前者では無力感，後者では無気力となっている。この下位尺度を構成する項目群を神藤（1998）は「無力的認知・思考」と命名し直している。馬岡他の尺度は無力感という下位尺度名を採用して，項目内容は「自分はだめな人間だと思う」，「自分には希望がないと思う」など自己に対する否定的な評価を表すもので構成されており，一方，渋倉・小泉の尺度の「無気力」の下位尺度は，「やる気が起こらない」，「心の張りがない」など，馬岡他の尺度では，うつ状態の意欲の減退を示す項目群として取り扱われた項目群から構成され，岡安・高山や三浦の尺度で「無力感（無気力）」にあたる項目群は「焦燥」の下位尺度とされている。

　ストレス反応尺度に関しては，開項目名とそれが含む項目内容が尺度によって複雑に入り組んでいるので，利用上注意する必要があるのと同時に，開発者間で検討し，整理する必要があるように思われる。

■引用文献

甘利知子・馬岡清人　2002　認知的統制と自己効力間が女子大学生の抑うつと不安に及ぼす影響　日本女子大学大学院紀要　家政学研究科・人間生活学研究科，8，29-39.

朝倉隆司・有光由紀子　1993　大都市部における小学生の生活上のストレスと健康に関する研究　学校保健研究，35，437-449.

堂野佐俊・田頭穂積・土江偵子　児童期の心理的ストレスに関する一研究　広島文教女子大学紀要，25，165-179.

Elias, M. J., Gara, M., & Ubriaco, M. 1985 Sources of stress in children's transition to middle school: an empirical analysis. *Journal of Clinical Child Psychology*.

古市祐一　1993　学校ぎらい感情とその規定要因：ストレス理論からのアプローチ　日本教育心理学会第35回総会発表論文集，467.

久田満・千田茂博・箕口雅博　1989　学生用ソーシャル・サポート尺度作成の試み　日本社会心理学会第30回大会発表論文集，143-144.

神村栄一・海老原由香・佐藤健二・戸ヶ崎泰子・坂野雄二　1995　対処方略の三次元モデルの検討と新しい尺度（TAC-24）の作成　教育相談研究，33，43-49.

笠井孝久・村松健司・保坂亮・三浦香苗　1995　小学生・中学生の無気力感とその関連要因　教育心理学研究，43，424-435.

小杉正太郎　1999　ストレス緩衝要因の研究動向　現代のエスプリ別冊　ストレス研究の基礎と臨床

至文堂.

黒田浩司・宮田徹・土屋満明・山本和郎　1988　ストレスと対処行動に関する研究　慶應義塾大学社会科学研究科紀要，28，73−80.

三川俊樹　1998　青年期における生活ストレッサーと対処行動に関する研究　カウンセリング研究，21，1，1−13.

三浦正江・福田美奈子・坂野雄二　1995　中学生の学校ストレッサーとストレス反応の継時的変化　日本教育心理学会第37回総会発表論文集，555.

三浦正江・坂野雄二　1996　中学生における心理的ストレスの継時的変化　教育心理学研究，44，368−378.

諸井克英　1996　高層集合住宅居住者における社会的支援と身体・精神的健康　社会心理学研究，11，3，180−194.

森岡由紀子・生地新・渡辺由里・栗野美穂・井原一成・柏倉昌樹・高橋誠一郎・佐野琢也・井上勝夫・林博史・十束支朗　1991　思春期の行動・情緒障害の発症要因についての臨床疫学的研究（第2報）−臨床事例と一般中学生の比較とストレス対処行動を中心に　安田事業団研究助成論文集，27，2，142−151.

長根光男　1991　学校生活における児童の心理的ストレス分析　教育心理学研究，39，182−185.

新名理恵　1994　心理的検査　CLINICAL NEUROSCIENCE，12，5，530−533.

新名理恵・坂田成輝・矢富直美・本間明　1990　心理的ストレス反応尺度の開発　心身医学，30，1，29−38.

岡安孝弘・嶋田洋徳・坂野雄二　1992　中学生用ストレス反応尺度作成の試み　早稲田大学人間科学研究，5，23−28.

岡安孝弘・嶋田洋徳・坂野雄二　1993　中学生におけるソーシャル・サポートの学校ストレス軽減効果　教育心理学研究，41，302−312.

岡安孝弘・嶋田洋徳・丹羽洋子・森俊夫・矢富直美　1992　中学生の学校ストレッサーの評価とストレス反応との関係　心理学研究，63，310−318.

落合良行　1983　青年期における孤独感の構造　風間書房

坂野雄二・三浦正江・嶋田洋徳　1994　中学生の心理的ストレッサーに対する認知的評価がコーピングに及ぼす影響　ヒューマンサイエンス，7，5−13.

坂田成輝　1989　心理的ストレスに関する一研究；コーピング尺度（SCS）作成の試み　早稲田大学教育学部学術研究：教育・社会教育・教育心理・体育編，38，75−90.

佐々木万丈　2001　中学生用体育学習ストレスコーピング尺度（SCS−PE）の開発と標準化　教育心理学研究，49，69−80.

渋倉崇行・森恭　2003　高校運動部員の部活動ストレッサーに対するコーピング採用とストレス反応との関連　スポーツ心理学研究，29，2，（印刷中）.

嶋田洋徳・戸ヶ崎泰子・坂野雄二　1994　小学生用ストレス反応尺度の開発　健康心理学研究，7，2，46−58.

神藤貴昭　1998　中学生の学業ストレッサーと対処方略がストレス反応および自己成長感・学習意欲に与える影響　教育心理学研究，46，442−451.

田辺敏明・堂野佐俊　1999　大学生におけるネガティブストレスタイプと対処行動の関連−性格類型およびストレス認知・反応を通した分析　教育心理学研究，47，239−247.

馬岡清人・甘利知子・中山恭司　2000　中学生のストレス過程の分析　日本女子大学大学院紀要　家政学研究科・人間生活学研究科，6，85−96.

Yeaworth, R. C., York, J., Hussey, M. A., Ingle, M. E., & Goodwin, T. 1980 The development of an adolescent change event scale. *Adolescence*, 15, 91-97.

中学生用メンタルヘルス・チェックリスト

カテゴリー	ストレッサー・ソーシャルサポート・ストレス反応
適用対象	青年（中学生）
発表論文	岡安孝弘・高山　巌　1999　中学生用メンタルヘルス・チェックリスト（簡易版）の作成　宮崎大学教育学部教育実践研究指導センター研究紀要, 6, 73-84.

■尺度の内容

　本尺度は，児童用メンタルヘルス・チェックリストと同様，中学生のこころの健康状態を総合的に査定することを目的として開発されたものである。本尺度は，これまで開発されてきた中学生用のストレス関連尺度に基づいて，原尺度のもつ信頼性を損なわないように作成された。

　本尺度は，「ストレス症状」尺度，「ストレス因（学校ストレッサー）」尺度，「ソーシャルサポート」尺度の3種類の尺度で構成されている。また，「ストレス症状」尺度は「身体的症状」，「抑うつ・不安」，「不機嫌・怒り」，「無力感」の4つの下位尺度（いずれも4項目ずつ），「ストレス因」尺度は「先生との関係」，「友人関係」，「学業」の3つの下位尺度（いずれも4項目ずつ）からなっている。また「ソーシャルサポート」尺度は「父親」「母親」「担任教師」「友だち」の4つのサポート源（いずれも4項目ずつ）についてそれぞれ評定を求めるものである。

　評定方法は，中学生による自己評定である。ストレス症状およびストレス因の各項目は0点～3点の4件法であり，したがって各下位尺度の得点範囲は0点～12点である。ソーシャルサポートは1点～4点の4件法であり，したがって各下位尺度の得点範囲は4点～16点である。

■作成過程

　本尺度は，以下の3つの尺度を原尺度として作成された。
(1)　中学生用ストレス反応尺度（岡安・嶋田・坂野，1992）
(2)　中学生用学校ストレッサー尺度（岡安・嶋田・丹羽・森・矢冨，1992）
(3)　中学生用ソーシャルサポート尺度（岡安・嶋田・坂野，1993）

　この3つの尺度を，中学校1～3年生の生徒6892名（1年生男子1101名，女子1192名，2年生男子1099名，女子1139名，3年生男子1179名，女子1182名）を対象として実施した。その結果に基づいて，各下位尺度の項目群の中から，項目の内容的妥当性が高く，かつ下位尺度における部分－全体相関が高く，その項目を除去した時にα信頼性係数が低下する項目を，各下位尺度について4項目ずつ選択した。

■信頼性・妥当性の検討

　ストレス症状：中学生用ストレス反応尺度に含まれる4つの下位尺度，計24項目から，各下位尺度とも4項目を選択した。原尺度との相関係数は，「身体的症状」$r=.96$，「抑うつ・不安」$r=.96$，「不機嫌・怒り」$r=.98$，「無力感」$r=.96$ときわめて高く，原尺度との基準関連妥当性は高いと考えられる。

　ストレス因：中学生用学校ストレッサー尺度は，出来事の経験頻度と嫌悪性の両方に評定を求めるものであるが，本尺度では簡略化のためにストレス症状との相関が嫌悪性に比べて全体的に高い経験頻度のみを使用した。中学生用学校ストレッサー尺度に含まれる4つの下位尺度のうち，これまでの研究によってストレス症状との関連性が比較的低いと考えられる「部活動」を除く3つの下位尺度，

「先生との関係」，「友人関係」，「学業」から，それぞれ4項目を選択した。原尺度との相関係数は，「先生との関係」r = .96，「友人関係」r = .96，「学業」r = .96ときわめて高く，原尺度との基準関連妥当性は高いと考えられる。

ソーシャルサポート：5つのサポート源のうち，担任以外の教師からのサポートを除く4つのサポート源，すなわち父親，母親，担任教師，友だちについてそれぞれ4項目を選択した。原尺度との相関係数は，父親r = .97，母親r = .97，教師r = .97，友だちr = .96ときわめて高く，原尺度との基準関連妥当性は高いと考えられる。

■尺度の特徴

児童用メンタルヘルス・チェックリストと同様，本尺度の特徴は以下のようにまとめられる。
(1) 集団でも個別でも実施可能である。
(2) 項目数が少なく短時間で実施可能なため，教師が実施したいときに手軽に実施することができ，集計も容易である。
(3) 専門的知識がなくても，プロフィールを作成することによって，生徒のこころの健康状態を把握することが可能である。
(4) 教師やスクールカウンセラーが行う教育相談時の資料として利用可能である。

■尺度実施の際の留意点

通常時の生徒のこころの健康状態を把握する目的で利用する際には，学校行事，とくに試験などによってストレス症状やストレス因の結果が一時的に影響される可能性があるため，そのような時期の直前，直後の実施は避けることが望ましい。

■判断基準

尺度作成時の6892名の生徒のデータに基づいて，下位尺度ごとにパーセンタイル値が算出されている。ストレス症状とストレス因は得点が高いほどこころの健康状態が悪く，逆にソーシャルサポートは得点が低いほど当該のサポート源に対する知覚されたサポートのレベルが低い。

本尺度の集計表に示されているように，個々の生徒について下位尺度ごとに合計得点を求め，下欄のプロフィール図において合計得点に該当する数字を○で囲み，線で結ぶ（図1参照）。それによって生徒のこころの健康状態を視覚的にとらえることができる。

ストレス症状とストレス因については90パーセンタイル以上，ソーシャルサポートについては10パーセンタイル以下の濃いグレーゾーンに多くの下位尺度の得点がかかっている生徒については，何らかの心理的問題を抱えている可能性が高いものと判断され，注意深いケアを行う必要がある。また，ストレス症状とストレス因については80パーセンタイル以上，ソーシャルサポートについては20パーセンタイル以下の薄いグレーゾーンにかかっている生徒についても，日常の様子についての注意深い観察が必要である。

図1は，本尺度の得点に基づいて作成されたプロフィールの例である。1年生男子のA男はストレス症状が全般的に低いレベルにあり，現時点での適応状態には大きな問題はないといえる。また，ストレス因としての「先生との関係」や「友人関係」の値が低く，ソーシャルサポートはすべて高いレベルにあることから，家庭や学校における人間関係も良好であると考えられる。ただし，ストレス因の「学業」が比較的高い値を示していることから，学業面での問題を感じているものと考えられる。一方，1年生女子のB子は，A男とは対照的に，ストレス症状の得点がすべての下位尺度において90パーセンタイル以上のグレーゾーンにあることから，こころの健康状態に大きな問題を抱えており，将来的に学校不適応に陥るリスクがきわめて高い生徒であると判断される。また，ストレス因としての「友人関係」の得点が高く，担任教師や友だちに対するソーシャルサポート得点も低いことから，

○──○ A男（1年生男子）　　△┈┈△ B子（1年生女子）

【A】ストレス症状

パーセンタイル		60	70	80	90	
身体的症状	①以下　2	3	4	5　　6	7　8　9　10　11	⑫
抑うつ・不安	⓪	1	2	3　　4　5	6　7　8　△	9以上
不機嫌・怒り	①以下　2	3　4	5	6　7	8　9　10　11	⑫
無力感	②以下	3　4	5	6　7	8　9△	10以上

【B】ストレス因

パーセンタイル		60	70	80	90	
先生との関係	①以下	2	△　4	5　6	7　8　9	10以上
友人関係	①以下	6　2	3	4　5	6　△┈┈┈	7･8･9･10以上
学　業	4以下	6	△	8	⑨　10　11　12	

【C】ソーシャルサポート

パーセンタイル		10	20	30	40	
父　親	4	5　6	7　8	△	10　11以上	
母　親	4　5　6	7　8	9	10	11　⑫	以上
教　師		△　5	6　7	8	9　10以上	
友だち	④　5　6　7	8　9	10	11	⑫以上	

図1　中学用メンタルヘルス・チェックリストのプロフィールの例

高いストレス症状を示している原因として，学校での人間関係において何らかのトラブルがあるものと推測される。とくに，友人関係のストレス因が著しく高いため，いじめ被害を受けていないかどうか留意すべきケースであると思われる。

このように，本尺度の得点に基づいて個々の生徒のプロフィールを作成することによって，こころの健康状態に問題のある生徒を発見し，介入のための手がかりを得ることができる。

■尺度を用いた研究の内容

本尺度は，主に教育実践の場で使用することが望まれる。たとえば，岡安・高山（2000）は，いじめ被害・加害経験とこころの健康状態の関連性を検討するために本尺度を用い，いじめの被害者だけでなく加害者も，高いストレス状態にあることを示している。

■今後の方向性・課題

学校教育現場において広く活用してもらうために，生徒のこころの健康状態を日常的に把握しておくことの重要性を訴えていくなど，普及活動を工夫していくことが課題である。

■**著者への連絡**

本尺度を元に，PSIパブリックヘルスリサーチセンター版ストレスインベントリー中学生用(坂野・岡安・嶋田，2006)とPSIパブリックヘルスリサーチセンター版ストレスインベントリー高校生用(坂野・岡安・嶋田，2006)が，下記より発行・発売されている。本尺度の使用は，研究目的の使用の場合でも必ず下記へ問合せのこと。

発行元：実務教育出版　教材編集二課
〒163-8671　東京都新宿区新宿1-1-12
TEL：03-3355-0921

■**引用文献**

岡安孝弘・嶋田洋徳・丹羽洋子・森　俊夫・矢冨直美　1992　中学生の学校ストレッサーの評価とストレス反応との関係　心理学研究，63，310-318.

岡安孝弘・嶋田洋徳・坂野雄二　1992　中学生用ストレス反応尺度作成の試み　早稲田大学人間科学研究，5，23-29.

岡安孝弘・嶋田洋徳・坂野雄二　1993　中学生におけるソーシャル・サポートの学校ストレス軽減効果　教育心理学研究，41，302-312.

岡安孝弘・高山　巖　2000　中学校におけるいじめ被害者および加害者の心理的ストレス　教育心理学研究，48，410-421.

（岡安孝弘　明治大学文学部）

中学生用メンタルヘルス・チェックリスト

【A】ここでは，最近のあなたの気持ちや体のようすについてうかがいます。下の文章をよく読んで，全くあてはまらない場合には0に，少しあてはまる場合には1に，かなりあてはまる場合には2に，非常にあてはまる場合には3に，○をつけてください。

質問内容	全くあてはまらない	少しあてはまる	かなりあてはまる	非常にあてはまる
(1) よく眠れない	0	1	2	3
(2) さみしい気持ちだ	0	1	2	3
(3) だれかに，いかりをぶつけたい	0	1	2	3
(4) ひとつのことに集中することができない	0	1	2	3
(5) 頭が痛い	0	1	2	3
(6) 泣きたい気分だ	0	1	2	3
(7) いかりを感じる	0	1	2	3
(8) むずかしいことを考えることができない	0	1	2	3
(9) 体がだるい	0	1	2	3
(10) 悲しい	0	1	2	3
(11) 腹立たしい気分だ	0	1	2	3
(12) 根気がない	0	1	2	3
(13) つかれやすい	0	1	2	3
(14) 心が暗い	0	1	2	3
(15) いらいらする	0	1	2	3
(16) 勉強が手につかない	0	1	2	3

次のページに進んでください。

【B】あなたは、ここ数か月間のうちに、下に書いてあるようなことをどのくらい経験しましたか。よく思い出して答えてください。そして、全然なかった場合には0に、たまにあった場合には1に、ときどきあった場合には2に、よくあった場合には3に○をつけてください。

質問内容	全然なかった	たまにあった	ときどきあった	よくあった
（1） 自分は悪くないのに、先生からしかられたり、注意されたりした	0	1	2	3
（2） 顔やスタイルのことで、友だちにいやなことを言われた	0	1	2	3
（3） 先生や両親から期待されるような成績がとれなかった	0	1	2	3
（4） 先生から、自分と他人を比べるような言い方をされた	0	1	2	3
（5） クラスの友だちから、仲間はずれにされた	0	1	2	3
（6） 一生けんめい勉強しているのに、成績がのびなかった	0	1	2	3
（7） 先生が、えこひいきをした	0	1	2	3
（8） 自分の性格のことや自分のしたことについて、友だちにいやなことを言われた	0	1	2	3
（9） 人が簡単にできる問題でも、自分にはできなかった	0	1	2	3
（10） 先生が自分を理解してくれなかった	0	1	2	3
（11） 友だちに、いやなことをされたり、言われたりした	0	1	2	3
（12） 試験や通知票の成績が悪かった	0	1	2	3

次のページに進んでください

【C】あなたは，あなたのまわりの人たちが，ふだん，どのくらいあなたの助けになってくれると感じていますか。以下の質問について，それぞれの人ごとに，もっともあてはまる数字に○をつけてください。

（1）あなたに元気がないと，すぐ気づいて，はげましてくれる

	ちがうと思う	たぶんちがうと思う	たぶんそうだと思う	きっとそうだと思う
お父さんの場合	1	2	3	4
お母さんの場合	1	2	3	4
担任の先生の場合	1	2	3	4
友だちの場合	1	2	3	4

（2）あなたが何か失敗をしても，そっと助けてくれる

	ちがうと思う	たぶんちがうと思う	たぶんそうだと思う	きっとそうだと思う
お父さんの場合	1	2	3	4
お母さんの場合	1	2	3	4
担任の先生の場合	1	2	3	4
友だちの場合	1	2	3	4

（3）ふだんからあなたの気持ちをよくわかってくれる

	ちがうと思う	たぶんちがうと思う	たぶんそうだと思う	きっとそうだと思う
お父さんの場合	1	2	3	4
お母さんの場合	1	2	3	4
担任の先生の場合	1	2	3	4
友だちの場合	1	2	3	4

（4）あなたが何かなやんでいると知ったら，どうしたらよいか教えてくれる

	ちがうと思う	たぶんちがうと思う	たぶんそうだと思う	きっとそうだと思う
お父さんの場合	1	2	3	4
お母さんの場合	1	2	3	4
担任の先生の場合	1	2	3	4
友だちの場合	1	2	3	4

これで，質問は終わりです

メンタルヘルス・チェックリスト（中学生用）
集　　計　　表

（　）年（　　）組　氏名（　　　　　　　　　）

◎集計のしかた
〔1〕各カテゴリーについて，以下のように粗点の合計を求める（カッコ内は項目の番号）。
　　●ストレス症状（質問【A】）
　　　　身体的症状＝（1）＋（5）＋（9）＋（13）＝（　　　）
　　　　抑うつ・不安＝（2）＋（6）＋（10）＋（14）＝（　　　）
　　　　不機嫌・怒り＝（3）＋（7）＋（11）＋（15）＝（　　　）
　　　　無　力　感＝（4）＋（8）＋（12）＋（16）＝（　　　）
　　●ストレス因（質問【B】）
　　　　先生との関係＝（1）＋（4）＋（7）＋（10）＝（　　　）
　　　　友 人 関 係＝（2）＋（5）＋（8）＋（11）＝（　　　）
　　　　学　　　　業＝（3）＋（6）＋（9）＋（12）＝（　　　）
　　●ソーシャル サポート（質問【C】の4つの項目の合計）
　　　　父　　　　親＝（　　　）
　　　　母　　　　親＝（　　　）
　　　　担 任 教 師＝（　　　）
　　　　友 だ ち＝（　　　）

〔2〕下図の各カテゴリーについて，上記の合計点数に該当する数字を○で囲み，線で結ぶ。
〔3〕多くのカテゴリーにおいて，グレーゾーンにかかる場合には注意が必要とされる。

****

【A】ストレス症状

パーセンタイル		60	70	80		90	
身体的症状	1以下　2	3	4	5	6	7 8 9 10 11 12	
抑うつ・不安	0		1	2	3	4　5	6　7 8 9以上
不機嫌・怒り	1以下　2	3	4	5	6	7　8	9　10 11　12
無　力　感	2以下	3	4	5	6	7	8　9 10以上

【B】ストレス因

パーセンタイル		60	70	80		90	
先生との関係	1以下	2	3　4	5	6	7　8	9 10以上
友人関係	1以下	2		3	4　5	6 7	8 9 10以上
学　　業	4以下　5	6	7	8		9	10　11 12

【C】ソーシャルサポート

パーセンタイル		10	20	30	40		
父　　親		4	5　6	7	8	9	10 11以上
母　　親	4 5 6	7	8	9	10	11	12以上
担任教師			4　5	6　7		8	9 10以上
友 だ ち	4 5　6 7	8	9	10	11		12以上

中学生用部活動ストレッサー尺度

カテゴリー	ストレッサー
適用対象	青年（中学生）
発表論文	手塚洋介・上地広昭・児玉昌久　2001　中学生の部活動に関するストレッサー尺度作成の試み　ストレス科学研究，16，54-60．

■尺度の内容

　本尺度は，中学生が日常の部活動で体験しうるストレッサーを測定するために開発されたものである。本尺度以前に作成された中学生の生活に関するストレッサー尺度（三浦他，1995；高倉他，1998）にも部活動に関する項目は含まれているものの，それらは生徒の日常生活全般をとらえようとするため，部活動に関するストレッサーを詳細にとらえきれていない。また，従来の部活動に関する研究は，運動部活動のみに焦点をあてており，文化部が考慮されてこなかった。本尺度はこのような先行研究の問題を踏まえ，運動部および文化部どちらにも適用が可能となるよう構成されている。

　下位尺度は，「活動の制限」9項目，「学業への影響」5項目，「試合・発表会」3項目，「部員との関係」3項目である。評定方法は，出来事の経験頻度（全然当てはまらない0点－非常によく当てはまる3点）と嫌悪度（全然気にしなかった0点－非常に気にした3点）についてそれぞれ4件法で尋ね，両得点の積が各項目の得点となる。

■作成過程

　まず，部活動に関するストレッサーの項目を収集するため，三浦他（1995）の作成した中学生用ストレッサー尺度の部活動因子に含まれる項目や独自に用意した項目に加え，大学生および大学院生からの聞き取り調査を実施した。得られた項目について，心理学専攻の大学教員，ストレス科学専攻の大学院生およびスポーツ心理学を専攻する大学生らによって，内容の類似性や妥当性を考慮しながら項目整理が行われ，さらに現職の中学校教諭によって内容が適当と判断された33項目からなる尺度原案が作成された。次に，運動部および文化部に所属する中学生429名を対象に本調査を実施し，最終的な項目の選定および因子構造の検討が行われた。その結果，「活動の制限」，「学業への影響」，「試合・発表会」，「部員との関係」の4下位尺度20項目からなる尺度が作成された。

■信頼性・妥当性の検討

　信頼性：各下位尺度の内的整合性は$\alpha=.63-.82$と比較的高い値が認められており，本尺度の信頼性を満足させる水準にある。

　妥当性：項目の選定にあたっては心理学専攻の大学教員およびストレス科学専攻の大学院生および大学生らによって検討された項目の中から，さらに部活動の指導を行っている現職の中学校教諭によって，日常の部活動で実際に起こりうる出来事と判断された項目を選んで調査を実施しており，本尺度は内容的妥当性を有していると考えられる。

■尺度の特徴

　本尺度の特徴は以下のようにまとめることができる。
(1) 中学生の日常の部活動で体験するストレッサーを詳細にとらえることが可能である。
(2) 4下位尺度20項目という簡便な構造であることから，回答者への負担が少ない。
(3) 信頼性および妥当性が確認されている。

(4) 運動部および文化部のどちらにも適用が可能である。

■尺度実施の際の留意点

　本尺度は，使用目的に応じて教示文を設定することで，さまざまな期間に渡るストレッサー体験を測定することができる。

■尺度を用いた研究の内容

　手塚他（2003）によって，中学生の部活動に関するストレッサーとストレス反応との関連性や，ストレッサーが部活動のパフォーマンスに及ぼす影響について検討されている。

■今後の方向性・課題

　本尺度の標準化によって，生徒の部活動に対する適応の程度や退部などの予測に利用することが可能になると思われる。学校不適応を予防する上で，部活動への適応が重要な役割を果たすと考えられることから，今後は十分なデータの蓄積によって本尺度の標準化を行うことが必要である。

■著者への連絡

　研究目的に使用する場合は，とくに使用許諾を求める必要はないが，研究成果を公表した際には印刷物のコピーなどを尺度開発者に送付するよう要望する。なお，研究目的以外の使用にあたっては尺度開発者に直接相談のこと。
　連絡先：手塚洋介　大阪体育大学体育学部スポーツ教育学科
　〒590-0496　大阪府泉南郡熊取町朝代台1番1号

■引用文献

三浦正江・福田美奈子・坂野雄二　1995　中学生の学校ストレッサーとストレス反応の継時的変化　日本教育心理学会第37回総会発表論文集，555．

高倉実・城間亮・秋坂真央・新屋信雄・崎原盛造　1998　思春期用日常生活ストレッサー尺度の試作　学校保健研究，40，29-40．

手塚洋介・上地広昭・児玉昌久　2003　中学生のストレス反応とストレッサーとしての部活動との関係　健康心理学研究，16，77-85．

　　　　　　　　　　　　　　　　　　　　　　　　　　　（手塚洋介　大阪体育大学体育学部）
　　　　　　　　　　　　　　　　　　　　　　　　　　　（上地広昭　山口大学教育学部）
　　　　　　　　　　　　　　　　　　　　　　　　　　　（児玉昌久　早稲田大学名誉教授）

中学生用部活動ストレッサー尺度

　6ヶ月前から現在までの間の部活動を通じて，次のような出来事が，あなたにどのくらい当てはまりますか。当てはまるところに1つだけ○をつけて下さい。また，それをあなたはどのくらい気にしましたか。当てはまることに1つだけ○をつけて下さい。合計2つの○をつけて下さい。

	全然当てはまらない A	あまり当てはまらない B	だいぶ当てはまる C	非常によく当てはまる D	全然気にしなかった A	あまり気にしなかった B	かなり気にした C	非常に気にした D
例　学校が休みの日も部活動があった。		○				○		
1．学校が休みの日も部活動があった。								
2．勉強する時間が減った。								
3．部の規則が厳しかった。								
4．先輩にえこひいきされた。								
5．部活動と勉強の両立が厳しくなった。								
6．遊ぶ時間が減った。								
7．試合（発表会）で思い通りのことができなかった。								
8．試合に負けた（満足のいく結果が出せなかった）。								
9．朝練習のため早く起きなければならなかった。								
10．先生の指導が厳しかった。								
11．練習で疲れがたまった。								
12．授業についていけなくなった。								
13．家の人や先生に成績が下がったと注意された。								
14．先生に怒られた。								
15．成績が下がった。								
16．先輩に怒られた。								
17．部活動の用具などを買うのにお金がかかった。								
18．家族と過ごす時間が減った。								
19．試合（発表会）のことで頭がいっぱいになった。								
20．他の部員との仲が悪くなった。								

採 点 方 法

　以下の手順に従って「活動の制限」,「学業への影響」,「試合・発表会」,「部員との関係」の4下位尺度および合計得点を算出する。各項目の得点は，経験頻度(「全然当てはまらない」＝0点,「あまり当てはまらない」＝1点,「だいぶ当てはまる」＝2点,「非常によく当てはまる」＝3点)と嫌悪度(「全然気にしなかった」＝0点,「あまり気にしなかった」＝1点,「かなり気にした」＝2点,「非常に気にした」＝3点)の積となる。項目の得点範囲は0点－9点である。(反転項目なし)

『活動の制限』尺度
　　項目番号　1，3，6，9，10，11，14，17，18の得点を加算します。

『学業への影響』尺度
　　項目番号　2，5，12，13，15の得点を加算します。

『試合・発表会』尺度
　　項目番号　7，8，19の得点を加算します。

『部員との関係』尺度
　　項目番号　4，16，20の得点を加算します。

『合計得点』
　　全ての得点を加算します。

中学生用学校ストレッサー尺度

カテゴリー	ストレッサー
適用対象	青年（中学生）
発表論文	馬岡清人・甘利知子・中山恭司　2000　中学生のストレス過程の分析　日本女子大学大学院紀要　家政学研究科・人間生活学研究科, 6, 85-96.

■尺度の内容

　長根（1991）は小学校高学年を対象としたストレッサー尺度を開発している。学校生活でいらいらしたり，焦ったりする場面を児童に自由記述させ，そこにあらわれたストレス場面を整理して質問紙を構成し，この質問紙への反応を因子分析して「友達との関係」，「授業中の発表」，「学業成績」，「失敗」の4因子を見いだした。また，岡安ら（1992）は中学生を対象に学校で日常的に経験する嫌悪的な出来事を収集し，それをもとに質問紙を構成して，その経験頻度と嫌悪性を別々に生徒に評定させて，この2つを乗じたものをその出来事の衝撃度とし，これを因子分析して，「教師との関係」，「友人関係」，「部活動」，「学業」，「規則」，「委員活動」の6因子を得ている。

　これらの先行研究を参考にしながら，中学生が日常の学校生活の中でしばしば経験している，ストレッサーとなりがちな場面を項目として取り上げた中学生用の学校ストレッサー尺度を新しく構成した。この尺度は，"先生の注意に納得がいかない"などの13項目からなる「教師を源泉とするストレス」，"やっていることがむずかしくてわからなかったり，できない"などの8項目からなる「自分を源泉とするストレス」，"授業中，クラス全体がうるさい"などの6項目からなる「生徒を源泉とするストレス」の3つの下位項目，合計27項目によって構成されている。

　それぞれの項目の経験頻度について「ほとんどなかった」を1点，「よくあった」を4点とする4件法，それを経験した時の嫌悪度について「全くいやではなかった」を1点，「とてもいやだった」を4点とする4件法による評定を求め，経験頻度の評定値と嫌悪度の評定値の積をそれぞれの項目の衝撃度として得点化する。したがって，それぞれの下位尺度の得点は，「教師を源泉とするストレス」では最小13点から最大208点，「自分を源泉とするストレス」では最小8点から最大128点，「生徒を源泉とするストレス」では最小6点から最大96点に分布する。

■作成過程

　長根（1991）の手順に従い，神奈川県下の2つの中学校から各学年1クラスずつを選んで，男子102人，女子97人，合計199人を対象として，a）あなたは，学校生活でどのようなときにイライラすることがありますか。その例を書いて下さい。：b）あなたは，学校生活でどのようなときにやる気をなくすことがありますか。その例を書いて下さい。：c）あなたは，学校生活でどのようなときに焦ったり不安になったりしますか。その例を書いて下さい。：という質問への自由記述を求めた。この自由記述を整理したところ，学校生活でストレッサーとなる場面について，2つの中学校でほぼ同様に，"授業でクラス中がうるさい"などの「授業中のほかの生徒の行動」，"授業がわかりにくい"などの「授業中の教師の行動」，"みんなについていけず勉強が遅れる"などの「勉強に関すること」，"テストの結果が平均より悪かった"などの「成績に関すること」，"先生の注意に納得が行かない"などの「教師との関係」，"友達が自分の悪口をいう"などの「生徒との関係」，"自分がやろうとすることに友達が協力してくれない"などの「友達への働きかけに対する反応」，"自分の間違いや失敗で恥をかく"などの「自分の能力に関すること」の8カテゴリーに分類された。

これらのカテゴリーに整理された，中学生が日常的の学校生活でストレスを感じがちな場面を取り上げて，34項目からなる中学生用の「学校ストレッサー質問紙」を作成した。岡安ら（1992）にしたがい，それぞれの項目について，経験頻度については「学校であなたがいやな気持になった原因を教えてください。」と教示して，「ほとんどなかった」を1点，「よくあった」を4点とする4件法，嫌悪度については「それはどの程度いやなことでしたか。」と教示して，「全くいやではなかった」を1点，「とてもいやだった」を4点とする4件法で，それぞれに評定させた。

対象は神奈川県下のある中学校の調査の実施日に出席した全生徒，男子245人，女子234人，計484人で，調査の主旨と調査の実施の教示法を内容とする手引きと調査票を担任教師に配布して，学級単位で教師の教示による集団法で実施した。

「学校ストレッサー質問紙」の34項目について，経験頻度の評定値と嫌悪度の評定値の積として得られる衝撃度を算出して，それぞれの項目の得点とした。衝撃度の全体の平均得点の低い2項目を除いた32項目について，欠測値のあるものを除いた全学年429人のデータを対象に，主因子法，バリマックス回転による因子分析を行ったところ，「学校ストレッサー質問紙」を構成した8つのカテゴリーがいくつか統合されて，尺度の内容で述べた「教師を源泉とするストレス」，「自分を源泉とするストレス」，「生徒を源泉とするストレス」と命名される3因子が得られ，それぞれの因子に因子負荷量が.4を越えるそれぞれ13項目，8項目，6項目を下位尺度項目として「中学生用学校ストレッサー尺度」を構成した。

■信頼性・妥当性の検討

13項目からなる「教師を源泉とするストレス」のα係数は.86，8項目からなる「自分を源泉とするストレス」のα係数は.83，6項目からなる「生徒を源泉とするストレス」のα係数は.77であり，ほぼ信頼できる水準の数値を示している。

この尺度の各下位尺度と「中学生用ストレス反応尺度」の各下位尺度との間の相関を取ったところ，その相関係数は.21から.54までのほぼ中等度の有意なものであった。学校でのストレスを強く感じている生徒はより強いストレス反応を示しがちであることを示すこの結果は納得のいくものである。

また，この尺度の各下位尺度と「中学生用ストレス対処行動尺度の各下位尺度との相関をとったところ，「生徒を源泉とするストレス」と「積極的情動的対処」の間を除いて，高くはないが有意な相関を得た。学校でストレスを強く感じている生徒はストレスへの対処行動をより高頻度に利用しているという結果は納得のいくものである。

これから，この尺度はある程度の基準関連妥当性が認められるものであると考える。

■尺度の特徴

先行の学校ストレッサーの研究では，岡安ら（1992）は中学生を対象に，菅，上地（1996）は高校生を対象に，教師の行動が直接自分に向けられて，それがストレスになっている項目を中心とした教師との関係の因子を第一因子として抽出している。それに対してこの「中学生用学校ストレッサー尺度」の「教師を源泉とするストレス」では，教師との直接の関わりだけでなく，教師の学級の運営や自分以外の生徒への対応がストレスと感じられているようなより幅広い項目から構成されている。

「自分を源泉とするストレス」は，岡安ら（1992）の学業ストレッサー，菅，上地（1996）の学業・進路ストレッサーと，長根（1991）が小学生の学校ストレス研究で見いだした失敗に関する因子がまとまったものといえる。

「生徒を源泉とするストレス」でも，岡安ら（1992）の友人関係ストレッサー，菅，上地（1996）の友人との関係ストレッサーと共通する項目も含まれているが，「教師を源泉とするストレス」と同様に，直接の相互関係よりもより幅広い内容を含んだものとなった。

従来の学校ストレッサー研究（岡安他，1992；菅・上地，1996；長根，1991）では，学校でのスト

レッサーがストレスの起因する場面や状況で分類されているのに対して，この中学生用学校ストレッサー尺度では，学校生活で経験されるストレッサーが，教師と自分自身とまわりの生徒という学校生活を構成する人的な要素で分類されている点が特徴である。

■尺度実施の際の留意点

この尺度は先に述べたように信頼性と妥当性はある程度保障されているが，尺度の標準化の作業が行われていない，研究的な目的の尺度であるので，尺度得点は中学生が学校で経験している学校ストレッサーの種類と程度の目安を示すものとして取り扱ってほしい。

■判断基準

「中学生用学校ストレッサー尺度」の各下位尺度の学年別・性別の平均点と標準偏差を表1に示す。

「教師を源泉とするストレス」の全体の平均得点は79.4点であり，その標準偏差は38.3であるので，得点が118点を越えるとこのストレスをかなり強く感じており，41点以下であればこのストレスをあまり感じていないといえる。「自分を源泉とするストレス」の全体の平均得点は50.9点であり，その標準偏差は23.7であるので，得点が75点を越えるとこのストレスをかなり強く感じており，27点以下であればこのストレスをあまり感じていないといえる。「生徒を源泉とするストレス」の全体の平均得点は32.6点であり，その標準偏差は17.3であるので，得点が50点を越えるとこのストレスをかなり強く感じており，15点以下であればこのストレスをあまり感じていないといえる。

ただし，3つの学校ストレッサーの下位尺度のすべてで女性の平均値が男性の平均値を上回っており，判断をする上で注意が必要である。学年差に関しては，「教示を源泉とするストレス」において1年生の平均得点と2・3年生の平均得点の間に有意差があることは判断の上で考慮するべきことである。

表1 中学生用学校ストレッサー尺度の各下位尺度の学年別・性別の平均と標準偏差

ストレッサー	1年	2年	3年	男性	女性	合計
教師を源泉とするストレス	67.59	84.06	87.46a	75.60	83.18*	79.36
max.=208, min.=13	35.40	36.08	40.55	39.69	36.53	38.30
自分を源泉とするストレス	52.72	48.63	51.32	48.09	53.83*	50.94
max.=128, min.=8	24.43	21.49	24.95	23.95	23.14	23.70
生徒を源泉とするストレス	30.79	33.29	33.76	30.41	34.74*	32.56
max.=96, min.=6	15.62	16.84	19.38	17.00	17.40	17.32

上段は平均値，下段は標準偏差を示す。
＊は性差が有意であることを，aは1年と2・3年の間に有意差があることを示す。

■尺度を用いた研究の内容

「中学生用学校ストレッサー尺度」で測定される，中学生が学校で経験している学校ストレッサーの種類と程度が，ストレス反応を引き起こす過程でどのように働いているのかを，ストレス対処やサポート期待と関連づけながら検討するために，この尺度や「中学生用ストレス対処行動尺度」の各下位尺度，「中学生用サポート期待尺度」の「先生へのサポート期待尺度」と「仲間へのサポート期待尺度」のそれぞれの得点をX変数とし，「中学生用ストレス反応尺度」の各下位尺度の得点をY変数として，正準相関分析を行った。この尺度や「中学生用ストレス対処行動尺度」の各下位尺度，「中学生用サポート期待尺度」でもかなりの性差が認められたので，分析は男女別に行ったところ，男女とも有意な3軸が得られたが，男性の構造係数行列と女性の構造係数行列では異なるパターンが得られた。

男女共に，第1軸は「中学生用学校ストレッサー尺度」の各下位尺度の構造係数がかなり高く，Y変数の「中学生用ストレス反応尺度」の各下位変数も高いものから中等度のものまでの構造係数を示す，ストレッサーとストレス反応の強い関連を示す軸がえられた。学校でのストレッサーの体験は種類をとわずにさまざまなストレス反応を引き起こすことを示す結果といえる。ただし，女性については，「先生へのサポート期待尺度」がこの軸に対してrc＝－.58のやや強い負の構造係数を示していた。ここから，女子中学生においては，先生へのサポート期待がストレッサーからストレス反応に至る過程に抑制的に関与する可能性を示唆しているといえる。

　男性では第3軸で，「自分を源泉とするストレス」の構造係数がrc＝.50とやや高く，「先生へのサポート期待尺度」（rc＝.59）と「仲間へのサポート期待尺度」（rc＝.59）や「問題解決対処」（rc＝.53）の構造係数もやや高かった。Y変数では「学校への不適応感」（rc＝－.41）と「友だちへの不信感」（rc＝－.45）が中等度の負の構造係数を示していた。ここから，自分を源泉とするストレスを感じていて問題解決対処を利用しようとする男子中学生においては，先生や仲間へのサポート期待に支えられて，学校への不適応感や友だちへの不信感が抑制される可能性があるといえる。

　女性では第2軸で，「自分を源泉とするストレス」（rc＝－.52）が「問題解決対処」（rc＝－.68）とともにかなり高い負の構造係数を持ち，Y変数の「無力感」（rc＝－.70）とのかなり強い関連を示している。ここから，女子中学生においては，自分を源泉とするストレスを感じている生徒は「問題解決対処」をよく利用しがちではあるが，これはかえって無力感を高める可能性があることを示唆している。

　男女ともに中学校で経験するさまざまな人的要素を源泉とするストレッサーはさまざまな種類のストレス反応を引き起こしていることが明らかになった。その中で，男子生徒では，自分を源泉とするストレスが，学校への不適応感や友だちへの不信感というストレス反応を引き起こすのを，問題解決対処や先生や仲間へのサポート期待を利用することによって抑制する機制のあることが示されたが，女子生徒では，自分を源泉とするストレスを感じている生徒は「問題解決対処」をよく利用しがちではあるが，これはかえって無力感を高める可能性があることが示唆されたことは注目に値するといえよう。

■今後の方向性・課題

　尺度実施の際の留意点でも述べたように，この尺度は研究的に開発したものであり，対象サンプルの幅が限られている。一般的に利用できる尺度とするには標準化の作業が必要であろう。

　この中学生用ストレッサー尺度では，学校生活においてストレスの源となるものが，学校を構成する人的資源によって分類されたが，とくに，自分を源泉とするストレスがストレス対処やサポート期待と関連しながらストレス反応を引き起こす機序は複雑であり，このストレッサーを強く感じている生徒への臨床的な介入を行う場合には慎重な配慮が必要であろう。学校の現場で一次予防的，二次予防的な介入実践の中から，これへの対処法を見きわめていくことが今後の課題といえよう。

■著者への連絡

　研究目的でこの尺度を使用する場合にはとくに使用許可を求める必要はない。

■引用文献

菅　徹・上地安昭　1996　高校生の心理・社会的ストレスに関する一考察　カウンセリング研究，29, 197-207.

長根光男　1991　学校生活における児童の心理的ストレスの分析－小学校4, 5, 6年生を対象にして－　教育心理学研究，39, 182-183.

岡安孝弘・嶋田洋徳・丹羽洋子・森　俊夫・矢富直美　1992　中学生の学校ストレッサーの評価とス

トレス反応との関係 心理学研究, 41, 310-318.

(馬岡清人)

中学生用学校ストレッサー尺度

　ここ数ヶ月間の学校での生活を振り返って，あなたがいやな気持ちになった原因を教えてください。次の1から27に述べたようなことがどのくらいありましたか？「よくあった」を4，「ほとんどなかった」を1として，頻度の当てはまるところにひとつだけ丸をつけてください。また，そのことはどのぐらい嫌なことでしたか？「とても嫌だった」を4，「まったく嫌でなかった」を1として，嫌悪度の当てはまるところにひとつだけ丸をつけてください。

	頻度				嫌悪度			
	よくあった	ときどきあった	たまにあった	ほとんどなかった	とても嫌だった	かなり嫌だった	少し嫌だった	まったく嫌でなかった
1．先生の注意に納得がいかない。	4	3	2	1	4	3	2	1
2．やっていることが難しくて分らなかったり，できない。	4	3	2	1	4	3	2	1
3．授業中，クラス全体がうるさい。	4	3	2	1	4	3	2	1
4．授業時間がのびて休み時間が短くなる。	4	3	2	1	4	3	2	1
5．みんなについていけず，勉強が遅れる。	4	3	2	1	4	3	2	1
6．だれかが授業中に大声を出す。	4	3	2	1	4	3	2	1
7．先生が無視したり，認めてくれない。	4	3	2	1	4	3	2	1
8．みんなができるのに自分にはできない。	4	3	2	1	4	3	2	1
9．まじめにやっていない人がいる。	4	3	2	1	4	3	2	1
10．先生が友だちをひいきする。	4	3	2	1	4	3	2	1
11．自分の考えや気持をうまく伝えられない。	4	3	2	1	4	3	2	1
12．友だちが自分勝手なことをする。	4	3	2	1	4	3	2	1
13．授業がわかりにくい。	4	3	2	1	4	3	2	1
14．中間（期末）テストの結果が平均点より悪かった。	4	3	2	1	4	3	2	1
15．友だちが自分の悪口を言ったりする。	4	3	2	1	4	3	2	1
16．先生の話が長く，おもしろくない。	4	3	2	1	4	3	2	1
17．自分がやらなければならないことが，うまくいかない。	4	3	2	1	4	3	2	1
18．自分がやろうとすることに友だちが協力してくれない。	4	3	2	1	4	3	2	1
19．やっていることがくり返しばかりでつまらない。	4	3	2	1	4	3	2	1
20．自分のまちがいや失敗で恥をかく。	4	3	2	1	4	3	2	1
21．先生にあなた自身がしかられる。	4	3	2	1	4	3	2	1
22．自分の考えを思ったように先生に伝えられない。	4	3	2	1	4	3	2	1
23．宿題や提出物など，勉強することが多い。	4	3	2	1	4	3	2	1
24．友だちが先生からきびしく注意される。	4	3	2	1	4	3	2	1
25．先生が試験や成績について話をする。	4	3	2	1	4	3	2	1
26．授業の進み方が早い。	4	3	2	1	4	3	2	1
27．急に自習になったり，時間割が変更される。	4	3	2	1	4	3	2	1

中学生用学校下位尺度得点の集計の仕方

　各項目の頻度の評定値と嫌悪度の評定値を掛け合わせ衝撃度とし，次の項目の衝撃度の合計をそれぞれの下位尺度の得点とします。

「教師を源泉とするストレス」得点＝1＋4＋7＋10＋13＋16＋19＋21＋23＋24＋25＋26＋27

「自分を源泉とするストレス」得点＝2＋5＋8＋11＋14＋17＋20＋22

「友達を源泉とするストレス」得点＝3＋6＋9＋12＋15＋18

中学生用学校ストレッサー測定尺度

カテゴリー	ストレッサー
適用対象	青年（中学生）
発表論文	三浦正江　2002　中学生の日常生活における心理的ストレスに関する研究　風間書房

■尺度の内容

項目数：合計25項目

下位尺度：学業（8項目），友人との関係（6項目），教師との関係（6項目），部活動（6項目）

評定方法・採点方法：「この1か月の間に，下のような出来事が，あなたにどのくらいありましたか。当てはまるところに1つだけ○をつけて下さい。また，それはあなたにとって，どのくらい嫌なことでしたか。当てはまるところに1つだけ○をつけて下さい。合計2つの○をつけて下さい。」と教示し，各項目に対して，それぞれ経験頻度と嫌悪性について0点～3点の4件法で回答を求めた。得点は，各項目ごとに経験頻度と嫌悪性の得点を掛け合わせて算出する。学業では0点～72点，部活動では0点～45点，それ以外では0点～54点となる。

■作成過程

母集団：公立中学校2校の1～3年生

サンプル数：合計424名（1年男子63名，女子68名，2年男子76名，女子70名，3年男子70名，女子77名）

作成過程：まず，岡安・嶋田・丹羽・森・矢冨（1992）によって作成された中学生用学校ストレッサー尺度に含まれる計37項目について因子分析を行い，4下位尺度計32項目が抽出された。次に，各下位尺度ごとに，各項目それぞれにおける修正尺度－項目間相関係数，およびその項目を除いたCronbachのα係数を算出した。そして，これらの値と因子負荷量の値の大きさを考慮して，4下位尺度×6項目＝計24項目の尺度に整備した。さらに，中学校教諭3名が各項目について検討し，中学生の学業ストレス場面において非常に重要であると推測できる高校受験に関する2項目を追加した。以上の計26項目について因子分析を行い，最終的に2つの因子に同等に負荷した1項目を削除した4下位尺度計25項目が得られた。

■信頼性・妥当性の検討

信頼性：内的整合性については，α＝.82～.89，再検査法による検討ではr＝.70～.79であり，いずれも本尺度の信頼性を満足させる水準にあるといえる。

妥当性：4つの下位尺度をそれぞれ潜在変数，下位尺度を構成する各項目を観測変数とする確認的因子分析を行った。その結果，GFI＝.84，AGFI＝.80であり，それほど高い値であるとは言い難いものの，本尺度におけるある程度の因子的妥当性が確認された。また，学業ストレッサーについて有意な学年差が示されたこと，1年生を対象とした入学当初と6月頃（従来の研究で友人関係が定着するといわれている時期）の測定において，友人関係ストレッサーの有意な低下がみられたことから，本尺度の構成概念妥当性が確認された。

■尺度の特徴

本尺度の特徴は以下のとおりである。
(1) 中学生が日常の学校生活において経験するストレッサーを測定できる。
(2) 4下位尺度計25項目と項目数が比較的少ないため，回答する際の負担が少なく，複数の測定尺度と組合わせて使用することが可能である。
(3) 十分な信頼性，妥当性を備えている。

■尺度実施の際の留意点

教示では「この1か月くらい……」となっているが，測定の時期や目的に応じて期間に関する教示を変更して用いる（たとえば，『この1週間くらい……』など）。また，三浦・上里（1999）の学業場面，三浦・上里（2002）の友人関係場面のように，ストレス場面を限定した検討を行う場合には，該当する下位尺度の項目のみを用いることも可能である。

■尺度を用いた研究の内容

本尺度は，中学生の心理的ストレスに関する調査研究において用いられている。たとえば，学業ストレス場面の特徴やストレス反応との関係（三浦・上里，1999），友人関係における心理的ストレスモデルの構成に関する研究（三浦・上里，2002）があげられる。

■著者への連絡

研究目的に使用する場合は，とくに使用許諾を求める必要はないが，研究成果を公表した際には印刷物のコピーなどを尺度開発者に送付するよう要望する。なお，研究目的以外の使用にあたっては尺度開発者に直接相談のこと。
　連絡先：三浦正江　東京家政大学文学部
　〒173-8602　東京都板橋区加賀1-18-1

■引用文献

三浦正江・上里一郎　1999　中学生の学業における心理的ストレス：高校受験期に実施した調査研究から　ヒューマンサイエンスリサーチ，8，87-102．

三浦正江・上里一郎　2002　中学生の友人関係における心理的ストレスモデルの構成　健康心理学研究，15，1，1-9．

岡安孝弘・嶋田洋徳・丹羽洋子・森　俊夫・矢冨直美　1992　中学生の学校ストレッサーの評価とストレス反応との関連　心理学研究，63，310-318．

（三浦正江　東京家政大学文学部）

中学生用学校ストレッサー測定尺度

●この1ヶ月の間に，次のような出来事が，あなたにどのくらいありましたか？　一番良く当てはまるところの数字に，一つだけ○をつけて下さい。

　また，それはあなたにとって，どのくらい嫌でしたか？　一番良く当てはまるところの数字に，一つだけ○をつけて下さい．合計二つの○をつけて下さい。

	ぜんぜんなかった	あまりなかった	ときどきあった	よくあった	→	ぜんぜん嫌でなかった	あまり嫌でなかった	かなり嫌だった	とても嫌だった
1　先生や両親から期待されるような成績がとれなかった。	0	1	2	3	→	0	1	2	3
2　授業中，指名されても答えることができなかった。	0	1	2	3	→	0	1	2	3
3　進路のことについて決めなければならなかった。	0	1	2	3	→	0	1	2	3
4　人が簡単にできる問題でも，自分にはできなかった。	0	1	2	3	→	0	1	2	3
5　試験や成績のことが気になった。	0	1	2	3	→	0	1	2	3
6　試験や通知表の成績が悪かった。	0	1	2	3	→	0	1	2	3
7　一生けんめい勉強しているのに，成績がのびなかった。	0	1	2	3	→	0	1	2	3
8　進路のことで，親や先生と意見があわなかった。	0	1	2	3	→	0	1	2	3

(「学業」下位尺度の項目のみ)

学業以外の各下位尺度に含まれる項目

「教師との関係」
1　先生から無視された。
2　先生がえこひいきした。
3　先生のやり方や，ものの言い方が気に入らなかった。
4　先生から，自分と他人を比べるような言い方をされた。
5　先生が自分を理解してくれなかった。
6　自分は悪くないのに，先生からしかられたり注意されたりした。

「友人との関係」
1　自分の性格のことや自分のしたことについて，友だちから悪口を言われた。
2　クラスの異性からきらわれた。
3　誰かにいじめられた。
4　クラスの友だちから，仲間はずれにされた。
5　顔やスタイルのことで，友だちにからかわれたり，ばかにされたりした。
6　勉強のことで，友だちにからかわれたり，ばかにされたりした。

「部活動」
1　部活動の練習がきびしかった。
2　部活動で帰りがおそくなった。
3　部活動の上下関係がきびしすぎると思った。
4　部活動で，先生や先輩からしごかれた。
5　部活動の先生がきびしすぎると思った。
6　勉強と部活動の両立がむずかしかった。

採点方法

　各下位尺度ごとに得点を算出します。
①各項目ごとに，経験頻度得点と嫌悪性得点を掛け合わせる。
②下位尺度に含まれる項目の，①の得点を合計する。

中学生用体育学習心理的ストレスレベル測定尺度（短縮版）

カテゴリー	ストレッサー
適用対象	青年（中学生）
発表論文	佐々木万丈　2002　中学生用体育学習心理的ストレスレベル測定尺度の短縮版の開発と標準化　体育学研究，47，383-394．

■尺度の内容

　個性を重視する今日の学習指導場面では，学習者を基点とする指導や援助を行うために，学習者を理解し把握することが重要といえる。本邦ではこれまでこのような視点から，教師の学習者理解に役立つと思われる体育学習に関わる態度尺度や意欲尺度が多数開発されてきた。このような中，佐々木（1997）は，中学生の体育学習に対するやる気を阻害する要因（ストレッサー）とその要因に対する心理的負担の認知レベルを把握できる尺度を開発した(46項目)。開発後行われた調査分析からは，体育嫌いや運動嫌いの生徒は「うまくできない」「課題が達成できない」などのストレッサーに対して心理的負担を強め，思い悩んだり，考えや行動がまとまらないなどのネガティブな心理的反応を表出していることが明らかにされた（佐々木，1999）。また，実際に授業で用いた教師からは，「ネガティブ反応を生じさせる授業場面と好き嫌いとの関連が考察できた」「同じ体育嫌いの生徒でもネガティブさを感じている場面が違うので，生徒ごとに心理面で配慮すべき事柄が把握できて，声がけや指導介入の参考になった」などの報告が寄せられた。

　しかし，一方で，授業に用いられることで使用上の問題点も明らかになり，「項目数が多く集計に手間がかかる」「下位尺度ごとの合計点をどのように解釈すればいいのかがわからない」などの指摘が現場教師から寄せられた。これらの指摘は，有用性を高めるために心理尺度が具備すべき要件（菅原，1994）が，佐々木（1997）の尺度では未整備であったことを示していた。したがって，その実用性と有用性を高めるために，項目を精選し，尺度得点の標準化を図ることが必要と考えられた。

　本尺度は，以上の経過と考察から，佐々木（1997）が開発した尺度の短縮版尺度として開発されたものである。下位尺度は「効力感の欠如（4項目）」「教師態度（4項目）」「被中傷（3項目）」「級友の不真面目（4項目）」「体調不備（3項目）」からなり，全18項目である。評定方法は，各項目0～3点の4件法で，各下位尺度ごとに合計を算出しストレスレベルを評価する。

■作成過程

　本尺度の開発は先行する2つの研究が基盤となった。まず，先行研究1（佐々木，1996）で，中学生232名を対象とする自由記述調査により，体育の授業中にやる気を失ってしまうような場面が収集され，KJ法によって12のカテゴリーに分類された。さらに，異なる中学生627名を対象とする調査によって，12カテゴリー・117項目が因子分析（主因子法・バリマックス回転）され，9因子・56項目からなる「体育学習のやる気を阻害するストレッサー」が同定された。

　次に，先行研究2（佐々木，1997）では，先の56項目をもとに中学生2666名を対象とする因子分析（主因子法・バリマックス回転）から，8因子・46項目のストレッサー記述が選択され尺度としての信頼性と妥当性が検討された。信頼性は8因子のα係数が.67－.88の範囲，また再テスト法が.66－.91の範囲で，ほぼ満足できる信頼性が確認された。さらに，基準関連妥当性，構成概念妥当性，弁別力も検討され，いずれも満足できるものであった。

　以上の研究後，実使用上明らかになった尺度としての問題点を改善し，さらに利便性を高めるとい

う視点から，先行研究2の各因子を構成する項目の内，因子負荷量の高いものが4項目までを限度に選抜され，合計8因子・28項目があらたに因子分析（主因子法・バリマックス回転）にかけられた。被調査者は中学生756名であった。現場教師の意見も取り入れ，最終的に5因子・18項目が選抜され，これらを下位尺度とする短縮版尺度が開発された。

■信頼性・妥当性の検討

信頼性：各下位尺度の信頼性係数は α 係数，折半法，再テスト法の順に次のとおりであった。「効力感の欠如：.84・.80・.87」「教師態度：.83・.80・.72」「被中傷：.84・.83・.78」「級友の不真面目：.81・.75・.76」「体調不備：.78・.74・.87」。したがって，本尺度の信頼性は満足できると考えられる。

妥当性：短縮版の開発は，先行研究2の項目を各下位尺度ごとに一部選抜して行われた。因子分析の結果抽出された5つの因子は，もとになった先行研究のストレッサー因子を同様に説明できていた。因子分析の被調査者がそれぞれ異なっていたことを考慮すれば，下位尺度を構成する5因子の因子的妥当性は高く，概念的に安定していると指摘できる。また，これらの因子が説明する要因の内容は，佐久本・篠崎（1979）や波多野・中村（1981）などによって指摘された，運動嫌いや体育嫌いを生起させる主要な要因とも共通しており，これらは生徒に対して心理的な負担を負わせる要因として構成概念的にも妥当性が認められると判断できた。

さらに，189名（男子99名，女子90名）の中学生を無作為に折半し，一方を設定標本，他方を検証標本として交差妥当性を検証した。短縮版尺度の得点を予測変数，心理的ストレス反応を基準変数として重回帰分析を行い，重相関係数（R）を比較した結果，標本間で各下位尺度のRは著しく異なっておらず予測式の適用性が認められた。また，設定標本に対する重回帰分析から求めた偏回帰係数を検証標本に適用して得られた予測値と実測値との間の相関係数 r を求め，また，予測値と実測値の平均を対応のある t 検定で比較した。その結果，十分な r が確認され，また平均の差もいずれの尺度においても有意ではなかった。以上の結果から，交差妥当性についても満足できることが確かめられた。なお，先行研究2では，他尺度との相関も高いことが確かめられており，基準関連妥当性も高いことが示されている。

■尺度の特徴

態度尺度や意欲尺度が，いわば「自分自身」を答えさせる尺度であるのに対し，本尺度は，「授業中の出来事に対する主観的意味」を答えさせるものである。すなわち，本尺度は，生徒の体育の授業に関わる心理的特性を，外的な事象に対する認知的評価の傾向によってとらえるところに特徴がある。さらに，このことにより，個々の生徒にとって授業のどのような状況がネガティブな圧力要因となっているかが把握できるため，授業場面で改善されるべき環境的条件を直接考察できるところに特徴がある。

また，項目数が少ないにも関わらず，信頼性と妥当性が高いということも特徴であり，その利便性の高さを示しているといえる。

■尺度実施の際の留意点

教師に対する評価項目が含まれているので，実施にあたってはバイアスがかからないよう配慮しなければならない。調査結果は授業の成績や人物評価に結びつくことはないということ，授業の環境づくりのための参考資料になることなどを十分説明する必要がある。

■判断基準

本尺度の評価基準は，中学生756名（男子408名・女子348名）のデータに基づき，男女別・下位尺度ごとに3段階で設定されている（表1）。「中」の段階である「2」に対応する得点範囲がやや広範な

表1　評価基準表

下位尺度	範囲	3段階評価点		
		1	2	3
効力感の欠如	0 − 12	0 − 2 0 − 3	3 − 9 4 − 10	10 − 12 11 − 12
教師態度	0 − 12	0 − 2 0 − 2	3 − 9 3 − 10	10 − 12 11 − 12
被中傷	0 − 9	0 − 1 0 − 2	2 − 7 3 − 8	8 − 9 9
級友の不真面目	0 − 12	0 − 1 0 − 1	2 − 7 2 − 6	8 − 12 7 − 12
体調不備	0 − 9	0 − 1 0 − 2	2 − 6 3 − 7	7 − 9 8 − 9

上段：男子／下段：女子

ので，同じ「2」の段階であっても「1」と「3」の境界では得点に開きが生じることになる。したがって，この場合の認知レベルの解釈では，一義的に「2」の段階とするのではなく，境界にあることを踏まえた慎重さが求められる。

■今後の方向性・課題

本尺度の項目選択は，統計的な客観性と現場教師の臨床的視点とをおりまぜて行われた。その結果，先行研究2で開発された元尺度の一部下位尺度が短縮版である本尺度からは省かれた（「動機づけ困難な運動課題」「活動の遅延・短縮・不履行」「体育以外の不安」）。しかし，これらの下位尺度は，先行研究1の自由記述調査で生徒自身の言葉から導かれたものである。したがって，尺度の実用性という問題とは別に，生徒によって実際にストレッサーとして認知される場合があるという現実の問題として，今後も体育場面では問題とされなければならないと考えられる。今後は，これらの構成概念に基づくストレスレベル評価尺度を別に構成し，その使用方法，評価基準などを検討する必要がある。

■著者への連絡

使用にあたっての許諾条件などはとくにない。体育学習に関わるストレス研究はもとより現場の体育授業，あるいは体育の授業研究などに大いに活用して頂きたい。ただ，研究結果を公表した場合には印刷物のコピーなどを尺度開発者に送付するようお願いしたい。

連絡先：佐々木万丈　日本女子体育大学体育学部運動科学科
〒157-8565　東京都世田谷区北烏山8-19-1

■引用文献

波多野義郎・中村精男　1981　「運動ぎらい」の生成機序に関する事例研究　体育学研究，26，177-187．

佐久本稔・篠崎俊子　1979　学校体育期の"運動嫌い"に関する研究（Ⅰ）　福岡女子大学家政学部生活科学，12，55-78．

佐々木万丈　1996　中学校体育の授業における生徒の心理的ストレスと学習条件－無力的認知・思考を生起させるストレス因の分析をとおして－　東北体育学研究，14，61-73．

佐々木万丈　1997　体育の授業における中学生用心理的ストレスレベル測定尺度の開発　スポーツ心理学研究，24，17-26．

佐々木万丈　1999　体育学習における能力的不適応経験時のコーピングと心理的ストレス反応の関係：中学生の場合　体育学研究，44，445-456．

菅原健介　1994　心理尺度の作成過程　堀他(編)　心理尺度ファイル　垣内出版

(佐々木万丈　日本女子体育大学体育学部)

中学生用体育学習心理的ストレスレベル測定尺度

　体育の授業での次のような場面は，あなたのやる気をうばったり，動くのをいやにさせたりする場面として，どの程度あてはまりますか。以下の４つの答えの中からもっともあてはまるものを一つ撰び，回答欄のＡＢＣＤのいずれかを○で囲んでください。

> よくあてはまる：Ａ　まあまああてはまる：Ｂ　少しあてはまる：Ｃ　あてはまらない：Ｄ

　なお，○を間違えたときは，その○に×を付けて正しい答えに○を付け直してください。また，全ての回答が終わったら，もう一度，回答忘れがないか確かめてください。

例）雨降りだ	A	⊗	Ⓒ	D
１．まわりの人より足がおそい	A	B	C	D
２．先生のきげんがころころ変わる	A	B	C	D
３．団体行動なのに自分勝手な行動をとる人がいる	A	B	C	D
４．からだがだるい	A	B	C	D
５．先生の説明が長い	A	B	C	D
６．いやがらせをされる	A	B	C	D
７．教えられたことができない	A	B	C	D
８．まわりよりも自分がへた	A	B	C	D
９．先生がすぐおこる	A	B	C	D
10．先生がいなくて自習のときにふざける人がでてきた	A	B	C	D
11．友だちにいやみを言われた	A	B	C	D
12．疲れている	A	B	C	D
13．先生の教え方がていねいでない	A	B	C	D
14．みんなできて自分だけできない	A	B	C	D
15．チームや班を組んだとき，まわりの人が不真面目だったり，やる気を示さない	A	B	C	D
16．ねむい	A	B	C	D
17．まわりの人がちゃんとやらずに，ふざけたり，だらだらしたりしている	A	B	C	D
18．自分の記録や動作をばかにされた	A	B	C	D

以上で終わりです

［集計方法］下位尺度の集計は以下により行う（数字は項目番号）

　　　　　得点は，A＝3点　B＝2点　C＝1点　D＝0点
　　　　　効力感の欠如＝1＋7＋8＋14　　教師態度　　　＝2＋5＋9＋13
　　　　　被中傷　　　＝6＋11＋18　　　級友の不真面目＝3＋10＋15＋17
　　　　　体調不備　　＝4＋12＋16

学業ストレッサー評価尺度

カテゴリー	ストレッサー
適用対象	青年（中学生）
発表論文	神藤貴昭　1998　中学生の学業ストレッサーと対処方略がストレス反応および自己成長感・学習意欲に与える影響　教育心理学研究，46，442-451.

■尺度の内容

　中学校における学業は，小学校のそれと比較して，新しい教科が増加するほか，内容も抽象化・高度化し，さらに定期試験などのテストが多く，高校受験をひかえるなど，ストレッサーが多くなると考えられる。一般的な言説として，中学生における学業ストレスの心身への影響が指摘される中，実証的に検討がなされる必要がある。また，対処方略やソーシャルサポートのストレス過程への影響についても，その他のストレッサーと異なると考えられ，別途研究される必要がある。しかしながら，これまで中学生における学業ストレッサーに特化した尺度は開発されてこなかった。中学生のストレッサーをとらえる尺度としては，中学生用学校ストレッサー尺度（岡安他，1992）があり，「教師との人間関係」「友人関係」「部活動」「学業」「規則」「委員活動」と包括的な学校におけるストレッサーが網羅されている。

　本尺度では，学業ストレッサーを測定する尺度を目指した。したがって，学校のみならず，家庭における学業も含めた包括的な尺度とした。なお，塾における学業については，通塾していない中学生も一定程度いることを考慮して省いた。

　本尺度の下位尺度は，「成績ストレッサー」（9項目），「宿題ストレッサー」（4項目），「親ストレッサー」（5項目），「教師ストレッサー」（4項目），「恥ストレッサー」（3項目）である。各項目では，経験頻度（0点から3点までの4件法）と嫌悪性（0点から3点までの4件法）を測定し，経験頻度と嫌悪性の積が各項目の得点となる。したがって，各項目の得点範囲は0-9点である。

■作成過程

　学校におけるストレッサーを測定する，岡安他（1992）による「中学生用学校ストレッサー尺度」，長根（1991）による「心理的ストレス尺度」を参考にして，試験，通知表，宿題，教師，親，授業に関する中学生の学業ストレッサーを測定する項目案を作成した。

　ストレッサーの経験は主観的なものであり，したがって出来事の経験頻度だけでなく認知的評価を考慮する必要がある。各項目で嫌悪性と経験頻度の積を算出し，ストレッサー得点とすることについては，岡安他（1993）によって，その妥当性が認められており，本尺度の作成にあたってもこの方法にならった。

　まず神戸市内の中学2・3年生233名（男子113名，女子120名）を対象に，作成された項目案を用いた調査がなされた。主因子法・バリマックス回転による因子分析を行ったところ5因子が抽出された。その後，負荷量が小さい項目，複数の因子に大きく寄与を示す項目が除外され，再び主因子法・バリマックス回転による因子分析が行われ，最終的に「成績ストレッサー」「宿題ストレッサー」「親ストレッサー」「教師ストレッサー」「恥ストレッサー」の5因子が抽出された。各因子に大きく負荷を示す項目が各下位尺度の項目とされた。

■信頼性・妥当性の検討

信頼性：「成績ストレッサー」「宿題ストレッサー」「親ストレッサー」「教師ストレッサー」「恥ストレッサー」各下位尺度の内的整合性は，神戸市内の中学2・3年生233名（男子113名，女子120名）を対象にした調査では順に$\alpha = .85, .81, .79, .77, .75$，大阪府内の中学1・2年生495名（男子261名，女子234名）を対象にした調査では順に$\alpha = .83, .71, .74, .64, .66$であった（神藤，1998a）。

妥当性：「成績ストレッサー」「宿題ストレッサー」「親ストレッサー」「教師ストレッサー」「恥ストレッサー」各下位尺度と，岡安ら（1992）の「中学生用ストレス反応尺度」合計（ただし一部項目削除）との相関を検討したところ，順に，.46., 34., 42., 19., 40の有意な相関係数がみられた（神藤，1998a）。「教師ストレッサー」についてはやや低い相関であるが，一定の規準関連妥当性があると考えられる。

■尺度の特徴

本尺度の特徴は以下のようにまとめることができる。
(1) 中学生の学業場面に特化したストレッサーが測定できる。
(2) 学校だけではなく，家庭における学業ストレッサーも考慮している。
(3) 項目内容が平易である。
(4) 一定の信頼性が示されている。
(5) ストレス反応との相関が示されている。

■尺度実施の際の留意点

本尺度では，各項目について，過去半年の間の経験頻度を尋ねている。必要に応じて，さらに長期間あるいは短期間のスパンで尋ねることも可能であるが，短期間の場合，「通知表」などのストレッサーは被調査者がそもそも経験しない場合もあるので，留意が必要である。

■判断基準

本尺度によるストレス度の判断基準は，とくに設けていないが，中学生を対象とした研究で，その平均値などは，下位尺度ごとに算出されている（表1参照）。

表1　各下位尺度の平均値・標準偏差

	神戸市A中学 2・3年生233名	大阪府吹田市B中学 1・2年生495名
成績ストレッサー	3.79 (1.92)	3.44 (2.00)
宿題ストレッサー	3.67 (2.47)	2.69 (2.13)
親ストレッサー	3.45 (2.55)	2.82 (2.25)
教師ストレッサー	1.03 (1.55)	1.36 (1.63)
恥ストレッサー	2.56 (2.35)	2.57 (2.13)

注：数値は加算された項目を項目数で割った平均値，括弧内はその標準偏差である。

■尺度を用いた研究の内容

神藤（1998a）では，中学生において，学業ストレッサー評価とストレス反応，学習意欲の関連が検討されている。その結果，学業ストレッサー評価はストレス反応と正の相関を示し，学習意欲と負の相関を示した。さらに，学業ストレッサー評価→対処行動→ストレス反応というネガティブ・ウェイおよび学業ストレッサー評価→対処行動→自己成長感→学習意欲というポジティブ・ウェイを設定し，

パス解析をおこなっている。その結果，学業ストレッサー評価→回避的対処→無力的認知・思考反応，学業ストレッサー評価→他者依存的情動中心対処→不機嫌・怒り反応／抑うつ・不安反応というパスがみられ，さらに積極的情動中心対処が不機嫌・怒り反応などのストレス反応を低減していた。また，問題解決的対処→自己成長感→学習意欲というパスが認められた。また，神藤（1998b）では，動機づけの状態（外的調整，取り入れ的調整，同一視的調整，内的調整）との関連が検討されている。

■今後の方向性・課題

　一般的なストレス反応との関連だけではなく，学校嫌いや友人関係の不適応など，学校不適応に関わる変数との関連を検討する必要があろう。さらに，学業不振傾向，学業成績との関連を検討する必要がある。また，学業ストレスの構造が中学生と類似していると思われる，高校生についてもどの程度適用が可能かを検討する必要がある。

■著者への連絡

　研究目的に使用する場合は，とくに使用許諾を求める必要はないが，研究成果を公表した場合は，できるだけ印刷物のコピーなどを尺度開発者に送付いただければ幸いである。

連絡先：神藤貴昭　立命館大学文学部人間研究学域
　〒603-8577　京都府京都市北区等持院北町56-1

■引用文献

長根光男　1991　学校生活における児童の心理的ストレスの分析：小学校4，5，6年生を対象にして　教育心理学研究，39，182-185．

岡安孝弘・嶋田洋徳・神村栄一・山野美樹・坂野雄二　1992　中学生の学校ストレッサーの評価とストレス反応との関連　心理学研究，63，310-318．

岡安孝弘・嶋田洋徳・坂野雄二　1993　中学生の学校ストレッサーの測定法に関する一考察　ストレス科学研究，8，13-23．

神藤貴昭　1998a　中学生の学業ストレッサーと対処方略がストレス反応および自己成長感・学習意欲に与える影響　教育心理学研究，46，442-451．

神藤貴昭　1998b　中学生の学業ストレスに関する研究(4)　日本心理学会第62回大会発表論文集，407．

（神藤貴昭　立命館大学文学部）

学業ストレッサー評価尺度

次のA，Bの質問に答えてください。

A 過去およそ半年の間に，下に書いてあるような出来事がどれくらいありましたか。「全然なかった」から「よくあった」までのあてはまるところに○をつけてください。

B その出来事はどれくらいいやですか。「全然いやでない」から「非常にいやだ」までのあてはまるところに○をつけてください（その出来事の経験がなくても答えてください）。

	A どれくらいあったか				B どれくらいいやか			
	全然なかった	たまにあった	ときどきあった	よくあった	全然いやでない	少しいやだ	かなりいやだ	非常にいやだ
例 忘れ物をしてしまった		○						○
1 学校の通知表が心配だった								
2 学校の試験の結果が心配だった								
3 学校の通知表の成績が悪かった								
4 学校の通知表の成績が予想していたものより悪かった								
5 学校の試験で，悪い成績を取った								
6 受験のことが心配になった								
7 学校の試験に難しい問題が出た								
8 一生けん命勉強したのに，学校の試験で，期待したような成績が取れなかった								
9 学校の試験で，自分が一生けん命勉強したことが出なかった								
10 学校で，宿題がたくさん出た								
11 学校の宿題をするのが大変だった								
12 いろいろな科目の，学校の宿題をしなければならなかった								
13 他にやりたいことがあるのに学校の宿題をしなければならなかった								
14 悪い成績を取って親に怒られた								
15 親に，将来いい学校にいくように言われた								

中学生・高校生

16 親に，勉強をするように言われた								
17 悪い成績の点数を親に見せなければならなかった								
18 親に，きょうだいや友人などの他の人の成績と自分の成績を比べられた								
19 学校の通知表で，悪い成績を取って，先生から注意を受けた								
20 学校の試験で，悪い成績を取って，先生から注意を受けた								
21 先生がいきなり試験をした								
22 学校の授業で，先生に怒られた								
23 学校の授業で，先生の質問に答えられなかった								
24 学校の授業で，わからない問題が出たときに当てられそうになった								
25 学校で，友達が解ける問題が解けなかった								

採点方法

　各項目では，経験頻度（「全然なかった」＝0点，「たまにあった」＝1点，「ときどきあった」＝2点，「よくあった」＝3点）と嫌悪性（「全然いやでない」＝0点，「少しいやだ」＝1点，「かなりいやだ」＝2点，「非常にいやだ」＝3点）を測定し，経験頻度と嫌悪性の積が各項目の得点とする（反転項目なし）。

『成績ストレッサー』尺度
　　項目番号1，2，3，4，5，6，7，8，9を加算します。

『宿題ストレッサー』尺度
　　項目番号10，11，12，13を加算します。

『親ストレッサー』尺度
　　項目番号14，15，16，17，18を加算します。

『教師ストレッサー』尺度
　　項目番号19，20，21，22を加算します。

『恥ストレッサー』尺度
　　項目番号23，24，25を加算します。

『合計得点』
　　すべての得点を加算します。

児童青年期用ストレッサー尺度
(Stressor Scale for Children and Adolescents : SSCA)

カテゴリー	ストレッサー
適用対象	青年（中学生・高校生） 回想法として使用することも可能
発表論文	菊島勝也　1999　ストレッサーとソーシャル・サポートが中学時の不登校傾向に及ぼす影響　性格心理学研究，7，2，66-76.

■尺度の内容

　ストレッサー尺度の従来の測定方法を概観すると，これまでストレッサーとなるイベントの経験の有無のみを測定するものと，実際の経験を問わずにストレスフルと考えられる出来事の不快度のみを測定しているもの，出来事の経験の頻度と不快度の両方を組合せて測定しているもの，最近経験した一つの出来事についてのみ不快度を測定しているものに分けられる。

　そこで本尺度は，Lazarus & Folkman (1984) の考え方をもとに，児童青年期の日常生活におけるささいな出来事に対する，個人の主観的な受け取り方を重視し，出来事の経験の頻度と不快度の両方を組合せて測定する方法を採用した。具体的な回答方法としては，その出来事に関する経験頻度（よくあった〜なかった）の3段階と，不快度（非常に嫌だ〜全然気にならなかった）の6段階について回答させる。これについて，岡安他 (1992) および嶋 (1992) の方法を踏まえ，経験頻度と不快度を掛け合わせたものをストレス度として算出した。このことにより，現実の出来事の経験の有無とそれに対する個人の認知評価の両方を含めてストレス度の検討を行うことができる。

■作成過程

　児童青年期を対象としたストレッサー尺度（Yeaworth et al., 1980；Elias, Gara & Ubriaco, 1985；三川，1988；堂野他，1990；森岡他，1991；長根，1991；岡安他，1992；朝倉・有光，1993）を参考に，生徒時代に日常的に生じると思われるような出来事からなる，43項目のストレッサー項目原案を作成した。次に，486名の4年制大学の1・2年生および，専門学校1年生（男子226名，女子218名，平均年齢18.7才，有効回答者数444名）を対象に，回想法により中学時代について回答してもらうというかたちで本調査が実施された。主成分分析を行い因子構造の検討を行った結果，(1)「親に関するストレス」9項目，(2)「友人に関するストレス」11項目，(3)「集団生活および日常生活に関するストレス」10項目，(4)「教師に関するストレス」5項目，(5)「学業に関するストレス」5項目，の計40項目，5個の下位尺度からなる尺度が作成された。

■信頼性・妥当性の検討

　信頼性：G-P分析を行い，すべての項目で有意差が認められた（$p<.0001$）。$α$係数を算出したところ，全体で，.89，下位尺度ごとに，(1)親に関するストレス＝.83，(2)友人に関するストレス＝.83，(3)集団生活および日常生活に関するストレス＝.64，(4)教師に関するストレス＝.68，(5)学業に関するストレス＝.65となっている（菊島，1999）。これらのことから，本尺度については一部低い値があり改善を要する部分はあるものの，ほぼ等質性および内的一貫性に問題はないといえる。

　妥当性：構成概念妥当性として，構造方程式モデリングによる因子構造モデルの検討の結果，ソーシャルサポートの乏しさが，ストレス度を強めていること，またストレス度の高さが不登校傾向を強めているという結果が得られた（菊島，1999）。

■尺度の特徴

本尺度の特徴は以下のようにまとめることができる。
(1) 児童青年期における日常生活全般にわたるストレッサーについて測定できる尺度であること。
(2) 同じ出来事に遭遇しても，その出来事の持つ意味は個人によって異なるため，ストレッサーについても，個人にとっての不快な程度を考慮に入れる必要があると思われる。そこで，本尺度では，経験頻度だけでなく，個人の主観的体験である不快度も含めて回答させることで，ストレッサーの個人に対する衝撃度について測定できる尺度となっていること。
(3) 本尺度を用いた一連の研究で実施したように，回想法にも適した尺度であること。

■尺度実施の際の留意点

回想法として使用する場合は，教示文を適宜修正する必要がある。なお，回想法を用いた理由として，生徒時代を「ふりかえってみる」というアプローチの方が自らの体験をより意識化でき，自己評価しやすいのではないかと考えたためである。ただし，レトロスペクティブなアプローチの限界として，記憶の変容や忘却の問題があり，本尺度も回想法として使用する場合は，その限界を意識してみなければならないであろう。

■尺度を用いた研究の内容

本尺度を用いた研究として，回想法を用いて中学時および高校時のストレッサー，ソーシャルサポート，不登校傾向との関連についての研究(菊島，1999；菊島，1997)，同じく回想法を用いて，神経症的不登校とストレッサー，ソーシャルサポートとの関連についての研究（菊島，2001）がある。

■今後の方向性・課題

児童青年期におけるさまざまな不適応の問題に対する，ストレッサーの影響を明らかにしていくために，臨床サンプル，または準臨床的なサンプルのデータを今後も蓄積していくことが必要であろう。

■著者への連絡

研究目的に使用する場合は，とくに使用許諾を求める必要はないが，研究成果を公表した際には印刷物のコピーなどを尺度開発者に送付していただくよう要望する。なお，研究目的以外の使用にあたっては，尺度開発者に直接相談してほしい。
連絡先：菊島勝也　日本大学文理学部心理学科
〒156-8550　東京都世田谷区桜上水3-25-40

■引用文献

朝倉隆司・有光由紀子　1993　大都市部における小学生の生活上のストレスと健康に関する研究　学校保健研究，35，437-449．

堂野佐俊・田頭穂積・土江偵子　1990　児童期の心理的ストレスに関する一研究　広島文教女子大学紀要，25，165-179．

Elias, M. J., Gara, M., & Ubriaco, M.　1985　Sources of stress and support in children's transition to middle school: an empirical analysis. *Journal of Clinical Child Psychology*, 14, 2, 112-118.

菊島勝也　1997　不登校傾向におけるストレッサーとソーシャル・サポートの研究　健康心理学研究，10，2，11-20．

菊島勝也　1999　ストレッサーとソーシャル・サポートが中学時の不登校傾向に及ぼす影響　性格心

理学研究, 7, 2, 66-76.

菊島勝也 2001 神経症的不登校におけるストレス体験とソーシャル・サポート 性格心理学研究, 9, 2, 144-145.

ラザルス R S.・フォルクマン S. 本明寛・春木豊・織田正美(監訳) 1991 ストレスの心理学－認知的評価と対処の研究－ 実務教育出版 (Lazarus, R. S., & Folkman, S. 1984 *Stress, Appraisal, and Coping.* New York：Springer Publishing Company, Inc.)

三川俊樹 1988 青年期における生活ストレッサーと対処行動に関する研究 カウンセリング研究, 21, 1, 1-13.

森岡由起子・生地 新・渡部由里・栗野美穂・井原一成・柏倉昌樹・高橋誠一郎・佐野琢也・井上勝夫・林 博史・十束支朗 1991 思春期の行動・情緒障害の発症要因についての臨床疫学的研究（第2報）－臨床事例と一般中学生の比較とストレス対処行動を中心に 安田事業団研究助成論文集, 27, 2, 142-151.

長根光男 1991 学校生活における児童の心理的ストレスの分析－小学4, 5, 6年生を対象にして－ 教育心理学研究, 39, 182-185.

岡安孝弘・嶋田洋徳・丹羽洋子・森 俊夫・矢富直美 1992 中学生の学校ストレッサーの評価とストレス反応との関係 心理学研究, 63, 5, 310-318.

嶋信宏 1992 大学生におけるソーシャルサポートの日常的ストレスに対する効果 社会心理学研究, 7, 1, 45-53.

Yeaworth, R. C., York, J., Hussey, M. A., Ingle, M. E., & Goodwin, T. 1980 The development of an adolescent life change event scale. *Adolescence*, 15, 91-97.

(菊島勝也 日本大学文理学部)

児童青年期用ストレッサー尺度

以下に，生徒時代に起こりうる様々な出来事が並んでいます。まず，これらの出来事を実際経験したことがあるかをお聞きします。経験が（よくあった・時々あった・なかった）のうち当てはまるものに○をつけてください。

次に，経験した出来事について，あなたはそのような出来事についてどのように感じたかを答えて下さい。答え方は，（非常に嫌だ・嫌だ・少し嫌だ・あまり気にならない・気にならない・全然気にならない）の中から当てはまるものに○をつけてください。

	よくあった	時々あった	なかった	非常に嫌だ	嫌だ	少し嫌だ	あまり気にならない	気にならない	全然気にならない
例　カゼで学校を休んだ		○			○				
1．授業の内容に興味が持てなかった									
2．何か気の合わない先生がいた									
3．授業の内容がわからなかった									
4．親が自分の要求を聞き入れてくれなかった									
5．家のきまりを守らなければならなかった									
6．友達に誤解された									
7．クラス役員や委員会の仕事をしなければならなかった									
8．学校の行事などで，集団で行動しなければならなかった									
9．服装や髪型など校則を守るよう注意された									
10．親に叱られた									
11．友達から自分の悪いところを指摘された									
12．仲の良かった友達とうまくいかなくなった									
13．朝起きてからの登校の準備が面倒だった									
14．家の手伝いを頼まれた									
15．友達とけんかをした									
16．自分の話を友達が聞いてくれなかった									
17．親と意見が合わなかった									
18．先生に叱られた									
19．親が自分を理解してくれなかった									
20．睡眠，食事などの生活が不規則になった									
21．親が自分のことを過度に期待していた									
22．やりたいことがなく，退屈だった									
23．テスト前の勉強をしなければならなかった									
24．クラス替えがあった									
25．授業中「静かにしなさい」と注意された									
26．学校でいじめられた									

27．先生から納得できない扱いをうけた
28．学校で気の合わない人達と一緒に行動しなければならなかった
29．自分の将来のことについて悩んだ
30．塾，お稽古ごと，スポーツ教室に通っていた
31．おこずかいが足りなかった
32．成績が下がった
33．自分のことに親が干渉してきた
34．友達の話についていけなかった
35．部活・クラブの練習が厳しかった
36．気の合う友達がなかなかできなかった
37．先輩や後輩とうまくつきあえなかった
38．自由な時間が少なかった
39．自分自身の性格について悩んだ
40．友達に嫌な思いをさせてしまった

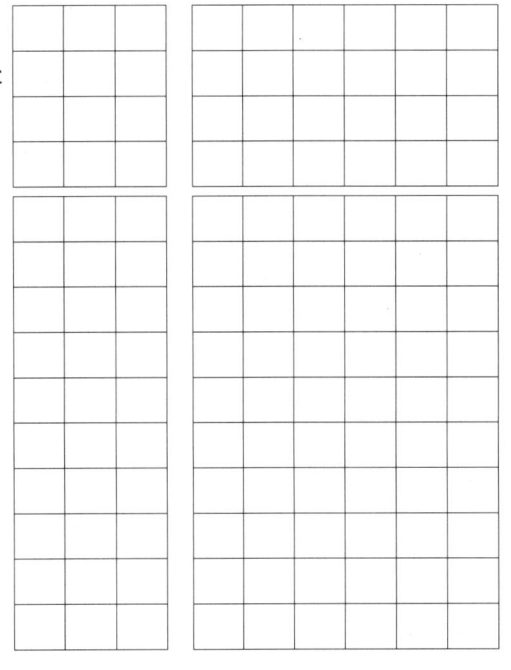

採 点 方 法

以下の手順にしたがって，(1)「親に関するストレス」，(2)「友人に関するストレス」，(3)「集団生活及び日常生活に関するストレス」，(4)「教師に関するストレス」，(5)「学業に関するストレス」の5下位尺度および合計得点を算出する。

各項目の得点は，経験頻度得点については「なかった」＝0点，「時々あった」＝1点，「よくあった」＝2点とする。不快度得点については，「全然気にならない」＝0点，「気にならない」＝1点，「あまり気にならない」＝2点，「少し嫌だ」＝3点，「嫌だ」＝4点，「非常に嫌だ」＝5点とする。その上で，経験頻度得点と不快度得点を掛け合わせた点数をストレス度得点とする（反転項目なし）。

(1)「親に関するストレス」尺度
　　項目番号　4，5，10，14，17，19，21，31，33の得点を加算。
(2)「友人に関するストレス」尺度
　　項目番号　6，11，12，15，16，26，28，34，36，39，40の得点を加算。
(3)「集団生活及び日常生活に関するストレス」尺度
　　項目番号　8，13，20，22，24，29，30，35，37，38の得点を加算。
(4)「教師に関するストレス」
　　項目番号　2，9，18，25，27の得点を加算。
(5)「学業に関するストレス」
　　項目番号　1，3，7，23，32の得点を加算。
「合計得点」
　　すべての得点を加算。

高校生用ストレッサー認知尺度

カテゴリー	ストレッサー
適用対象	青年（高校生）
発表論文	菅　徹・上地安昭　1996　高校生の心理・社会的ストレスに関する一考察　カウンセリング研究，29，197-207．

■尺度の内容

項目数：5因子25項目

評定方法・採点方法：高校生が日常の学校生活で実際に経験した出来事の頻度とその嫌悪性がともに1点以上であれば，その出来事は生徒にとって何らかのストレッサーとなっているという岡安他(1992a)の仮説に基づいて質問紙の内容を検討した。すなわち，過去数ヵ月間の経験頻度が「全然なかった（0点）～よくあった（3点）」および経験した出来事の嫌悪性が「全然いやでなかった（0点）～非常にいやだった（3点）」についてそれぞれ4段階で評定するように求め，経験頻度と嫌悪性を掛け合わせた値（0～9点）をストレッサーの値として分析に用いた。

■作成過程

母集団：1995年7月上旬，A県内公立全日制普通科KY高校に在籍するおのおの1～3年生生徒合計731名（男子287名，女子444名）。

サンプル数：上記，731名中いずれの尺度にも記入漏れや記入ミスのなかった生徒（1年生男子112名・女子155名，2年生男子81名・女子150名，3年生男子112名・女子107名；計男子268名，女子412名；有効回答率93.30％）合計680名を本研究の分析対象とした。

作成過程：

(1) 丹羽・山際（1991）は公立小・中・高教師，合計196名に対して「あなたの周囲の児童（生徒）は学校現場でどのような時(状況で)，あるいはどのようなものからストレスを感じていると思いますか」と自由記述によって10個の回答を求めている。

その結果，合計で1944個の回答を得た。それを学校場面ごとのストレッサー内容として分類した。学校ストレス場面でのストレッサー認知項目の抽出に際して，小・中学生の場合は言語表現に限界もあるため，教師によってその内容を記述することもある程度しかたのないことだが，高校生については教師がどれほど生徒に関わり，その内面を理解しているか，疑問を提出している。たとえば，『友人関係』の場面で小学校では，「友達がチヤホヤされるのがうらやましい」など具体的に記述されているが，高等学校では「友達との人間関係において」といった具合に，非常に抽象的に生徒がとらえられているために日常生活での実態の把握に乏しい感じが残る。丹羽他は高校生については実際に生徒に対して自由記述調査を実施するのが望ましいと述べている。そこで筆者は直接，高校生に自由記述を求めた上で学校ストレッサー項目の作成を試みた。

(2) 自由記述調査

A県内の公立全日制普通科E高等学校の1年生100名，2年生84名，3年生257名，合計441名を対象として，無記名方法で自由記述調査を実施した。高校生の学校生活場面で遭遇すると思われるストレスフルな出来事を9つの学校生活場面を設定して，各項目少なくとも1個以上記入するよう指示した。すなわち，(1)友達との関係 (2)先輩または後輩との関係 (3)先生との関係 (4)学業問題 (5)進路問題 (6)部活動 (7)校則・規制 (8)校風や学校（学級）の雰囲気 (9)学校施設・環境 (10)その他である。その結果，概数で2600項目採集した。

回答をKJ法によって分類し，さらに，学校ストレッサーについての先行研究（丹羽・山際，1991）を参考にして，高等学校におけるストレッサーの下位概念を設定した。すなわち，「友達との関係」「先生との関係」「学業問題」「進路問題」「部活動」「校則・規制」「学校施設・環境」の7カテゴリーである。高校生が日常の学校生活で実際に経験した出来事の頻度と嫌悪性がともに1点以上であれば，その出来事は生徒にとって何らかのストレッサーとなっていると考えることが出来るという岡安他(1992a)の仮説に基づいて質問紙の内容を検討した。高等学校で高い頻度で起こるであろう，ストレッサーに適合する項目を抽出し，項目細部の検討をおこなった。その結果，「友達との関係」11項目，「先生との関係」10項目，「学業問題」10項目，「進路問題」6項目，「部活動」8項目，「校則・規制」5項目，「学校施設・環境」4項目の7カテゴリー，計54項目を暫定項目として，予備調査用質問紙を作成した。

(3) 第1回予備調査

A県内の県立全日制普通科E高等学校の1年生（男子37名・女子39名），2年生（男子37名・女子33名）の計146名の回答を得た。データを10因子～5因子について主因子法による因子分析を行い，バリマックス回転させ，因子負荷量の固有値の変動を考慮し，比較的解釈が可能な7因子が抽出された。

同一項目で因子負荷量が0.41以上で他の因子負荷量との差が0.10以上を基準に，因子ごとの具体的項目を選定した。最終的に7因子32項目で第2回予備調査用の尺度案が作成された。

(4) 第2回予備調査

A県内の県立全日制普通科H高等学校の1年生（男子46名・女子61名），2年生（男子68名・女子34名），3年生（男子47名・女子50名）計306名を調査対象とした。第1回予備調査で抽出した暫定的な32項目からなるストレッサー認知項目のデータを主因子法による因子分析を行い，バリマックス回転させたところ，解釈可能な5因子が抽出された。すなわち「学業・進路」，「教師との関係」，「校則・規制」，「部活動」，「友人との関係」である。同一項目で因子負荷量が.40以上であることを基準に因子ごとに，具体的項目を選定した。その結果，最終的に5因子計28項目で本調査用の尺度原案が作成された。

(5) 本調査

①高校生用ストレッサー認知尺度の因子構造

680名全体のデータを主因子法による因子分析を行い，バリマックス回転させたところ，解釈可能な5因子が抽出された。第Ⅰ因子は「自分が思うように，勉強がはかどらなかったこと（.75）」など試験や成績，進路に対する不安に関する項目によって構成されており「学業・進路（7項目，$\alpha=.84$，寄与率12.63％）」の因子と解釈される。第Ⅱ因子は「校則が厳しく，規制してあること（－.88）」など学校の校則や校門指導の項目によって構成されており「校則・規制（4項目，$\alpha=.89$，寄与率12.14％）」の因子と解釈される。第Ⅲ因子は「先生に偉そうにされたこと（.65）」など教師と生徒との関係の項目によって構成されており，「教師との関係（6項目，$\alpha=.79$，寄与率8.36％）」の因子と解釈される。第Ⅳ因子は「友達に自分の思っていることや考えを，伝えられなかった（.61）」など友達との関係に関する項目によって構成されており，「友人との関係（5項目，$\alpha=.71$，寄与率6.93％）」の因子と解釈される。第Ⅴ因子は「部活動で休日も休みにならない日があったこと(－.80)」など部活動はやりたいが休みも欲しいという気持ちが表れている項目によって構成されており，「部活動（3項目，$\alpha=.77$，寄与率6.24％）」の因子と解釈される。

② 高校生用ストレッサー認知尺度項目の選定

同一項目で因子負荷量が.41以上で他の因子負荷量との差が.10以上であることを基準に因子ごとに，具体的項目を選定した。その結果，どの因子にも高い負荷量を示さなかった項目は「A17　部活動での先輩・後輩などの人間関係」，「A18　定期試験の他にもたくさんの試験があったこと」，「A14　自分は将来，どんな進路に進んだらいいのか」の3項目であった。そこで，以上の3項目を除いた25項目で再度，主因子法による因子分析を行い，バリマックス回転させた。最終的に第Ⅰ因子7項

目，第Ⅱ因子4項目，第Ⅲ因子6項目，第Ⅳ因子5項目，第Ⅴ因子3項目の計25項目で高校生用ストレッサー認知尺度が作成された。

■信頼性・妥当性の検討

25項目の因子間の内的整合性を調べるために，Cronbochのα信頼性係数を算出したところ第Ⅰ因子から順に.84 .89 .79 .71 .77であり，ある程度の信頼性が認められた。

また，再テスト法による検討を行った。ある特定の1クラスについて，（K高校2年生，41名）本調査と同じ調査内容で，2週間の間隔をおいて実施した。本調査，再テストの両方で記入もれ，記入ミスのなかった31名を分析対象とした。Pearsonの積率相関係数を算出したところ，$\gamma = .85$となり，高い水準で時間的安定性を有していることが確認された。妥当性の検討はなされていない。

■尺度の特徴

高校生に対するストレス研究（嶋田他，1995）では，小・中学校での調査の際に使用したストレッサー認知項目を高校生用に改編して使用していた。本尺度では丹羽・山際（1991）の指摘どおり，実際に高等学校在籍生徒に学校生活でのストレスフルな事態をカテゴリー分けした上で自由記述を求めた。このことにより，高校生を取り巻くストレッサーをより，リアルに反映することができる点にある。

■尺度実施の際の留意点

ストレッサー認知尺度を実施することで，特定の学校のストレッサー傾向を知ることができるのは当然であるが，質問紙に記名させれば個々の生徒のストレス傾向を把握することにより教師による生徒指導の資料になりうる。

■判断基準

本尺度の結果は，尺度作成時の680名のデータに基づいて因子分析の結果が示されている。

■尺度を用いた研究の内容

本尺度と同時に実施した学校適応感尺度：（坂野他，1994），高校生用ストレス反応尺度：（岡安他，1992b），コーピング尺度：（神村他，1995）とのバッテリーをとおして高等学校生徒のストレスに対するコーピングなどについて考察した。

■今後の方向性・課題

生徒個人が，コーピング，ソーシャルサポートなどをうまく取り入れて，ストレッサーをコントロールできるような社会的スキルを獲得させることによって，心理・社会的ストレスを低減させる。また，教師や学校は生徒の学校生活で生起するストレッサーの除去に向けて，生徒との関わりを再検討する必要がある。そのことによって，高校生の学校不適応の予防的アプローチに有効に作用すると思われる。

■著者への連絡

研究目的に使用する場合にはとくに許諾を求める必要はない。しかし，研究成果を公表した際には印刷物のコピーなどを尺度開発者に送付されるように要望する。なお，研究目的以外の使用に際しては尺度開発者に直接相談されることを要望する。

連絡先：菅　徹　奈良産業大学情報学部
〒636-8503　奈良県生駒郡三郷町立野北3-12-1

表1　学校ストレッサー項目の因子分析結果（有効サンプル＝680）

質問項目	I	II	III	IV	V
I　学業・進路（α＝0.84）					
A16　自分が思うように，勉強がはかどらなかったこと	.75	－.04	.01	.08	－.12
A27　気だけあせって，勉強に集中できないこと	.68	－.10	.03	.19	－.06
A11　試験や成績のことが，気になったこと	.67	－.07	.03	.18	－.02
A6　勉強しても理解できなかったこと	.65	－.14	.11	－.02	－.10
A4　勉強しているのに，成績が伸びなかったこと	.62	－.09	.08	.08	－.01
A2　授業内容が，よく分からなかったこと	.54	－.09	.14	.04	－.11
A19　自分が希望する学校（会社）に合格できるかということ	.53	－.12	.01	.20	－.03
II　校則・規制（α＝0.89）					
A20　校則が厳しく，規制してあること	.06	－.88	.13	－.04	－.02
A7　服装についての規制が厳しいこと	.07	－.87	.07	.01	.04
A10　校門指導などの学校内での規制	.09	－.80	.15	.05	－.04
A3　カバンなど学校指定のものを使わなければならないこと	.05	－.66	.09	.01	.01
III　教師との関係（α＝0.79）					
A8　先生に偉そうにされたこと	.04	－.25	.65	.00	.02
A13　先生にうるさく注意されたこと	.04	－.44	.60	.02	－.04
A22　先生に頭ごなしに怒られたこと	.05	－.22	.60	.03	－.10
A28　先生の気分によって生徒に対する態度が変わること	.07	－.12	.57	.12	－.11
A25　先生がえこひいきをしたこと	.09	－.11	.55	.26	－.10
A24　試験の成績が悪かった時，先生に勉強していないと決めつけられたこと	.29	－.11	.47	.14	－.04
IV　友人との関係（α＝0.71）					
A23　友達に自分の思っていることや考えを，伝えられなかった	.25	.04	.07	.61	－.04
A26　友達に自分の思いとは違うことを，言われたこと	.14	.04	.13	.60	－.05
A15　友達に無視されたり，相手にされなかったりしたこと	.14	－.04	.09	.56	－.00
A5　友達と話していて，意見や考え方の食い違いがあったこと	.17	.03	.03	.51	－.07
A1　友達とけんかをしたこと	.12	－.15	.04	.41	－.09
V　部活動（α＝0.77）					
A21　部活動で休日も休みにならない日があったこと	.09	.01	.09	－.02	－.80
A12　部活動で帰りが遅くなったこと	.09	－.01	.00	.08	－.66
A9　用事があって部活動を休みたい日があっても休みづらかった	.09	－.02	.04	.11	－.63
因子負荷量の2乗和	3.16	3.04	2.09	1.73	1.56
因子の寄与率（％）	12.63	12.14	8.36	6.93	6.24
累積寄与率（％）	12.63	24.77	33.14	40.06	46.31

■引用文献

丹羽洋子・山際勇一郎　1991　児童・生徒における学校ストレスの査定　筑波大学心理学研究，13，209-218.

岡安孝弘・嶋田洋徳・坂野雄二　1992a　中学生の学校ストレッサーの測定法に関する一考察　ストレス科学研究，8，13-23.

嶋田洋徳・鈴木敏城・神村栄一・國分康孝・坂野雄二　1995　高校生の学校ストレッサーとストレス反応との関連　日本カウンセリング学会第28回大会発表論文集，142-143.

　　　　　　　　　　　　　　　　　　　　　　　　　（菅　　徹　奈良産業大学情報学部）
　　　　　　　　　　　　　　　　　　　　　　　　　（上地安昭　兵庫教育大学名誉教授）

高校生用ストレッサー認知尺度

以下の学校生活での出来事について，過去数カ月を振り返って，イライラしたり，悩んだり負担だ（嫌だ，困る）と感じたことはありますか。また，その時，その出来事をどう感じたかについてあなたがあてはまると思う番号に各々，1つずつ○をつけて下さい。

ただし，「経験の度合い」が"全然なかった"に○をした場合には，「どう感じたか」については○をつけなくても結構です。

イライラしたり，悩んだり，負担だ（嫌だ，困る）と感じたことが	経験の度合い よくあった	たまにあった	あまりなかった	全然なかった	どう感じたか 非常にいやだった	かなりいやだった	少しいやだった	全然いやでなかった
1 友達とけんかをしたことについて	3	2	1	0	3	2	1	0
2 授業内容が，よく分からなかったことについて	3	2	1	0	3	2	1	0
3 カバンなど学校指定のものを使わなければならないことについて	3	2	1	0	3	2	1	0
4 勉強しているのに，成績が伸びなかったことについて	3	2	1	0	3	2	1	0
5 友達と話していて，意見や考え方の食い違いがあったことについて	3	2	1	0	3	2	1	0
6 勉強しても理解できなかったことについて	3	2	1	0	3	2	1	0
7 服装についての規制が厳しいことについて	3	2	1	0	3	2	1	0
8 先生に偉そうにされたことについて	3	2	1	0	3	2	1	0
*9 用事があって部活動を休みたい日があっても休みづらかったことについて	3	2	1	0	3	2	1	0
10 校門指導などの学校内での規制について	3	2	1	0	3	2	1	0
11 試験や成績のことが，気になったことについて	3	2	1	0	3	2	1	0
*12 部活動で帰りが遅くなったことについて	3	2	1	0	3	2	1	0
13 先生にうるさく注意されたことについて	3	2	1	0	3	2	1	0
14 自分は将来，どんな進路に進んだらいいのかということについて	3	2	1	0	3	2	1	0
15 友達に無視されたり，相手にされなかったりしたことについて	3	2	1	0	3	2	1	0
16 自分が思うように，勉強がはかどらなかったことについて	3	2	1	0	3	2	1	0
*17 部活動での先輩・後輩などの人間関係について	3	2	1	0	3	2	1	0
18 定期試験の他にもたくさんの試験があったことについて	3	2	1	0	3	2	1	0
19 自分が希望する学校（会社）に合格できるかということについて	3	2	1	0	3	2	1	0
20 校則が厳しく，規制してあることについて	3	2	1	0	3	2	1	0
*21 部活動で休日も休みにならない日があったことについて	3	2	1	0	3	2	1	0

22	先生に頭ごなしに怒られたことについて	3	2	1	0	3	2	1	0
23	友達に自分の思っていることや考えを，伝えられなかったことについて	3	2	1	0	3	2	1	0
24	試験の成績が悪かった時，先生に勉強していないと決めつけられたことについて	3	2	1	0	3	2	1	0
25	先生がえこひいきをしたことについて	3	2	1	0	3	2	1	0
26	友達に自分の思いとは違うことを，言われたことについて	3	2	1	0	3	2	1	0
27	気だけあせって，勉強に集中できないことについて	3	2	1	0	3	2	1	0
28	先生の気分によって生徒に対する態度が変わることについて	3	2	1	0	3	2	1	0

高校運動部員用ストレッサー尺度
(Stressor Scale for High School Athletes)

カテゴリー	ストレッサー
適用対象	青年（高校生運動部員）
発表論文	渋倉崇行　2001　高校運動部員の部活動ストレッサーとストレス反応との関連　新潟工科大学研究紀要，6，137-146.

■尺度の内容

青少年の運動部活動をめぐってはバーンアウトや途中退部などさまざまな不適応問題が指摘されている。これらを誘発する要因の1つとして彼らが日常的に経験するストレッサーに注目することができる。スポーツ選手のストレッサーを定量的に測定しようとする試みは国内外で行われており，本邦では岡他（1998）が大学生アスリート用のストレッサー尺度を開発している。本尺度は，高校運動部員が日常の競技生活で経験するストレッサーを測定することを目的として開発された。

本尺度は「指導者」「練習時間」「競技力」「仲間」「怪我・病気」の5下位尺度から構成されている。項目数は40項目である。評定方法は，ストレッサー項目のそれぞれに対して最近その出来事を経験した頻度（「全然なかった(0)」「たまにあった(1)」「時々あった(2)」「よくあった(3)」）と嫌悪度（「嫌でなかった(0)」「少し嫌だった(1)」「かなり嫌だった(2)」「非常に嫌だった(3)」）を4段階で評定するよう求めている。項目の得点は経験頻度と嫌悪度の積を用い，採点は下位尺度ごとに合計得点を算出する。

■作成過程

スポーツ活動におけるストレッサーについて検討した深見他（1995）の研究などを参考にして，高校運動部員が日常の部活動で経験すると思われる嫌悪的出来事を収集した。これらについて内容が重複するものは整理し，必要に応じて表現に統一性をもたせるよう修正した。以上の作業を経て高校運動部員の部活動ストレッサーを表す44項目が準備された。次に，この項目群を用いて公立高等学校2校の1，2年生運動部員490名（男子302名，女子178名；有効回収率84.8％）を対象に質問紙調査が行われた。主因子法，バリマックス回転による因子分析を行ったところ，固有値1以上の基準で5因子が得られた。因子負荷量が.40未満の項目，および複数の因子に大きく負荷する項目を除去し，5因子基準で再度同様の因子分析を行った。その結果，「指導者」「練習時間」「競技力」「怪我・病気」「仲間」の5因子40項目が得られた（渋倉・小泉，1999）。

さらに，渋倉（2001）はこれら5因子に含まれる40項目を用いて，公立高等学校3校の1，2年生運動部員604名（男子390名，女子214名；有効回収率79.0％）を対象に質問紙調査を行い，再度同様の分析を行った。その結果，抽出因子とそこに含まれる項目は渋倉・小泉（1999）と同一であったことを報告している。

■信頼性・妥当性の検討

信頼性：各下位尺度の信頼性係数（Cronbachのα係数）は「指導者」=.92，「練習時間」=.91，「競技力」=.85，「仲間」=.80，「怪我・病気」=.84であり，5下位尺度とも高い内的整合性が示されている（渋倉，2001）。

妥当性：本尺度に含まれる下位尺度を説明変数，高校運動部員用ストレス反応尺度（渋倉・小泉，1999）を基準変数として重回帰分析を行ったところ，「指導者」「練習時間」「競技力」「仲間」で標準

偏回帰係数は有意であった。また，「怪我・病気」については有意な標準偏回帰係数は得られなかったものの，「抑うつ・不安」との相関は有意であった。これらのことは，本尺度の構成概念妥当性を示しているといえる（渋倉, 2001）。

■尺度の特徴

本尺度は，高校運動部員が日常の競技生活で経験するストレッサーを測定するものであり，下位尺度には対人関係に関わる内容と課題達成に関わる内容が含まれている。また，本尺度では「経験頻度」と「嫌悪度」を掛け合わせる採点形式をとっている。この採点方式はストレス反応を予測するうえで優れていることが確認されている（岡安他, 1993）。

■判断基準

判断基準はとくに設けていない。なお，高校運動部員1，2年生の標準得点は表1のとおりである。

表1　高校運動部員のストレッサー得点と標準偏差（渋倉, 2001）

下位尺度(得点範囲)	1年生				2年生			
	男子(N=221)		女子(N=140)		男子(N=169)		女子(N=74)	
	平均	標準偏差	平均	標準偏差	平均	標準偏差	平均	標準偏差
指導者 (0-99)	15.85	22.93	9.82	15.52	19.10	24.94	22.36	24.01
練習時間 (0-63)	19.13	18.71	14.10	15.15	18.73	18.26	17.82	13.13
競技力 (0-90)	31.27	18.59	29.96	21.49	35.10	21.04	45.40	20.38
仲間 (0-63)	6.99	9.68	5.17	8.41	9.89	10.77	12.02	13.05
怪我・病気 (0-45)	5.40	7.74	4.20	7.85	7.36	9.88	7.35	9.82

N=604

■尺度を用いた研究の内容

渋倉（2001）は，高校運動部員が日常の競技生活で経験するストレッサーとストレス反応との関連性を検討している。そこでは，ストレッサーの種類によって喚起されるストレス反応は異なるということが報告されている。また，仲間や指導者といった人間関係に関するストレッサーは比較的多くのストレス反応に影響を及ぼすということが報告されている。

■今後の方向性・課題

組織的なスポーツ活動現場で，高校運動部員の不適応をめぐるアセスメントに活用されることが期待される。また，高校運動部員を取り巻く心理社会的要因は彼らのストレッサー経験を大きく左右すると思われる。個人的側面としては部内における地位や試合出場頻度など，集団的側面としては部の競技レベルや指導者の社会的勢力，指導理念などとの関連性を検討することが課題である。なお，本尺度の短縮版は検討中である。

■著者への連絡

研究目的に使用する際はとくに使用承諾を求める必要はない。ただし，研究成果を公表した際は印刷物のコピーなどの送付を要望する。

連絡先：渋倉崇行　新潟県立大学人間生活学部子ども学科
〒950-8680　新潟県新潟市東区海老ケ瀬471

■引用文献

深見和男・加賀秀夫・杉原　隆・石井源信・筒井清次郎・杉山哲司　1995　青少年のスポーツ活動で何がストレスとなるか－競技レベル別，性別にみたストレスの実態－　平成7年度日本体育協会スポーツ医・科学研究報告 No.Ⅶ青少年のスポーツ参加に関する研究－第3報－，63-74．

岡浩一朗・竹中晃二・松尾直子・堤　俊彦　1998　大学生アスリートの日常・競技ストレッサー尺度の開発およびストレッサーの評価とメンタルヘルスの関係　体育学研究，43，245-259．

岡安孝弘・嶋田洋徳・坂野雄二　1993　中学生の学校ストレッサーの測定法に関する一考察　ストレス科学研究，8，13-23．

渋倉崇行　2001　高校運動部員の部活動ストレッサーとストレス反応との関連　新潟工科大学研究紀要，6，137-146．

渋倉崇行・小泉昌幸　1999　高校運動部員用ストレス反応尺度の作成　スポーツ心理学研究，26，1，19-28．

（渋倉崇行　新潟県立大学人間生活学部）

高校運動部員用ストレッサー尺度

最近2～3ヶ月の間に，以下に示す出来事をどのくらい経験しましたか（回答①経験頻度）。また，それをどのくらいいやと感じましたか（回答②嫌悪度）。no.1～40について回答選択肢からあてはまるものをそれぞれ一つずつ選び，マークシートに記入して下さい。

no.	項目	回答選択肢
1.	練習中に失敗すること	（回答①：経験頻度）
2.	他の部員にからかわれたり馬鹿にされること	Ⅰ．全然なかった
3.	自分のせいでチームが試合に負けること	Ⅱ．たまにあった
4.	自分の競技能力が低いと感じること	Ⅲ．ときどきあった
5.	休日が少ないこと	Ⅳ．よくあった
6.	なんの為の練習か，目的がよくわからないこと	
7.	帰宅時間が遅くなること	（回答②：嫌悪度）
8.	自分の能力の限界を感じること	Ⅰ．嫌でなかった
9.	怪我や病気で試合にでられないこと	Ⅱ．少し嫌だった
10.	練習したくないときでも，練習しなければならないこと	Ⅲ．かなり嫌だった
11.	指導者の言うとおりの試合をしなければならないこと	Ⅳ．非常に嫌だった
12.	怪我や病気で練習ができないこと	
13.	指導者のものの言い方が威圧的なこと	
14.	他の部員から悪口を言われること	
15.	指導者がひいきすること	
16.	部活動に多くの時間がとられ好きなことができないこと	
17.	指導者が理解を示してくれないこと	
18.	部内にもめごとがあること	
19.	練習時間が長いこと	
20.	練習態度の悪い人がいること	
21.	怪我や病気でチームに迷惑をかけること	
22.	試合のときミスすること	
23.	部活動をしているために勉強時間がとれないこと	
24.	部内にまとまりがないこと	
25.	試合で自分の力が十分発揮できないこと	
26.	他の部員が自分より上達したと感じること	
27.	指導者の考えが自分の考えとあわないこと	
28.	指導者がスポーツ以外のことまで干渉すること	
29.	他の部員と気が合わないこと	
30.	自分の体力が劣っていると感じること	
31.	怪我や病気で練習ができず競技力が落ちること	
32.	指導者とうまがあわないこと	
33.	指導者が自分たちの意見を聞いてくれないこと	
34.	努力して練習しているのに上達しないと感じること	
35.	指導者が勝ち負けにこだわりすぎること	
36.	試合で負けること	
37.	部活動をしていて怪我をすること	
38.	指導者がきちんと指導してくれないこと	
39.	練習が厳しいこと	
40.	他の部員の考え方と自分の考え方が合わないこと	

採 点 方 法

以下の手順に従って，「指導者」「練習時間」「競技力」「仲間」「怪我・病気」の5下位尺度得点を算出する。経験頻度は「全然なかった」＝0点，「たまにあった」＝1点，「時々あった」＝2点，「よくあった」＝3点とし，嫌悪度は「嫌でなかった」＝0点，「少し嫌だった」＝1点，「かなり嫌だった」＝2点，「非常に嫌だった」＝3点とする。各項目の得点は経験頻度得点と嫌悪度得点の積を用いる。

「指導者」尺度
　　項目番号6，11，13，15，17，27，28，32，33，35，38の得点を加算。

「練習時間」尺度
　　項目番号5，7，10，16，19，23，39の得点を加算。

「競技力」尺度
　　項目番号1，3，4，8，22，25，26，30，34，36の得点を加算。

「仲間」尺度
　　項目番号2，14，18，20，24，29，40の得点を加算。

「怪我・病気」尺度
　　項目番号9，12，21，31，37の得点を加算。

思春期用日常生活ストレッサー尺度
(Adolescent Daily Events Scale：ADES)

カテゴリー	ストレッサー
適用対象	青年（中学生・高校生）
発表論文	高倉実・城間亮・秋坂真史・新屋信雄・崎原盛造　1998　思春期用日常生活ストレッサー尺度の試作　学校保健研究（日本学校保健学会誌），40，29-40．

■尺度の内容

　児童や思春期の生活ストレッサーを測定する尺度は成人に比べると数や範囲が限られているが，いくつかの尺度が開発されている。しかし，ほとんどの尺度構成は日常的な出来事（daily events）を除外し，大きな生活出来事（major life events）のみに限定されてきた。成人を対象とした研究では，大きな生活出来事よりも daily hassles をはじめとする日常の些細な出来事の方が身体的・精神的症状の分散の多くを説明できると指摘されている（Kanner et al., 1981）。したがって，児童思春期の生活ストレッサー尺度においても，大きな生活出来事だけでなく日常的な小さな出来事も検討する必要がある

　さらに，これまでに開発されてきた生活ストレッサー尺度には，いくつかの問題点が含まれる。第1に，ストレッサー測定とその結果変数測定の混同があげられる。尺度項目の中に，たとえば「悩んだ」「心配した」などの精神的症状と区別のつかないものが含まれている場合，ストレッサーと精神的症状との関連性が過大評価される可能性がある。第2に，ストレッサーが positive な出来事なのか，negative な出来事なのかという認知的評価の問題があげられる。Zautra & Reich (1983) が negative な出来事は精神的症状と強く関連するが，positive な出来事はほとんど関連しないと報告しているように，出来事の質を考慮することが重要になってくる。第3に，ストレッサーを単なる出来事の個数で評定するのか，あるいは重みづけが必要なのかという問題があげられる。発生した出来事数と重みづけ得点を比較した場合，いずれも結果変数との関係が変わらないとする報告がある一方（Zimmerman, 1983），重みづけ得点を適用することがもっとも妥当であるとする報告（岡安他, 1994）もあるように，この問題はさらなる検討が必要である。第4に，わが国で開発された児童・思春期用ストレッサー測定尺度に関する問題がある。これらの尺度は児童生徒のストレッサーが学校ストレッサーだけに限定していたり，major events と daily events が混在しその区分が明確でなかったり，ストレッサー項目に症状を表す項目が多く混同がみられるなどの問題があり，いずれの尺度も標準とはなり得ていない。

　本尺度は，これらの既存尺度の問題点を克服するために開発された尺度で，思春期における日常生活上の出来事（daily events）について体験度と嫌悪度を測定する項目から構成されている。本尺度では，daily events は日常生活全般において頻度が高く主観的に negative と評価される出来事と定義される。

項目数：25項目

下位尺度：5下位尺度（部活動5項目，学業5項目，教師との関係5項目，家族6項目，友人関係4項目）

評定方法・採点方法：評定方法は，調査時より過去6か月間の体験度を「全然なかった」「まれにあった」「時々あった」「よくあった」の4件法で評定し，体験した出来事についてはその嫌悪度を「全然いやでなかった」「少しいやだった」「かなりいやだった」「非常にいやだった」の4件法で評定し，それぞれ0～3点と得点化する。各項目得点は，体験度と嫌悪度を乗じて算出する。各下位尺度得点

は各項目得点を合計したもので、総尺度得点は各下位尺度得点を合計したものである。下位尺度得点の範囲は0点～54点、総尺度得点の範囲は0点～225点となる。

■作成過程

母集団は沖縄県の中・高校生である。沖縄県内都市部の全日制公立学校から調査について理解協力の得られたA中学校、B高校、C商業高校、D高校の4校を選出した。D高校は進学率が県内トップの進学校である。各学校について各学年から抽出された1～3学級に在籍する生徒939名を対象とした。調査は試験期間を除いた6月～7月にかけて実施し、学級活動またはホームルームの時間に学級担任が自記式無記名の質問紙を配布し、生徒に簡単な説明をした後、記入させ、その場で回収を行った。有効回答が得られたのは、A中学校278名、B高校213名、C商業高校250名、D高校119名、合計860名であった。

ストレッサーの質問項目は、先行研究より個人生活、地域生活、家族関係、友人関係、異性関係、学業、教師との関係、部活動、規則、委員活動、アルバイトの11生活領域から、生徒が経験可能でnegativeと考えられる項目を72項目選出した。その際、「病気になった」「入院した」「悩んだ」「心配した」などの心身の健康を反映すると思われる項目を除外した。質問項目のうち、体験率が10%以下の13項目を除外した。ストレス反応に対する予測性を高めるために、抑うつ症状（Center for Epidemiologic Studies Depression Scale：CES-D）との順位相関係数の有意水準が0.05以上の5項目を除外した。残りの54項目について、Compas et al. (1987)の手法を参考に、体験度が「時々あった」あるいは「よくあった」項目で、嫌悪度が「少しいやだった」～「非常にいやだった」項目をdaily events、体験度が「まれにあった」項目で、嫌悪度が「非常にいやだった」項目をmajor events、体験度が「まれにあった」項目で、嫌悪度が「少しいやだった」あるいは「かなりいやだった」項目をその他と操作的に判定した。次いで、体験した中でdaily eventsと判定された割合がもっとも高い項目を31項目選出した。

これらの項目得点を用いて、重相関係数の自乗による共通性反復推定の主因子分析（varimax回転）を行った。固有値1.0以上を示した因子数は9因子であったが、抽出因子の解釈の容易さや累積寄与率を考慮して、因子数を変えて分析を繰り返した結果、最終的に因子数を5因子とした。累積寄与率は40.8%であった。結果として、「部活動」「学業」「教師との関係」「家族」「友人関係」の5因子25項目から構成する思春期用日常生活ストレッサー尺度（ADES）を作成した。

■信頼性・妥当性の検討

内的整合性を表すα信頼性係数は、尺度全体.84、部活動.74、学業.73、教師との関係.76、家族.60、友人関係.55を示し、適当な等質性が確認された。本尺度の再テスト信頼性は検討していないが、本尺度の短縮版（Takakura et al., 2001）ではr=.56～.85を示し、ある程度の安定性を持つものといえる。

本尺度の下位尺度は、既存のストレッサー尺度で報告されている下位概念と概ね一致していることや、各下位尺度得点において、妥当な性差、学校差、学年差がみられたことから因子的構成概念妥当性を有していることが示された。抑うつ症状を基準変数とした場合、各下位尺度得点との間にいずれも有意な正の相関がみられたことから、本尺度の予測的妥当性が確認された。また、各下位尺度の出来事数よりも体験度×嫌悪度の重みづけ得点の方が予測力は高かった。

■尺度の特徴

(1)中学生および高校生に適用可能である。
(2)人生でまれに起こる大きな生活出来事ではなく、日常生活において頻繁に起こり、主観的にnegativeと評価される出来事を測定する。

(3) 尺度項目から心身の健康状態を反映すると思われる項目を除外し，出来事のみの項目で構成されている。
(4) 学校ストレッサーだけでなく家族ストレッサーも含まれる。
(5) 5因子25項目から構成される簡便な尺度であるために，回答者への負担が少なく，情報バイアスが起こりにくい。多変量を用いるストレス研究に適するが，5因子20項目からなる短縮版（Takakura et al., 2001）はさらに使いやすい。
(6) 信頼性・妥当性が確認されている。

■尺度実施の際の留意点

本尺度は調査時より過去6か月間の体験度と嫌悪度について評定するように教示されているが，標準得点が設定されていないために，研究目的に応じて評定期間を変更することができる。

部活動に参加していない生徒は，部活動下位尺度の項目に回答しない可能性があるので，その点に留意する必要がある。

本尺度の下位尺度得点の分布は歪んだ形を示すために，統計解析はノンパラメトリック法を用いる必要がある。

■判断基準

本尺度の標準得点と判定基準は設定していないが，参考のために，尺度作成時の対象における各下位尺度得点の基礎統計量を性別に示す（表1）。

表1　尺度得点の性別基礎統計量

	全体			男子			女子		
	Me[a]	Mean	S.D.	Me[a]	Mean	S.D.	Me[a]	Mean	S.D.
全体	20	27.1	24.9	15	22.3	22.6	25	30.8	25.9
部活動	0	3.4	6.5	0	3.5	6.1	0	3.4	6.7
学業	7	10.3	10.1	5	8.5	9.2	9	11.6	10.6
教師関係	2	5.5	8.0	2	4.7	7.2	2	6.2	8.6
家族	3	6.0	7.5	2	4.7	6.5	5	7.1	8.0
友人関係	0	2.1	4.2	0	1.5	3.5	0	2.5	4.5

※ a : Median

■尺度を用いた研究の内容

本尺度は，学校保健領域における疫学研究で広く用いられている。主な研究として，思春期集団の抑うつ症状と心理社会的要因との関連についての研究（高倉他，2000；Takakura et al., 2001），思春期集団の抑うつ症状と関連要因の地域比較研究（高倉他，2002；高倉他，2003），中学生の登校回避感情とその関連要因についての研究などがあげられる（上地・高倉，2000；Ueji et al., 2003）。

■今後の方向性・課題

本尺度は沖縄県内の中・高校生を対象に作成したために，一般化するためには多様な集団を対象として信頼性・妥当性を検討する必要がある。また，臨床群を含めたデータを蓄積することによって，標準得点や判定基準を設定することも今後の課題である。さらに，ストレッサーに対する認知的評価のうち，二次的評価であるコントロール（対処）可能性を評定に含めた尺度を開発することによって，ストレス過程の機序をより包括的にとらえることができるだろう。

■著者への連絡

　研究目的に使用する場合，使用許諾を求める必要はないが，研究成果を公表する際には引用文献を明記するとともに，標準化するためのデータとなるために印刷物のコピーなどを尺度開発者に送付することを要望する。

　　連絡先：高倉実　琉球大学医学部保健学科
　　〒903-0215　沖縄県中頭郡西原町字上原207番地

■引用文献

Compas, B. E., Davis, G. E., Forsythe, C. J., & Wagner, B. M.　1987　Assessment of major and daily stressful events during adolescence：the adolescent perceived events scale. *Journal of Consulting and Clinical Psychology*, 55, 534-541.

Kanner, A. D., Coyne, J. C., Schaefer, C., & Lazarus, R. S.　1981　Comparison of two modes of stress measurement：daily hassles and uplifts versus major life events. *Journal of Behavioral Medicine*, 4, 1-39.

岡安孝弘・嶋田洋徳・坂野雄二　1994　中学生の学校ストレッサーの測定法に関する一考察　ストレス科学研究，8，13-23．

高倉　実・崎原盛造・與古田孝夫・新屋信雄　2000　中学生における抑うつ症状と心理社会的要因との関連　学校保健研究，42，49-58．

Takakura, M., & Sakihara, S.　2001　Psychosocial correlates of depressive symptoms among Japanese high school students. *Journal of Adolescent Health*, 28, 82-89.

Takakura, M., Ueji, M., Kurihara, A., et al.　2001　Assessment of daily stressful events during adolescence：development of the short form of the Adolescent Daily Events Scale (ADES-20). *Japanese Journal of School Health*, 42 (Suppl), 146-149.

高倉　実・栗原　淳・堤　公一他　2002　沖縄県と佐賀県の高校生における精神的健康とライフスタイルに関する地域比較　学校保健研究，44，229-238．

高倉　実・栗原　淳・堤　公一　2003　高校生の抑うつ症状と心理社会的要因との関連にみられる地域特性：沖縄県と佐賀県の比較　日本衛生学雑誌，57，661-668．

上地　勝・高倉　実　2000　中学生の登校回避感情とその関連要因　学校保健研究，42，375-385．

Ueji, M., Takakura, M., & Ichimura, K.　2003　Relationship between truancy and psychosocial variables in junior high school students. *Japanese Journal of School Health*, 44(Suppl), 87-89.

Zautra, A. J., & Reich, J. W.　1983　Life events and perceptions of life quality：developments in a two-factor approach. *Journal of Community Psychology*, 11, 121-132.

Zimmerman, M.　1983　Methodological issues in the assessment of life events：a review of issues and research. *Clinical Psychology Review*, 3, 339-370.

（高倉　実　琉球大学医学部）

思春期用日常生活ストレッサー尺度

　あなたがここ6ヶ月に，以下に記述した出来事を体験されたかどうかについてお聞きします。項目をよく読んで，どのくらい体験したか，あてはまるものに○をつけて下さい。さらに，体験した場合は，その出来事を体験した時を思い出して，その時あなたが感じた気持ちにあてはまるものに○をつけて下さい。

1．部活動の練習がきびしかった。
　　　体験度　0．全然なかった　　　　　1．たまにあった　　2．ときどきあった　3．よくあった
　　　気持ち　0．全然いやでなかった　1．少しいやだった　2．かなりいやだった　3．非常にいやだった
2．部活動の先生がきびしすぎると思った。
　　　体験度　0．全然なかった　　　　　1．たまにあった　　2．ときどきあった　3．よくあった
　　　気持ち　0．全然いやでなかった　1．少しいやだった　2．かなりいやだった　3．非常にいやだった
3．部活動で束縛される時間が増えた。
　　　体験度　0．全然なかった　　　　　1．たまにあった　　2．ときどきあった　3．よくあった
　　　気持ち　0．全然いやでなかった　1．少しいやだった　2．かなりいやだった　3．非常にいやだった
4．部活動で先生や先輩からしごかれた。
　　　体験度　0．全然なかった　　　　　1．たまにあった　　2．ときどきあった　3．よくあった
　　　気持ち　0．全然いやでなかった　1．少しいやだった　2．かなりいやだった　3．非常にいやだった
5．勉強と部活動の両立がむずかしかった。
　　　体験度　0．全然なかった　　　　　1．たまにあった　　2．ときどきあった　3．よくあった
　　　気持ち　0．全然いやでなかった　1．少しいやだった　2．かなりいやだった　3．非常にいやだった
6．成績が下がった。
　　　体験度　0．全然なかった　　　　　1．たまにあった　　2．ときどきあった　3．よくあった
　　　気持ち　0．全然いやでなかった　1．少しいやだった　2．かなりいやだった　3．非常にいやだった
7．先生や両親から期待されるような成績がとれなかった。
　　　体験度　0．全然なかった　　　　　1．たまにあった　　2．ときどきあった　3．よくあった
　　　気持ち　0．全然いやでなかった　1．少しいやだった　2．かなりいやだった　3．非常にいやだった
8．一生懸命勉強しているのに，成績がのびなかった。
　　　体験度　0．全然なかった　　　　　1．たまにあった　　2．ときどきあった　3．よくあった
　　　気持ち　0．全然いやでなかった　1．少しいやだった　2．かなりいやだった　3．非常にいやだった
9．授業の内容や先生の説明がよくわからなかった。
　　　体験度　0．全然なかった　　　　　1．たまにあった　　2．ときどきあった　3．よくあった
　　　気持ち　0．全然いやでなかった　1．少しいやだった　2．かなりいやだった　3．非常にいやだった
10．試験をたくさんやらされて，勉強の量が増えた。
　　　体験度　0．全然なかった　　　　　1．たまにあった　　2．ときどきあった　3．よくあった
　　　気持ち　0．全然いやでなかった　1．少しいやだった　2．かなりいやだった　3．非常にいやだった
11．先生がえこひいきをした。
　　　体験度　0．全然なかった　　　　　1．たまにあった　　2．ときどきあった　3．よくあった
　　　気持ち　0．全然いやでなかった　1．少しいやだった　2．かなりいやだった　3．非常にいやだった
12．先生からいやみを言われた。
　　　体験度　0．全然なかった　　　　　1．たまにあった　　2．ときどきあった　3．よくあった
　　　気持ち　0．全然いやでなかった　1．少しいやだった　2．かなりいやだった　3．非常にいやだった

13. 先生から無視された。
    体験度　0．全然なかった　　　　1．たまにあった　　2．ときどきあった　　3．よくあった
    気持ち　0．全然いやでなかった　1．少しいやだった　2．かなりいやだった　3．非常にいやだった
14. 先生が，自分の気に入らないやり方や、ものの言い方をした。
    体験度　0．全然なかった　　　　1．たまにあった　　2．ときどきあった　　3．よくあった
    気持ち　0．全然いやでなかった　1．少しいやだった　2．かなりいやだった　3．非常にいやだった
15. 自分は悪くないのに先生からしかられたり注意されたりした。
    体験度　0．全然なかった　　　　1．たまにあった　　2．ときどきあった　　3．よくあった
    気持ち　0．全然いやでなかった　1．少しいやだった　2．かなりいやだった　3．非常にいやだった
16. 家族の経済状態が悪くなった。
    体験度　0．全然なかった　　　　1．たまにあった　　2．ときどきあった　　3．よくあった
    気持ち　0．全然いやでなかった　1．少しいやだった　2．かなりいやだった　3．非常にいやだった
17. 自分の経済状態が悪くなった。
    体験度　0．全然なかった　　　　1．たまにあった　　2．ときどきあった　　3．よくあった
    気持ち　0．全然いやでなかった　1．少しいやだった　2．かなりいやだった　3．非常にいやだった
18. 家族の誰かとけんかした。
    体験度　0．全然なかった　　　　1．たまにあった　　2．ときどきあった　　3．よくあった
    気持ち　0．全然いやでなかった　1．少しいやだった　2．かなりいやだった　3．非常にいやだった
19. 時間をきちんと守るように注意された。
    体験度　0．全然なかった　　　　1．たまにあった　　2．ときどきあった　　3．よくあった
    気持ち　0．全然いやでなかった　1．少しいやだった　2．かなりいやだった　3．非常にいやだった
20. 服装や髪型について注意された。
    体験度　0．全然なかった　　　　1．たまにあった　　2．ときどきあった　　3．よくあった
    気持ち　0．全然いやでなかった　1．少しいやだった　2．かなりいやだった　3．非常にいやだった
21. 父親，または母親の仕事上の変化があった。
    体験度　0．全然なかった　　　　1．たまにあった　　2．ときどきあった　　3．よくあった
    気持ち　0．全然いやでなかった　1．少しいやだった　2．かなりいやだった　3．非常にいやだった
22. 友達とけんかをした。
    体験度　0．全然なかった　　　　1．たまにあった　　2．ときどきあった　　3．よくあった
    気持ち　0．全然いやでなかった　1．少しいやだった　2．かなりいやだった　3．非常にいやだった
23. 誰かに暴力をふるわれた。
    体験度　0．全然なかった　　　　1．たまにあった　　2．ときどきあった　　3．よくあった
    気持ち　0．全然いやでなかった　1．少しいやだった　2．かなりいやだった　3．非常にいやだった
24. 友達の悩みやトラブルに関わりをもった。
    体験度　0．全然なかった　　　　1．たまにあった　　2．ときどきあった　　3．よくあった
    気持ち　0．全然いやでなかった　1．少しいやだった　2．かなりいやだった　3．非常にいやだった
25. 恋人との関係（つきあい方，相手への気持ち）が変化した。
    体験度　0．全然なかった　　　　1．たまにあった　　2．ときどきあった　　3．よくあった
    気持ち　0．全然いやでなかった　1．少しいやだった　2．かなりいやだった　3．非常にいやだった

　各項目得点は，「体験度」×「気持ち」から算出する。
　部活動下位尺度得点は1～5の項目得点を合計する。学業下位尺度得点は6～10の項目得点を合計する。教師との関係下位尺度得点は11～15の項目得点を合計する。家族下位尺度得点は16～21の項目得点を合計する。友人関係下位尺度得点は22～25の項目得点を合計する。総尺度得点はすべての項目得点を合計する。

ストレス源 inventory

カテゴリー	ストレッサー
適用対象	青年（中学生）
発表論文	上田礼子・前田和子　1989　ストレス源に関する調査－中学生の場合　学校保健研究，31，4，191-199.

■尺度の内容

ストレスとは個体の適応資質と環境側の要求との間に生じる不均衡を意味している。

ストレスを引き起こすきっかけとなるストレス源は一次元的なものではなく，むしろ，多次元的であることが示唆されている。個体側の条件のみならず，日常生活全般の出来事がストレス源となりうるので，その範囲は広く多岐にわたる。本尺度の特徴は主として学校生活の側面に焦点をあて，ストレス源を測定することを目的としている。

特別な状況にあったり，医学的治療を必要とする状況におけるストレスではなく，日常の学校生活において経験される項目群によって構成されている。ストレス源に関する項目は40項目あり，下位尺度は「自己像と重要な大人との関係」，「友人との関係」，「学校の組織と機構」，「教師との関係」，「課題」，「いじめ」，「成績」の7因子である。評価方法は各項目0点－3点の4件法である。

■作成過程

英国の13才の生徒を対象に作成された測定項目（Alban Metacalfe, R. J. et al., 1982）を上田が翻訳し，日本の中学生35名を対象にプレテストを行い，4項目を改変し，日本人用尺度原案を作成した。次に，上田らの縦断的発達研究の対象となっている中学生が13～15歳の時点に原案ストレス源40項目の調査を実施した。結果の分析には因子分析を行うために，無回答が1項目もない350名につき項目の選定，および因子構造の検討が行われた。Varimax解によって7因子が抽出されたが，これは因子数の決定に際して経験的基準（芝，1981）から，因子の解釈に適切であるとの判断によって，負荷量0.4以上の項目を抽出したことによる。

■信頼性・妥当性の検討

信頼性：内的整合性は項目全体と7因子に対応するsubscaleについて算出した結果 $\alpha=0.76-0.99$ であり，また，ストレス全体とsubscale得点およびsubscale得点相互の相関係数も検討した。その結果，7つのsubscaleはストレス全体と中程度以上の相関を示し，この種の尺度として使用できることが確認されている。

妥当性：尺度項目の内容は，青年初期（思春期）における学校生活を中心にしたストレス源に関するものである。妥当性は次のように検討された。(1) 個人のストレス総合得点から高ストレス得点群（H群）と対照群（中ストレス得点M群，低ストレス得点L群）を設定し，各項目別に比較検討した結果，H群は対照群に比較して40項目すべてにおいて有意にストレス得点が高かった。(2) 調査時点において主訴，相談のある者はH群15名（37.5%），M群11名（22.4%），L群1名（2.4%）であり，H群はL群に比較して有意に多かった（$P<0.001$）。記載されたH群の相談内容はスタイルや将来のことなど自分自身に関すること，親との関係などで全体の約1/3を占め，これらはストレス源40項目の回答と類似していた。(3) 知的資料につきH群，M群，L群のそれぞれが，児童期に実施された知能指数，偏差値で境界線以下の者に注目して3群を比較した結果，それぞれに50.5%, 0.0%, 28.6%存在

し，H群に比較的高い割合であった。これらの結果は本尺度が学校生活で潜在的問題を有するものが測定されることを示している。

■尺度の特徴

本尺度の特徴は以下のようである。
(1) 普通の生活で生じる心理的ストレス源を測定することが可能である。
(2) 中学生において適用可能である。
(3) 7因子40項目であるが，日常の学校生活で経験していることなので，読み書きに慣れているこの時期の生徒には負担が少ない。
(4) ストレス源を多次元から測定しているので，それらの結果をカウンセリングや支援に役立てることも可能である。
(5) 信頼性と妥当性を検証している。

■判断基準

本尺度は中学生351名を対象として因子分析を行い，Varimax解によって7因子を抽出したデータに基づいている（表1）。

■今後の方向性・課題

普通の中学生を対象としながらも英国と日本の間には知覚するストレスの構造と程度とに差異が認められている。日本の中でも社会的，文化的な背景の異なる者を対象とした調査を実施し，ストレス源の多面的構造を検討することは残された課題である。また，学校の種類，学年，性別も考慮することも必要である。

■著者への連絡

研究成果を公表した場合には印刷物のコピーなどを尺度開発者に送付するように要望する。研究目的以外の使用にあったては尺度開発者に直接相談すること。

連絡先：上田礼子　沖縄県立看護大学名誉教授
〒902-0076　沖縄県那覇市与儀1-24-1

■引用文献

Alban Metcalfe, R. L., Dobson, C. B., Cock, A., & Michaud, A. 1982 The construction, reliability and validity of a stress inventory for children. *Educational Psychology*, 2, 1, 59-125.

花岡真由紀・上田礼子　1977　中学生のストレス調査(2)　－高ストレス群の特徴　52回日本民族衛生学会，11月，高山

前田和子・上田礼子　1977　中学生のストレス調査(1)　－学校生活に関するストレス源の解析　52回日本民族衛生学会，11月，高山

Rutter, M. 1981 Stress, coping and development, some issues and some questions. *Journal of Child Psychology and Psychiatry and Allied Disciplines*, 22, 323-356.

芝祐順　1981　因子分析法のための会話型プログラム　東京大学教育学部紀要，21，53-65．

上田礼子・前田和子　1989　ストレス源に関する調査－中学生の場合－　学校保健研究，31，4，191-199．

（上田礼子　沖縄県立看護大学名誉教授）

ストレスに関する質問紙

カテゴリー	ストレッサー
適用対象	児童・青年（中学生・高校生）
発表論文	中村伸枝・兼松百合子　1996　10代の子どものストレスと対処行動　小児保健研究，55，3，442-449．

■ 尺度の内容

項目数：27項目

下位尺度：「日常のささいな混乱」(14項目：項目No.8～21)，「自分自身に対する悩み」(6項目：項目No.22～27)，「ストレスのある生活事件」(7項目：項目No.1～7)の3下位尺度からなる。

評定方法・採点方法：各項目について最近1年間の経験の有無を尋ね，経験があった場合にはそれが自分に与えた影響を「ぜんぜん平気」「たいしたことはない」「少し大変」「とても大変」の4段階で回答する。「ぜんぜん平気」＝1点～「とても大変」＝4点として加算し，採点する。得点の範囲は1点～108点であり，得点の高いことはストレスが高いことを表す。

■ 作成過程

母集団：公立の小中高校各2校に在籍する，小学校5年生から高校3年生。

サンプル数：680人。内訳は，男子328人（48.2％）女子352人（51.8％）。小学生251人，中学生221人，高校生208人。

作成過程：EIwood (1987) の Daily Hassle Inventory と，Coddington (1972) の Children's Social Readjustment Rating Scale などを参考に31項目の質問紙を作成し，最後に「その他のストレス」の項目を設けた。ストレス経験の「あり，なし」で因子分析を行い，その際，主因子法による因子負荷量が小さく共通性の低い項目と，総得点との相関の低い項目，合わせて4項目を除外した。残りの27項目で因子分析を行い，因子負荷量の二乗和が1.0以上の3因子でバリマックス直交回転を行った。累積寄与率は22.46％とやや低かったが，第1因子「日常のささいな混乱」：日常的に存在する対人関係などのトラブルや個人の内的葛藤，第2因子「自分自身に対する悩み」：自分の将来，性格，容姿，成績などに対するストレス，第3因子「ストレスのある生活事件」：頻度は少ないが，自分では避けることの出来ない大きなストレス，の3因子が得られた。

■ 信頼性・妥当性の検討

ストレスに関する質問紙27項目の信頼性係数（Cronbach's α）は0.84であり，下位尺度の信頼性係数は，第1因子「日常のささいな混乱」が0.78，第2因子「自分自身に対する悩み」が0.72，第3因子「ストレスのある生活事件」が0.58であった。下位尺度得点と含まれる各項目の相関係数はすべて0.40以上であり，下位尺度と総得点間の相関係数は0.58～0.88とかなりの相関が得られた。また，下位尺度間の相関係数は0.15～0.42であり，識別的妥当性は許容範囲であった。

■ 尺度の特徴

本尺度の特徴は以下のようにまとめることができる。
(1) 10代の小児において使用可能である。小学校高学年から使用できる尺度は少ないため，とくに小中学生において使用できる意義が大きい。また，疾患をもつ小児の疾患特有ではないストレス

を測定することも可能である。
(2) 3因子27項目から成り，比較的項目数も少なく簡便であるため，回答者の負担が少ない。

■尺度実施の際の留意点

小学生に使用する場合には，回答方法についてとくに丁寧に説明する必要がある。

■判断基準

小学校高学年，中学生，高校生の平均値と標準偏差が算出されており(表1)，1型の小児糖尿病患児においてもほぼ同様の値であった。ただし，小学生においては学校間で有意差がみられており，環境による影響があると考えられる。

表1　ストレスの性別，小中高校別の平均値

	小学校5，6年		中学生		高校生	
	男子 ($n=116$)	女子 ($n=121$)	男子 ($n=111$)	女子 ($n=99$)	男子 ($n=85$)	女子 ($n=114$)
ストレス総得点	16.69 (13.13)	19.61 (14.15)	14.97 (11.70)	18.03 (14.09)	19.65 (14.36)	22.67 (14.94)
日常のささいな混乱	10.87 (8.36)	12.64 (9.21)	8.07 (6.74)	9.77 (8.27)	10.37 (8.40)	11.17 (8.67)
自分自身に対する悩み	5.11 (3.44)	7.07 (4.53)	7.91 (4.45)	8.97 (5.62)	9.10 (5.87)	11.84 (5.08)
ストレスのある生活事件	4.45 (3.68)	3.84 (3.05)	2.93 (2.39)	3.61 (2.56)	3.61 (3.08)	3.82 (3.40)

■尺度を用いた研究の内容

本尺度は，10代の健康な小児のストレスと対処行動の研究(中村他，1996)，および，小児糖尿病患者のストレスと対処行動の研究（中村，1996）に用いられている。

■今後の方向性・課題

健康な小児，疾患をもつ小児それぞれにおいてデータを蓄積することで，判断基準が明確になると考えられる。また，疾患をもつ小児においては，疾患特有のストレスと本尺度との関連，親のストレス，対処行動，ソーシャルサポートなどとの関連をみることで，臨床場面における支援の方向性を明らかにすることができると考える。さらに，ストレス対処を高める看護活動の評価への使用も可能であると考える。

■著者への連絡

研究目的で使用する際には，出典を明記すれば使用承諾は不要。
連絡先：中村伸枝　千葉大学看護学部小児看護学教育研究分野
〒260-8672　千葉県千葉市中央区亥鼻1-8-1

■引用文献

中村伸枝　1996　10代の小児糖尿病患者の対処行動と療養行動，血糖コントロールに関する縦断的研究　千葉看護学会会誌，2，1，23-29．
中村伸枝・兼松百合子　1996　10代の子どものストレスと対処行動　小児保健研究，55，3，442-449．

（中村伸枝　千葉大学看護学部）

ストレスに関する質問紙

　この質問紙は，あなたが最近（去年の　月くらいから今日まで1年間に）出合ったむずかしかったことや，苦しかったことをたずねるものです。
　下に示した27項目の文を読んで，経験したことがある場合には，（　）内の「あり」を○で囲み，さらにあなたにとってどれくらい大変であったかを，
♡－ぜんぜん平気，◇－たいしたことはない，♣－少し大変，
♠－とても大変のどれか一つを選び，○で囲んで下さい。
　また，経験しなかったときには「なし」を○で囲んで下さい。
例）友達と大げんかをして，つらかったことがあった場合。
10．友達とうまくいかなかった（なし，(あり)…♡, ◇, ♣, (♠)）

| | | ぜんぜん平気 | たいしたことはない | 少し大変 | とても大変 |

1. 中学校(高校，大学など)に入学した，または転校した。　　　1．（なし，あり…♡, ◇, ♣, ♠）
2. 引っ越しをした。　　　2．（なし，あり…♡, ◇, ♣, ♠）
3. 母親が仕事を始めた。　　　3．（なし，あり…♡, ◇, ♣, ♠）
4. 父親が，仕事のため家にいる時間が少なくなった。　　　4．（なし，あり…♡, ◇, ♣, ♠）
5. 両親の仲が悪かった，あるいは離婚した。　　　5．（なし，あり…♡, ◇, ♣, ♠）
6. 親の仕事が変わった。　　　6．（なし，あり…♡, ◇, ♣, ♠）
7. 弟や妹が生まれた。　　　7．（なし，あり…♡, ◇, ♣, ♠）
8. 試験や試合などで失敗した。　　　8．（なし，あり…♡, ◇, ♣, ♠）
9. 親とけんかすることが増えた。　　　9．（なし，あり…♡, ◇, ♣, ♠）
10. 友達とうまくいかなかった。　　　10．（なし，あり…♡, ◇, ♣, ♠）
11. 学校の先生とうまくいかなかった。　　　11．（なし，あり…♡, ◇, ♣, ♠）
12. 自分の大切なものを失ってしまった。　　　12．（なし，あり…♡, ◇, ♣, ♠）
13. 自分がやり始めたことを中断させられた。　　　13．（なし，あり…♡, ◇, ♣, ♠）
14. だれかに，ひどくいじめられた。　　　14．（なし，あり…♡, ◇, ♣, ♠）
15. 友達や親のトラブルにまきこまれた。　　　15．（なし，あり…♡, ◇, ♣, ♠）
16. やることが多すぎた。　　　16．（なし，あり…♡, ◇, ♣, ♠）
17. 何か大切なことを言おうとするとき，だれも聞いてくれなかった。　　　17．（なし，あり…♡, ◇, ♣, ♠）
18. 自分の嫌なことや，きらいなことをしなければならなかった。　　　18．（なし，あり…♡, ◇, ♣, ♠）
19. 自分の言ったことやしたことで，他の人を失望（がっかり）させてしまった。　　　19．（なし，あり…♡, ◇, ♣, ♠）
20. 周りで何がおこっているのかわからなかった。　　　20．（なし，あり…♡, ◇, ♣, ♠）
21. 自分がとても望んでいたことができなかった。(手に入らなかった。)　　　21．（なし，あり…♡, ◇, ♣, ♠）
22. 自分が失敗するのではないかと恐れていた。　　　22．（なし，あり…♡, ◇, ♣, ♠）
23. 何か大きな決心をしなくてはならなかった。　　　23．（なし，あり…♡, ◇, ♣, ♠）
24. 自分の容姿（顔やスタイルなど）のことで悩んだ。　　　24．（なし，あり…♡, ◇, ♣, ♠）
25. 自分の学校の成績のことで悩んだ。　　　25．（なし，あり…♡, ◇, ♣, ♠）
26. 自分の性格のことで悩んだ。　　　26．（なし，あり…♡, ◇, ♣, ♠）
27. 自分の将来のことで悩んだ。　　　27．（なし，あり…♡, ◇, ♣, ♠）
28. その他＿＿＿＿＿＿＿＿＿＿＿＿＿＿＿　　　28．（なし，あり…♡, ◇, ♣, ♠）

中学生用認知的評価測定尺度

カテゴリー	認知的評価
適用対象	青年（中学生）
発表論文	三浦正江　2002　中学生の日常生活における心理的ストレスに関する研究　風間書房

■尺度の内容

項目数：合計14項目（7項目×2下位尺度）。
下位尺度：コントロール可能性，影響性。
評定方法・採点方法：各項目0点～3点の4件法であり，各下位尺度の得点範囲は0点～21点となる。

■作成過程

母集団：公立中学校4校の1～3年生。
サンプル数：計880名（1年男子112名，女子112名，2年男子179名，女子167名，3年男子150名，女子160名）。
作成過程：坂野他（1994）によって作成された中学生用認知的評価尺度（影響性8項目，コントロール可能性3項目）をもとに，臨床心理学専攻の大学院生2名によって，①「影響性」から内容が重複する1項目を削除，②Lazarus & Folkmanの「コントロール可能性」の概念を表すと判断される4項目を追加するという手続きを行った。その結果準備された計14項目について因子分析を行い，2下位尺度計14項目が抽出された（三浦・坂野，1996）。

■信頼性・妥当性の検討

信頼性：内的整合性については α＝.84，.79，再検査法による検討ではr＝.61～.73であり，いずれも本尺度の信頼性を満足させる水準にあるといえる。
妥当性：2つの下位尺度をそれぞれ潜在変数，下位尺度を構成する各項目を観測変数とする確認的因子分析を行った。その結果，GFI＝.90，AGFI＝.87であり，本尺度の因子的妥当性が確認された。また，Lazarus & Folkman（1984）によれば，ストレッサーに対する認知的評価には一次的評価（ストレッサーの脅威性，影響性，妨害性など）と二次的評価（対処可能であるかなどコーピングに関する評価）の2種類がある。下位尺度に含まれる項目内容からコントロール可能性は二次的評価，影響性は一次的評価に該当すると考えられ，本尺度の構成概念妥当性が確認された。

■尺度の特徴

本尺度の特徴は以下のとおりである。
(1) 中学生が日常生活において経験するストレッサーに対する認知的評価を測定できる。
(2) 2下位尺度計14項目と項目数が少ないため，回答する際の負担が少なく，複数の測定尺度と組み合わせて使用することが可能である。
(3) 十分な信頼性，妥当性を備えている。

■尺度実施の際の留意点

三浦・上里（1999）では，この尺度の前の部分で学業ストレッサーに関する測定を行い，これを受

けて「前述のような勉強についての嫌なできごとがあったときに……」と教示している。同様に，三浦・上里（2002）では，友人関係ストレッサーの測定を行った後に，「前述のような友人との関係についての嫌なできごとがあったときに……」と教示し，この尺度の回答を求めている。このようにストレス場面の種類を限定しない場合には，各自に最大ストレッサーを想起，記述させた上で，「その『嫌な』できごとに対して，あなたは下のようなことを……」と教示して各項目に回答させてもよい。

■尺度を用いた研究の内容

本尺度は，中学生の心理的ストレスに関する調査研究において用いられている。たとえば，学業ストレッサーに対する認知的評価の特徴やストレス反応との関係（三浦・上里，1999），友人関係における心理的ストレスモデルの構成に関する研究（三浦・上里，2002）があげられる。また，中学生を対象としたストレスマネジメントプログラム実施の効果判定（三浦・上里，2003）にも用いられている。

■今後の方向性・課題

評価の程度に関する判定基準を設定することが今後の課題である。また，中学生のさまざまな問題行動の早期発見・対策を考えると，不登校生徒などに対して本尺度を使用し，さまざまな問題行動との関係を明らかにしたり，問題行動の生起を予測できるような判定基準を設けることが有用であろう。

■著者への連絡

研究目的に使用する場合は，とくに使用許諾を求める必要はないが，研究成果を公表した際には印刷物のコピーなどを尺度開発者に送付するよう要望する。なお，研究目的以外の使用にあたっては尺度開発者に直接相談のこと。

連絡先：三浦正江　東京家政大学文学部

〒173-8602　東京都板橋区加賀1-18-1

■引用文献

三浦正江・坂野雄二　1996　中学生における心理的ストレスの継時的変化　教育心理学研究，44，368-378．

三浦正江・上里一郎　1999　中学生の学業における心理的ストレス：高校受験期に実施した調査研究から　ヒューマンサイエンスリサーチ，8，87-102．

三浦正江・上里一郎　2002　中学生の友人関係における心理的ストレスモデルの構成　健康心理学研究，15，1，1-9．

三浦正江・上里一郎　2003　中学校におけるストレスマネジメントプログラムの実施と効果の検討　行動療法研究，15，29，49-59．

坂野雄二・三浦正江・嶋田洋徳　1994　中学生の心理的ストレッサーに対する認知的評価がコーピングに及ぼす影響　ヒューマンサイエンス，7，5-13．

（三浦正江　東京家政大学文学部）

中学生用認知的評価測定尺度

●たとえば，友達から仲間はずれにされたり，自分の性格や顔のことで悪く言われるなど，「友達との関係についての嫌なできごと」があったときに，あなたは下のようなことをどのくらい感じたり考えたりしますか？

「ぜんぜんそう思わない」～「とてもそう思う」までの中で一番よく当てはまるところの数字に，一つだけ○をつけて下さい。

	ぜんぜんそう思わない	あまりそう思わない	すこしそう思う	とてもそう思う
1　困ったことだと思う。	0	1	2	3
2　原因を，なくすことができると思う。	0	1	2	3
3　大変なことだと思う。	0	1	2	3
4　何とかできると思う。	0	1	2	3
5　学校の生活をおびやかすと思う。	0	1	2	3
6　すぐに，落ちついた気持ちにもどると思う。	0	1	2	3
7　なければよいものだと思う。	0	1	2	3
8　原因をなくすために，どうすればよいかわかっていると思う。	0	1	2	3
9　自分をきずつけることだと思う。	0	1	2	3
10　解決するための方法がわかっていると思う。	0	1	2	3
11　心の大切なものを，なくすと思う。	0	1	2	3
12　何が原因なのか，わかっていると思う。	0	1	2	3
13　影響があると思う。	0	1	2	3
14　どうすればよいか，わかっていると思う。	0	1	2	3

採 点 方 法

以下のように，各下位尺度ごとに得点を算出します。
「コントロール可能性」尺度得点＝項目2＋4＋6＋8＋10＋12＋14
「影響性」尺度得点＝項目1＋3＋5＋7＋9＋11＋13

中学生用コーピング測定尺度

カテゴリー	コーピング
適用対象	青年（中学生）
発表論文	三浦正江　2002　中学生の日常生活における心理的ストレスに関する研究　風間書房

■尺度の内容

項目数：合計30項目（10項目×3下位尺度）。
下位尺度：積極的対処，サポート希求，逃避・回避的対処。
評定方法・採点方法：各項目0点〜3点の4件法であり，各下位尺度の得点範囲は0点〜30点となる。

■作成過程

母集団：公立中学校5校の1〜3年生。
サンプル数：計1,323名（1年男子185名，女子185名，2年男子258名，女子236名，3年男子221名，女子238名）。
作成過程：一般成人を対象とした坂田（1989）のSCS，坂野・三浦・嶋田（1994）の中学生用コーピング尺度，中学生を対象とした古市（1993）の対処行動測定尺度に含まれる項目から，①内容が重複する項目の整理，②項目の表現が中学生にとって理解困難であると思われる項目の修正という2つの基準によって，臨床心理学専攻の大学院生3名による項目整理を行った。以上から準備された62項目について因子分析を行い，抽出された3因子51項目について，各項目を除いたCronbachのα係数を算出し，これらの値と因子負荷量の値の大きさを考慮して，3下位尺度計30項目の尺度に整備した（三浦他，1997）。

■信頼性・妥当性の検討

信頼性：内的整合性については$α=.85〜.88$，再検査法による検討では$r=.54〜.62$であり，いずれも本尺度の信頼性を満足させる水準にあるといえる。
妥当性：3つの下位尺度をそれぞれ潜在変数，下位尺度を構成する各項目を観測変数とする確認的因子分析を行った。その結果，$GFI=.86$，$AGFI=.83$であり高い値であるとは言い難いものの，"豊田（1992）の観測変数が30以上の場合はGFIの値が.90を上回ることは困難である"という指摘を考慮すると，ある程度十分な妥当性が確認されたと判断される。また，ストレッサーの経験頻度の高群は低群に比べてコーピングの実行が多く，本尺度の構成概念妥当性が確認された。

■尺度の特徴

本尺度の特徴は以下のとおりである。
(1) 中学生が日常生活において経験するストレッサーに対するコーピングを測定できる。
(2) 3下位尺度計30項目と項目数が比較的少ないため，回答する際の負担が少なく，複数の測定尺度と組合せて使用することが可能である。
(3) 十分な信頼性，妥当性が確認されている。

■尺度実施の際の留意点

三浦・上里（1999）では，この尺度の前の部分で学業ストレッサーに関する測定を行い，これを受

けて「前述のような勉強についての嫌なできごとがあったときに……」と教示している。同様に，三浦・上里（2002）では，友人関係ストレッサーの測定を行った後に，「前述のような友人との関係についての嫌な出来事があったときに……」と教示し，この尺度の回答を求めている。このようにストレス場面の種類を限定しない場合には，各自に最大ストレッサーを想起，記述させた上で，「その『嫌な』できごとに対して，あなたは下の行動や考えを……」と教示して各項目に回答させてもよい。

■尺度を用いた研究の内容

本尺度は，中学生の心理的ストレスに関する調査研究において用いられている。たとえば，学業ストレッサーに対するコーピングの特徴やストレス反応との関係（三浦・上里，1999），友人関係における心理的ストレスモデルの構成に関する研究（三浦・上里，2002）があげられる。また，中学生を対象としたストレスマネジメントプログラム実施の効果判定（三浦・上里，2003）にも用いられている。

■今後の方向性・課題

コーピングの程度に関する判定基準を設定することが今後の課題である。また，中学生のさまざまな問題行動の早期発見・対策を考えると，不登校生徒などに対して本尺度を使用し，さまざまな問題行動との関係を明らかにしたり，問題行動の生起を予測できるような判定基準を設けることが有用であろう。

■著者への連絡

研究目的に使用する場合は，とくに使用許諾を求める必要はないが，研究成果を公表した際には印刷物のコピーなどを尺度開発者に送付するよう要望する。なお，研究目的以外の使用にあたっては尺度開発者に直接相談のこと。

連絡先：三浦正江　東京家政大学文学部
〒173-8602　東京都板橋区加賀1-18-1

■引用文献

三浦正江・上里一郎　1999　中学生の学業における心理的ストレス：高校受験期に実施した調査研究から　ヒューマンサイエンスリサーチ，8，87-102．

三浦正江・上里一郎　2002　中学生の友人関係における心理的ストレスモデルの構成　健康心理学研究，15，1，1-9．

三浦正江・上里一郎　2003　中学校におけるストレスマネジメントプログラムの実施と効果の検討　行動療法研究，15，29，49-59．

三浦正江・坂野雄二・上里一郎　1997　中学生用コーピング尺度短縮版の作成の試み　日本心理学会第61回大会発表論文集，358．

坂野雄二・三浦正江・嶋田洋徳　1994　中学生の心理的ストレッサーに対する認知的評価がコーピングに及ぼす影響　ヒューマンサイエンス，7，5-13．

古市裕一　1993　学校ぎらい感情とその規定要因：ストレス理論からのアプローチ　②本教育心理学会第35回総会発表論文集，467．

坂田成輝　1989　心理的ストレスに関する一研究：コーピング尺度（SCS）の作成の試み　早稲田大学教育学部学術研究：教育・社会教育・教育心理・体育編，38，75-90．

（三浦正江　東京家政大学文学部）

中学生用コーピング測定尺度

●たとえば，友達から仲間はずれにされたり，自分の性格や顔のことで悪く言われるなど，「友達との関係についての嫌なできごと」があったときに，あなたは下のようなことをどのくらいしたり，考えたりしますか？「ぜんぜんしない」～「よくする」までの中で一番良くあてはまるところの数字に，一つだけ○をつけて下さい。

	ぜんぜんしない	あまりしない	すこしする	とてもする
1　現在の状況を変えるよう努力する。	0	1	2	3
2　問題の原因を取りのぞくよう努力する。	0	1	2	3
3　問題を整理する。	0	1	2	3
4　こんなこともあると思ってあきらめる。	0	1	2	3
5　やるべきことを考える。	0	1	2	3
6　ささいなことだと考えることにする。	0	1	2	3
7　自分自身の何かを変えるよう努力する。	0	1	2	3
8　なるようになれと思う。	0	1	2	3
9　自分の立場を人に理解してもらう。	0	1	2	3
10　問題を解決するために，人にえんじょしてくれるようたのむ。	0	1	2	3
11　どうにでもなれと思う。	0	1	2	3
12　状況についてもう1度検討し直す。	0	1	2	3
13　どうしようもないのであきらめる。	0	1	2	3
14　人から，その問題に関連した情報をえる。	0	1	2	3
15　どうしたらよいか考える。	0	1	2	3
16　過ぎ去ったことをくよくよ考えないことにする。	0	1	2	3
17　たいさくを立てる。	0	1	2	3
18　現在の状況についてあまり考えないことにする。	0	1	2	3
19　自分の気持ちを人にわかってもらう。	0	1	2	3
20　時のすぎるのにまかせる。	0	1	2	3
21　情報を集める。	0	1	2	3
22　問題を起こした人をひなんする。	0	1	2	3
23　自分のおかれた状況を人に聞いてもらう。	0	1	2	3
24　問題を起こした人をせめる。	0	1	2	3
25　人に問題の解決に役立つじょげんを求める。	0	1	2	3
26　開きなおる。	0	1	2	3
27　状況を思い返し，それを，はあくしようとする。	0	1	2	3
28　これでもかまわないとなっとくする。	0	1	2	3
29　人に，問題の解決に協力してくれるようたのむ。	0	1	2	3
30　今の経験からえられるものをさがす。	0	1	2	3

採 点 方 法

以下のように，各下位尺度ごとに得点を算出します。

「積極的対処」尺度得点＝項目1＋2＋3＋5＋7＋12＋15＋17＋27＋30

「サポート希求」尺度得点＝項目9＋10＋14＋19＋21＋22＋23＋24＋25＋29

「逃避・回避的対処」尺度得点＝項目4＋6＋8＋11＋13＋16＋18＋20＋26＋28

中学生用ストレス対処行動尺度

カテゴリー	コーピング
適用対象	青年（中学生）
発表論文	馬岡清人・甘利知子・中山恭司　2000　中学生のストレス過程の分析　日本女子大学大学院紀要　家政学研究科・人間生活学研究科，6，85-96.

■尺度の内容

　ストレスへの対処方略の評定については，Lazarus & Folkman (1984) の基本的な考え方にしたがって情動中心の対処と問題中心の対処に分ける考え方で尺度を構成するもの（たとえば，神田・大木，1998）や，積極的対処と消極的対処の軸を導入するもの（たとえば，三浦・坂野，1996；神籐，1998），サポート希求などを含めた対処方略の諸側面を取り上げるもの（たとえば，菅・上地，1996；中野，1991；田辺・堂野，1999）などさまざまである。

　「中学生用ストレス対処行動尺度」では中学生が学校生活の中で日常的に利用しているストレス対処行動を尺度項目として取り上げた。"友達と笑ったり，騒いだりする"などの「積極的情動的対処」に関する7項目，"自分ができること，やるべきことを考える"などの「問題解決対処」に関する6項目，"仲間（親しい友人）に話を聞いてもらう"などの「仲間関係によるカタルシス」に関する3項目の3つの下位尺度，計16項目で構成されている。

　それぞれの項目について「ほとんどしなかった」から「たくさんした」の4件法で反応を求め，「ほとんどしなかった」を1点，「たくさんした」を4点として得点化し，それぞれの下位尺度項目の和得点を下位尺度得点とする。したがって，「積極的情動的対処」の下位尺度得点は7点から28点，「問題解決対処」の下位尺度得点は6点から24点，「仲間関係によるカタルシス」の下位尺度得点は3点から12点の間に分布することになる。

■作成過程

　中学生が学校で日常的に利用している対処行動を尺度化することをねらって新しい尺度を構成することとした。まず，神奈川県下の2つの中学校から各学年1クラスずつを選んで，男子102人，女子97人，合計199人を対象として，a）あなたは，イライラを落ち着かせるために，どのようなことをしていますか：b）あなたは，やる気をなくしたときに，どうしますか：c）あなたは，焦りや不安を和らげるために，どのようなことをしていますか：という質問への自由記述を求めた。この自由記述を整理したところ，2つの中学校でほぼ同様に，友達に話すなどの「相談する」，遊ぶ，好きなことをするなどの「気分を変えるための積極的な行動」，教師に反抗する，物にあたるなどの「気分を変えるための消極的な行動」，問題の解決方法を探すなどの「課題に対処しようとする積極的な行動」，我慢してやるなどの「課題への消極的な対処」，物事の見方を変えるなどの「状況の見直し」，気持を落ち着ける，おまじないをするなどの「情緒の安定を図る努力」，あきらめる，落ち込むなどの「消極的な情動の安定」，食べる，寝るなどの「エネルギーの備蓄」などのカテゴリーに分類された。

　これらのカテゴリーに整理された，中学生が日常的に利用していると考えられる対処行動を取り上げて，前述の三浦・坂野（1996）や菅・上地（1996）などを参考にしながら，32項目からなる中学生用の「ストレス対処行動質問紙」を作成し，「いやなことが起きた時に次のようなことをどの程度したか教えてください。」と教示して，「ほとんどしなかった」から「たくさんした」の4件法で反応を求めた。神奈川県下のある中学校の調査の実施日に出席した全生徒，男子245人，女子234人，計484人を

対象に，調査の主旨と調査の実施の教示法を内容とする手引きと調査票を担任教師に配布して，学級単位で教師の教示による集団法で実施した。

「ストレス対処行動質問紙」の32項目のうち，全体の平均得点が1.5点に満たない，比較的利用の頻度の低い対処行動の6項目をのぞき，「ほとんどしなかった」を1点，「たくさんした」を4点とする評価点をそのまま得点として，欠測値のあるものを除いた全学年467人のデータを対象に，主因子法，バリマックス回転による因子分析を行ったところ，「ストレス対処行動質問紙」を構成した9つのカテゴリーがいくつか統合されて，尺度の内容で述べた「積極的情動的対処」，「問題解決対処」，「仲間関係によるカタルシス」と命名される3因子が得られ，それぞれの因子に因子負荷量が.4を越える7項目，6項目，3項目をそれぞれの下位尺度項目として中学生用ストレス対処行動尺度を構成した。

■信頼性・妥当性の検討

7項目からなる「積極的情動的対処」のα係数は.78, 6項目からなる「問題解決対処」のα係数は.73, 3項目からなる「仲間関係によるカタルシス」のα係数は.80であり，十分とはいえないがほぼ信頼できる水準の数値を示している．

この尺度の下位尺度と「中学生用学校ストレッサー尺度」の各下位尺度との相関をとったところ，「積極的情動的対処」と「生徒を源泉とするストレス」との間を除いて，$r=.13$から$r=.27$の高くはないが有意な相関を得た。学校でストレスを強く感じている生徒はストレスへの対処行動をより高頻度に利用しているという結果は納得のいくものである。

また，この尺度の下位尺度と「中学生用サポート期待尺度」の「先生へのサポート期待尺度」および「仲間へのサポート期待尺度」との相関を取ったところ，「積極的情動的対処」と「先生へのサポート期待尺度」との間を除いて有意な相関が得られ，とくに，「仲間関係によるカタルシス」と「仲間へのサポート期待尺度」との間では$r=.71$と高い相関を示した。サポート期待とストレスへの対処行動は互いに独立の変数ととらえてそれぞれの尺度を構成したが，ストレス対処とサポート期待との間には関連が高いことが確かめられており（菅・上地，1996；中野，1991；田辺・堂野，1999），この結果は納得のいくものである。

これらから，この尺度はある程度の基準関連妥当性をもつものと考えられる。

■尺度の特徴

「積極的情動的対処」の下位尺度は，菅，上地（1996）の気晴らし行動，神藤（1996）の積極的情動中心対処とほぼ同様の項目群からなり，積極的に情緒的な開放を求める反応といえる。「問題解決対処」は課題の解決に向かう行動を内容としており，神藤（1996）の問題解決的対処の項目群と重なるところが多い。「仲間関係によるカタルシス」は神藤（1996）の他者依存的情動中心対処，菅，上地（1996）のカタルシスと類似した項目群である。

「積極的情動的対処」の下位尺度項目のうち3項目には「友達」という用語が含まれ，一方，「仲間関係によるカタルシス」の下位尺度項目では，前述したように，「仲間（親しい友人）」という用語が含まれている。中学生においては「友達」と「仲間（親しい友人）」は，前者は単に同じ教室や学校で学ぶ者を指し，後者は自分と深い個人的な関係のあるメンバーを指すという意味で，峻別される概念であることなども尺度項目の構成上重要な視点であろう。このような区別も含めて，この尺度は，その作成過程から，中学生が日常的に利用しているストレスへの対処行動を尺度項目としているところに特徴があるといえる。

ストレスへの対処行動を多面的にとらえることをねらって，「ストレス対処行動質問紙」には，項目収集のための自由記述に比較的頻繁にあらわれた，教師に反抗する，物にあたるなどの「気分を変えるための消極的な行動」，あきらめる，落ち込むなどの「消極的な情動の安定」，食べる，寝るなどの「エネルギーの備蓄」などのカテゴリーを取り上げたが，菅，上地（1996）の結果と異なり，これらの

項目はまとまった因子を構成しなかった。これは中学生と高校生の違いなのか，尺度項目の設定の問題なのかを明らかにするのは今後の課題となる。

■尺度実施の際の留意点

この尺度は，先に述べたように，信頼性と妥当性はある程度保障されているが，尺度の標準化の作業が行われていない，研究的な目的の尺度であるので，尺度得点は対象となった中学生が学校の生活で利用しているストレス対処行動の種類と程度の目安を示すものとして取り扱ってほしい。

■判断基準

中学生用ストレス対処行動尺度の各下位尺度の学年別・性別の平均点と標準偏差を表1に示す。

表1 中学生用ストレス対処行動尺度の各下位尺度の学年別・性別の平均と標準偏差

対処行動	1年	2年	3年	男性	女性	合計
積極的情動的対処	17.90	17.34	17.21	16.90	18.10*	17.49
max.=28, min.=7	4.76	4.85	5.16	4.90	4.88	4.92
問題解決対処	12.52	12.93	13.91a	12.70	13.35*	13.11
max.=24, min.=6	3.55	3.90	3.82	3.76	3.78	3.79
仲間関係によるカタルシス	6.95	7.14	7.41	5.22	9.14*	7.16
max.=12, min.=3	2.83	2.93	3.04	1.86	2.46	2.93

上段は平均値，下段は標準偏差を示す。
＊は性差が有意であることを，aは1・2学年と3年の間に有意差があることを示す。

「積極的情動的対処」の全体の平均得点は17.5点であり，その標準偏差は4.9であるので，得点が23点を越えるとこの対処方略をかなりよく使っており，12点以下であればこの対処方略をあまり使っていないといえる。「問題解決対処」の全体の平均得点は13.1点であり，その標準偏差は3.8であるので，得点が17点を越えるとこの対処方略をかなりよく使っており，9点以下であればこの対処方略をあまり使っていないといえる。「仲間関係によるカタルシス」の全体の平均得点は7.2点であり，その標準偏差は2.9であるので，得点が10点を越えるとこの対処方略をかなりよく使っており，4点以下であればこの対処方略をあまり使っていないといえる。

ただし，「中学生用ストレス対処行動尺度」の3つの下位尺度のすべてで有意な，かなりの性差があり，とくに「仲間関係のカタルシス」では女性の平均点が男性の平均点を大きく上回り，得点分布は頭打ち状態になっているので，判断をする上で注意が必要である。学年差に関しては，「問題解決対処」において1・2年生の平均得点よりも3年生の平均得点が有意に高いこと，有意な差ではないが「積極的情動的対処」では学年が進むにつれて平均得点が減少し，「仲間関係によるカタルシス」では学年が進むにつれて平均得点が増加する傾向があることなどは，判断の上で考慮するべきことである。

■尺度を用いた研究の内容

「中学生用ストレス対処行動尺度」によって測定されるストレス対処行動の種類と程度が，学校においてストレッサーを経験することからストレス反応にいたる過程に対して，ソーシャルサポート期待とともにどのように影響するのかを調べるために，「中学生用ストレス反応尺度」の各下位尺度の得点をY変数とし，この尺度と「中学生用学校ストレッサー尺度」の各下位尺度，「中学生用サポート期待尺度」の「先生へのサポート期待尺度」と「仲間へのサポート期待尺度」のそれぞれの得点をX変数として，正準相関分析を行った。この尺度や「中学生用学校ストレッサー尺度」，「中学生用サポート期待尺度」では大きな性差が認められたので，分析は男女別に行ったところ，男女とも有意な3軸が得られたが，男性の構造係数行列と女性の構造係数行列では異なるパターンが得られた。

男性においては，第3軸への「問題解決対処」の構造係数がrc＝.53で，「自分を源泉とするストレス」（rc＝.50）や「先生へのサポート期待」（rc＝.59），「仲間へのサポート期待」（rc＝.59）とともにやや高く，Y変数では「学校への不適応感」（rc＝－.41）と「友だちへの不信感」（rc＝－.45）が中等度の負の構造係数を示していた。ここから「問題解決対処」は，男子中学生においては，自分を源泉とするストレスを感じている生徒がよく利用し，先生や仲間へのサポート期待を背景として，学校への不適応感や友だちへの不信感を抑制する効果があるといえる。男性においては，中等度以上の構造係数を示す「中学生用ストレス対処行動尺度」の下位尺度は，これ以外には認められなかった。

女性においては，第2軸への「問題解決対処」がrc＝－.68とかなり高い負の構造係数を持ち，「自分を源泉とするストレス」（rc＝－.52）とともに，Y変数の「無力感」（rc＝－.70）とのかなり強い関連を示している。ここから，女子中学生においては，自分を源泉とするストレスを感じている生徒は「問題解決対処」をよく利用しがちではあるが，これはかえって無力感を高める可能性があることを示唆している。

一方，女性の第3軸では，「仲間によるカタルシス」の構造係数がrc＝.52とかなり高く，「仲間へのサポート期待」（rc＝.92）とY変数の「友だちへの不信感」（rc＝－.87）が非常に高い構造係数を示している。「仲間によるカタルシス」を利用する女子中学生は，同時に仲間へのサポート期待を強くもっており，これらが友だちへの不信感を強く抑制しているといえる。

中学生の学校ストレス過程におけるストレス対処行動の機能を検討したところ，ストレス対処行動の利用のしかたは男性と女性でかなり異なることが明らかとなった。とくに，自分を源泉とするストレスを感じている生徒における「問題解決対処」は，男性においてはサポート期待を背景としてストレス反応を抑制するが，女性においてはストレス反応を高める可能性が示されたことは注目される。また，「仲間によるカタルシス」は女性の平均得点が男性の平均得点を大きく上回っていることや正準相関分析の結果から，とくに女子中学生において，重要な機能を持っていることが見いだされたことも興味のある点である。

■今後の方向性・課題

尺度実施の際の留意点でも述べたように，この尺度は研究的に開発したものであり，対象サンプルの幅が限られている。一般的に利用できる尺度とするには標準化の作業が必要であろう。

中学生の学校ストレス過程に介入する場合に，問題解決対処の取り扱いに十分な注意を払う必要があることが明らかになった。甘利，馬岡（2002）は，自己効力感を媒介変数としながら認知的統制と抑うつ・不安の関連を検討して，問題解決対処と同様に問題を焦点化する機能を持つ，認知的統制の下位尺度の一つである「思考と行動の検討」は，今ひとつの下位尺度である「認知の枠組みの変更」や自己効力感を経由して抑うつや不安を抑制するが，単独では抑うつ・不安を強める副作用があることを見いだしている。今後このような機制をより詳しく検討する必要があるだろう。

■著者への連絡

研究目的でこの尺度を使用する場合にはとくに使用許可を求める必要はない。

■引用文献

甘利知子・馬岡清人 2002 認知的統制と自己効力感が女子大学生の抑うつと不安に及ぼす影響 日本女子大学大学院紀要 家政学研究科・人間生活学研究科, 8, 29-39.

菅 徹・上地安昭 1996 高校生の心理・社会的ストレスに関する一考察 カウンセリング研究, 29, 197-207.

神田信彦・大木桃代 1998 中学生のストレス対処－統制感と感情反応の機能－ 健康心理学研究, 11, 39-47.

Lazarus, R. S., & Folkman, S. 1984 *Stress, Appraisal, and Coping.* Springer：本明・春木・織田(訳) 1991 ストレスの心理学 実務教育出版

三浦正江・坂野雄二 1996 中学生における心理的ストレスの継時的変化 教育心理学研究，44，368-378．

中野敬子 1991 対処行動と精神身体症状における因果関係について 心理学研究，61，404-408．

神籐隆明 1998 中学生の学業ストレッサーと対処方略がストレス反応および自己成長感，学習意欲に与える影響 教育心理学研究，46，442-451．

田辺敏明・堂野佐俊 1999 大学生におけるネガティブストレスタイプと対処行動の関連 教育心理学研究，47，239-247．

（馬岡清人）

中学生用ストレス対処行動尺度

　ここ数ヶ月間の学校での生活を振り返って，いやなことが起きた時にしたことを教えてください。次の1から16に述べたようなことをどのくらいしましたか？「たくさんした」を4，「ほとんどしなかった」を1として，当てはまるところにひとつだけ丸をつけてください。

	たくさんした	よくした	すこしした	ほとんどしなかった
1．友だちと笑ったり，騒いだりする。	4	3	2	1
2．自分ができること，やるべきことを考える。	4	3	2	1
3．仲間（親しい友人）に話を聴いてもらう。	4	3	2	1
4．友だちとおしゃべりをする。	4	3	2	1
5．問題の解決方法をいろいろと捜してみる。	4	3	2	1
6．自分が信頼している仲間（親しい友人）に助言を求める。	4	3	2	1
7．授業が終わったら思いっきり遊ぶ。	4	3	2	1
8．ものごとの見方や考え方を変える。	4	3	2	1
9．仲間（親しい友人）に手紙を書く。	4	3	2	1
10．髪の毛をとかしたり，鏡で髪型をととのえたりする。	4	3	2	1
11．気持を落ちつけて，冷静に事態を受けとめる。	4	3	2	1
12．やりたいことをする。	4	3	2	1
13．同じような経験が前にあったかどうか考える。	4	3	2	1
14．友だちをからかう。	4	3	2	1
15．やればできると自分を励ます。	4	3	2	1
16．楽しかったことを思い出す。	4	3	2	1

下位尺度得点の集計の仕方
　次の項目の評定値の和得点をそれぞれの下位尺度の得点とします。
　「積極的情動的対処」　　　　　＝1＋4＋7＋10＋12＋14＋16
　「問題解決対処」　　　　　　　＝2＋5＋8＋11＋13＋15
　「仲間関係によるカタルシス」＝3＋6＋9

中学生用体育学習ストレスコーピング尺度（SCS−PE）

カテゴリー	コーピング
適用対象	青年（中学生）
発表論文	佐々木万丈　2001　中学生用体育学習ストレスコーピング尺度（SCS−PE）の開発と標準化　教育心理学研究，49，69-80.

■尺度の内容

　Lazarus & Folkman（1984）によれば，ストレスにさらされた個人がそのストレス状況に対してどのようなコーピングを行うかは，以後の心理的過程やストレス反応の表出を決定する重要な要因となる。このことは学校場面でも同様と考えられ，岡安他（1993）は，児童生徒の学校不適応の予防ではストレッサーを除去することよりも，ストレス過程に関与する要因を操作する方が有効であると指摘した。すなわち，ストレスコーピングへの介入によって児童生徒のストレスは低減されると考えられる。

　このような中，佐々木（1999）は，少子高齢化がさけばれる今日，児童生徒の運動やスポーツに対する積極的態度を育てることは，将来のQOLを高めるためにも重要であるとの視点に立ち，体育学習中のさまざまなストレッサー――たとえば，「効力感の欠如」「生理的不調・不快」「教師の不適切な指導・態度」「他者の不真面目」「他者からの中傷」など（佐々木，1997）――が，体育嫌いや運動嫌いを生み出す要因にならないように，体育授業中のストレスに関わる心理的過程に適切に介入することの重要性を指摘した。そして，体育の授業に取り組む中学生に対しては，ストレスレベルが高まる失敗場面（能力的不適応の場面）の心理的過程に介入することがとくに重要と考え，この時の生徒のコーピングの特徴や選択傾向を把握することができる尺度「中学生用体育学習ストレスコーピング尺度」（SCS−PE：Stress Coping Scale for Junior High School Students in Physical Education Classes）を開発した（佐々木，2001）。下位尺度は「ストラテジー追求（13項目）」「回避的認知・行動（9項目）」「内面安定（4項目）」からなり，全26項目である。評定方法は，各項目0〜3点の4件法で，各下位尺度ごとに合計を算出しコーピングの選択傾向を評価する。

■作成過程

　本尺度の開発は2つの先行研究が基盤となった。まず，先行研究1（佐々木，1999a）では，中学生169名を対象に自由記述調査を行い，体育授業中の「効力感の欠如」（能力的不適応）場面に関わるコーピング48記述を収集した。次に，異なる中学生479名を対象とする調査で因子分析（主因子法・バリマックス回転）を行い，4因子・27項目のコーピング因子を抽出した。各因子はLazarusらが分類・提出したストレス対処の8つの型（野口，1998）に内包され，また，嶋田他（1995）や嶋田（1996），三浦他（1996）などのコーピングともほぼ同様に分類できるもので，構成概念的妥当性が認められた。

　次に，先行研究2（佐々木，1999b）では，上記27項目を用いて改めて調査を行い，中学生1163名対象の因子分析（主因子法・バリマックス回転）によって，3因子・26項目のコーピング因子が同定された。因子数が4から3に減じたのは，先行研究の4因子中の2因子が同一因子として抽出されたためであった。この時の各因子を構成する項目の内的整合性は，$\alpha = .73 \sim .86$の範囲であった。また，因子数は減じたものの各因子の解釈は先行研究1の抽出因子と同様に行うことができたことから，因子的に安定していると考えられた。

　以上の結果から，先行研究2の26項目を用いれば，体育授業中のコーピング傾向を把握できる尺度

が開発できると考え，あらたに827名の中学生を対象に調査を実施した。因子分析（主因子法・バリマックス回転）の結果に基づき，コーピング因子をより安定して説明できている項目を抽出し，さらに信頼性（α係数，再テスト法）と妥当性（構成概念的妥当性，基準関連妥当性，交差妥当性），弁別力の検討を行い，また，評価基準表を作成した。

■信頼性・妥当性の検討

信頼性：各下位尺度の信頼性係数（α係数，再テスト法）は，「ストラテジー追求：.88・.67」「回避的認知・行動：.83・.59」「内面安定：.68・.54」であった。信頼性係数の一般的な基準が0.7以上であることを考慮すると，本尺度の再テスト法による信頼性係数は十分高いとはいえない。原因としては，2回のテストの間隔が約2か月と開いたことが考えられた。すなわち，この間の体育授業中の経験があらたな心理的資源としてストレスの認知的過程に影響し，そのことが再テストの評価に反映されたのではないかと考えられた。しかし，一方でこのことは，コーピングが性格特性のように個人内で安定したものではない（小杉，1996）という指摘を支持しているとも考えられた。すなわち，コーピングは安定したスタイルではなく，状況ごとに変化するプロセスであるという点を考慮すれば，2か月をはさんだ再テスト法の信頼性係数はある程度満足できると判断した。なお，「内面安定」はα係数もあまり高いとはいえない。原因は項目数が4項目と少ないことに起因していると考えられた。

妥当性：本尺度を構成する3因子の項目構成は，先行研究2で抽出されたコーピング因子の項目構成とほぼ同じであった。すなわち，第2因子（回避的認知・行動）はまったく同じ項目構成であり，第1因子（ストラテジー追求）と第3因子（内面安定）は，それぞれの1項目ずつが第1，第3因子間で入れ替わっていただけであった。この結果は，その1項目ずつが因子を説明する上では不安定であることを示唆させたが，入れ替わったことでの解釈上の混乱はなく，むしろ，因子の明確な説明に寄与していた。したがって，全体としては3つの因子構造は安定していると判断された。さらに，これら3因子は神村他（1995）による対処方略の分類軸とも合致しており，概念的にコーピングの理論的仮説と一致できていると考えられた。以上により，本尺度の構成概念的妥当性は認められると判断した。

次に，基準関連妥当性は，堀野・森（1991）による「自己充実的達成動機尺度」と，伊藤（1996）によるスポーツの「目標志向性尺度」とを外的基準として検証された。相関分析の結果，理論的および経験的にみて妥当な解釈を可能にする有意な相関係数が認められ，コーピングが積極的か消極的かという点で，達成動機の高低や目標志向性の高低と関連性のあることが示唆された。以上により，本尺度の基準関連妥当性は認められると判断した。

さらに，交差妥当性は，まず，本尺度開発の被調査者(822名)を設定標本，先行研究(佐々木，1999b)の被調査者（1163名）を検証標本として検討された。このとき，重回帰分析の予測変数には本尺度の3下位尺度それぞれの合成得点が，また，基準変数には先行研究（佐々木，1999b）で因果的関連が示唆された体育学習における心理的ストレス反応尺度の合成得点がそれぞれ与えられた。重回帰分析の結果，重相関係数は標本間でほとんど変わりがなく，また，予測値と実測値の相関係数もすべて有意であった。これにより，予測式の適用性は満足できると考えられた。しかし，推定精度を表す予測値と実測値の平均の差（t検定）がすべて有意であった。この原因は，設定標本と検証標本のデータ収集の時期が異なっていたことで学習内容に違いが生じ，コーピングとストレス反応との関係式が双方で斉一性をもてなくなってしまったことにあると考えられた。そこで，それぞれの被調査者をそれぞれ無作為に折半し，それぞれで設定標本と検証標本を設定し，個々に推定精度を検討した。その結果，それぞれの予測値と実測値の相関係数はすべて有意であり，また，平均の差も有意ではなかった。以上により，本尺度を予測変数とした場合の外部基準に対する予測式の適用性は認められ，さらにその推定精度も満足できるものであった。以上により，尺度の交差妥当性は確認された。

最後に，弁別力の検討が行われ，西田・澤（1993）による体育学習の意欲を説明する項目群を分類

測度として本尺度開発の被調査者を体育学習積極群と消極群とに分け，3下位尺度得点の平均を比較した。t検定の結果，分類された群間で3下位尺度すべてにおいて有意な得点差が認められ，本尺度が弁別力を備えていることが検証された。

■尺度の特徴

本尺度は，中学生が体育の授業中に経験すると思われる「うまくできない」というストレス状況でのコーピング傾向を把握する尺度である。項目数が比較的少ないので，生徒，教師ともに実施上の負担は少ないと考えられる。また，信頼性，妥当性ともにほぼ満足できることが検証されているので，中学生の体育授業中のコーピングを的確に把握できる道具として有用と考えられる。

■尺度実施の際の留意点

本尺度の使用に際しては，「うまくできない」というストレス状況でのコーピング把握が前提となる。したがって，教師は本尺度を実施する場合には，生徒に対してストレス状況が「うまくできない」場合に限られることを説明する必要がある。また，1回の査定結果を，その個人の唯一のコーピング傾向と判断することは避けなければならない。学習の内容や方法，あるいは与えられた運動課題に対する好き嫌いなど，学習条件や主体的条件の違いから選択されるコーピングが異なると考えられる。したがって，生徒個々のコーピングについては，他の心理調査を同時に用いたり，各学習の単元や学期，あるいは学年ごとに確認するなど，総合的かつ継続的・経時的に把握する必要がある。

■判断基準

本尺度の判断基準は，中学生798名（男子419名・女子379名）のデータに基づき設定された。平均を比較した結果，性差・学年差がみられないことから，男女・学年に関わらない5段階で設定されている（表1）。

表1　SCS-PE 評価基準表

下位尺度	評価点				
	1	2	3	4	5
ストラテジー追求	0～7	8～14	15～21	22～28	29～39
回避的認知・行動	0～2	3～4	5～9	10～20	21～27
内面安定	0	1～3	4～6	7～8	9～12

■今後の方向性・課題

体育の授業に関わる心理社会的ストレスへの積極的な適応は，生涯にわたり健康的で活動的な生活を可能にするための基本的な条件になると考えられる。今後は，これまでに得られた体育の授業に関わるストレッサー（佐々木，1997），ストレス状況に対するコーピング（佐々木，1999a・1999b），さらに体育授業中の心理的ストレス反応に関わる知見（佐々木，1999b・2000）を統合的に解釈し，その適応を促す学習のプログラムや指導・介入の方法を，実践をとおして検討していくことが課題である。

■著者への連絡

使用にあたっての許諾条件などはない。体育学習に関わるストレス研究はもとより現場の体育授業，あるいは体育の授業研究などに大いに活用して頂きたい。ただ，研究結果を公表した場合には印刷物のコピーなどを尺度開発者に送付するようお願いしたい。

連絡先：佐々木万丈　日本女子体育大学体育学部運動科学科
〒157-8565　東京都世田谷区北烏山8-19-1

■引用文献

堀野 緑・森和代 1991 抑うつとソーシャルサポートとの関連に介在する達成動機の要因 教育心理学研究, 39, 308-315.

伊藤豊彦 1996 スポーツにおける目標志向性に関する予備的検討 体育学研究, 41, 261-272.

神村栄一・海老原由香・佐藤健二・戸ヶ崎泰子・坂野雄二 1995 対処方略の三次元モデルの検討と新しい尺度（TAC-24）の作成 教育相談研究, 33, 41-47.

小杉正太郎 1996 Lazarus, R. S. のコーピング定義の変遷とコーピング測定の諸問題 産業ストレス研究, 3, 124-126.

Lazarus, R. S., & Folkman, S. 1984 *Stress, appraisal, and coping*. New York : Springer Publishing Company, Inc.

三浦正江・坂野雄二 1996 中学生における心理的ストレスの経時的変化 教育心理学研究, 44, 1-11.

西田 保・澤 淳一 1993 体育における学習意欲を規定する要因の分析 教育心理学研究, 41, 125-134.

野口京子 1998 健康心理学 金子書房

岡安孝弘・嶋田洋徳・坂野雄二 1993 中学生におけるソーシャル・サポートの学校ストレス軽減効果 教育心理学研究, 41, 302-312.

佐々木万丈 1997 体育の授業における中学生用心理的ストレスレベル測定尺度の開発 スポーツ心理学研究, 24, 17-26.

佐々木万丈 1999a 体育学習の心理的ストレスに対するコーピング−中学生の場合− スポーツ心理学研究, 25, 75-82.

佐々木万丈 1999b 体育学習における能力的不適応経験時のコーピングと心理的ストレス反応の関係：中学生の場合 体育学研究, 44, 445-456.

佐々木万丈 2000 中学生用体育学習心理的ストレス反応尺度の開発および対人関係に対する主観的評価と心理的ストレス反応との関係 日本体育学会第51回大会号, 173.

佐々木万丈 2001 中学生用体育学習ストレスコーピング尺度（SCS-PE）の開発と標準化 教育心理学研究, 49, 69-80.

嶋田洋徳 1996 自信をつける 児童心理, 50, 65-70.

嶋田洋徳・秋山香澄・三浦正江・岡安孝弘・坂野雄二・上里一郎 1995 小学生のコーピングパターンとストレス反応との関連 日本教育心理学会第37回大会論文集, 556.

(佐々木万丈　日本女子体育大学体育学部)

中学生用体育学習ストレスコーピング尺度（SCS-PE）

これまでの体育の授業で次のような場面に出会ったときのことを思い出して下さい。
- 良い記録や思うような結果が出ない
- みんなできるのに自分だけできない
- 以前できたことができなくなってしまう　など

あなたはこのようなとき，どのような態度で学習に取り組みましたか。
以下に示す内容が自分のやり方とどの程度あっているかを一つ選び，記号を○で囲んで下さい。

あてはまらない：A　　少しあてはまる：B　　まあまああてはまる：C　　よくあてはまる：D

例）先生に教えてもらった	A	Ⓑ	C	D
1. なぜできないのか，どうすればできるようになるのかをいろいろ考えた	A	B	C	D
2. すぐにやめたり，あきらめたりした	A	B	C	D
3. 自分が尊敬する人や感銘を受けた人は同じような問題をどう処理するだろうかと考え，それを参考にした	A	B	C	D
4. できるようになるまで練習した	A	B	C	D
5. 人のを見て，うまいやり方だと思えることをまねてみた	A	B	C	D
6. 自分には仕方のない結果だと割り切った	A	B	C	D
7. そのことが以後の授業や自分にとってどの程度望ましくないことなのかを考えてみた	A	B	C	D
8. 笑ったり，ふざけたりしてその場をとりつくろい，自分の失敗を知られないようにした	A	B	C	D
9. 気持ちが落ち着くような事柄を自分自身に言い聞かせた	A	B	C	D
10. うまくいくようにやり方を変えてみた	A	B	C	D
11. 適当にやってごまかした	A	B	C	D
12. あとで一人で練習した	A	B	C	D
13. 自分のペースで練習した	A	B	C	D
14. 何度か挑戦してみてダメならあきらめた	A	B	C	D
15. 何事もなかったかのようにふるまった	A	B	C	D
16. そのような結果や自分の姿を二度とさらすまいと心に決めた	A	B	C	D
17. 完全でなくともある程度できるようになるまで，あるいは納得できるまで練習した	A	B	C	D
18. 気にせず何もしなかった	A	B	C	D
19. 他の種目での経験を参考にするようにした	A	B	C	D
20. 教えられたことをもう一度頭の中で整理してみた	A	B	C	D
21. まじめにやらずにだらだら続けた	A	B	C	D
22. いたずらに失望したり落ち込んだりしないようにし，自分のプライドをなくさないように努めた	A	B	C	D
23. どうしたら良くなるのかを友達に教えてもらった	A	B	C	D
24. 授業だから仕方がないと，少しだけ練習した	A	B	C	D
25. 先生を呼んでいろいろきいてみた	A	B	C	D
26. 自分なりに何とかしようと努力した	A	B	C	D

以上で終わりです

注：下位尺度の集計は，A：0点，B：1点，C：2点，D：3点とし以下の通り合計する（数字は項目番号）。
　　ストラテジー追求＝1＋3＋4＋5＋10＋12＋13＋17＋19＋20＋23＋25＋26
　　回避的認知・行動＝2＋6＋8＋11＋14＋15＋18＋21＋24
　　内面安定　　　　＝7＋9＋16＋22

高校運動部員用コーピング尺度
(Coping Scale for High School Athletes)

カテゴリー	コーピング
適用対象	青年（高校生運動部員）
発表論文	渋倉崇行・森　恭　2002　高校運動部員の部活動ストレッサーに対するコーピング採用とストレス反応との関連　スポーツ心理学研究，29，2，19-30．

■尺度の内容

　青少年の運動部活動をめぐってはバーンアウトや途中退部などさまざまな不適応問題が指摘されている。部活動にみられるこのような問題を説明する要因として，部員の心理的ストレスは注目することができる。本尺度は，高校運動部員が日常の競技生活で経験するストレッサーに対して行うコーピングを測定することを目的として開発された。

　本尺度は「問題解決」「回避」「カタルシス」「気晴らし」「肯定的思考」の 5 下位尺度から構成されている。項目数は20項目である。評定方法は特定のストレッサーに直面した際にコーピング項目が示すような思考・行動をどの程度行ったかを，4 段階（「そのようにはしなかった(1)」「まれにそのようにした(2)」「たいていそのようにした(3)」「常にそのようにした(4)」）で回答するよう求め，採点は下位尺度ごとに合計得点を算出する。

■作成過程

　渋倉他（2001）により高校運動部員のコーピングを表す24項目が準備された。この項目群はコーピングを扱った先行研究（神村他，1995；黒田他，1988；坂田，1989；神藤，1998；田邊・堂野，1999）から項目記述が収集され，高等学校時に部活動所属経験のある大学生を対象とした質問紙調査をもとに，コーピング項目の包括性とバランスを基準に厳選されたものであった。次に，この項目群を用いて高等学校15校の 1 ，2 年生運動部員1428名（男子848名，女子580名；有効回収率92.1％）を対象に質問紙調査が行われた。なお，サンプル数は1428名が 5 つのストレッサー（競技力，練習時間，怪我・病気，仲間，指導者）に対して行った評価1428×5＝7140であった。主因子法，プロマックス回転による因子分析を行ったところ，固有値 1 以上の基準で 5 因子が得られた。因子負荷量が.40未満の項目を除去し，5 因子基準で再度同様の因子分析を行った。その結果，「問題解決」「回避」「カタルシス」「気晴らし」「肯定的思考」の 5 因子20項目からなる尺度が作成された。

■信頼性・妥当性の検討

　信頼性：各下位尺度の信頼性係数（Cronbach の α 係数）は「問題解決」＝.86，「回避」＝.82，「カタルシス」＝.81，「気晴らし」＝.70，「肯定的思考」＝.67であった。項目数が 2 つであった「肯定的思考」の α 係数は若干低めであったが，それぞれの下位尺度とも比較的高い内的整合性を示していると考えられる（渋倉・森，2003）。

　妥当性：本尺度を構成する各項目はコーピングを扱った先行研究から収集され，包括性とバランスを基準に厳選されたものである。また，この項目群は，神村他（1995）による 3 軸（「問題焦点－情動焦点」「接近－回避」「認知－行動」）8 領域に分類できることが確かめられているが（渋倉他，2001），本尺度を構成する 5 因子はそれぞれ領域ごとにまとまり，あらかじめ想定した因子と対応していることが示されている。さらに，渋倉・森（2002）は各因子を構成する項目の合計得点を基準として 2 次因子分析を行い，「問題焦点型」と「情動焦点型」に関する 2 因子を得ている。この結果は Folkman &

Lazarus(1980)の分類と一致している。これらのことは，本尺度の内容的妥当性を示しているといえる。

■尺度の特徴

本尺度は，高校運動部員が日常の競技生活で経験するストレッサーに対して行うコーピングを測定する尺度である。本尺度の採点方式は下位尺度ごとの合計得点を算出することとなっているが，5因子は「問題焦点型」と「情動焦点型」とに分類できることが確認されている（渋倉・森，2002）。したがって，「問題解決」「肯定的思考」の合計得点から「問題焦点型」の得点を，「回避」「カタルシス」「気晴らし」の合計得点から「情動焦点型」の得点を算出することもできる。また，項目記述は抽象的な表現で表されていることから，さまざまなストレッサーに対するコーピング測定が可能である。

■尺度実施の際の留意点

本尺度を用いてコーピングの測定を行う際は，コーピングの対象となるストレッサーを明確にしておくことが重要である。調査目的にもよるが，特定のストレッサーを具体的に表す記述を明示したり，回答者が最近で一番負担になったストレッサーを事前に求めたりすることが必要である。

■判断基準

判断基準はとくに設けていない。なお，高校運動部員1，2年生の標準得点は表1のとおりである。

表1　部活動ストレッサーに対する高校運動部員のコーピング得点と標準偏差

下位尺度（得点範囲）	部活動ストレッサー									
	指導者		練習時間		競技力		仲間		怪我・病気	
	平均	標準偏差	平均	標準偏差	平均	標準偏差	平均	標準偏差	平均	標準偏差
問題解決（6-24）	12.67	4.84	11.30	4.53	15.90	3.98	14.04	4.59	13.88	4.88
回避（6-24）	12.11	4.80	12.95	4.67	9.35	3.37	11.28	4.21	11.49	4.40
カタルシス（3-12）	6.64	2.71	6.39	2.57	6.29	2.35	6.81	2.63	5.81	2.49
気晴らし（3-12）	6.45	2.66	6.67	2.43	6.51	2.15	6.65	2.47	6.37	2.49
肯定的思考（2-8）	4.27	1.89	4.95	1.89	4.95	1.75	3.93	1.77	4.11	1.83

$N=1,428$（1年生男子472名，女子324名，2年生男子376名，女子256名）
注）渋倉・森（2002）のデータに基づいて著者が作成。

■尺度を用いた研究の内容

渋倉・森（2002）は，高校運動部員のコーピングとストレス反応との関連性を検討している。そこでは，高校運動部員のコーピングパターンは「問題・情動焦点タイプ」「問題焦点タイプ」「情動焦点タイプ」「無抵抗タイプ」の4タイプに分類されることが確認されている。また，ストレッサーの種類により採用されるコーピングは異なる傾向にあること，問題解決や肯定的思考といったコーピングは無気力や引きこもりといったストレス反応を低減させることが報告されている。

■今後の方向性・課題

組織的なスポーツ活動現場で，高校運動部員の不適応をめぐるアセスメントに活用されることが期待される。また，本尺度による評価が個人のコーピング行動に対する気づきを促すフィードバックの機能を果たすことも重要である。すなわち，本尺度によるコーピングの評価を積極的に高校運動部員にフィードバックすることにより，彼らがストレス反応の低減を可能とする適応的なコーピングを行

えるようになることが期待される。

■著者への連絡

研究目的に使用する際はとくに使用承諾を求める必要はない。ただし，研究成果を公表した際は印刷物のコピーなどの送付を要望する。

連絡先：渋倉崇行　新潟県立大学人間生活学部子ども学科
〒950-8680　新潟県新潟市東区海老ケ瀬471

■引用文献

Folkman, S., & Lazarus, R. S. 1980 An analysis of coping in a middle-aged community sample. *Journal of Health and Social Behavior*, 21, 219-239.

神村栄一・海老原由香・佐藤健二・戸ヶ崎泰子・坂野雄二　1995　対処方略の三次元モデルの検討と新しい尺度（TAC-24）の作成　教育相談研究，33，43-49．

黒田浩司・宮田　徹・土屋満明・山本和郎　1988　ストレスと対処行動に関する研究　慶応義塾大学社会科学研究科紀要，28，73-80．

坂田成輝　1989　心理的ストレスに関する一研究－コーピング尺度(SCS)の作成の試み－早稲田大学教育学部学術研究（教育・社会教育・教育心理・体育学編），38，61-72．

渋倉崇行・小泉昌幸・桑原　公・森　恭　2001　高校運動部員の対処行動測定尺度作成に関する基礎研究　新潟体育学研究，19，9-14．

渋倉崇行・森　恭　2002　高校運動部員の部活動ストレッサーに対するコーピング採用とストレス反応との関連　スポーツ心理学研究，29，2，19-30

神藤貴昭　1998　中学生の学業ストレッサーと対処方略がストレス反応および自己成長感・学習意欲に与える影響　教育心理学研究，46，442-451．

田邊敏明・堂野佐俊　1999　大学生におけるネガティブストレスタイプと対処行動の関連－性格類型およびストレス認知・反応をとおした分析－　教育心理学研究，47，239-247．

(渋倉崇行　新潟県立大学人間生活学部)
(森　恭　新潟大学教育科学部)

高校運動部員用コーピング尺度

部活動を行っていく中では，楽しいことばかりでなくいやな出来事を経験することもあるかと思います。そのようなとき，あなたはどのように考え，どのように行動することが多いでしょうか。次にあげる「出来事」について質問にお答え下さい。

(出来事の具体的な記述を明示)

上のような出来事を経験したとき，あなたはどのように考え，行動することが多いですか。no.1〜20について回答選択肢からあてはまるものを一つ選び，マークシートに記入して下さい。

no.	項　　　　目	回答選択肢
1.	不運だと考え諦める	Ⅰ．そのようにはしなかった
2.	そのことの反省をふまえて，次にすべきことを考える	Ⅱ．まれにそのようにした
3.	その経験を，試練の機会だと考える	Ⅲ．たいていそのようにした
4.	その問題について，どのような対策をとるべきか注意深く考える	Ⅳ．常にそのようにした
5.	原因を検討し，どのようにしてゆくべきか考える	
6.	その経験は自分のためになると考える	
7.	自分では手におえないと考え諦める	
8.	どうしようもないので諦める	
9.	趣味，娯楽等により，気分転換を図る	
10.	その問題を自分から遠ざける	
11.	自分自身の何かを変えるよう努力する	
12.	自分の気持ちを人に分かってもらう	
13.	誰かに話を聞いてもらい，気を静めようとする	
14.	どうすることもできないと，解決を先送りにする	
15.	誰かに愚痴を聞いてもらい，気分を晴らす	
16.	時が過ぎるのにまかせる	
17.	気を紛らわすのに役立つことをする	
18.	問題の原因を取り除くよう努力する	
19.	現在の状況を変えるよう努力する	
20.	気分を一新するようなことをする	

採　点　方　法

以下の手順に従って，「問題解決」「回避」「カタルシス」「気晴らし」「肯定的思考」の5下位尺度得点を算出する。各項目の得点は，「そのようにはしなかった」＝1点，「まれにそのようにした」＝2点，「たいていそのようにした」＝3点，「常にそのようにした」＝4点とする。

「問題解決」尺度
　　項目番号2，4，5，11，18，19の得点を加算。

「回避」尺度
　　項目番号1，7，8，10，14，16の得点を加算。

「カタルシス」尺度
　　項目番号12，13，15の得点を加算。

「気晴らし」尺度
　　項目番号9，17，20の得点を加算。

「肯定的思考」尺度
　　項目番号3，6の得点を加算。

中学生用サポート期待尺度

カテゴリー	ソーシャルサポート
適用対象	青年（中学生）
発表論文	馬岡清人・甘利知子・中山恭司　2000　中学生のストレス過程の分析　日本女子大学大学院紀要　家政学研究科・人間生活学研究科，6，85-96.

■尺度の内容

　ソーシャルサポートがストレス反応を低減させる効果については，Cohen & Wills（1985）や浦（1992）などに詳しい。学生を対象としたソーシャルサポートの測定尺度としては久田他（1989）の開発したものがあり，また，これを利用して，岡安他（1993）は中学生版のソーシャルサポート尺度を開発している。

　ソーシャルサポートへの希求をストレス対処の方略の1つと考えて，ストレス対処の尺度の中にソーシャルサポートを組み込む考え方もある（たとえば，菅・上地，1996；中野，1991；田辺・堂野，1999）が，ここではソーシャルサポートをストレス対処の方略からは独立な変数として扱った。ソーシャルサポートの測定尺度には，サポートを実際に授受する体験の程度を対象とするものと，サポートへの期待の程度を測定しようとするものがある（岡安他，1993）が，ここでは，より認知的評価の要素の強いサポート期待を取り上げた。

　中学生用サポート期待尺度は，中学校生活の人的要素を主に構成する「先生へのサポート期待」と「仲間へのサポート期待」を測定する2つの尺度からなっている。「先生へのサポート期待」は"努力したことを認めてくれる"や，"がんばっているときに応援してくれる"などの10項目からなり，「仲間へのサポート期待」は"悩み事をいつも真剣に聞いてくれる"や"困っているときに必ず声をかけてくれる"などの11項目で構成されている。

　それぞれの項目について「まったくない」から「必ずある」の4件法で反応を求め，「まったくない」を1点，「必ずある」を4点として得点化し，それぞれの尺度項目の和得点を尺度得点とする。したがって，「先生へのサポート期待」の尺度得点は10点から40点，「仲間へのサポート期待」の尺度得点は11点から44点の間に分布することになる。

■作成過程

　岡安他（1993）で用いられた学生用ソーシャルサポート尺度の中学生版を，ことば使いをわずかに変えて質問項目とした。先生へのサポート期待については，「先生（担任や教科の先生）とあなたとの関係について，つぎのことを教えてください。」と教示し，仲間へのサポート期待については「学校の仲間（親しい友人）とあなたの関係について次のことを教えてください。」と教示して，それぞれに上述の22項目について「まったくない」から「必ずある」の4件法で評定を求めた。神奈川県下のある中学校の調査の実施日に出席した全生徒，男子245人，女子234人，計484人を対象に，調査の主旨と調査の実施の教示法を内容とする手引きと調査票を担任教師に配布して，学級単位で教師の教示による集団法で実施した。

　先生へのサポート期待の評定では，大きな反応の偏りのある項目はなかったので，22項目のすべてについて，評価点をそのまま得点として，欠測値のあるものを除いた全学年464人のデータを対象に，主因子法，バリマックス回転による因子分析を行った。仲間へのサポート期待の評定では全体の平均得点が3.5点を越える項目があったので，これらの4項目を除いた16項目について，評価点をそのまま

得点として，欠測値のあるものを除いた全学年466人のデータを対象に，主因子法，バリマックス回転による因子分析を行った。抽出する因子数を2因子に指定して因子分析を行ったところ，先生へのサポート期待についても仲間へのサポート期待についても，第1因子の固有値は，前者で9.88，後者で8.95，第2因子の固有値は，前者で0.70，後者で0.47となり，また，両者で，第1因子，第2因子ともに，降順に並べた因子負荷量の行列はなめらかに減少して明確な段差が見いだせなかったので，両者とも1因子性が強いと判断して，それぞれに，第1に因子に因子負荷量が.5を越える10項目と11項目を尺度項目として「先生へのサポート期待尺度」と「仲間へのサポート期待尺度」を構成した。

■信頼性・妥当性の検討

10項目からなる「先生へのサポート期待尺度」のα係数は0.91，11項目からなる「仲間へのサポート期待尺度」のα係数は0.92と満足すべき信頼性を示している。

「先生へのサポート期待尺度」と中学生用学校ストレッサー尺度の下位尺度である「教師を源泉とするストレス」との相関をとったところ，$r=-.38$という中等度の有意な負の相関を得た。学校で教師を源泉とするストレスを強く感じている生徒は先生へのサポート期待をもてないでいるという結果は納得のいくものである。

また，「先生へのサポート期待尺度」および「仲間へのサポート期待尺度」と中学生用ストレス対処行動尺度の各下位尺度との相関を取ったところ，「先生へのサポート期待尺度」と「積極的情動的対処」の間を除いて有意な相関が得られ，とくに，「仲間へのサポート期待尺度」と「仲間関係によるカタルシス」との間では$r=.71$と高い相関を示した。サポート期待とストレスへの対処行動をそれぞれ独立の変数と考えて尺度を構成したが，サポート期待とストレス対処との間には関連が高いことが確かめられており（菅・上地，1996；中野，1991；田辺・堂野，1999），この結果は納得のいくものである。

さらに，「先生へのサポート期待尺度」と中学生用ストレス反応尺度との相関を取ったところ，「先生へのサポート期待尺度」と中学生用ストレス反応尺度のすべての下位尺度との間に$r=-.14$から$r=-.38$までの弱いが有意な負の相関が得られた。先生からのサポートが期待できる生徒ではストレス反応を示すことが少ないという結果であり，これも納得がいくものである。

これらから，この尺度はある程度の基準関連妥当性を持つものと考えられる。

■尺度の特徴

「先生へのサポート期待尺度」は"努力したことを認めてくれる"や"頑張っているときに応援してくれる"などの項目からなっており，これは諸井（1996）の評価的支援に近い。「仲間へのサポート期待尺度」は，"悩みごとを真剣に聞いてくれる"や"困っているときに必ず声をかけてくれる"などの項目からなっており，これは諸井（1996）のガイダンス支援に近い。

「先生へのサポート期待尺度」と「仲間へのサポート期待尺度」は，共に，因子分析の結果，1因子構造を持っている事が明らかとなった。岡安他（1993）は，ソーシャルサポートは，実際のサポートの授受を問う尺度では多因子構造を示すが，サポート期待を問う尺度とすると1因子構造を示す傾向があると述べており，今回の結果はこれと整合的である。

■尺度実施の際の留意点

この尺度は，先に述べたように，信頼性と妥当性はある程度保障されているが，尺度の標準化の作業が行われていない，研究的な目的の尺度であるので，尺度得点は対象となった中学生が学校の生活で利用しているストレス対処行動の種類と程度の目安を示すものとして取り扱ってほしい。

■判断基準

中学生用サポート期待尺度の学年別・性別の平均点と標準偏差を表1に示す。

表1　中学生用サポート期待尺度の学年別・性別の平均と標準偏差

	1年	2年	3年	男性	女性	合計
先生へのサポート期待尺度	28.37	27.10	26.62a	26.67	28.14*	27.39
max.=40,min.=10	5.81	6.82	6.83	6.87	6.04	6.51
仲間へのサポート期待尺度	31.67	33.44	33.24b	28.80	36.80*	32.75
max.=44,min.=11	6.58	6.87	7.71	6.03	5.14	6.90

上段は平均値，下段は標準偏差を示す。
*は性差が有意であることを，aは1年と3年の間に、bは1年と2・3年の間に有意差があることを示す。

「先生へのサポート期待尺度」の全体の平均得点は27.4点であり，その標準偏差は6.5であるので，得点が34点を越えると先生へのサポート期待をかなり強くもっており，21点以下であれば先生へのサポート期待をあまりもてないでいるといえる。「仲間へのサポート期待尺度」の全体の平均得点は32.8点であり，その標準偏差は6.9であるので，得点が40点を越えると仲間へのサポート期待をかなり強くもっており，26点以下であれば仲間へのサポート期待をあまりもてないでいるといえる。

ただし，「先生へのサポート期待尺度」でも，「仲間へのサポート期待尺度」でも有意な，かなりの性差があり，とくに「仲間へのサポート期待尺度」では女性の平均点が男性の平均点を大きく上まわっていて，得点分布の頭打ち状態になっており，判断をする上で注意が必要である。学年差に関しては，「先生へのサポート期待尺度」において学年が進むに連れて平均得点が低下し，1年生と3年生の平均得点に有意差があること，「仲間へのサポート期待尺度」では1年生と2・3年生の間に有意差があることなどは判断の上で考慮するべきことである。

■尺度を用いた研究の内容

「中学生用サポート期待尺度」によって測定される中学生の持つサポート期待が，学校においてストレッサーを経験することからストレス反応にいたる過程にどのように影響するのかを調べるために「中学生用サポート期待尺度」の「先生へのサポート期待尺度」および「仲間へのサポート期待尺度」と「中学生用ストレッサー尺度」，「中学生用ストレス対処行動尺度」の各下位尺度のそれぞれの得点をX変数とし，「中学生用ストレス反応尺度」の各下位尺度の得点をY変数として正準相関分析を行った。「中学生用サポート期待尺度」や「中学生用ストレス対処行動尺度」では大きな性差が認められたので，分析は男女別に行ったところ，男女とも有意な3軸が得られたが，男性の構造係数行列と女性の構造係数行列では異なるパターンが得られた。

男性においては，第2軸への「仲間へのサポート期待尺度」の構造係数がrc＝.60とかなり高く，Y変数では「友だちへの不信感」(rc＝－.60)がかなり高い負の構造係数を示していた。ここから，男子中学生においては,仲間へのサポート期待は,直接,友だちへの不信感を抑制する効果があるといえる。

また，第3軸への「先生へのサポート期待尺度」と「仲間へのサポート期待尺度」の構造係数はともにrc＝.59とかなり高く，「自分を源泉とするストレス」(rc＝.50)や「問題解決対処」(rc＝.53)の構造係数もやや高かった。Y変数では「学校への不適応感」(rc＝－.41)と「友だちへの不信感」(rc＝－.45)が中等度の負の構造係数を示していた。ここから，男子中学生においては，先生や仲間へのサポート期待は，自分を源泉とするストレスを感じている生徒が問題解決対処を利用することを支えて，学校への不適応感や友だちへの不信感を抑制する効果があるといえる。

女性の第1軸は,「中学生用学校ストレッサー尺度」の各下位尺度の構造係数がrc＝.76からrc＝.61とかなり高く，Y変数の「中学生用ストレス反応尺度」の各下位変数も rc＝.92から rc＝.45と高いものから中等度のものまでの構造係数を示す，ストレッサーとストレス反応の強いつながりを示す軸であるが，「先生へのサポート期待尺度」がこの軸に対してrc＝－.58のやや高い負の構造係数を示していた。ここから，女子中学生においては，先生へのサポート期待がストレッサーからストレス反応に

至る過程に抑制的に関与する可能性を示唆しているといえる。

　また，女性の第3軸は，「仲間へのサポート期待尺度」の構造係数が rc＝.92 と非常に高く，「仲間によるカタルシス」（rc＝.52）もかなり高い。Y変数では「友だちへの不信感」（rc＝－.87）が非常に高い構造係数を示していて，これは，仲間へのサポート期待を強く持っている女子中学生は，あわせて「仲間によるカタルシス」をよく利用して，これらが友だちへの不信感を強く抑制していることを表しているといえる。

　中学生の学校ストレス過程におけるサポート期待の機能を検討したところ，サポート期待の機能は男性と女性でかなり異なることが明らかとなった。男子中学生においては，仲間へのサポート期待は，直接，友だちへの不信感を抑制する効果があり，また，先生や仲間へのサポート期待は，自分を源泉とするストレスを感じている生徒が問題解決対処を利用することを支えて，学校への不適応感や友だちへの不信感を抑制する効果があることが明らかになった。一方，女子中学生においては，先生へのサポート期待がストレッサーからストレス反応に至る過程に抑制的に関与する可能性があり，また，仲間へのサポート期待が仲間によるカタルシスと共に，友だちへの不信感を強く抑制していることが示されたことも興味のある点である。

■今後の方向性・課題

　尺度実施の際の留意点でも述べたように，この尺度は研究的に開発したものであり，対象サンプルの幅が限られている。一般的に利用できる尺度とするには標準化の作業が必要であろう。

　中学生が学校で体験しているストレス過程に対してサポート期待は抑制的に働いている。その抑制効果の機序にはかなりの性差があることが明らかになった。これらは，学校ストレス過程に一次予防的，二次予防的にサポート期待を利用して介入する際に，対象となる生徒の諸特性に配慮しながら行うことが有効性を高めることを示唆しており，実践場面での検証が望まれる。

■著者への連絡

　研究目的で使用する場合にはとくに使用許可を求める必要はない。

■引用文献

Cohen, S. & Wills, T. A.　1985　Stress, social support, and the buffering hypothesis. *Psychological. Bulletin* 98, 310-357.

久田満・千田茂博・箕口雅博　1989　学生用ソーシャル・サポート尺度作成の試み(1)　日本会心理学会第30回大会発表論文集，143-144.

菅　徹・上地安昭　1996　高校生の心理・社会的ストレスに関する一考察　カウンセリング研究，29，197-207.

諸井克英　1996　高層集合住宅居住者における社会的支援と身体・精神的健康　社会心理学研究，11，3，180-194.

中野敬子　1991　対処行動と精神身体症状における因果関係について　心理学研究　61，404-408.

岡安孝弘・嶋田洋徳・坂野雄二　1993　中学生におけるソーシャル・サポートの学校ストレス軽減効果　教育心理学研究，41，302-312.

田辺敏明・堂野佐俊　1999　大学生におけるネガティブストレスタイプと対処行動の関連　教育心理学研究，47，239-247.

浦光　博　1992　支えあう人と人－ソーシャル・サポートの心理学　サイエンス社

（馬岡清人）

中学生用サポート期待尺度（先生へのサポート期待）

先生（担任や教科の先生）とあなたとの関係を教えてください。次の1から10のことが先生からどのぐらい期待できますか。「かならずある」を4，「まったくない」を1として，当てはまるところにひとつだけ丸をつけてください。

	かならずある	たぶんある	たぶんない	まったくない
1．努力したことを認めてくれる。	4	3	2	1
2．よいところを認めてくれる。	4	3	2	1
3．がんばっているときに応援してくれる。	4	3	2	1
4．あなたの意見や考えを大切にしてくれる。	4	3	2	1
5．楽しい話をしてくれたり，おしゃべりの相手になってくれる。	4	3	2	1
6．うれしいことがあったときに一緒に喜んでくれる。	4	3	2	1
7．分らないことをていねいに教えてくれる。	4	3	2	1
8．何かできないことがあったときに，気持ちよく手伝ってくれる。	4	3	2	1
9．失敗したり，ミスをして悲しんでいるときに，なぐさめてくれる。	4	3	2	1
10．心配してくれるだけでなく，あなたのことを頼りにもしてくれる。	4	3	2	1

尺度得点の集計の仕方

10項目の評定値の和得点を先生へのサポート期待尺度の得点とします。

（仲間へのサポート期待）

仲間（親しい友人）とあなたとの関係を教えてください。次の1から22のことが仲間からどのぐらい期待できますか。「かならずある」を4，「まったくない」を1として，当てはまるところにひとつだけ丸をつけてください。

	かならずある	たぶんある	たぶんない	まったくない
1．悩み事をいつも真剣に聞いてくれる。	4	3	2	1
2．困っているときにはかならず声をかけてくれる。	4	3	2	1
3．部活動や成績のことで悩んでいるときに，いつでも相談に乗ってくれる。	4	3	2	1
4．自信をなくしているときに，「何かできることある」と声をかけてくれる。	4	3	2	1
5．迷ったり，どうしてよいか分らない時に，何をしたらよいか教えてくれる。	4	3	2	1
6．あなたのことを考えて，しかったり，注意をしたりしてくれる。	4	3	2	1
7．学校や家庭の悩み事に気づいてくれる。	4	3	2	1
8．失敗したり，ミスをして悲しんでいるときに，なぐさめてくれる。	4	3	2	1
9．うれしいことがあったときに一緒に喜んでくれる。	4	3	2	1
10．病気で学校や部活動を休んだときに心配してくれる。	4	3	2	1
11．分らないことをていねいに教えてくれる。	4	3	2	1

尺度得点の集計の仕方

11項目の評定値の和得点を仲間へのサポート期待尺度の得点とします。

中学生用ソーシャルサポート尺度

カテゴリー	ソーシャルサポート
適用対象	青年（中学生）
発表論文	岡安孝弘・嶋田洋徳・坂野雄二　1993　中学生におけるソーシャルサポートの学校ストレス軽減効果　教育心理学研究，41，302-312．

■尺度の内容

　本尺度は，中学生の知覚されたソーシャルサポートを測定するための自己評定尺度であり，自分に将来何か問題が生じた場合に，周囲の人々からどの程度の援助を受けることが期待できるかを調べることを目的としている。サポート源としては，中学生が日常の生活において接触する頻度の高い，父親，母親，きょうだい，先生，友だちの5つが設定されている。全部で16項目からなり，各項目について，5つのサポート源からそれぞれ将来どの程度援助が期待できるかを，「絶対ちがう（1点）」「たぶんちがう（2点）」「たぶんそうだ（3点）」「きっとそうだ（4点）」の4件法で評定を求めるものである。したがって各サポート源の得点範囲は16点〜64点である。

■作成過程

　本尺度は，久田他(1989)によって開発された16項目からなる「学生用ソーシャルサポート尺度(The Scale of Expectancy for Social Support：SESS)」を，中学生にも容易に理解できるように一部項目の表現を修正して作成された。

■信頼性・妥当性の検討

　中学校1〜3年生917名（1年生男子160名，女子179名，2年生男子154名，女子143名，3年生男子137名，女子144名）に本尺度を実施した。その結果，5つのサポート源のいずれもかなり強い1因子構造であることが確認された。また，α信頼性係数は，父親（$\alpha=.958$），母親（$\alpha=.957$），きょうだい（$\alpha=.958$），先生（$\alpha=.955$），友だち（$\alpha=.953$）であり，どのサポート源も非常に高い内的整合性が認められた。

　また，多くの先行研究において，知覚されたソーシャルサポートにはストレス緩和効果があることが報告されているが，本尺度を用いた研究においても，多くの学校ストレッサーに対してストレス緩和効果が認められており(岡安他，1993)，知覚されたソーシャルサポート尺度としての構成概念妥当性を有していると考えられる。

■尺度の特徴

(1) 集団でも個別でも実施可能である。
(2) 項目数が少なく短時間で実施可能なため，教師が実施したいときに手軽に実施することができ，集計も容易である。
(3) 教師やスクールカウンセラーが行う教育相談時の資料として利用可能である。
(4) 高い信頼性と妥当性を備えている。

■尺度実施の際の留意点

　必ずしもすべてのサポート源を設定する必要はなく，必要に応じてサポート源を任意に選択して実

施してもよい。また，きょうだいサポートを設定する場合には，そのきょうだいが年上か年下か，同性か異性かということに留意する必要がある。

■判断基準

臨床的利用における判断基準はとくに設定されていないが，参考資料として，尺度作成時の917名の生徒のデータに基づいて，学年別，性別の平均値および標準偏差を表1に示しておく。なお，きょうだいは，年上きょうだいと年下きょうだいとに分けて算出してある。

表1 各サポート源の学年別，性別平均得点（カッコ内は標準偏差）

サポート源	1年生 男子	1年生 女子	2年生 男子	2年生 女子	3年生 男子	3年生 女子
父　親	46.5(11.9)	47.0(10.7)	41.4(13.1)	43.5(13.1)	42.8(12.8)	42.5(11.2)
母　親	50.9(11.2)	52.9(9.6)	45.3(12.9)	50.4(11.7)	45.9(12.5)	49.5(11.3)
年上きょうだい	41.1(12.9)	42.2(11.7)	36.0(13.2)	39.7(13.2)	36.5(12.1)	40.5(11.7)
年下きょうだい	33.0(12.5)	39.9(11.3)	29.2(10.9)	35.2(12.0)	33.2(13.5)	35.5(11.1)
先　生	41.0(11.4)	41.7(9.1)	36.9(12.2)	37.0(11.5)	39.9(12.5)	39.2(10.6)
友だち	41.0(10.4)	50.0(9.7)	40.5(12.4)	49.5(10.4)	44.7(11.3)	50.3(9.7)

■尺度を用いた研究の内容

本尺度を用いて，知覚されたソーシャルサポートの学校ストレス緩和効果が検討されている（岡安他，1993）。また，本尺度の項目を厳選した短縮版が，中学生用メンタルヘルス・チェックリストに利用されている（岡安・高山，1999）。

■今後の方向性・課題

特定の生徒を取り巻く人間関係の状態について，その生徒から主観的な評価を得ることができるため，臨床的にも利用可能性が高い。

■著者への連絡

教育実践や研究を目的として使用する場合には，とくに使用許諾を求める必要はないが，それ以外の使用にあたっては尺度開発者に許可を得ること。

　連絡先：嶋田洋徳　早稲田大学人間科学学術院

　〒359-1192　埼玉県所沢市三ケ島2-579-15

■引用文献

久田　満・千田茂博・箕口雅博　1989　学生用ソーシャル・サポート尺度作成の試み(1)　日本社会心理学会第30回大会発表論文集，143-144.

岡安孝弘・嶋田洋徳・坂野雄二　1993　中学生におけるソーシャル・サポートの学校ストレス軽減効果　教育心理学研究，41，302-312.

岡安孝弘・高山　巖　1999　中学生用メンタルヘルス・チェックリスト（簡易版）の作成　宮崎大学教育学部教育実践研究指導センター研究紀要，6，73-84.

（岡安孝弘　明治大学文学部）

中学生用ソーシャルサポート尺度

以下の質問は，あなたがまわりの人たち(お父さん，お母さん，きょうだい，今通っている学校の先生，友だち)が，どのくらいあなたの助けになってくれると感じているかを調べるものです。以下の質問のような場合に，まわりの人がふだんどのくらいあなたの助けになってくれるとあなたが感じているかを，それぞれの人ごとに，もっともあてはまる数字に○をつけてください。たとえば，あなたが「絶対ちがう」と感じていれば1に，「たぶんちがう」と感じていれば2に，「たぶんそうだ」と感じていれば3に，「きっとそうだ」と感じていれば4に○をつけてください。必ずすべての人について○をつけてください。ただし，お父さんやお母さん，きょうだいのいない人は，そこのところだけとばして答えてください。答えはすべて，下の例のように，数字を○でかこんでください。

(回答例)
あなたが病気になった時，なぐさめてくれたり，はげましてくれたりする。

	絶対ちがう	たぶんちがう	たぶんそうだ	きっとそうだ
a) あなたのお父さんの場合	1	②	3	4
b) あなたのお母さんの場合	1	2	3	④
c) あなたのきょうだいの場合	①	2	3	4
d) 今通っている学校の先生の場合	1	2	③	4
e) あなたの友だちの場合	1	②	3	4

(1) あなたが落ち込んでいると，元気づけてくれる。

	絶対ちがう	たぶんちがう	たぶんそうだ	きっとそうだ
a) あなたのお父さんの場合	1	2	3	4
b) あなたのお母さんの場合	1	2	3	4
c) あなたのきょうだいの場合	1	2	3	4
d) 今通っている学校の先生の場合	1	2	3	4
e) あなたの友だちの場合	1	2	3	4

(2) あなたがだれかにいやなことを言われた時に，なぐさめてくれる。

	絶対ちがう	たぶんちがう	たぶんそうだ	きっとそうだ
a) あなたのお父さんの場合	1	2	3	4
b) あなたのお母さんの場合	1	2	3	4
c) あなたのきょうだいの場合	1	2	3	4
d) 今通っている学校の先生の場合	1	2	3	4
e) あなたの友だちの場合	1	2	3	4

(3) あなたに何かうれしいことがあった時，それを自分のことのように喜んでくれる。

	絶対ちがう	たぶんちがう	たぶんそうだ	きっとそうだ
a) あなたのお父さんの場合	1	2	3	4
b) あなたのお母さんの場合	1	2	3	4
c) あなたのきょうだいの場合	1	2	3	4
d) 今通っている学校の先生の場合	1	2	3	4
e) あなたの友だちの場合	1	2	3	4

(4) あなたがどうしてよいかわからなくなった時に，なんとかしてくれる。

	絶対ちがう	たぶんちがう	たぶんそうだ	きっとそうだ
a) あなたのお父さんの場合	1	2	3	4
b) あなたのお母さんの場合	1	2	3	4
c) あなたのきょうだいの場合	1	2	3	4
d) 今通っている学校の先生の場合	1	2	3	4
e) あなたの友だちの場合	1	2	3	4

（5）あなたがする話を，いつもよく聞いてくれる。

	絶対ちがう	たぶんちがう	たぶんそうだ	きっとそうだ
a）あなたのお父さんの場合	1	2	3	4
b）あなたのお母さんの場合	1	2	3	4
c）あなたのきょうだいの場合	1	2	3	4
d）今通っている学校の先生の場合	1	2	3	4
e）あなたの友だちの場合	1	2	3	4

（6）あなたがテストで失敗したと知ったら，一生けんめいなぐさめてくれる。

	絶対ちがう	たぶんちがう	たぶんそうだ	きっとそうだ
a）あなたのお父さんの場合	1	2	3	4
b）あなたのお母さんの場合	1	2	3	4
c）あなたのきょうだいの場合	1	2	3	4
d）今通っている学校の先生の場合	1	2	3	4
e）あなたの友だちの場合	1	2	3	4

（7）あなたに元気がないと，すぐ気づいて，はげましてくれる。

	絶対ちがう	たぶんちがう	たぶんそうだ	きっとそうだ
a）あなたのお父さんの場合	1	2	3	4
b）あなたのお母さんの場合	1	2	3	4
c）あなたのきょうだいの場合	1	2	3	4
d）今通っている学校の先生の場合	1	2	3	4
e）あなたの友だちの場合	1	2	3	4

（8）あなたがなやみや不満をぶちまけても，いやな顔をしないで聞いてくれる。

	絶対ちがう	たぶんちがう	たぶんそうだ	きっとそうだ
a）あなたのお父さんの場合	1	2	3	4
b）あなたのお母さんの場合	1	2	3	4
c）あなたのきょうだいの場合	1	2	3	4
d）今通っている学校の先生の場合	1	2	3	4
e）あなたの友だちの場合	1	2	3	4

（9）あなたが何か失敗をしても，そっと助けてくれる。

	絶対ちがう	たぶんちがう	たぶんそうだ	きっとそうだ
a）あなたのお父さんの場合	1	2	3	4
b）あなたのお母さんの場合	1	2	3	4
c）あなたのきょうだいの場合	1	2	3	4
d）今通っている学校の先生の場合	1	2	3	4
e）あなたの友だちの場合	1	2	3	4

（10）あなたが良い成績をとったり，試合に勝ったりした時，心からおめでとうと言ってくれる。

	絶対ちがう	たぶんちがう	たぶんそうだ	きっとそうだ
a）あなたのお父さんの場合	1	2	3	4
b）あなたのお母さんの場合	1	2	3	4
c）あなたのきょうだいの場合	1	2	3	4
d）今通っている学校の先生の場合	1	2	3	4
e）あなたの友だちの場合	1	2	3	4

(11) ひとりではできないことがあった時は，気持ちよく手伝ってくれる。

	絶対ちがう	たぶんちがう	たぶんそうだ	きっとそうだ
a）あなたのお父さんの場合	1	2	3	4
b）あなたのお母さんの場合	1	2	3	4
c）あなたのきょうだいの場合	1	2	3	4
d）今通っている学校の先生の場合	1	2	3	4
e）あなたの友だちの場合	1	2	3	4

(12) ふだんからあなたの気持ちをよくわかってくれる。

	絶対ちがう	たぶんちがう	たぶんそうだ	きっとそうだ
a）あなたのお父さんの場合	1	2	3	4
b）あなたのお母さんの場合	1	2	3	4
c）あなたのきょうだいの場合	1	2	3	4
d）今通っている学校の先生の場合	1	2	3	4
e）あなたの友だちの場合	1	2	3	4

(13) いつでもあなたのことを信じてくれている。

	絶対ちがう	たぶんちがう	たぶんそうだ	きっとそうだ
a）あなたのお父さんの場合	1	2	3	4
b）あなたのお母さんの場合	1	2	3	4
c）あなたのきょうだいの場合	1	2	3	4
d）今通っている学校の先生の場合	1	2	3	4
e）あなたの友だちの場合	1	2	3	4

(14) あなたが何かなやんでいると知ったら，どうしたらよいか教えてくれる。

	絶対ちがう	たぶんちがう	たぶんそうだ	きっとそうだ
a）あなたのお父さんの場合	1	2	3	4
b）あなたのお母さんの場合	1	2	3	4
c）あなたのきょうだいの場合	1	2	3	4
d）今通っている学校の先生の場合	1	2	3	4
e）あなたの友だちの場合	1	2	3	4

(15) あなたの良いところも，悪いところも，よくわかってくれている。

	絶対ちがう	たぶんちがう	たぶんそうだ	きっとそうだ
a）あなたのお父さんの場合	1	2	3	4
b）あなたのお母さんの場合	1	2	3	4
c）あなたのきょうだいの場合	1	2	3	4
d）今通っている学校の先生の場合	1	2	3	4
e）あなたの友だちの場合	1	2	3	4

(16) あなたのことをとても大切にしてくれる。

	絶対ちがう	たぶんちがう	たぶんそうだ	きっとそうだ
a）あなたのお父さんの場合	1	2	3	4
b）あなたのお母さんの場合	1	2	3	4
c）あなたのきょうだいの場合	1	2	3	4
d）今通っている学校の先生の場合	1	2	3	4
e）あなたの友だちの場合	1	2	3	4

中学生用ソーシャルサポート測定尺度

カテゴリー	ソーシャルサポート
適用対象	青年（中学生）
発表論文	三浦正江　2002　中学生の日常生活における心理的ストレスに関する研究　風間書房

■尺度の内容

項目数：合計5項目。

下位尺度：なし（1下位尺度）。

評定方法・採点方法：父親，母親などのサポート源を設定し，各サポート源ごとにそれぞれの項目について回答を求める。各項目0点〜3点の4件法であり，各サポート源ごとの得点範囲は0点〜15点となる。

■作成過程

母集団：公立中学校11校の1〜3年生。

サンプル数：合計1,531名（1年男子63名，女子68名，2年男子76名，女子70名，3年男子655名，女子592名，不明7名）。

作成過程：久田他（1989）と岡安他（1993）をもとに，嶋田（1993）によって作成された小学生用ソーシャルサポート尺度短縮版の5項目を中学生に一部修正した5項目を準備した。これについて因子分析を行い，1下位尺度計5項目の尺度が作成された（三浦他，1995）。

■信頼性・妥当性の検討

信頼性：5サポート源に対する測定における内的整合性については，$\alpha=.94〜.95$，再検査法による検討では$r=.78〜.83$であり，いずれも本尺度の信頼性を満足させる水準にあるといえる。

妥当性：5サポート源ごとに，各項目を観測変数とする確認的因子分析を行った。その結果，いずれもGFI＝.99，AGFI＝.96〜.92であり，本尺度の因子的妥当性が確認された。また本尺度には，Schaefer et al.（1981）によるソーシャルサポートの3機能（実体的サポート，情報的サポート，情緒的サポート）にそれぞれ該当する項目が含まれており，十分な内容的妥当性を有しているといえる。

■尺度の特徴

本尺度の特徴は以下のとおりである。

(1) 中学生がさまざまなサポート源に対していだいている知覚されたソーシャルサポートを測定できる。

(2) 計5項目と項目数が少ないため，回答する際の負担が少なく，複数のサポート源を設定したり，他の測定尺度と組合せて使用することが可能である。

(3) 十分な信頼性，妥当性を備えている。

■尺度実施の際の留意点

研究の目的に応じてサポート源の設定を行う。

■尺度を用いた研究の内容

　本尺度は，中学生の心理的ストレスに関する調査研究において用いられている。たとえば，ソーシャルサポートとコーピングとの関係(三浦他，1995)，友人関係における心理的ストレスモデルの構成に関する研究（三浦・上里，2002）があげられる。

■今後の方向性・課題

　知覚されたソーシャルサポートの程度に関する判定基準を設定することが今後の課題である。また，中学生のさまざまな問題行動の早期発見・対策を考えると，不登校生徒などに対して本尺度を使用し，さまざまな問題行動との関係を明らかにしたり，あるいは問題行動の生起を予測できるような判定基準を設けることが有用であろう。

■著者への連絡

　研究目的に使用する場合は，とくに使用許諾を求める必要はないが，研究成果を公表した際には印刷物のコピーなどを尺度開発者に送付するよう要望する。なお，研究目的以外の使用にあたっては尺度開発者に直接相談のこと。
　連絡先：三浦正江　東京家政大学文学部
　〒173-8602　東京都板橋区加賀1-18-1

■引用文献

久田　満・千田茂博・簔口雅博　1989　学生用ソーシャル・サポート尺度作成の試み(1)　日本社会心理学会第30回大会発表論文集，143-144．

三浦正江・上里一郎　2002　中学生の友人関係における心理的ストレスモデルの構成　健康心理学研究，15，1，1-9．

三浦正江・嶋田洋徳・坂野雄二　1995　中学生におけるソーシャルサポートがコーピングの実行に及ぼす影響　ストレス科学研究，10，13-24．

岡安孝弘・嶋田洋徳・坂野雄二　1993　中学生におけるソーシャル・サポートの学校ストレス軽減効果　教育心理学研究，41，302-312．

嶋田洋徳　1993　児童の心理的ストレスとそのコーピング過程：知覚されたソーシャルサポートとストレス反応の関連　ヒューマンサイエンスリサーチ，2，27-44．

　　　　　　　　　　　　　　　　　　　　　　　　　　　　　　　（三浦正江　東京家政大学文学部）

中学生用ソーシャルサポート測定尺度

●あなたは，あなたのまわりの人たちが，どのくらいあなたの助けになっていると感じていますか？「ぜったいにちがう」〜「きっとそうだ」までの中で一番良く当てはまるところの数字に，一つだけ○をつけて下さい。ただし，お父さん，お母さん，きょうだいがいない人は，そこのところをとばして下さい。

	ぜったいにちがう	たぶんちがう	たぶんそうだ	きっとそうだ
1 あなたに元気がないと，すぐに気づいてはげましてくれる。				
①お父さんだったら…	0	1	2	3
②お母さんだったら…	0	1	2	3
③学校の先生だったら…	0	1	2	3
④ともだちだったら…	0	1	2	3
2 あなたが，なやみや不満を言っても，嫌な顔をしないで，聞いてくれる。				
①お父さんだったら…	0	1	2	3
②お母さんだったら…	0	1	2	3
③学校の先生だったら…	0	1	2	3
④ともだちだったら…	0	1	2	3
3 あなたが，何か失敗をしても，そっと助けてくれる。				
①お父さんだったら…	0	1	2	3
②お母さんだったら…	0	1	2	3
③学校の先生だったら…	0	1	2	3
④ともだちだったら…	0	1	2	3
4 ふだんから，あなたの気持ちを良く分かってくれている。				
①お父さんだったら…	0	1	2	3
②お母さんだったら…	0	1	2	3
③学校の先生だったら…	0	1	2	3
④ともだちだったら…	0	1	2	3
5 あなたが，何かなやんでいるときに，どうしたら良いか教えてくれる。				
①お父さんだったら…	0	1	2	3
②お母さんだったら…	0	1	2	3
③学校の先生だったら…	0	1	2	3
④ともだちだったら…	0	1	2	3

採 点 方 法

　　各サポート源ごとに，項目1〜5の得点を合計します。
　　例）父親サポート得点＝1①＋2①＋3①＋4①＋5①となります。

高校生用ソーシャルサポートネットワーク尺度

カテゴリー	ソーシャルサポート
適用対象	青年（高校生）
発表論文	嶋　信宏　1994　高校生のソーシャル・サポート・ネットワークの測定に関する一研究　健康心理学研究, 7, 1, 14-25.

■尺度の内容

　大学生用ソーシャルサポートネットワーク尺度（嶋，1991）と同様に，サポート源とサポート機能の関連を見いだすために，高校生にとって重要なサポート源となりうると思われる8人の人物を定め，12のサポート項目に関して評定を求めるものである。
　その8人の人物とは，
　A：父親
　B：母親
　C：きょうだい
　D：もっとも親しい同性の友人・親友
　E：D以外の同性の友人
　F：もっとも親しい異性の友人・恋人
　G：自分にとってもっとも重要な先生
　H：その他自分にとって重要な他者
であり，この各人との関係について，心理的サポート（情緒的，情報的，評価的などの内容，項目番号1～9），物理的サポート（道具的，手段的などの内容，項目番号10～12）の2種類からなる計12項目の評定を求める。評定は，1…全く当てはまらない，2…あまり当てはまらない，3…少し当てはまる，4…かなり当てはまる，5…非常によく当てはまる，の五段階評定で，サポートメンバーごとに合計点や，下位尺度ごとの得点を算出，もしくは因子分析を行った後，因子ごとに因子得点を算出する。

■作成過程

　海外で作成された種々のソーシャルサポート尺度の内容を参照し，情緒的サポート，情報的サポート，道具的サポート，ソーシャルコンパニオンシップ各4項目ずつ計12項目からなる尺度を作成した。
　サポート源の決定に関しては大学生用ソーシャルサポートネットワーク尺度の結果や，高校生の人間関係の現状を考慮した結果，前述の8人に定めた。
　また，高校生147名（男子88名，女子59名）を対象に，12項目を変数とし8つのサポート源に対する評定結果をサンプルとした因子分析を行った。その結果，サポートの機能としては心理的サポート，物理的サポートの2種類が導き出された。

■信頼性・妥当性の検討

　12のサポート源ごとに8項目の内的一貫性を求めたところ，$\alpha = .86\text{-}93$という数値となった。

■尺度の特徴

　高校生にとってサポート源として重要だと思われる8人の人物を設定し，それらの人物がどのよう

な機能のサポートを提供しているかを明らかにできる。

さらには個々の被験者ごとにサポート源とサポート機能の関連を見いだすことができる。

■尺度実施の際の留意点

8人の人物にあてはまる人がいない場合(たとえば，きょうだいがいないなど)，その部分の評定は省略させる。逆にあてはまる人物が複数いる場合は(たとえば，親友とみなせる人物が複数いるなど)，その中でもっともよくあてはまると思われる人物1人のみについて評定させる。

また，本尺度の基本形式は前述の8つのサポート源に関して回答を求めるものであるが，どのサポート源においても一定以上の信頼性が確保されていると考えられるため，特定のサポート源のみを取り上げて測定したり，あるいはこれらのサポート源以外のあらたなサポート源を用いて測定したりすることも可能であろう。

■判断基準

本尺度は，数量的な処理を主目的にしているのではなく，個々の回答者のサポートネットワークの視覚的把握の方に重点をおいているため，判断基準などはとくに定めていない。

■尺度を用いた研究の内容

本尺度はサポートネットワークそのものの測定だけでなく，健康心理学領域で抑うつ度（SDSにより測定）の関連を見いだす研究で用いられている。親友はサポート源としての重要性は高いが，抑うつ度との関連は弱いこと，家族メンバーはサポート得点自体は高くはないが，抑うつ度との負の関連は比較的強いことなどが見いだされている（嶋，1994）。

■今後の方向性・課題

抑うつ度との関連のみでなく，ほかの健康度との指標やストレッサーとの関連を明らかにすることが必要であろう。

■引用文献

嶋　信宏　1991　大学生のソーシャルサポートネットワークの測定に関する一研究　教育心理学研究，39，440-447．

嶋　信宏　1994　高校生のソーシャル・サポート・ネットワークの測定に関する一研究　健康心理学研究，7，1，14-25．

（嶋　信宏）

高校生用ソーシャルサポートネットワーク尺度

1……全く当てはまらない
2……あまり当てはまらない
3……少し当てはまる
4……かなり当てはまる
5……非常によく当てはまる

	A	B	C	D	E	F	G	H
	父親	母親	きょうだい	最も親しい同性の友人・親友	D以外の同性の友人	最も親しい異性の友人・恋人	自分にとって最も重要な先生	その他自分にとって重要な他者
	( )	( )	( )	( )	( )	( )	( )	( )
1 おしゃべりなどをして楽しい時を過ごす	( )	( )	( )	( )	( )	( )	( )	( )
2 一緒に遊びに出かけたりする	( )	( )	( )	( )	( )	( )	( )	( )
3 共通の趣味や関心を持っている	( )	( )	( )	( )	( )	( )	( )	( )
4 プライベートなことについて話しができる	( )	( )	( )	( )	( )	( )	( )	( )
5 気持や感情をわかってもらえる	( )	( )	( )	( )	( )	( )	( )	( )
6 個人的な悩み事について話しをすることができる	( )	( )	( )	( )	( )	( )	( )	( )
7 いろいろな情報のやりとりをする	( )	( )	( )	( )	( )	( )	( )	( )
8 困ったときに助言してもらえる	( )	( )	( )	( )	( )	( )	( )	( )
9 わからないことがあれば，いろいろ教えてもらえる	( )	( )	( )	( )	( )	( )	( )	( )
10 忙しいときには手伝ってもらえる	( )	( )	( )	( )	( )	( )	( )	( )
11 必要なときに，お金や物を貸してもらえる	( )	( )	( )	( )	( )	( )	( )	( )
12 プレゼントをもらったりすることがある	( )	( )	( )	( )	( )	( )	( )	( )

記入のしかた

1．上記のA～Hに当てはまる人物を各一人ずつ具体的に思い浮かべて，その人の氏名（自分でわかる表記法ならイニシャル，ニックネーム等でよい）をカッコ内に記入してください。

　　当てはまる人物が複数いる場合（例えば，親友と見なせる人物が複数いる，など）は，その中でA～Hの役割に最もよく当てはまる人を一人だけ選んで記入してください。

　　また，該当する人物がいない場合（例えば，きょうだいがいない，など）は，カッコ内に×をつけてください。

　　なお，Hについては，具体的にどういう人物かということも（例えば，親戚，クラブ・サークルの先輩，など）カッコ脇に併せて記入してください。

2．次にA～Hの各人物とあなたの関係において，左側の1～12に書かれていることがどのくらい当てはまるかを考えて，

　　　1……全く当てはまらない
　　　2……あまり当てはまらない
　　　3……少し当てはまる
　　　4……かなり当てはまる
　　　5……非常によく当てはまる

の5つのうち，最もよく当てはまる数字をそれぞれの（　）内に記入してください。

　　なお，1．で×をつけた人物については，省略してください。

中学生用ストレス反応尺度

カテゴリー	ストレス反応
適用対象	青年（中学生）
発表論文	馬岡清人・甘利知子・中山恭司　2000　中学生のストレス過程の分析　日本女子大学大学院紀要　家政学研究科・人間生活学研究科, 6, 85-96.

■尺度の内容

　中学生のストレス研究におけるストレス反応の測定には岡安他（1992）の尺度がしばしば（岡安他，1993；三浦・坂野，1996；神藤，1998）利用され，安定して，怒り，抑うつ・不安，無力感，身体反応の4因子が得られている。しかし，岡安他（1992）も指摘するように，これらの強いストレス反応と生徒の実際の学校生活への不適応感との橋渡しをする要因についても検討する必要があるだろう。

　笠井他（1995）は小・中学生の無気力感についての調査を行って，無気力感を構成する要因として，意欲減退・身体的不全感，充実感・将来への展望の欠如，消極的友人関係，無力感・あきらめ，積極的学習態度の欠如の5因子を得ている。また，落合（1983）は，青年期の孤独感の研究で，ネガティブな生活感情の幅広いリストをあげている。これらは必ずしもストレスに対する反応とはいえないが，現代の中学生の抱える心理面の課題を検討するためには，ストレス反応を従来の研究よりも幅広くとらえる必要があると考え，落合（1983）のネガティブな生活感情のリストを利用して，笠井他（1995）の質問紙の構成を参考にしながらストレス反応尺度を作成した。

　中学生用ストレス反応尺度は，"自分はだめな人間だと思う"などの「無力感」に関する10項目，"学校生活が楽しくない"などの「学校への不適応感」に関する8項目，"不満がたまって，すぐ怒りやすくなる"などの「攻撃反応」に関する4項目，"気が抜けて何をするにも力が入らない"などの「抑うつ反応」に関する3項目，"友だちが信じられなくなる"などの「友だちへの不信感」に関する3項目の，5つの下位尺度，計28項目で構成されている。

　それぞれの項目について「ほとんどなかった」から「たくさんあった」の4件法で反応を求め，「ほとんどなかった」を1点，「たくさんあった」を4点として得点化し，それぞれの下位尺度項目の和得点を下位尺度得点とする。したがって，「無力感」の下位尺度得点は10点から40点，「学校への不適応感」の下位尺度得点は8点から32点，「攻撃反応」の下位尺度得点は4点から16点，「抑うつ反応」の下位尺度得点は3点から12点，「友だちへの不信感」の下位尺度得点は3点から12点の間に分布することになる。

■作成過程

　落合（1983）の生活感情のリストからネガティブなものを拾い出し，笠井他（1995）の質問紙の構成を参考にしながら，中学校の生活の中で起こりがちな状況として記述した52項目からなる中学生用の「ストレス反応質問紙」を作成し，「学校の生活で気持や体の調子が次のようになったことがどの程度あったか教えてください。」と教示して，「ほとんどなかった」から「たくさんあった」の4件法で反応を求めた。神奈川県下のある中学校の調査の実施日に出席した全生徒，男子245人，女子234人，計484人を対象に，調査の主旨と調査の実施の教示法を内容とする手引きと調査票を担任教師に配布して，学級単位で教師の教示による集団法で実施した。

　「ストレス反応質問紙」の各項目への評定の全体の平均得点を見たところ，平均得点が著しく低い項目があったので，その1項目を削除して，「ほとんどなかった」を1点，「たくさんあった」を4点と

する評価点をそのまま得点として，欠測値のあるものを除いた全学年446人のデータを対象に，主因子法，バリマックス回転による因子分析を行ったところ，固有値1以上を基準にして，「無力感」，「学校への不適応感」，「攻撃反応」，「抑うつ反応」，「友だちへの不信感」と命名される5因子が得られ，それぞれの因子に因子負荷量が.5を越える10項目，8項目，4項目，3項目，3項目をそれぞれの下位尺度項目として「中学生用ストレス反応尺度」を構成した。

■信頼性・妥当性の検討

10項目からなる「無力感」のα係数は.89，8項目からなる「学校への不適応感」のα係数は.87，4項目からなる「攻撃反応」のα係数は.87，3項目からなる「抑うつ反応」のα係数は.84，3項目からなる「友だちへの不信感」のα係数は.81で，構成する項目数の少ない下位尺度においてもほぼ満足すべき信頼係数が得られている。

この尺度の下位尺度と「中学生用学校ストレッサー尺度」の各下位尺度との相関をとったところ，すべての下位尺度間でr=.21からr=.54のやや弱い水準から中等度の水準までの有意相関を得た。一般に，学校でストレスを強く感じている生徒は，さまざまな種類のストレスをより強く示しているというこの結果は納得のいくものである。

また，この尺度の下位尺度と「中学生用サポート期待尺度」の「先生へのサポート期待尺度」および「仲間へのサポート期待尺度」との相関を取ったところ，この尺度のすべての下位尺度と「先生へのサポート期待尺度」との間にr=-.14からr=-.38までの弱いが有意な負の相関が得られた。先生からのサポートが期待できる生徒ではストレス反応を示すことが少ないという結果であり，これも納得がいくものである。

これらから，この尺度はある程度の基準関連妥当性をもつものと考えられる。

■尺度の特徴

中学生のストレス反応の測定にしばしば用いられる岡安他（1992）の尺度が，怒り，抑うつ・不安，無力感，身体反応という強いストレス反応の4因子から構成されているのに対して，この「中学生用ストレス反応尺度」では，身体反応の下位尺度は得られなかったが，これに替わって「学校への不適応感」と「友だちへの不信感」という，より直接，学校生活への不適応につながる要因を評価することが可能な下位尺度が含まれていることが特徴であるといえる。

■尺度実施の際の留意点

この尺度は，先に述べたように，信頼性と妥当性はある程度保障されているが，尺度の標準化の作業が行われていない，研究的な目的の尺度であるので，尺度得点は中学生の学校におけるストレス反応の方向性と程度の目安を示すものとして取り扱ってほしい。

■判断基準

「中学生用ストレス反応尺度」の各下位尺度の学年別・性別の平均点と標準偏差を表1に示す。

「無力感」の全体の平均得点は21.3点であり，その標準偏差は7.3であるので，得点が29点を越えるとかなり強い無力感をもっており，14点以下であればあまり無力感を感じていないといえる。「学校への不適応感」の全体の平均得点は16.3点であり，その標準偏差は6.1であるので，得点が22点を越えると学校への不適応感をかなり強く感じており，10点以下であれば学校への不適応感をあまり感じていないといえる。「攻撃反応」の全体の平均得点は9.0点であり，その標準偏差は3.6であるので，得点が14点を越えるとかなり強い攻撃反応を示しており，5点以下であれば攻撃反応をあまり示していないといえる。「抑うつ反応」の全体の平均得点は6.5点であり，その標準偏差は2.7であるので，得点が9点を越えるとかなり強い抑うつ反応を示しており，4点以下であれば抑うつ反応をあまり示していな

表1　中学生用ストレス反応尺度の各下位尺度の学年別・性別の平均と標準偏差

ストレス反応	1年	2年	3年	男性	女性	合計
無力感	20.37	21.12	22.68d	19.96	22.76 *	21.32
max.＝40, min.＝10	7.10	7.03	8.04	7.52	7.06	7.43
学校への不適応感	14.66	16.36	18.04a	15.82	16.71	16.25
max.＝32, min.＝8	5.28	6.23	6.35	6.00	6.15	6.08
攻撃反応	8.13	9.06	9.92b	8.44	9.56 *	8.98
max.＝16, min.＝4	3.10	3.71	3.78	3.62	3.48	3.59
抑うつ反応	5.99	6.38	7.09c	6.29	6.62	6.45
max.＝12, min.＝3	2.36	2.68	2.90	2.59	2.74	2.67
友達への不信感	4.81	4.95	5.38d	4.83	5.24	5.03
max.＝12, min.＝3	1.93	2.29	2.53	2.12	2.38	2.25

上段は平均値，下段は標準偏差を示す。
＊は性差が有意であることを，aは全学年間に，bは1年と2・3年の間に，cは1・2年と3年の間に，dは1年と3年の間に有意差があることを示す。

いといえる。「友だちへの不信感」の全体の平均得点は5.0点であり，その標準偏差は2.3であるので，得点が7点を越えると友だちへの不信感をかなり強く感じており，3点以下であれば友だちへの不信感をあまり感じていないといえる。

ただし，「中学生用ストレス反応尺度」のすべての下位尺度で男性の平均値よりも女性の平均値の方が高くなっており，「無力感」と「攻撃反応」ではその差が有意に達していること，すべての下位尺度で，学年が進むにつれて平均得点が増加する傾向にあり，その中のいくつかは有意な水準に達していることなどは，判断の上で考慮するべきことである。

■尺度を用いた研究の内容

「中学生用ストレス反応尺度」によって測定されるストレス反応の種類と程度が，学校ストレッサー，ストレス対処行動，ソーシャルサポート期待の諸変数とどのような関連をもっているのかを調べるために，「中学生用ストレス反応尺度」の各下位尺度の得点をY変数とし，「中学生用ストレッサー尺度」，「中学生用ストレス対処行動尺度」の各下位尺度，「中学生用サポート期待尺度」の「先生へのサポート期待尺度」と「仲間へのサポート期待尺度」のそれぞれの得点をX変数として，正準相関分析を行った。「中学生用ストレッサー尺度」や「中学生用ストレス対処行動尺度」，「中学生用サポート期待尺度」では大きな性差が認められたので，男女別に分析を行ったところ，男女とも有意な3軸が得られたが，男性の構造係数行列と女性の構造係数行列では異なるパターンが得られた。

男女共に，第1軸はこの尺度の各下位尺度において高いものから中等度のものまでの構造係数が得られ，「中学生用学校ストレッサー尺度」の各下位尺度の構造係数もかなり高く，ストレッサーとストレス反応の強いつながりを示す軸がえられた。学校でのさまざまなストレス反応は，その源泉の種類をとわずに，さまざまなストレッサーから引き起こされることを示す結果といえる。ただし，女性については，「先生へのサポート期待尺度」がこの軸に対してrc＝－.58のやや強い負の構造係数を示していた。ここから，女子中学生においては，先生へのサポート期待がストレッサーからストレス反応に至る過程に抑制的に関与する可能性を示唆しているといえる。

男性においては，第2軸で「友だちへの不信感」がrc＝－.60とかなり高い負の構造係数を示し，「仲間へのサポート期待尺度」の構造係数がrc＝.60とかなり高くなっていた。ここから，男子中学生においては，友だちへの不信感は，直接，仲間へのサポート期待によって抑制されているといえる。

また，男性の第3軸では「学校への不適応感」（rc＝－.41）と「友だちへの不信感」（rc＝－.45）が

中等度の負の構造係数を示し，X変数では「自分を源泉とするストレス」($rc=.50$)の構造係数がやや高く，「先生へのサポート期待尺度」と「仲間へのサポート期待尺度」の構造係数がともに$rc=.59$で，「問題解決対処」($rc=.53$)の構造係数もやや高かった。ここから，男子中学生においては，先生や仲間へのサポート期待に支えられて，自分を源泉とするストレスを感じている生徒が問題解決対処を利用することによって，学校への不適応感や友だちへの不信感を抑制する機構があるといえる。

女性では第2軸で，「無力感」が$rc=-.70$とかなり高い構造係数を示し，「自分を源泉とするストレス」($rc=-.52$)が「問題解決対処」($rc=-.68$)とともにかなり高い負の構造係数を示している。ここから，女子中学生においては，自分を源泉とするストレスを感じている生徒は「問題解決対処」をよく利用しがちではあるが，これはかえって無力感を高める可能性があることを示唆している。

また，女性の第3軸は，「友だちへの不信感」($rc=-.87$)が非常に高い構造係数を示していて，X変数の「仲間へのサポート期待尺度」の構造係数が$rc=.92$と非常に高く，「仲間によるカタルシス」($rc=.52$)もかなり高い。これは，仲間へのサポート期待を強くもっている女子中学生は，あわせて「仲間によるカタルシス」を利用して，友だちへの不信感を強く抑制していることを表しているといえる。

男女ともに中学校におけるさまざまな種類のストレス反応はさまざまな人的要素を源泉とするストレッサーによって引き起こされていることが明らかになった。その中で，男子生徒では，学校への不適応感や友だちへの不信感というストレス反応が，自分を源泉とするストレスによって引き起こされるのを，問題解決対処や先生や仲間へのサポート期待を利用することによって抑制されていることが示されたが，女子生徒では，自分を源泉とするストレスを感じている生徒は問題解決対処をよく利用しがちではあるが，これはかえって無力感を高める可能性があることが示唆されたことは注目に値するといえよう。

また，男子中学生においては，友だちへの不信感は，直接，仲間へのサポート期待によって抑制されているが，女子中学生では，仲間へのサポート期待と仲間によるカタルシスが関連をもちながら，友だちへの不信感を強く抑制していることも興味のある点である。

■今後の方向性・課題

尺度実施の際の留意点でも述べたように，この尺度は研究的に開発したものであり，対象サンプルの幅が限られている。一般的に利用できる尺度とするには標準化の作業が必要であろう。

尺度を用いた研究の内容で述べたように，中学校で経験されるストレッサーは種類をとわず一般的にさまざまなストレス反応と強い関連をもつことが明らかになったが，ストレス反応が引き起こされるのを抑制する機制にはかなりの性差があることが同時に示された。これらは，中学校で日常的に体験されているストレスへの対応について生徒を個別的に支援する上で参考になる所見であると考える。

■著者への連絡

研究目的でこの尺度を使用する場合にはとくに使用許可を求める必要はない。

■引用文献

笠井孝久・村松健司・保坂　亨・三浦香苗　1995　小学生・中学生の無気力感とその関連要因　教育心理学研究，43，424-435．

三浦正江・坂野雄二　1996　中学生における心理的ストレスの継時的変化　教育心理学研究，44，368-378．

岡安孝弘・嶋田洋徳・丹羽洋子・森　俊夫・矢富直美　1992　中学生の学校ストレッサーの評価とストレス反応との関係　心理学研究，41，310-318．

岡安孝弘・嶋田洋徳・坂野雄二　1993　中学生におけるソーシャル・サポートの学校ストレス軽減効果　教育心理学研究，41，302-312

落合良行　1983　青年期における孤独感の構造　風間書房
神藤隆明　1998　中学生の学業ストレッサーと対処方略がストレス反応および自己成長感，学習意慾に与える影響　教育心理学研究，46，442-451．

(馬岡清人)

中学生用ストレス反応尺度

　ここ数ヶ月間の学校での生活を振り返って，気持ちや体の調子が次の1から28に述べたようになったことがどの程度あったかを教えてください。「たくさんあった」を4，「ほとんどなかった」を1として，当てはまるところにひとつだけ丸をつけてください。

	たくさんあった	よくあった	すこしあった	ほとんどなかった
1．自分はダメな人間だと思う。	4	3	2	1
2．学校生活が楽しくない。	4	3	2	1
3．不満がたまって，すぐ怒りやすくなる。	4	3	2	1
4．気がぬけて何をするにも力が入らない。	4	3	2	1
5．友だちが信じられなくなる。	4	3	2	1
6．自分には何もできないと思ってしまう。	4	3	2	1
7．学校に来ると疲れてしまう。	4	3	2	1
8．ちょっとしたことにもすぐ腹が立つ。	4	3	2	1
9．どうしようもなく無気力になって，何もやる気が起こらない。	4	3	2	1
10．仲のよい友だちでも信頼できなくなる。	4	3	2	1
11．自分のことが嫌になる。	4	3	2	1
12．早く家に帰りたくなる。	4	3	2	1
13．キレそうな気持になる。	4	3	2	1
14．何もやる気がおこらなくなる。	4	3	2	1
15．友だちと一緒にいるのがいやになる。	4	3	2	1
16．自分なんかどうなってもいいと思う。	4	3	2	1
17．学校を休みたくなる。	4	3	2	1
18．気持がムシャクシャする。	4	3	2	1
19．部活動や勉強など自分のやっていることに自信がなくなる。	4	3	2	1
20．まわりに人がたくさんいることで疲れてしまう。	4	3	2	1
21．自分には希望がないと思う。	4	3	2	1
22．何のために学校に来ているのか分からなくなってしまう。	4	3	2	1
23．友だちがうらやましくなる。	4	3	2	1
24．学校にいると頭が痛くなってしまう。	4	3	2	1
25．自分がみんなより劣っているように思う。	4	3	2	1
26．自分のクラスがなくなって欲しいと思う。	4	3	2	1
27．何となく気持ちが暗くなったり，悲しくなったりする。	4	3	2	1
28．不安になる。	4	3	2	1

下位尺度得点の集計の仕方

次の項目の評定値の和得点をそれぞれの下位尺度の得点とします。

　「無力感」　　　　　　＝ 1 + 6 + 11 + 16 + 19 + 21 + 23 + 25 + 27 + 28
　「学校への不適応感」＝ 2 + 7 + 12 + 17 + 20 + 22 + 24 + 26
　「攻撃反応」　　　　　＝ 3 + 8 + 13 + 18
　「抑うつ反応」　　　　＝ 4 + 9 + 14
　「友達への不信感」　 ＝ 5 + 10 + 15

	中学生用ストレス反応測定尺度
カテゴリー	ストレス反応
適用対象	青年（中学生）
発表論文	三浦正江　2002　中学生の日常生活における心理的ストレスに関する研究　風間書房

■尺度の内容

項目数：合計20項目（5項目×4下位尺度）

下位尺度：不機嫌・怒り，無気力，抑うつ・不安，身体的反応

評定方法・採点方法：各項目0点～3点の4件法であり，各下位尺度の得点範囲は0点～12点となる。

■作成過程

母集団：公立中学校5校の1～3年生。

サンプル数：合計1,323名（1年男子185名，女子185名，2年男子258名，女子236名，3年男子221名，女子238名）。

作成過程：岡安他（1992）の中学生用ストレス反応尺度に含まれる計45項目について因子分析を行った。その結果得られた4因子39項目について，修正尺度－項目間相関係数，当該項目を除いたCronbachのα係数，および因子負荷量の大きさを考慮して，4下位尺度×6項目＝計24項目に整理した（三浦他，1995）。さらに，この24項目について因子分析を行い，因子負荷量と当該項目を除いたCronbachのα係数の大きさを基準として4下位尺度×5項目＝計20項目の簡便な尺度を作成した（三浦他，1998）。

■信頼性・妥当性の検討

信頼性：内的整合性についてはα＝.84～.91，再検査法による検討ではr＝.62～.73であり，いずれも本尺度の信頼性を満足させる水準にあるといえる。

妥当性：4つの下位尺度をそれぞれ潜在変数，下位尺度を構成する各項目を観測変数とする確認的因子分析を行った。その結果，GFI＝.94，AGFI＝.92であり，本尺度の因子的妥当性が確認された。また，高校入学時期の前後における測定で有意な得点差が示され，本尺度の構成概念妥当性が確認された。

■尺度の特徴

本尺度の特徴は以下のとおりである。

(1) 中学生が日常生活においてストレス反応を測定できる。
(2) 4下位尺度計20項目と項目数が少ないため，回答する際の負担が少なく，複数の測定尺度と組合せて使用することが可能である。
(3) 十分な信頼性，妥当性を備えている。

■尺度実施の際の留意点

教示では「このごろのあなたに……」となっているが，測定の時期や目的に応じて期間に関する教示を変更して用いる（たとえば，『この2，3日のあなたに……』など）。

■尺度を用いた研究の内容

本尺度は，中学生の心理的ストレスに関する調査研究において用いられている。たとえば，学業ストレス場面におけるストレス反応の特徴や認知的評価，コーピングなどとの関係（三浦・上里，1999），友人関係における心理的ストレスモデルの構成に関する研究（三浦・上里，2002）があげられる。また，中学生を対象としたストレスマネジメントプログラム実施の効果判定（三浦・上里，2003）にも用いられている。

■今後の方向性・課題

ストレス反応の程度に関する判定基準を設定することが今後の課題である。また，中学生のさまざまな問題行動の早期発見・対策を考えると，不登校生徒などに対して本尺度を使用し，さまざまな問題行動との関係を明らかにしたり，あるいは問題行動の生起を予測できるような判定基準を設けることが有用であろう。

■著者への連絡

研究目的に使用する場合は，とくに使用許諾を求める必要はないが，研究成果を公表した際には印刷物のコピーなどを尺度開発者に送付するよう要望する。なお，研究目的以外の使用にあたっては尺度開発者に直接相談のこと。

　連絡先：三浦正江　東京家政大学文学部
　〒173-8602　東京都板橋区加賀1-18-1

■引用文献

三浦正江・福田美奈子・坂野雄二　1995　中学生の学校ストレッサーとストレス反応の継時的変化　日本教育心理学会第37回総会発表論文集，555．

三浦正江・坂野雄二・上里一郎　1998　中学生が学校ストレッサーに対して行うコーピングパターンとストレス反応の関連　ヒューマンサイエンスリサーチ，7，177-189．

三浦正江・上里一郎　1999　中学生の学業における心理的ストレス：高校受験期に実施した調査研究から　ヒューマンサイエンスリサーチ，8，87-102．

三浦正江・上里一郎　2002　中学生の友人関係における心理的ストレスモデルの構成　健康心理学研究，15，1，1-9．

三浦正江・上里一郎　2003　中学校におけるストレスマネジメントプログラムの実施と効果の検討　行動療法研究，15，29，49-59．

岡安孝弘・嶋田洋徳・坂野雄二　1992　中学生用ストレス反応尺度作成の試み　早稲田大学人間科学研究，5，23-28．

（三浦正江　東京家政大学文学部）

中学生用ストレス反応測定尺度

●次に書いてある気持ちや体の調子は，このごろのあなたに，どのくらい当てはまりますか？「ぜんぜんちがう」～「そのとおりだ」までの中で一番良く当てはまるところの数字に，一つだけ○をつけて下さい。

	ぜんぜんちがう	すこしそうだ	まあまあそうだ	そのとおりだ
1　悲しい。	0	1	2	3
2　頭の回転がにぶく，考えがまとまらない。	0	1	2	3
3　心が暗い。	0	1	2	3
4　頭痛がする。	0	1	2	3
5　泣きたい気分だ。	0	1	2	3
6　頭が重い。	0	1	2	3
7　根気がない。	0	1	2	3
8　体がだるい。	0	1	2	3
9　腹立たしい気分だ。	0	1	2	3
10　むずかしいことを考えることができない。	0	1	2	3
11　頭がくらくらする。	0	1	2	3
12　だれかに，いかりをぶつけたい。	0	1	2	3
13　いらいらする。	0	1	2	3
14　いかりを感じる。	0	1	2	3
15　ふゆかいな気分だ。	0	1	2	3
16　体が熱っぽい。	0	1	2	3
17　不安を感じる。	0	1	2	3
18　さみしい気持ちだ。	0	1	2	3
19　ひとつのことに集中することができない。	0	1	2	3
20　勉強が手につかない。	0	1	2	3

採 点 方 法

　　以下のように，各下位尺度ごとに得点を算出します。
「不機嫌・怒り」得点＝項目9＋12＋13＋14＋15
「無気力」得点＝項目2＋7＋10＋19＋20
「抑うつ・不安」得点＝項目1＋3＋5＋17＋18
「身体的反応」得点＝項目4＋6＋8＋11＋16

高校運動部員用ストレス反応尺度
(Stress Response Scale for High School Athletes)

カテゴリー	ストレス反応
適用対象	青年（高校運動部員）
発表論文	渋倉崇行・小泉昌幸　1999　高校運動部員用ストレス反応尺度の作成　スポーツ心理学研究, 26, 1, 19-28.

■尺度の内容

　青少年の運動部活動をめぐってはバーンアウトや途中退部などさまざまな不適応問題が指摘されている。部活動にみられるこのような問題を説明する要因として，我々は部員の心理的ストレスに注目することができる。本尺度は，日常の競技生活で生ずる高校運動部員の心理的ストレス反応を測定することを目的として開発された。ところで，新名他（1990）は多様なストレス反応を包括的にとらえることができる一般成人を対象とした多面的評価尺度「心理的ストレス反応尺度(Psychological Stress Response Scale：PSRS)」を開発した。この尺度は日常生活の中で個人が遭遇する心理的ストレス反応の多面性を踏まえた検討を可能とした。本尺度も多様な心理的ストレス反応を包括的にとらえることができる多面的評価尺度である。

　本尺度は「抑うつ・不安」「不機嫌・怒り」「焦燥」「無気力」「引きこもり」の5下位尺度から構成されている。項目数は32項目である。評定方法はストレス反応項目のそれぞれが示す感情・意識・行動の状態を，最近どの程度経験したかを，5段階（「全くなかった（0）」「たまにあった(1)」「時々あった(2)」「しばしばあった(3)」「だいたいいつもあった(4)」）で回答するよう求め，採点は下位尺度ごとに合計得点を算出する。

■作成過程

　心理的ストレス反応を表す記述を既存のストレス反応尺度（新名，1994；新名他，1990；岡安他，1992；嶋田他，1994）から求めた。これらについて内容が重複するものは整理し，必要に応じて表現を高校生にふさわしくなるように修正した。以上の作業を経てストレス反応を表す53項目が準備された。次に，この項目群を用いて公立高等学校2校の1，2年生運動部員316名(男子196名，女子120名；有効回収率75.2％) を対象に質問紙調査が行われた。主因子法，バリマックス回転による因子分析を行ったところ，解釈可能性において5因子解がもっとも優れていた。因子負荷量が.40未満の項目，および複数の因子に大きく負荷する項目を除去し，5因子基準で再度同様の因子分析を行った。その結果，「抑うつ・不安」「不機嫌・怒り」「焦燥」「無気力」「引きこもり」の5因子32項目からなる尺度が作成された。

■信頼性・妥当性の検討

　信頼性：各下位尺度の信頼性係数（Cronbachのα係数）は「抑うつ・不安」＝.94,「不機嫌・怒り」＝.91,「焦燥」＝.84,「無気力」＝.82,「引きこもり」＝.73であり，5下位尺度とも高い内的整合性が示されている（渋倉・小泉，1999）。

　妥当性：ストレス反応の表出はストレッサーの経験と密接な関係があると考えられる。490名の高校運動部員をストレッサーの経験が高い群と低い群とに分類し，それぞれのストレス反応得点が比較された（渋倉・小泉，1999）。その結果，すべての下位尺度においてストレス反応の得点はストレッサー経験の高い群の方が低い群よりも有意に高いことが示された。このことは本尺度の構成概念妥当性を

示しているといえる。

■尺度の特徴

本尺度は，高校運動部員が日常の競技生活で表出する多様なストレス反応を包括的にとらえることができる多面的評価尺度である。すなわち，抑うつや不安などといった特定のストレス反応を評価する一次元的評価尺度とは異なる。本尺度を用いることにより多様なストレス反応を測定することが可能であり，ストレス反応表出の個人差を適切に評価することができる。

■判断基準

判断基準はとくに設けていない。なお，高校運動部員1，2年生の標準得点は表1のとおりである。

表1　高校運動部員のストレス反応得点と標準偏差（渋倉・小泉，1999）

下位尺度(得点範囲)	1年生				2年生			
	男子(N=173)		女子(N=118)		男子(N=139)		女子(N=60)	
	平均	標準偏差	平均	標準偏差	平均	標準偏差	平均	標準偏差
抑うつ・不安 (0-56)	14.77	11.58	17.50	13.81	18.83	13.68	22.09	13.01
不機嫌・怒り (0-24)	6.98	6.33	6.96	6.45	8.26	6.32	9.15	6.17
焦燥 (0-20)	4.34	4.23	5.48	5.25	5.39	4.36	6.75	4.90
無気力 (0-16)	4.43	3.58	5.27	4.07	5.95	4.24	6.64	4.08
引きこもり (0-12)	2.66	2.67	2.37	2.84	3.12	2.80	2.65	2.25

N=490

■尺度を用いた研究の内容

本尺度は，高校運動部員の心理的ストレス過程を検討した研究で用いられている。たとえば，高校運動部員が日常の競技生活で経験するストレッサーとストレス反応との関連性を検討した研究(渋倉，2001)，高校運動部員のコーピングとストレス反応との関連性を検討した研究（渋倉・森，2002）がある。

■今後の方向性・課題

組織的なスポーツ活動現場で，高校運動部員の不適応をめぐるアセスメントに活用されることが期待される。バーンアウト，途中退部，競技意欲，競技不振といったアウトカム変数との関わりから適応群と不適応群の標準データを作成し，それらを比較・検討することによって高校運動部員のストレス反応の表出過程を検討することが課題である。また，高校運動部員に対するストレスマネジメント教育の効果を，本尺度を用いたストレス反応の継時的測定により検討することも課題である。なお，本尺度の短縮版は検討中である。

■著者への連絡

研究目的に使用する際はとくに使用承諾を求める必要はない。ただし，研究成果を公表した際は印刷物のコピーなどの送付を要望する。

連絡先：渋倉崇行　新潟県立大学人間生活学部子ども学科
〒950-8680　新潟県新潟市東区海老ケ瀬471

■引用文献

新名理恵　1994　心理的検査　*CLINICAL NEUROSCIENCE*, 12, 5, 530-533.

新名理恵・坂田成輝・矢冨直美・本間　昭　1990　心理的ストレス反応尺度の開発　心身医学，30, 1, 29-38.

岡安孝弘・嶋田洋徳・坂野雄二　1992　中学生用ストレス反応尺度の作成の試み　早稲田大学人間科学研究，5, 1, 23-29.

渋倉崇行　2001　高校運動部員の部活動ストレッサーとストレス反応との関連　新潟工科大学研究紀要，6, 137-146.

渋倉崇行・小泉昌幸　1999　高校運動部員用ストレス反応尺度の作成　スポーツ心理学研究，26, 1, 19-28.

渋倉崇行・森　恭　2002　高校運動部員の部活動ストレッサーに対するコーピング採用とストレス反応との関連　スポーツ心理学研究，29, 2, 19-30.

嶋田洋徳・戸ヶ崎泰子・坂野雄二　1994　小学生用ストレス反応尺度の開発　健康心理学研究，7, 2, 46-58.

（渋倉崇行　新潟県立大学人間生活学部）
（小泉昌幸　新潟工科大学教養系）

高校運動部員用ストレス反応尺度

あなたの感情や気分の状態についてお聞きします。ここ最近，以下にあげるno.1～32の状態をどのくらい経験しましたか。回答選択肢からあてはまるものを一つ選び，マークシートに記入して下さい。

no.	項目	回答選択肢
1. 恐怖感がある 2. 一人きりになりたいと思う 3. 心配な気持ちになる 4. やる気がおこらない 5. 残念な気持だ 6. 無気力だ 7. 何をするのもおっくうだ 8. 不機嫌である 9. 気分が落ちこみ，沈む 10. 話や行動にまとまりがない 11. 他人に会うのがいやで，わずらわしく感じられる 12. 次々とよくないことを考えてしまう 13. 頭の回転が鈍く，考えがまとまらない 14. 泣きたい気分だ 15. あれこれと思い悩む 16. がっかりする 17. 心に不安感がある 18. 怒りを感じる 19. 悲しい気持ちだ 20. 行動に落ちつきがない 21. 生気がなく，心の張りがでない 22. みじめな気持ちだ 23. 判断力が低下している 24. 誰かになぐさめてほしい，自分を支えてほしいと思う 25. むやみに動きまわり，じっとしていられない 26. 話すことがいやで，わずらわしく感じられる 27. ゆううつだ 28. びくびくしている 29. おこりっぽい 30. 不愉快な気分だ 31. いらいらする 32. 腹が立つ	Ⅰ. 全くなかった Ⅱ. たまにあった Ⅲ. 時々あった Ⅳ. しばしばあった Ⅴ. だいたいいつもあった

採 点 方 法

以下の手順に従って，「抑うつ・不安」「不機嫌・怒り」「焦燥」「無気力」「引きこもり」の5下位尺度得点を算出する。各項目の得点は，「全くなかった」＝0点，「たまにあった」＝1点，「時々あった」＝2点，「しばしばあった」＝3点，「だいたいいつもあった」＝4点とする。

「抑うつ・不安」尺度
　　項目番号1, 3, 5, 9, 12, 14, 15, 16, 17, 19, 22, 24, 27, 28の得点を加算。

「不機嫌・怒り」尺度
　　項目番号8, 18, 29, 30, 31, 32の得点を加算。

「焦燥」尺度
　　項目番号10, 13, 20, 23, 25の得点を加算。

「無気力」尺度
　　項目番号4, 6, 7, 21の得点を加算。

「引きこもり」尺度
　　項目番号2, 11, 26の得点を加算。

第 3 章

大学生

概　説

児玉昌久　早稲田大学名誉教授

1. ストレス関連尺度開発に関する日本の傾向

　一般成人を対象とする種々の質問紙尺度を開発するとき，以前から大学生をサンプルとして，あるいは大学生から提起された問題に基づいて資料の収集，解析，標準化が行なわれてきた。Holms & Raheの社会的再適応評定尺度（1967）をはじめとするストレス関連尺度に限らず，国外の多くの研究がこのような大学生の反応に基づいて行われ，そのため"スチューデントサイコロジー"という言葉が使用されたこともあった。"スチューデントサイコロジー"は，一般成人の心理学的事象の検証を大学生を用いて行っていることから，実態は大学生の反応が一般成人の代表値とされていることを指した表現である。最近10年間の欧米のデータベースをストレス関連のキーワードを用いて検索すると，適用対象者を大学生と指定する尺度は全体の3％で，きわめて少数にとどまっている。

　大学生の年齢段階は発達心理学的には，青年後期を過ぎて成人期に移行する年齢ということになる。同年齢の有職成人はいうまでもなく成人として取り扱われる。大学生を成人に含めずに独立した集団として扱う理由は，日本の社会文化のなかで彼らの属する集団文化が一般成人とは異なり，大学という行動環境が一般成人のそれと大きく異なるため，大学生の体験するストレッサーやコーピングの様式が特異的であるという認識が前提になっている。国内で大学生を被験者として開発されたストレス関連尺度のほとんどが大学生を適用対象としているのに対し，国外で大学生を被験者として開発された尺度の多くが，青年あるいは成人対象の尺度とされている点きわめて対照的である。

　しかし，年齢的に成人と等しくとも，大学という行動環境が特殊性を有するがゆえに，大学生に特異的なストレス関連行動をとらえる尺度が必要となると，大学生全体を適用対象とする尺度は個々の大学の特異性に十分に対応可能といえるかが次の問題となる。

　そこで4年制大学生に対する短期大学生や専門学校生を環境や文化の異なる集団とみなした尺度開発が試みられることになる。つまり，尺度の一般性を追求すれば多くの状況，多くの対象者に適用可能になるが，特定対象者に求める情報が十分には得られないことになり，特異性を指向すれば特定対象者についての情報は豊富になるが，適用できる対象者が限定されることになる。ストレス関連尺度の開発に関して，欧米と日本との指向性の差異といえよう。

　このような背景となる社会文化の差，あるいはストレス関連尺度に対する指向性の差から，ここでは大学生を適用対象と明記している尺度を，国内で開発されたものを中心に概観する。

2. 多面的ストレス尺度

　Lazarusは1960年代に心理的ストレスをコーピングを含めた過程として把握する試み（1964, 1966）をスタートしており，やがてFolkmanとの共著（1984）が公刊されるに及んで心理的ストレス研究に大きな影響を与え，力動的な観点を取り入れた多面的な尺度の開発が試みられるようになったが，大学生を対象とした心理的ストレス過程各段階の相互関係を重視した測定尺度としては，尾関他（1991）の大学生用ストレス自己評価尺度が，本書唯一の収録尺度である。この尺度はストレッサー，認知的評価，コーピング，ストレス反応，ソーシャルサポートに関する下位尺度で構成され，119項目からなる。包括的なストレス尺度としては国内でもっとも早く開発されたものの1つで，後に開発されたいくつかの尺度のモデルとして先駆的な役割を果たしている。大学生の心理学的ストレス過程を総合的に理解する上で有用な尺度である。下位尺度の内的整合性や基準関連妥当性などの検討も試みられており，下位尺度単独の使用も可能であるため，適用範囲は大きい。

　分析・標準化にあたって収集したデータ数も1,200を超え，十分とはいえないもののこの種の尺度と

してはけっして少なくないのだが，調査対象者の7割が大学1年生ということで，大学生の生活体験調査として十分に適格であったか疑問が残る点が惜しまれる。

3．ストレッサー尺度

　大学生が同年齢の有職成人と顕著に異なる点は生活環境であり，それがストレッサーの内容に反映することから，ストレッサー尺度は大学生の特異性を顕しているといえよう。大学生を対象としたストレッサー尺度は，Holmes & Rahe（1967）の提唱したライフイベントに比較して，Lazarusの主張するデイリーハッスルズに関するものが圧倒的に多い。大学生の日常生活で体験されるストレッサーとしては，一過性の急性的な性質をもつライフイベントよりも，持続的，慢性的なデイリーハッスルズが中心になりやすい。また，Lazarus & Cohen（1977），Kannerら（1981）がライフイベントとデイリーハッスルズとの影響の比較を行い，心療内科で治療を受ける患者のストレッサーを調査して，デイリーハッスルズを体験した患者がライフイベントを経験したものより有意に多いことを見いだして以来，ストレッサー尺度はデイリーハッスルズを中心に構成される傾向がなっている。

　この領域での国内における先駆的な研究は久田・丹羽（1987）によって開発された大学生用生活体験尺度で，対人的なデイリーハッスルズを中心として3下位尺度66項目で構成される尺度である。残念ながら本書への掲載ができなかったが，以後の研究の多くがこの尺度を何らかの形で参考にしている。対人ストレスイベント尺度（橋本，1997）も久田・丹羽（1987）を参考として開発された尺度である。数少ない対人ストレスに特化した日常ストレッサー尺度として利用価値の高いものであるが，同じ尺度を扱った後続研究（橋本，2000）と下位尺度に相違点があり，現状では使用に際しての注意が必要である。開発者は尺度構造の安定化を図るための検討を継続中であるので，問題点の改善された完成度の高い尺度の開発が期待される。

　高比良（1998）もライフイベント体験を，下位尺度の対人および達成領域それぞれに得点化するストレッサー尺度を開発している。含まれる項目数はポジティブおよびネガティブイベント各30項目，合計60項目で構成されている。橋本（1997）と共通して，対人ストレスを前面に押し出した尺度で，社会心理学領域で目立つ傾向である。

　大学生用日常生活ストレッサー尺度（嶋，1999）は，対象者の認知的評価を反映させるために開発されたデイリーハッスルズ型の尺度である。精神的健康に影響を与えるストレッサーを測定し，さらにソーシャルサポートのストレス反応緩和効果を検討する研究過程で開発された。4下位尺度に含まれる項目数が合計32項目と比較的少ないためにさまざまな状況での適用が容易であり，測定結果の判断基準が明示されている点でも使用しやすい尺度といえよう。ただ，開発者自身が指摘しているように，使用しやすさを求めるために項目数を絞り込んだため，多種多様なストレッサーを探索的に測定する目的での使用には適しない点を考慮する必要がある。

　大学生のおかれている環境の特異性を強調して開発されたストレス関連尺度の中で，さらに対象者を特化して開発されたのが坂原・松浦による女子短大生用ストレッサーテスト（1999）である。四年制大学生を対象として開発されたストレッサー尺度が女子短大生特有の生活ストレッサーを十分にとらえているとはいえないことから，坂原・松浦は女子短大生特有のストレッサー因子"家族"，"大学評価"を下位尺度として加えたストレッサー尺度を開発した。6校の女子短大生のデータをもとに分析し，特定の女子短期大学に偏らないよう一般性保持を目指しているが，六校843名のデータが地域文化や個々の短期大学の特性をカバーできるとはいい切れない。ほかに例を見ない特殊な尺度なので，完成度の高められることが期待される。

　大学生を対象にした特異的な尺度の1つに坂田他（1999）の教育実習におけるストレッサー測定尺度がある。教育実習は教員免許取得に必修で，参加した学生は研究授業を担当し，そのための指導案を作成し，多くの指導教諭や他の実習生の前で授業を行って批判を受けるというストレスを体験する。この実習中に体験されるストレッサーを，基本的作業，実習実務，対教員，対児童・生徒，対実習生

の5下位尺度で構成されている。限定された環境下で適用されるものであるため広く適用できる尺度ではないが，詳細な分析が加えられており比較的完成度の高い尺度といえよう。

4．認知的評価尺度

脅威や損失，挑戦などの評価に関わる個人の資源はストレス耐性の基盤であり，Lazarus のストレスプロセスモデルの核となる認知的評価に密接に関わっているが，認知的評価を定量的に測定する大学生を対象とした尺度はきわめてわずかである。認知的評価の背景となる資源はパーソナリティーや自己効力，モティベーションなどと複雑に関連するが，認知的評価自体については，実験場面での測定が単項目尺度で行われることが多かった。判断基準に個人差が大きく現れるなど問題が多いこの方法に代わるものとして鈴木・坂野（1998）は Lazarus & Folkman（1984）の認知的評価の構成概念に遵って，4下位尺度8項目の認知的評価測定尺度を開発した。大学生および健常成人を対象に，異なる刺激条件で収集したデータの分析結果からは，同様の因子構造が確認されており，α係数による内的整合性および累積寄与率による信頼性，内容的妥当性および基準関連妥当性も確認されているため，利用の幅は広い尺度である。判断基準のもとになったデータ数は性別，年齢別に分けられると必ずしも十分とはいえない。より安定した尺度への改訂が待たれる。

Abramson & Metalsky（1986）の Cognitive Style Questionnaire（CSQ）は，個人の認知様式の把握から刺激に対する認知評価傾向を理解するための尺度を提案した。Cognitive style の研究は1950年代に盛んになった，外部刺激に対する注意の選択性や個人的歪曲の類型学的接近であるが，ストレス事態での反応が個人の優勢な反応傾向に基づいて行なわれること，あるいは外部刺激に対する認知傾向がその刺激や状況に対する意味づけと不可分であることから，ストレス認知評価あるいは対処過程に関与してくる変数である。CSQ は負の先行経験が後続のネガティブな出来事につながると思うか，その事態が自分の評価に影響するか，などを評定する方法をとっている。この論文は未公刊論文であるため原著に当たることは困難であり，直接大きな影響を与えるものではないが，個人の認知傾向を類型としてとらえ判断する形式はストレス関連尺度にも広く用いられている。

5．ストレスコーピング尺度

ストレスコーピング次元に関わる大学生を対象とした尺度としてもっとも有名なものは Folkman & Lazarus（1980,1985）の Way of Coping Questionnaire（WCQ）であろう。いまでは日本でもすっかりなじみになった problem-focused, wishful thinking, distancing, emphasizing the positive, self-blame, tension-reduction, self-isolation, seeking social support など8下位尺度合計42項目で構成されるこの尺度は，当初地域中高齢者を対象として開発された尺度（1980）を，試験に臨む大学生に置き換えて作成された。以後の尺度開発に大きな影響を与えたもので，α係数による内的整合性，ソーシャルサポートなどとの関連による構成概念妥当性を検証している。彼女たちのこの尺度の開発は1980年代半ばから1990年代にかけての後続者による多くのコーピング尺度開発を刺激した。Stone & Neale（1984），Ottens et al.（1989），Tobin et al.（1989），Fanshawe & Burnett（1991），Roger et al.（1993）は認知的変数あるいは認知行動療法的処置に直結する下位尺度で構成される大学生用尺度を開発提案している。

国内における比較的初期の包括的ストレスコーピング尺度として，坂田（1989）の開発したストレスコーピング尺度（SCS）がある。下位尺度数は19ときわめて多く，項目数も各下位尺度3項目（「気晴らし」のみ4項目）総項目数58で，比較的大きな尺度である。直面するストレス事態とそれに対する個人の対処傾向を，広い対処行動領域に分類して把握することを目指している。

神村他（1995）は8種の対処行動パターンを下位尺度とする「接近―回避」「問題焦点―情動焦点」「反応系」3軸の三次元モデルを構想した。対処行動の特徴を抽出するだけでなく変容の方向や改善の手立てに関する情報をも抽出できる点で，臨床的な用途にも有効な尺度である。このような明確なモ

デルに基づいた接近法は，包括的コーピング尺度ばかりではなく，特定ストレス事態に特化した尺度開発にも期待される。

加藤 (2001) は包括的なコーピング尺度では対人的なストレスイベントに対する独自の機能を検証し難いとして，3下位尺度合計34項目の対人ストレスコーピングに特化した尺度を開発した。とくに内的整合性，再検査法による信頼性，および内容的妥当性，収束的妥当性，弁別的妥当性，因子的妥当性の検証に意を注ぎ精力的に反復吟味した労作で，大量データに基づく拡大版，15項目の短縮版と合わせて完成度の高い尺度である。

日常一般的な特性的コーピングと特定時点，特定状況に特異的な状況的コーピングとを混在させずに明確に分離し，特性的コーピングに特化した測定を目的としたのが General Coping Questionnaire (GCQ) 特性版（佐々木・山崎, 2002）である。状況依存的な coping strategy に対して coping style とも呼ばれているもので，感情表出，情緒的サポート希求，認知的再解釈，問題解決の4下位尺度構成されており，包括的なコーピング尺度としてはきわめて少数である。各因子8項目計32項目のこの尺度は，後続する状況的コーピングを測定する尺度とあわせて信頼性・妥当性の検討や両尺度の併用の可能性が吟味されており，さらに洗練されることが期待できる。

ストレス過程の中でもっとも変容が容易といわれるコーピングに特化した尺度は，国外においてはきわめて多い。国内での尺度開発はストレッサーに関わるものに偏っているように見受けられる。尺度化の難易度にもよろうが，ストレッサーの種類や状況に対応したコーピングの詳細が把握できるような尺度開発の研究が盛んになることが望まれる。

6. ストレス反応尺度

通常実験場面におけるストレス反応の測定は客観的な生理的変化，表出された行動の観察結果，主観的自己報告などを併行して行う。ほかの測度とバッテリーを組んで用いる場合には，ストレス反応を測定する質問紙尺度は気分や感情などの単一次元で構成されることもあるが，質問紙尺度をバッテリーとしてではなく単独で用いる場合には，主観的体験のさまざまな側面にわたる多次元で構成される包括的な尺度でないと，十分な広がりを持つ情報が抽出できない。このような要請に応えるために津田 (2000)，津田他 (2000) は Dundee Stress State Questionnaire (DSSQ) を翻案したストレス状態質問紙を開発した。DSSQ は，Matthews et al. (1990) の，経験される感情を tens arousal および energetic arousal 次元に hedonic tone 次元を加えた3次元で位置づける感情3次元モデルに基づいた感情測定尺度を中心に，思考や動機の変化をとらえようとする多次元質問紙尺度である。津田他の翻案尺度は，ストレス課題の前後に2回行われる，それぞれ複数の下位尺度を有する「気分」「思考スタイル」「思考内容」「動機づけ」4尺度，およびストレス課題の負担感を評価する「仕事負担評定」計5尺度56項目の複合尺度である。

広い範囲のストレス反応を包括的にとらえられること，各尺度別の単独使用も可能であること，とくにほかの尺度では取り扱われていないストレス状態での動機づけの変動の把握などの利点があり，信頼性や妥当性の検証を含めて完成度がさらに高まれば，利用価値の高い尺度となろう。

7. ソーシャルサポート

ストレッサーに対するコーピングの過程においても，ストレス反応の軽減効果の面でもソーシャルサポートの重要性はかねてから指摘されており，サポートのためのネットワークの形成やそのためのスキルの有無が適応の状態に大きく関与する。嶋 (1992) は大学生が日常生活で体験するストレスに対してソーシャルサポートがどのように効果を示すか検討するために，3種のサポート源についてそれぞれ情緒的サポート，情報的サポート，道具的サポート，ソーシャルコンパニオンシップに関する12項目，計36項目の包括的尺度を開発した。サポート源を分類して別個に測定することで，国外の研究と異なり機能ごとの明確な分類が困難であったという，国内の先行研究に共通の問題点の修正を図

っている。また，嶋（1991）はサポート源および与えられたサポートの機能とを，個人間比較が可能な形でとらえられる尺度として，12のサポート源に対する12のサポート機能質問項目計144項目のソーシャルサポートネットワーク尺度を開発している。数量的な処理を目的とはせずに個々の回答者のサポートネットワークを2次元マトリックス上に位置づけて視覚的に理解することを目指しているため，客観的な判断基準は定めてなく，妥当性の検証も行われていない。サポート機能4因子を抽出した際のサンプル数も十分とはいえず，発展の方向を模索している段階のようにも見受けられる。今後の研究が期待されるところである。

■引用文献

Abramson, L. Y., & Metalsky, G. I. 1986 *The Cognitive Style Questionnaire : Measurement of negative cognitive styles about self and consequences.* Unpublished Manuscript.

Fanshawe, J. P., & Burnett, P. C. 1991 Assessing school-related stressors and coping mdchanisms in adolescents. *British Journal of Education Psychology*, 61, 92-98.

Folkman, S., & Lazarus, R. S. 1980 An analysis of coping in a middle-aged community sample. *Journal of Health and Social Behavior*, 21, 219-239.

Folkman, S., & Lazarus, R. S. 1985 If it changes it must be a process : Study of emotion and coping during three stages of a college examination. *Journal of Personality and Social Psychology.* 48, 150-170.

橋本　剛　1997　大学生における対人ストレスイベント分類の試み　社会心理学研究，13，64-75．

橋本　剛　2000　大学生における対人ストレスイベントと社会的スキル・対人方略の関連　教育心理学研究，48，94-102．

久田　満・丹羽郁夫　1987　大学生の生活ストレッサー測定に関する研究－大学生用生活体験尺度の作成　慶応大学大学院社会学研究科紀要　27，45-55．

Holmes, T. H., & Rahe, R. H. 1967 The social readjustment rating scale. *Journal of Psychosomatic Research*, 11, 213.

神村栄一・海老原由香・佐藤健二・戸ヶ崎泰子・坂野雄二　1995　対処方略の三次元モデルの検討と新しい尺度（TAC）の作成　教育相談研究，33，41-47．

Kanner, A. D., Coyne, J. G., & Lazarus, R. S. 1981 Comparisons of two modes of stress measurement : Daily hassles and uplifts versus major life events. *Journal of Behavioral Medicine*, 4, 1-39.

加藤　司　2001　大学生用対人ストレスコーピング尺度の作成　教育心理研究，48，225-234．

Lazarus, R. S. 1964 A laboratory approach to the dynamics of psychological stress. *American Psychologist*, 19, 00-411.

Lazarus, R. S. 1966 *Psychological Stress and the Coping Process.* New York : McGraw-Hill.

Lazarus, R. S., & Cohen, J. B. 1977 Environmental Stress. In Attman, I. & Wohlwill, J. F. (Eds.) *Human Behavior and Environment, Current Theory and Research*, 2, New York : Plenum.

Matthews, G., Jones, D. M., & Chamberlain, A. G. 1990 Refining the measurement of mood : The UWIST Mood Adjective Checklist. *British Journal of Psychology*, 81, 17-42.

Ottens, A. J., Tucker, T. L., & Robbins, S. B. 1989 The construction of an academic anxiety coping scale. *Journal of College Student Development*, 30, 249-256.

尾関友佳子・原口雅浩・津田　彰　1991　大学生の心理的ストレス過程の共分散構造分析　健康心理学研究，7，2，20-36．

Roger, D., Jarvis, G., & Najarian, B. 1993 Detachment and coping : The construction and validation of a new scale for measuring coping strategy. *Personality and Individual Difference*, 15, 6, 619-626.

坂原　明・松浦光和　1999　女子短大生用ストレッサーテストの改訂　学生相談研究　20, 1, 32-37.

坂田成輝　1989　心理的ストレスに関する一研究：コーピング尺度（SCS）作成の試み　早稲田大学教育学部学術研究：教育・社会教育・教育心理・体育編, 36, 61-72.

坂田成輝・音山若穂・古谷　健　1999　教育実習生のストレスに関する一研究　―教育実習ストレッサー尺度の開発―　教育心理学研究, 47, 335-345.

嶋　信宏　1991　大学生のソーシャルサポートネットワークの測定に関する一研究　教育心理学研究, 39, 440-447.

嶋　信宏　1992　大学生におけるソーシャルサポートの日常生活ストレスに対する効果　社会心理学研究, 7, 45-53.

嶋　信宏　1999　大学生用日常生活ストレッサー尺度の検討　中京大学社会学部紀要, 14, 1, 69-83.

Stone, A. A., & Neale, J. M.　1984　New measure of daily coping : Development and preliminary results. *Journal of Social Psychology*, 46, 4, 892-906.

高比良美詠子　1998　対人・達成領域別ライフイベント尺度の作成と妥当性の検討　社会心理学研究, 14, 12-24.

Tobin, D. L., Holroyd, K. A., Reynolds, R. V., & Wigal, J. K.　1989　The hierarchical factor structure of the coping strategies inventory. *Cognitive Therapy and Research*, 13, 4, 343-361.

津田　彰・マチュース, G.・矢島潤平　2000　ストレス状態と特性　現代のエスプリ　392, 106-117.

津田　彰・矢島潤平・津田茂子　2000　ストレスへの実験心理学アプローチ　ストレス科学, 15, 3, 184-191.

矢島潤平・津田　彰・岡村尚昌　2000　ストレス状態と心理生物学的反応：実験的フィールド研究　平成10－12年度文部科学研究費補助金基盤研究(B)(2)報告書9-39.

	# 大学生用ストレス自己評価尺度 (Stress Self-Rating Scale : SSRS)
カテゴリー	ストレッサー・認知的評価・コーピング・ソーシャルサポート
適用対象	青年（高校生・大学生）
発表論文	尾関友佳子・原口雅浩・津田 彰 1994 大学生の心理的ストレス過程の共分散構造分析 健康心理学研究, 7, 20-36. 尾関友佳子 1993 大学生用ストレス自己評価尺度の改訂－トランスアクショナルな分析に向けて－ 久留米大学大学院比較文化研究科紀要年報, 1, 95-114. 尾関友佳子・原口雅浩・津田 彰 1991 大学生の生活ストレッサー, コーピング, パーソナリティとストレス反応 健康心理学研究, 4, 1-9.

■尺度の内容

　項目数：大学生用ストレス自己評価尺度は119項目からなる。ストレス反応35項目，ストレッサー35項目，認知的評価15項目，コーピング14項目，ソーシャル・サポート10項目，ユーモア10項目。

　下位尺度：ストレス反応は「情動的反応（抑うつ・不安・怒り）」「認知・行動的反応（情緒的混乱・引きこもり）」「身体反応（身体的疲労感・自律神経系の活動性亢進）」の7下位尺度である。認知的評価は「脅威（影響性・妨害性・喪失性）」の3尺度，「コントロール（可能性・明確性・予測性）」の3尺度，計6下位尺度である。コーピング「問題焦点型」「情動焦点型」「回避・逃避型」の3下位尺度である。ユーモア「ユーモアの好み」「メタ・メッセージの感受性」の2下位尺度である。

　評定方法・採点方法：「ストレス反応」はあてはまらない（0点）から非常にあてはまる（3点）までの4件法である（得点範囲0-105）。「ストレッサー」は体験なし（0点），体験した項目についてはなんともなかった（0点）から非常につらかった（3点）までの4件法である（得点範囲0-105）。「脅威」はそうは思わない（0点）からその通りだと思う（3点）までの4件法（得点範囲0-24），「コントロール」は思わない・分からない・持っていない・伴わない・ない（0点）から十分にできると思う（3点）までの4件法である（得点範囲0-21）。「コーピング」はまったくやらない（0点）からいつもしている（3点）までの4件法である（得点範囲0-42）。「ソーシャル・サポート」はまったくいない（0点）からかなりの数いる（4点）までの5件法である（得点範囲0-40）。「ユーモアのセンス」はまったくそうではない（0点）からかなりそうである（3点）までの4件法である（得点範囲0-30）。

■作成過程

　地方（福岡）と東京の4年制大学で集団法にて調査した。1年生が7割を占める（分析対象者は657名と599名）。どのようなストレッサーが，どのような過程（認知的評価やコーピングの選択）を辿って，どのようなストレス反応を個人に引き起こすのか，心理的ストレス過程（たとえば本明，1988；Lazarus & Folkman, 1984）を明らかにするために尺度を構成した。「大学生用生活体験尺度」「心理的ストレス反応尺度」「コーピング尺度」を核にして心理的ストレス過程のアウトラインを調査した。項目反応率（10～90％）や因子分析および修正尺度－項目間相関係数による不適当項目の削除や項目文修正などによる質問紙短縮を繰り返す一方で，心理的ストレス過程修飾要因として「認知的評価」「ソーシャル・サポート」「ユーモアのセンス」などの尺度を加えていった。

■信頼性・妥当性の検討

　内的整合性としてCronbachのα係数を算出した。これまでの調査全体をみると，ストレス反応

は.61～.87，コーピングは.74～.82，認知的評価は.55～.89の範囲であった。

自由記述されたもっともストレスフルな出来事は勉学関係，人間関係，性格・適性，クラブ・サークルで全体の3/4が占められていた。これらの内容はストレッサー尺度に多く含まれており，妥当性が確認されたといえる。また，ストレス反応を目的変数，ストレッサーほかを説明変数とした重回帰分析においても一貫して説明率が高かった（30～40％）。

抑うつ気分を測定するCES-Dとの間に中程度の相関（ストレッサー：$r=.54$，ストレス反応：$r=.82$）があった。MPI（N）との間の相関係数（ストレッサー：$r=.30$，ストレス反応：$r=.48$），およびMPI（E）との間の相関係数（ストレス反応：$r=-.22$，問題焦点型コーピング：.23および情動焦点型コーピング：$r=.23$）の方向性は理論どおりであった。

■尺度の特徴

ストレッサー，ストレス反応のほか，ストレッサーに対する脅威度，コントロール感，ユーモアのセンス，ソーシャル・サポート，コーピングを測定し多面的に検討するために最低限必要な項目で構成されており，ポジティブなコーピング・パタンやパーソナリティの側面を指向した問題解決の方針を求めることができる。自己評価式なので施行が簡便である。

■尺度実施の際の留意点

各種専門学校（看護・高専など）で実施する際は，学校特有のストレッサーや学年歴に留意する必要がある。

■判断基準

ストレス反応の抑うつ・怒り・不安は各6点（18点），情緒的混乱6点，引きこもり4点（10点），身体的疲労感7点，自律神経系の活動性亢進3点（10点）以上が平均＋1標準偏差の得点である。ストレス反応38点以上の人は大学生サンプル上位15％に含まれる。

■尺度を用いた研究の内容

大学生を対象とした調査研究で主に「ストレス反応」を測定するために使用されている。看護学校において入学から卒業までの縦断調査研究に使用された。医療現場や教育現場において「コーピング尺度」が介入効果を測定するために単独で使用されている。

■今後の方向性・課題

ストレス反応尺度で測定されるストレスのレベルを再考する。さらに，ストレッサーの分類（自我，学業，生活変化，人間関係，将来に関するものなど）を行う必要がある。

■著者への連絡

研究目的に使用する場合はとくに使用許諾を求める必要はないが，研究成果を公表する際には印刷物のコピーなどを尺度開発者に送付していただければ幸いです。

連絡先：尾関友佳子　福岡医療福祉大学人間社会福祉学部臨床福祉心理学科
〒818-0194　福岡県太宰府市五条3-10-10

（尾関友佳子　福岡医療福祉大学人間社会福祉学部）
（原口雅浩　久留米大学文学部）
（津田　彰　久留米大学文学部）

大学生用ストレス自己評価度
ストレス反応尺度

　ここ1週間のあなたの心と身体の状態や行動をよく表すようにあてはまると思われる数字(0〜3)を記入してください。

0……あてはまらない
1……ややあてはまる
2……かなりあてはまる
3……非常にあてはまる

1. 悲しい気持ちだ
2. 重苦しい圧迫感を感じる
3. 不機嫌で，怒りっぽい
4. 泣きたい気分だ
5. 不安を感じる
6. 怒りを感じる
7. さみしい気持ちだ
8. びくびくしている
9. 憤まんがつのる
10. 心が暗い
11. 恐怖感をいだく
12. 不愉快な気分だ
13. 気分が落ち込み，沈む
14. 気がかりである
15. いらいらする
16. 頭の回転が鈍く，考えがまとまらない
17. 他人に会うのがいやでわずらわしく感じられる
18. 話しや行動にまとまりがない
19. 話すことがいやでわずらわしく感じられる
20. 根気がない
21. 自分の殻に閉じこもる
22. 行動に落ち着きがない
23. 生きているのがいやだ
24. 何も手につかない
25. 人が信じられない
26. 体が疲れやすい
27. 呼吸が苦しくなる
28. 体がだるい
29. 動悸がする
30. 脱力感がある
31. 吐き気がする
32. 動作が鈍い
33. 胸部がしめつけられる感じがする
34. 頭が重い
35. 耳鳴りがする

心理的反応　「情動反応；抑うつ (1, 4, 7, 10, 13)，不安 (2, 5, 8, 11, 14)，怒り (3, 6, 9, 12, 15)」「認知・行動的反応；情緒的反応 (16, 18, 20, 22, 24)，引きこもり (17, 19, 21, 23, 25)」
身体的反応　「身体的疲労感 (26, 28, 30, 32, 34)」「自律神経系の活動性亢進 (27, 29, 31, 33, 35)」

ストレッサー尺度

あなたがここ半年間に，以下に記述した35の出来事を体験されたかどうかについてお聞きします。項目をよく読んで体験したかどうかを考えてください。体験しなかった項目については"0"を回答用紙に記入してください。体験した項目については，その出来事を体験した時を思い出して，その時あなたが感じた気持ちにあてはまると思われる数字（1～4）を記入してください。

体験なし——0
体験あり ┬ 1……なんともなかった
　　　　├ 2……ややつらかった
　　　　├ 3……かなりつらかった
　　　　└ 4……非常につらかった

1．生活が不規則になった
2．一人で過ごす時間が増えた
3．生活上の仕事（洗濯，炊事など）が増えた
4．現在専攻している学問分野に対する興味が失せた
5．家族と過ごす時間が減った
6．自分の経済状態（生活費，交際費など）が悪くなった
7．家族の誰かと議論，不和，対立があった
8．家族の経済状態が悪くなった
9．家族または親しい親戚の誰かが病気やけがをした
10．友人や仲間から批判されたり誤解された
11．友人や先輩とのつき合い
12．アルバイト先でトラブルを起こした
13．現在所属している学校について考えるようになった
14．興味の持てない授業を受けるようになった
15．クラブやサークルの活動で束縛される時間が増えた
16．クラブやサークルの活動内容について考えるようになった
17．いっしょに楽しめる友人が減った
18．単位を落とす，留年するなど学問上のことで失敗した
19．課題や試験が大変な授業を受けるようになった
20．自分の勉強，試験，卒業などがうまくいかない
21．仲間の話題についていけなかった
22．友人の悩みやトラブルにかかわった
23．通学中の朝夕のラッシュ
24．隣近所が騒がしくなった
25．寮生活で規則による束縛やプライバシーの侵害を受けた
26．体重が増えた
27．自分の容姿が気になるようになった
28．異性関係がうまくいかない（恋人ができない，別れたも含む）
29．自分の性格について考えるようになった
30．将来の職業について考えるようになった
31．自分の能力・適性について考えるようになった
32．周りの人から過度に期待された
33．体の調子が変化した（病気やけがも含む）
34．生活習慣（言葉やマナー）の違いにとまどった
35．暇を持てあました

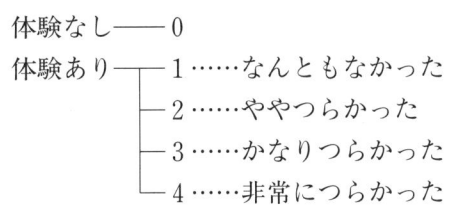

コーピング尺度

(1) ストレスというのは，環境や周囲の状況から影響を受けて，抑うつ・不安・怒り・イライラなどの不快な気持ちを感じている状態です。あなたが，あなたの生活のなかで，現在"最も強くストレスを感じていること"は何でしょうか？ どんなことでも結構ですから1つだけ回答用紙の該当欄に記入してください。

(2) 記述された"最も強くストレスを感じていること"に対してあなたは現在どのように行動し，また，考えようとされているのでしょうか？ あてはまると思われる数字（0～3）を記入してください。

1．現在の状況を変えるよう努力する
2．先のことはあまり考えないようにする
3．自分で自分を励ます
4．なるようになれと思う
5．物事の明るい面を見ようとする
6．時の過ぎるのにまかせる
7．人に問題解決に協力してくれるよう頼む
8．たいした問題ではないと考える
9．問題の原因を見つけようとする
10．何らかの対応ができるようになるのを待つ
11．自分のおかれた状況を人に聞いてもらう
12．情報を集める
13．こんな事もあると思ってあきらめる
14．今の経験はためになると思うことにする

0……まったくやらない
1……たまにしている
2……ときどきしている
3……いつもしている

「問題焦点型 (1, 7, 9, 11, 12)」「情動焦点型 (3, 5, 14)」「回避・逃避型 (2, 4, 6, 8, 10, 13)」

認知的評価尺度

(1) "最も強くストレスを感じていること"に対して，あなたが現在どのように考えているかをお聞きします。以下の項目を読んで，該当する数字（0～3）を記入してください。

1．私の生活を変えるものだと思う
2．私を困らせることだと思う
3．私にとって大切なものを奪われることだと思う
4．私自身に影響を与えるものだと思う
5．私にとって重荷や負担になることだと思う
6．私にとって大切なものを失わせることだと思う
7．私にとってわずらわしいことだと思う
8．私を傷つけることだと思う

0……そうは思わない
1……少しそうだと思う
2……大体そうだと思う
3……その通りだと思う

(2) "最も強くストレスを感じている状況"に対して，あなたが現在どのように考えているかをお聞きします。以下の項目を読んで，あてはまると思われる数字（0～3）を記入してください。

9. 今の状況を何とかできる（解消・解決・改善）と思いますか
  0……思わない
  1……少しできると思う
  2……かなりできると思う
  3……十分できると思う
10. 今の状況において，平静な楽な気持ちを取り戻すことができると思いますか
  0……思わない
  1……少しできると思う
  2……かなりできると思う
  3……十分できると思う
11. 今の状況に至った経緯についてわかっていますか
  0……わからない
  1……少しわかっている
  2……かなりわかっている
  3……十分わかっている
12. なぜ今の状況が起きたのかわかっていますか
  0……わからない
  1……少しわかっている
  2……かなりわかっている
  3……十分わかっている
13. 原因を取り除いたり，変化させたりすることはできると思いますか
  0……思わない
  1……少しできると思う
  2……かなりできると思う
  3……十分できると思う
14. 何らかの対処をする際に役に立つもの（人間関係・経済力・過去の経験など）を持っていますか
  0……持っていない
  1……少し持っている
  2……かなり持っている
  3……十分持っている
15. 今の状況がこの先どうなるかについての見通しがありますか
  0……ない
  1……少しある
  2……かなりある
  3……十分ある

「脅威」影響性（1, 4），妨害性（2, 5, 7），喪失性（3, 6, 8）
「コントロール」可能性（9, 13），予測性（10, 14, 15），明確性（11, 12）

ソーシャル・サポート尺度

 あなた自身と，家族以外の人々（友人，親戚，近所の人など）とのかかわりについてお聞きします。あなたには，現在，以下のようなことがらでかかわりのある人がどれくらいいるでしょうか。あては

まると思われる数字（0～4）を記入してください。
  0……まったくいない
  1……あまいいない
  2……少しはいる
  3……何人もいる
  4……かなりの数いる

1．おりにふれて行き来する友だちや親戚が
2．一緒にいてとても楽しくときを過ごせる人が
3．安心して緊急の連絡や荷物の預かり，ペットの世話などを頼めるような人が
4．家族の中でもめごとが起こったときにどうしたらよいか気安く相談に行ける人が
5．さびしいときなどに電話をしたり，訪ねていっておしゃべりができるような人が
6．急に1万円程度のお金が必要になったときに気がねなく借りられる人が
7．あなた自身のことをかってくれたり，高く評価してくれる人が
8．個人的な心配事や不安があるときにどうすればよいか親身に助言してくれる人が
9．家族以外で100パーセント 信用できるという人が
10．引っ越しなどの人手がいるときに気軽に手伝いを頼める人が

ユーモア尺度

あなたがどのようにユーモラスなことを表現したり体験したりしているかについて，またあなたがユーモラスなことに関してどのように思っているかについてお聞きします。以下の項目を読んで，あてはまると思われる数字（0～3）を記入してください。
  0……まったくそうではない
  1……あまりそうではない
  2……ややそうである
  3……かなりそうである

1．相手がユーモラスなことを言ったり，したりしようとしていることを，その人の表情や話し方からわかる方である
2．ユーモアのある人は，信念のない人であると人から見なされることが多い
3．何かおかしなこと，ユーモラスなことを見つけることができる方である
4．人を笑わせようとして冗談を言う人は，実際のところは自分を目立たせようとしてそうしているのである
5．いろんなこと，いろんなところに笑いのネタを見つけることができる
6．ユーモアのある人は，ゆううつそうな人と外見は違って明るく見えても，人から好ましく思われない
7．ユーモアのポイント（何がおかしいか）に気づいたり，冗談を理解したりするのが遅い方である
8．ユーモアのある人は，しつこく人を笑わせようとするから，私は好きになれない
9．ある状況で何がおかしいかについて，他の人はわかっているのに自分にはわからないことがある
10．おもしろおかしく振舞う人は，実際のところは自信の無さを隠そうとしてそうしているのである

「メタ・メッセージの感受性（1，3，5，7，9）」7，9は逆転項目
「ユーモアの好み（2，4，6，8，10）」すべて逆転項目

大学生用日常生活ストレッサー尺度

カテゴリー	ストレッサー
適用対象	青年（大学生）
発表論文	嶋　信宏　1992　大学生におけるソーシャルサポートの日常生活ストレスに対する効果　社会心理学研究，7，45-53． 嶋　信宏　1999　大学生用日常生活ストレッサー尺度の検討　中京大学社会学部紀要，14，1，69-83．

■尺度の内容

　心理的なストレッサーの測定方法には，ライフイベンツ的なものを測定する尺度のほかに，日常生活上で繰り返し経験される比較的小さな出来事（日常いらだち事）を測定するものがある。

　ライフイベンツ的な出来事を測定する方法は，生活に変化をもたらす出来事のみを重視し，その他のストレッサーが含まれていない，ストレッサーに対する回答者の認知的評価が反映されないなどの点が問題点として指摘されている。

　本尺度は，一般的な大学生が日常的に経験することが多いであろうと考えられる日常いらだち事的な32項目により構成される。回答に際しては，それらの出来事を経験したか否かのみでなく，経験した場合はそれがどの程度気になることであったかについても評定を求める。また，ストレッサーを一次元的なものとして考えるのではなく，いくつかの下位尺度に分けられると考え，以下の4種類（各8項目）の下位尺度により構成される。

- 実存的（自己）ストレッサー：自己の人格，生き方に関わるようなストレッサー
- 対人ストレッサー：対人関係の中で不愉快なことを経験させられるようなストレッサー
- 大学・学業ストレッサー：大学生活や学業上で経験されるようなストレッサー
- 物理・身体的ストレッサー：物質的なストレッサーや身体的健康面に関わるストレッサー

　評定方法は，各ストレッサーを経験しなかった場合は0点とし，経験した場合はそれがどの程度気になったかを，1…ほとんど気にならなかった，2…少し気になった，3…かなり気になった，4…とても気になった，で評定し，下位尺度ごとおよび全項目の合計点を算出する（32項目版では，下位尺度の得点範囲は0～32点。全項目の得点範囲は0～128点）。

■作成過程

　既存のストレッサー尺度の項目内容を検討するとともに，大学生約50名に対し，どのような出来事が日常的にストレッサーになっているかを尋ねる自由記述式の調査を行い，ストレッサーの項目を収集した。

　このような手続きでまず56項目からなるストレッサー尺度を作成し，これを大学生502名（男子359名，女子143名）に実施し，因子分析などの項目分析を行い4つの下位尺度（各8項目）合計32項目からなる尺度を作成した。

　また，さらにこの32項目版をもとに，検証的因子分析を行い（被験者は大学生736名［男子316名，女子420名］），あらたに4下位尺度23項目（下位尺度の内容は32項目版とほぼ同様）からなる短縮版も作成された。

■信頼性・妥当性の検討

信頼性：32項目版は，各下位尺度の信頼性係数（α係数）は.72-.85，32項目全体では.89であった。短縮版（23項目版）では，検証的因子分析の4因子モデル（4因子の背後にストレッサー一般の高次因子を仮定したモデル）の適合度がGFI＝.920，AGFI＝.908であった。

妥当性：ストレス反応尺度としてGHQ 28項目版（Goldberg & Hillier, 1979）を用い，本ストレッサー尺度との関連をみた。その結果，各下位尺度ともGHQとの間にr＝.3-.6程度の相関を示し，ストレス反応を予測するものとして満足するべき数字であるといえる。

■尺度の特徴

(1) ライフイベンツ的な項目ではなく，日常生活上で多くの大学生が遭遇するであろうと思われるストレッサーにより構成されている。
(2) ストレスフルな出来事の経験の有無のみでなく，それが気になった程度を主観的に評定させている。
(3) 4種類の下位尺度を設定することにより，個人によりどの領域のストレッサーをより強く感じているか，どの領域がどのようなストレス反応と関連が深いかなどを明らかにできる。
(4) 項目数が比較的少なめであり，他のストレス反応尺度と併用しても回答者に与える負担が軽い。

■尺度実施の際の留意点

本尺度の基本形式は，「最近3か月」のストレッサーの経験の有無を尋ねるものであるが，目的に応じて期間を変更することが可能である。

■判断基準

本尺度の一般的大学生の得点の平均値および標準偏差は表1に示す通りになっている（それぞれの数値は尺度作成時のサンプルによるもの）。平均値±1標準偏差内が標準的なストレッサーの範囲であると判断される。

表1　平均値と標準偏差

	32項目版				23項目版			
	男子		女子		男子		女子	
	平均	SD	平均	SD	平均	SD	平均	SD
実存的（自己）	14.1	6.4	16.1	6.3	11.4	5.2	13.6	5.4
対人	11.2	7.3	12.6	7.2	10.8	7.2	11.8	7.4
大学・学業	15.3	6.5	14.4	5.5	8.4	4.1	8.0	3.6
物理・身体的	10.6	5.9	11.7	6.0	5.3	2.9	5.7	3.0

■尺度を用いた研究の内容

本尺度はストレッサーにより精神的健康がどのように影響を受けるか，それがソーシャルサポートによりどの程度緩和されるかについての研究（嶋，1992）などに用いられている。

■今後の方向性・課題

日常的に経験されるストレッサーは種類も多く，どの程度までを尺度に組込むかは議論の余地があるところである。本尺度は23項目，32項目と2種類のものがあるが，ストレッサーを網羅的にできるだけ多種多様なものを測定しようという目的であれば，項目数を増やすという必要がある。

■引用文献

Goldberg, D. P., & Hillier, V. F. 1979 A scaled version of the General Health Questionnaire. *Psychological Medicine*, 9, 139-145.

嶋　信宏　1992　大学生におけるソーシャルサポートの日常生活ストレスに対する効果　社会心理学研究，7，45-53．

（嶋　信宏）

大学生用日常生活ストレッサー尺度

　以下に，日常生活上のさまざまなストレスについての記述があります。最近3か月ほどの間に，以下のようなことを経験したり感じたりしたことがありますか。もしなければ，「経験しない・感じない（0）」のところに○をつけてください。また，経験したり感じたりしたことのあるものについては，それがどのくらい気になったかを考えて，「ほとんど気にならなかった（1）」～「とても気になった（4）」のいずれかに○をつけてください。

	経験しない・感じない	ほとんど気にならなかった	少し気になった	かなり気になった	とても気になった
1* 他人から失望させられたこと	0	1	2	3	4
2. 大切なものをなくしたこと	0	1	2	3	4
3. おもしろくない授業	0	1	2	3	4
4* 体の調子が良くないこと	0	1	2	3	4
5* 成績が思わしくないこと	0	1	2	3	4
6* 試験勉強の大変さ	0	1	2	3	4
7* 身体が弱いこと	0	1	2	3	4
8. 生活条件の悪さ	0	1	2	3	4
9. 学校の規則，制度への不満	0	1	2	3	4
10* 現実の自分の姿と理想とのギャップ	0	1	2	3	4
11* 誰かとけんかをしたこと	0	1	2	3	4
12* 身体的な疲れ	0	1	2	3	4
13* 授業についていくのが大変なこと	0	1	2	3	4
14. 衣食住が十分でないこと	0	1	2	3	4
15* 自分の将来についての不安	0	1	2	3	4
16* 大きなケガや病気	0	1	2	3	4
17* 不愉快な知人の存在	0	1	2	3	4
18. 退屈で何もすることがないこと	0	1	2	3	4
19. 大学の環境の悪さ	0	1	2	3	4
20* 自分が何をするべきなのかわからないこと	0	1	2	3	4
21* 周囲の人の無理解	0	1	2	3	4
22* 進級についての不安	0	1	2	3	4
23* 私のことを嫌っている人がいること	0	1	2	3	4
24* 就職についての不安	0	1	2	3	4
25* 自分の性格が気に入らないこと	0	1	2	3	4
26* 嫌いな人ともつきあわなければならないこと	0	1	2	3	4
27* 自分の容姿や外見に対する不満	0	1	2	3	4
28* 他人から不愉快な目にあわされたこと	0	1	2	3	4
29* レポートやゼミの準備が大変なこと	0	1	2	3	4
30. 生活環境の大きな変化	0	1	2	3	4
31* 他人から冷たい態度をとられること	0	1	2	3	4
32. 空虚感に悩まされること	0	1	2	3	4

（注）・項目番号に*が付いているものは短縮版で用いられる項目
　　　・下位尺度ごとの項目番号は
　　　　実存的（自己）ストレッサー：10, 15, 18, 20, 24, 25, 27, 32
　　　　対人ストレッサー：1, 11, 17, 21, 23, 26, 28, 31
　　　　大学・学業ストレッサー：3, 5, 6, 9, 13, 19, 22, 29
　　　　物理・身体的ストレッサー：2, 4, 7, 8, 12, 14, 16, 30

	# 女子短大生用ストレッサーテスト (Stressor Test for Junior College Students : STJCS)
カテゴリー	ストレッサー
適用対象	青年（女子短期大学生）
発表論文	坂原　明・松浦光和　1999　女子短大用ストレッサーテストの改訂　学生相談研究, 20, 1, 32-37.

■尺度の内容

　大学生が経験するストレッサーやストレス反応を測定するテストは，これまでにも数多く開発されている。しかし，これらのテストはいずれも4年制大学生を対象として作成されており，短期大学生を対象としたテストは開発されていなかった。本テストは短期大学生の生活ストレッサーを測定するために開発されたテストであり，質問項目はストレッサーの有無とそこから生じるストレス反応を測定する内容となっている。これはストレス発症の予防およびそれへの対処行動を考慮した場合，症状として出ているストレス反応を測定することに加えて，それを引き起こすストレッサーを同定することが重要と考えた為である。本テストは，"交友関係"，"大学評価"，"学業"，"家族関係"，"就職・将来"，"自己評価"，"異性関係"の7つの下位尺度で構成される。

■作成過程

　試作版（坂原・松浦，1994）で使用した質問項目の内容をもとに，あらたに94の質問項目を作成した。なお，試作版の質問項目は，Kanner 他（1981）の"日常ストレス（daily hassles）"の考えに沿い，学生が日常的に経験しているストレッサーを無記名・自由記述で2校（4学科）の女子短大生211名（1年生115名，2年生96名）に回答させた内容から作成されたものである。本調査の対象者は，6校の女子短大生843名（1年生661名，2年生182名）である。質問項目に対する回答は3件法とし，現在の自分にあてはまれば"はい"，あてはまらない場合には"いいえ"，どちらとも決められない場合は"？"で回答させた。下位尺度の構成には因子分析を使用した。分析において固有値の減衰状況および解釈可能性から"交友関係（12項目）"，"大学評価（7項目）"，"学業（8項目）"，"家族関係（7項目）"，"就職・将来（6項目）"，"自己評価（3項目）"，"異性関係（3項目）"の7因子（46項目）を抽出した。

■信頼性・妥当性の検討

　信頼性：各下位尺度のα係数は，交友関係（.89），大学評価（.82），学業（.81），家族関係（.72），就職・将来（.73），自己評価（.77），異性関係（.69）であった。また，1週間の間隔で実施した再検査法（N＝54）の相関係数は，交友関係（.93），大学評価（.97），学業（.96），家族関係（.89），就職・将来（.89），自己評価（.99），異性関係（.88）であった。

　妥当性：本研究の"交友関係"，"学業"，"就職・将来"，"自己評価"，"異性関係"という下位尺度は，従来のストレス研究の下位尺度構造と概ね一致している（久田・丹羽，1987；松原，1989；嶋，1992）。

■尺度の特徴

(1) 女子短期大学生特有のストレッサー因子である"家族"，"大学評価"を下位尺度として含んでいる。

(2) ストレスを生じさせているストレッサーの種類がわかるので対処方略が立てやすい。

■尺度実施の際の留意点

質問項目の"はい","?","いいえ"の回答に対してそれぞれ3～1点を割り当て，下位尺度ごとに合計得点を算出する。ただし，逆転項目（項目番号＝13,14,15）では配点を1～3点で割り付ける。

■判断基準

表1は下位尺度の平均値および標準偏差である。

表1　各下位尺度の平均値と標準偏差

下位尺度	項目数	得点範囲	平均値	標準偏差
交友関係	（12項目）	12～36	19.42	6.36
大学評価	（7項目）	7～21	12.63	3.60
学　業	（8項目）	8～24	14.45	4.38
家族関係	（7項目）	7～21	9.92	3.01
就職・将来	（6項目）	6～18	11.43	3.28
自己評価	（3項目）	3～9	5.76	2.19
異性関係	（3項目）	3～9	4.05	1.50

(N＝843)

■今後の方向性・課題

在学中に学生が受けるストレッサーの種類と強さについて継続的に測定し，その内容に適した予防・援助を検討していく必要がある。

■著者への連絡

研究目的に使用する場合はとくに使用許諾を求める必要はないが，研究成果を公表した際には印刷物のコピーなどをテスト開発者に送付するよう要望する。

連絡先：坂原　明　聖カタリナ大学人間健康福祉学部

〒799-2496　愛媛県松山市北条660

■引用文献

久田　満・丹羽郁夫　1987　大学生の生活ストレッサー測定に関する研究　－大学生用生活体験尺度の作成－　慶應義塾大学社会学科研究紀要, 27, 45-55.

Kanner, A. D., Coyne, J. G., & Lazarus, R. S. 1981 Comparisons of two modes of stress measurement：Dily hassles and uplifts versus major life events. *Journal of Behavioral Medicine*, 4, 1-39.

松原達哉　1989　大学生のストレス解消法　カウンセリング研究, 21, 2, March, 166-171.

坂原　明・松浦光和　1994　女子短大生用ストレッサーテストの作成(1)　日本心理学会第58回大会論文集, 205.

嶋　信宏　1992　大学生におけるソーシャルサポートの日常生活ストレスに対する効果社会心理学研究, 7, 1, 45-53.

（坂原　明　聖カタリナ大学人間健康福祉学部）

（松浦光和　宮城学院女子大学学芸学部児童教育学科）

女子短大生用ストレッサーテスト

　下記の質問を読み，現在の自分に当てはまれば"はい"，当てはまらなければ"いいえ"を○で囲んで下さい。どちらとも決められない場合は"？"を○で囲んで下さい。

1	友人との関係がうまくいかず悩むことがよくある	はい	・	？	・	いいえ
2	学内での友人関係(クラス・ゼミ・クラブ等)で悩むことがよくある	はい	・	？	・	いいえ
3	友人と話が合わないことが多く気になっている	はい	・	？	・	いいえ
4	友人の気持ちが分からず悩むことがよくある	はい	・	？	・	いいえ
5	友人との価値観の違いが，とても気になる	はい	・	？	・	いいえ
6	友人に嫌われているのではないかと心配になることがよくある	はい	・	？	・	いいえ
7	人とうまく話せないことがかなり気になっている	はい	・	？	・	いいえ
8	自分をうまく出せないことがかなり気になっている	はい	・	？	・	いいえ
9	周囲の人に対して強い不満感をしばしば感じる	はい	・	？	・	いいえ
10	友人ができないことを悩んでいる	はい	・	？	・	いいえ
11	会うことがとても負担に感じられる人がいる	はい	・	？	・	いいえ
12	周囲の人に気を遣(つか)い過ぎているように思う	はい	・	？	・	いいえ
13	この学校に入学できたことに満足している	はい	・	？	・	いいえ
14	この学校に入学できたことを誇りに思う	はい	・	？	・	いいえ
15	この学校を選んだことは正しかったと思う	はい	・	？	・	いいえ
16	この学校の雰囲気には強い不満を感じる	はい	・	？	・	いいえ
17	この学校の現実と自分の理想は，かなり離れているように思える	はい	・	？	・	いいえ
18	学校に来ても楽しいと思わない	はい	・	？	・	いいえ
19	この学校の生活に慣れる事はとても難しい	はい	・	？	・	いいえ
20	どの科目も苦手である	はい	・	？	・	いいえ
21	授業がとても負担に思える	はい	・	？	・	いいえ
22	難しくて，ついていけそうにない授業が多く，悩んでいる	はい	・	？	・	いいえ
23	興味の持てない授業が多く，とても不満を感じる	はい	・	？	・	いいえ
24	卒業できるかどうか，とても気になっている	はい	・	？	・	いいえ
25	授業に集中できず困ることが多い	はい	・	？	・	いいえ
26	何のために勉強しているのか分からず悩むことがよくある	はい	・	？	・	いいえ
27	在籍している学科(専攻)は，自分にあっていないのではないかと悩むことがよくある	はい	・	？	・	いいえ
28	家族と意見の合わないことがとても気になっている	はい	・	？	・	いいえ
29	家族に対して素直に振る舞えないことがとても気になっている	はい	・	？	・	いいえ
30	自分に対する親の言動がとても気になる	はい	・	？	・	いいえ
31	家にいても家族とはほとんど話さないことが多く，気になっている	はい	・	？	・	いいえ
32	親に対して言いたいことを我慢することがたびたびある	はい	・	？	・	いいえ
33	家族に不快な思いをさせることがよくあり，気になっている	はい	・	？	・	いいえ
34	家族の中にどうしても好きになれない者がいる	はい	・	？	・	いいえ
35	自分がどのような仕事に向いているのかよく分からない	はい	・	？	・	いいえ
36	将来の進路のことでとても悩んでいる	はい	・	？	・	いいえ
37	希望する職種が自分の適性と合っているかとても心配だ	はい	・	？	・	いいえ
38	将来の目標が見つからないことを悩んでいる	はい	・	？	・	いいえ

大学生

39	就職できるかどうか自信がなく落ち込むことがある………………	はい ・ ? ・ いいえ
40	卒業後，就職するかしないかでかなり迷っている………………	はい ・ ? ・ いいえ
41	人前であがりやすいことが気になっている………………………	はい ・ ? ・ いいえ
42	緊張しやすいたちであることがとても気になっている…………	はい ・ ? ・ いいえ
43	失敗を恐れることが多く，そのことが気になっている…………	はい ・ ? ・ いいえ
44	異性の友人のことで，とても悩んでいる………………………	はい ・ ? ・ いいえ
45	異性の友人の気持ちが分からなくて困惑することが多い………	はい ・ ? ・ いいえ
46	異性の友人とうまくいかないことが気になっている……………	はい ・ ? ・ いいえ

【下位尺度の項目番号】
交友関係　＝1, 2, 3, 4, 5, 6, 7, 8, 9, 10, 11, 12
大学評価　＝13, 14, 15, 16, 17, 18, 19
学　　業　＝20, 21, 22, 23, 24, 25, 26, 27
家族関係　＝28, 29, 30, 31, 32, 33, 34
就職・将来＝35, 36, 37, 38, 39, 40
自己評価　＝41, 42, 43
異性関係　＝44, 45, 46

【逆転項目】
項目番号＝13, 14, 15

対人ストレスイベント尺度
(Interpersonal Stress Event Scale : ISE)

カテゴリー	ストレッサー
適用対象	青年（大学生）・成人
発表論文	橋本　剛　1997　大学生における対人ストレスイベント分類の試み　社会心理学研究, 13, 64-75.

■尺度の内容

　ストレッサー尺度にはさまざまなものがあるが，その多くはさまざまなストレッサーを包括的に扱っており，ストレッサーの種類を特化した尺度は少ない。しかし，ストレッサーの生起を抑制したり，効果的な対処方略を検討するうえで，ストレッサーそのものの特質を理解することもまた重要であろう。とくに，対人関係に関するストレッサーは，その他のストレッサーよりも相対的なインパクトが大きいことが指摘されている (e. g., Bolger et al., 1989)。また，対人ストレッサーには，(a)ストレスに直面している本人のみならず，その対象（相手）も少なからず，状況に対する影響力を持つ　(b)そこから生じる情動的反応には，嫉妬，恥辱，罪悪感など，基本的に対人関係に特有とされる反応も少なからず含まれる　(c)対処においては，個人内のストレス低減のみならず，個人間における関係性（良好な関係の構築・維持など）も重要な従属変数となることが多く，かつそれらはときに矛盾することもある　など，その他のストレッサーにはない独自性がある。

　本尺度は，対人関係のストレッサー，なかでもとくにデイリー・ハッスルズ水準の対人ストレッサーの経験頻度を測定することを目的として開発された尺度である。尺度は全30項目であり，下位尺度として「対人葛藤」（けんかや対立など，社会規範的に好ましくない顕在的な葛藤事態：9項目)，「対人劣等」(コミュニケーション能力の欠如によって，円滑な相互作用を行うことができずに劣等感を触発するような事態：9項目)，「対人摩耗」(対人的相互作用を行うこと自体に気疲れを感じるような事態：6項目)の3類型が設定されている。

　評定方法は，各項目1点（まったくなかった）−4点（しばしばあった）の4件法である。尺度の全体得点は，(a)全30項目の合計点（得点範囲：30点−120点），もしくは(b)合計点を項目数で割った得点（得点範囲：1点−4点）を算出する。また下位尺度得点については，下位尺度間の比較における利便性を考慮して，下位尺度ごとの合計点を項目数で割った得点を算出する方法を推奨したい。

■作成過程

　まず，対人ストレッサーとなりうる出来事を収集するために，大学生を対象とした自由記述調査を実施し，128名から有効回答を得た。それらの回答，ならびに既存のストレッサー尺度（久田・丹羽，1987；尾関，1993）を参考に項目を整理し，40項目からなる原案を作成した。次にそれら40項目について，大学生137名を対象に経験時のストレス度評定を求め，因子分析から「対人葛藤」，「対人劣等」，「対人摩耗」の3因子を抽出した。ただし，この調査ではイベントの経験頻度とストレス度評価が包絡しており，項目分類もやや不明瞭だったので，それらの問題を解決するために，さらに大学生141名を対象に，項目の削除・修正を加えた30項目について，各項目の出来事を経験した際のストレス度，ならびに過去3か月間における各項目の出来事の経験頻度について，それぞれ4件法で評定を求めた。その結果，ストレス度評定については2因子性だったが，経験頻度については3因子性であることが再度確認され，最終的にその30項目を対人ストレスイベント尺度とした。本尺度の3因子構造は，大学生（橋本，1997；2000）のみならず成人を対象とした研究（Hashimoto, 1999）においても確認さ

れている。

なお，この尺度はストレッサー尺度として開発されたものであり，ストレス度による評定には認知的評価（アプレイザル）の要素も少なからず介在すると思われるので，基本的には経験頻度による評定を推奨したい。したがって，ここでは基本的に，経験頻度による評定を用いた場合についてのみ言及する。

■信頼性・妥当性の検討

信頼性：橋本（1997）における内的整合性は，対人葛藤（9項目）が$\alpha=.88$，対人劣等（9項目）が$\alpha=.85$，対人摩耗（6項目）が$\alpha=.76$であった。橋本（2000）でも，対人葛藤（8項目）が$\alpha=.86$，対人劣等（9項目）が$\alpha=.81$，対人摩耗（7項目）が$\alpha=.71$であり，項目数に若干違いがあるものの，ほぼ同様の信頼性係数が得られている。

妥当性：尺度項目の内容については，日常的な対人関係におけるストレッサーを多面的に網羅していると思われる。多くの先行研究における，対人関係上において不適応や問題とみなされる事態をあえて区分するならば，大まかには（対人葛藤や攻撃性，反社会的行動などの）過剰方向への逸脱と，（対人不安やシャイネス，非社会的行動などの）過少方向への逸脱という2側面があると考えられる。そして，本尺度を構成する下位概念「対人葛藤事態」「対人劣等事態」の2側面は，それらに対応するものとして考えられよう。また，これら2側面は過剰／過少いずれかの方向に逸脱している事態だが，逸脱せずとも適正水準の対人関係を営むこと自体に，内心気疲れを感じることもありうるだろう。本尺度の「対人摩耗事態」は，そのような，個人内ストレスを従属変数としたがゆえに顕在化した事態であるとも考えられ，本尺度のユニークな特徴のひとつといえよう。

本尺度の基準関連妥当性については，橋本（1997）において特性シャイネスや短気などとの関連，橋本（1999a）において性格特性5因子モデルによるビッグ・ファイブとの関連，さらに橋本（2000）では社会的スキルや全般的な精神的健康度との関連がそれぞれ検討されており，おおむね妥当性は確認されている。

■尺度の特徴

本尺度の特徴は以下のように要約される。
(1) 日常的な対人ストレッサーに特化した尺度である。
(2) 対人ストレッサーの下位類型を想定している。
(3) 青年期以降において適用可能であり，対人関係の文脈を問わないので汎用性が高い。

■尺度実施の際の留意点

本尺度の基本形式は「過去3か月における経験頻度」であるが，必要に応じて期間設定や評定軸（経験頻度ではなくストレス度など）を変更することも可能である。ただし，本尺度は個人を取り巻く対人関係全般を評定対象として想定しており，二者関係など個別の対人関係に適用することは，実質的に困難である。また，橋本（1997）と橋本（2000）で下位尺度の項目数に違いがあるように，下位尺度構成項目の安定性にやや問題があるので，とくに下位尺度の使用に際しては，そのサンプルにおける各尺度の内的整合性を確認した方が賢明であろう。

■判断基準

本尺度については標準化は行われていないが，参考として大学生を対象に調査した橋本（1997；2000）における平均値および標準偏差を表1に記す。なお，先述のように橋本（1997）と橋本（2000）では，下位尺度の項目数に若干違いがあることに留意されたい。

表1　対人ストレスイベント尺度の平均値と標準偏差

		橋本（1997）N＝141			橋本（2000）N＝200		
		項目数	平均値	標準偏差	項目数	平均値	標準偏差
合計得点		−	−	−	30	62.53	12.93
下位尺度	対人葛藤	9	1.62	0.56	8	1.78	0.55
	対人劣等	9	2.39	0.60	9	2.39	0.55
	対人摩耗	6	2.27	0.59	7	2.15	0.49

注：合計得点は，全30項目の得点を加算したもの。橋本（1997）では算出していない。
　　下位尺度得点は，各下位尺度に該当する項目の合計得点を項目数で割ったもの。

■尺度を用いた研究の内容

本尺度はこれまで，主に大学生を対象とした研究で用いられている。研究例としては，対人ストレッサーの下位類型を検討したオリジナルの研究（橋本，1997）に加え，大学生における社会的スキルや対人方略との関連（橋本，2000），成人の職場集団とプライベート集団におけるソーシャルサポートとの関連（橋本，1999b）などがある。

■今後の方向性・課題

橋本（1997）と橋本（2000）における下位尺度項目数の違いなど，尺度構造の安定性に疑問があることは，本尺度の重大な問題点であろう。また，下位尺度の構成概念（とくに対人摩耗）については不明瞭な側面もある（この問題に関する議論は橋本，2003）。それらの問題を改善し，さらに，本尺度では対応していない特定関係における対人ストレッサーの測定も可能とするような修正，もしくはあらたな尺度の開発が望まれよう。

■著者への連絡

研究目的に使用する場合は，とくに使用許諾を求める必要はないが，研究成果を公表した際には印刷物のコピーなどを尺度開発者に送付していただければ幸いである。

連絡先：橋本　剛　静岡大学人文社会科学部
〒422-8529　静岡県静岡市駿河区大谷836

■引用文献

Bolger, N., DeLongis, A., Kessler, R. C., & Schilling, E. A. 1989 Effects of daily stress on negative mood. *Journal of Personality and Social Psychology*, 57, 808-818.

橋本　剛　1997　大学生における対人ストレスイベント分類の試み　社会心理学研究　13, 64-75.

Hashimoto, T. 1999 Categorization of interpersonal stress events among adults. *Abstract of the 3rd Conference of the Asian Association of Social Psychology*, 237-238.

橋本　剛　1999a　大学新入生における対人ストレス－経時的変化およびパーソナリティの観点から－　日本心理学会第63回大会発表論文集，999.

橋本　剛　1999b　成人における対人関係の肯定的／否定的側面と精神的健康の関連　健康心理学研究，12, 2, 24-36.

橋本　剛　2000　大学生における対人ストレスイベントと社会的スキル・対人方略の関連　教育心理学研究，48, 94-102.

橋本　剛　2003　対人ストレスの定義と種類－レビューと仮説生成的研究による再検討－　静岡大学人文学部人文論集，54, 1, 21-57.

久田　満・丹羽郁夫　1987　大学生の生活ストレッサー測定に関する研究－大学生用生活体験尺度の作成－　慶応大学大学院社会学研究科紀要，27，45-55．

尾関友佳子　1993　大学生用ストレス自己評価尺度の改訂－トランスアクショナルな分析に向けて－　久留米大学大学院比較文化研究科年報，1，95-114．

(橋本　剛　静岡大学人文社会科学部)

対人ストレスイベント尺度

最近3カ月の間,あなたの普段の人間関係において,以下のような出来事がどの程度ありましたか。「まったくなかった」なら1,「あまりなかった」なら2,「わりとあった」なら3,「しばしばあった」なら4に○をつけて下さい。

	まったく	あまり	わりと	しばしば
1. 無理に相手にあわせた会話をした	1	2	3	4
2. 自分の言いたいことが,相手に上手く伝わらなかった	1	2	3	4
3. 会話中,何をしゃべったらいいのか分からなくなった	1	2	3	4
4. 親しくなりたい相手となかなか親しくなれなかった	1	2	3	4
5. 知人と意見が食い違った	1	2	3	4
6. 知人に深入りされないように気を使った	1	2	3	4
7. 知人が無責任な行動をした	1	2	3	4
8. 同じことを何度も言われた	1	2	3	4
9. 上下関係に気を使った	1	2	3	4
10. 誰が悪いというわけでもないとき,自分から謝った	1	2	3	4
11. 知人に対して劣等感を抱いた	1	2	3	4
12. 知人とどのようにつきあえばいいのか分からなくなった	1	2	3	4
13. 嫌いな人と会話した	1	2	3	4
14. 好意的な知人の誘いを断った	1	2	3	4
15. 会話中に気まずい沈黙があった	1	2	3	4
16. 自慢話や愚痴など,聞きたくないことを聞かされた	1	2	3	4
17. 知人に嫌な思いをさせた	1	2	3	4
18. 知人が自分のことをどう思っているのか気になった	1	2	3	4
19. 知人に嫌な顔をされた	1	2	3	4
20. 約束を破られた	1	2	3	4
21. 知人から責められた	1	2	3	4
22. あまり親しくない人と会話した	1	2	3	4
23. テンポの合わない人と会話した	1	2	3	4
24. 周りの人から疎外されていると感じるようなことがあった	1	2	3	4
25. 知人に誤解された	1	2	3	4
26. 相手が嫌な思いをしていないか気になった	1	2	3	4
27. 知人とけんかした	1	2	3	4
28. 知人に無理な要求をされた	1	2	3	4
29. 知人に軽蔑された	1	2	3	4
30. 知人のストレス発散に付き合わされた	1	2	3	4

採 点 方 法

合計得点は,全30項目の得点を加算する(もしくはそれを30で割る)。

「対人葛藤」「対人劣等」「対人摩耗」の3下位尺度については,各下位尺度に該当する項目の合計得点を項目数で割る。

「対人葛藤」 5, 7, 8 (注), 19, 21, 25, 27, 28, 29
「対人劣等」 2, 3, 4, 11, 12, 15, 18, 24, 26
「対人摩耗」 1, 13, 14, 16, 22, 23

(注) 8番は,橋本(1997)では対人葛藤項目とされているが,橋本(2000)では対人摩耗項目とされている。

対人・達成領域別ライフイベント尺度（大学生用）短縮版

カテゴリー	ストレッサー
適 用 対 象	青年（大学生）
発 表 論 文	高比良美詠子　1998　対人・達成領域別ライフイベント尺度（大学生用）の作成と妥当性の検討　社会心理学研究，14，12-24.

■尺度の内容

　本尺度は，対人・達成領域において，大学生が日常生活の中でよく経験すると思われるネガティブライフイベントとポジティブライフイベントを測定するために作成されたものである。対人領域と達成領域は，抑うつの生起ととくに関連が深いといわれているため(Beck, 1983)，本尺度は，両領域を代表するライフイベントを幅広く含むように構成されている。また，人が経験するライフイベントは，年齢やおかれている環境などによって大きく異なることから，ここでは，日本の大学生が日常的に経験するライフイベントを中心に項目が収集されている。

　本尺度は，全部で60項目からなり，2つの下位尺度を含んでいる。1つは「ネガティブライフイベント尺度（30項目）」，もう1つは「ポジティブライフイベント尺度（30項目）」であり，各下位尺度には，対人領域項目と達成領域項目がそれぞれ15項目ずつ含まれている。各ライフイベントについて，「経験した（1点）」「経験しない（0点）」の2件法で答える形式になっており，下位尺度ごとに得点を合計する。可能な得点の範囲は，どちらの下位尺度も0点－30点となっている。各下位尺度において，対人領域と達成領域別に合計得点を算出することも可能である（各領域ともに0点－15点）。

■作成過程

　まず，既存の大学生用ライフイベント尺度（久田・丹羽，1990；尾関，1993；Saxe & Abramson, 1987）を参考に，78項目からなる仮のライフイベント尺度を作成した。そしてこれを大学生75名に配布し，報告された各イベントの体験率に基づきながら，項目数を69項目に整理した。また，これと平行して，大学生26名に自由記述法の調査を実施し，あらたに50項目を採用した。そのため，最終的には，対人・達成領域別ライフイベント尺度の項目数は119項目となった。なお，これらの項目の分類（ネガティブ・ポジティブの分類，対人・達成領域の分類）は，心理学を専門とする大学院生20名によって行われた。

　この対人・達成領域別ライフイベント尺度（119項目）の信頼性と妥当性は，2つの調査によって検討された。調査1では大学生279名が，調査2では大学生202名が対象となった。また，これらの調査で得られた体験率などを参考にして，対人・達成別ライフイベント尺度の短縮版（60項目）が作成された。ここでは，この短縮版についての説明を行う。

■信頼性・妥当性の検討

　尺度の妥当性（構成概念妥当性）に関しては，調査1で，SDS（福田・小林，1973）と人生に対する肯定的評価尺度（角野，1995）との相関を，調査2でBDI（林・瀧本，1991）と自尊感情尺度（山本他，1982）との相関を検討している（表1）。

　その結果，ネガティブライフイベント尺度と，SDSおよびBDIとの間には有意な正の相関が，人生に対する肯定的評価尺度および自尊感情尺度との間には有意な負の相関がみられた。また，ポジティブライフイベント尺度と，SDSおよびBDIとの間には有意な負の相関が，人生に対する肯定的評価尺度お

よび自尊感情尺度との間には有意な正の相関がみられた。これらは予測に一致する結果であり，対人・達成領域別ライフイベント尺度短縮版の構成概念妥当性の高さを示すものだといえる。

なお，本尺度は，実際に体験したライフイベントの数を報告するという性質上，信頼性の検討に必要となる諸仮定（反応の時間的な一貫性や反応する項目間の一貫性）を置くことができない。そのため，信頼性の検討は独立したかたちでは行っていない。

表1　短縮版ライフイベント尺度と他の尺度との相関

	ネガティブライフイベント			ポジティブライフイベント		
	全体	対人	達成	全体	対人	達成
SDS	.44**	.32**	.44**	−.29**	−.19**	−.30**
肯定的評価尺度	−.29**	−.18**	−.32**	.41**	.34**	.38**
BDI	.41**	.35**	.38**	−.23**	−.16*	−.24**
自尊感情尺度	−.27**	−.22**	−.27**	.24**	.17*	.25**

**$p<.01$, *$p<.05$.

■尺度の特徴

本尺度の特徴としては，以下の3つがあげられる。
(1) 本尺度では，抑うつ生起の問題を考える上でとくに重要な領域である対人・達成領域のライフイベントを重点的に測定することができる。
(2) 本尺度では，対人領域のライフイベントと，達成領域のライフイベントを別々に測定できる。そのため，本尺度を用いれば，個人がもっている認知的素因と，個人が実際に経験するネガティブライフイベントの領域が一致しているとき，抑うつがより生起しやすくなるという領域一致仮説の検討なども容易に行うことができる（高比良，2000）。
(3) 日本のライフイベント尺度の多くがネガティブライフイベントの測定を中心としているが，本尺度では，抑うつからの回復に関連が深いポジティブライフイベントについても合わせて測定できる。

■尺度実施の際の留意点

ここで紹介した短縮版（60項目）ではなく，フルバージョンの対人・達成領域別ライフイベント尺度（119項目）を使用したい場合には，高比良（1998）に具体的な項目が掲載されているので，そちらを参照してほしい。

■判断基準

参考として，都内近郊の大学生が，3か月の間に経験したと報告しているライフイベントの平均値と標準偏差を表2に示す（調査2の結果）。

表2　短縮版ライフイベント尺度の平均値と標準偏差

		ネガティブライフイベント			ポジティブライフイベント		
		全体	対人	達成	全体	対人	達成
全	M	11.55	4.85	6.70	13.40	7.43	5.98
	SD	(5.53)	(3.08)	(3.13)	(5.59)	(3.26)	(2.99)
男性	M	11.21	4.37	6.84	11.34	6.13	5.21
	SD	(5.74)	(3.06)	(3.40)	(5.59)	(3.29)	(2.99)
女性	M	11.85	5.27	6.58	15.19	8.56	6.64
	SD	(4.94)	(2.80)	(2.84)	(4.49)	(2.80)	(2.84)

$N=202$（男94，女108）．

■尺度を用いた研究の内容

　本尺度は，抑うつ研究をはじめとする臨床社会心理学の領域で広く利用されている。たとえば，抑うつのホープレスネス理論における領域一致仮説の検討（高比良，2000），合理的思考がネガティブ認知の生起に及ぼす影響の検討（内藤他，2003），REM睡眠と夢想起の頻度および夢内容に関する検討などの中で用いられている（松田，2003）。

■今後の方向性・課題

　本尺度は，各ライフイベントについて，「経験した」「経験しない」の2件法で答える形式になっているが，今後は，経験したイベントに対して被調査者が感じた主観的なインパクトについてもあわせて測定することを考えていきたい。

■著者への連絡

　研究目的に使用する場合には許可は必要ないが，成果を公表したときには，資料として，印刷物のコピーなどを著者宛に送付して欲しい。なお，研究目的以外で使用したい場合には，著者に連絡して欲しい。

　　連絡先：高比良美詠子　中部大学人文学部心理学科
　　〒487-8501　愛知県春日井市松本町1200

■引用文献

Beck, A. T.　1983　Cognitive therapy of depression：New perspectives.　In. P. J. Clayton & E. Barret (Eds.), *Treatment of depression：Old controversies and new approaches*, 265-290. Raven Press.

福田一彦・小林重彦　1973　自己評価式抑うつ性尺度の研究　精神神経学雑誌，75，673-679．

林　潔・瀧本孝雄　1991　Beck depression inventory（1978年版）の検討とDepressionとSelf-efficacyとの関連についての一考察　白梅学園短期大学紀要，27，43-52．

久田　満・丹羽郁夫　1990　大学生の生活ストレッサー測定に関する研究　慶応大学社会学　研究科紀要，27，45-55．

松田英子　2003　夢想起のメカニズムと臨床的応用　お茶の水女子大学大学院人間文化研究科博士論文

内藤まゆみ・坂元桂・高比良美詠子　2003　抑うつ変化における合理的思考の影響(2)　日本性格心理学会第12回大会発表論文集，38-39．

尾関友佳子　1993　大学生用ストレス自己評価尺度の改定：トランスアクショナルな分析に向けて　久留米大学大学院比較文化研究科年報，1，95-114．

Saxe, L. L., & Abramson, L. Y.　1987　*The life events scale*.　Unpublished manuscript.

角野善司　1995　人生に対する肯定的評価尺度の作成(1)　日本教育心理学会第37回総会発表論文集，95．

高比良美詠子　1998　対人・達成領域別ライフイベント尺度（大学生用）の作成と妥当性の検討　社会心理学研究，14，12-24．

高比良美詠子　2000　抑うつのホープレスネス理論における領域一致仮説の検討　心理学研究，71，197-204．

山本真理子・松井豊・山成由紀子　1982　認知された自己の諸側面の構造　教育心理学研究，30，64-68．

（高比良美詠子　中部大学人文学部）

対人・達成領域別ライフイベント尺度（大学生用）短縮版

> あなたは過去3ヶ月間に，以下の出来事を経験しましたか？　あてはまるほうに○を付けて下さい。

◆ネガティブライフイベント尺度（30項目）

対人領域項目（15項目）	経験した	経験しない
1．人から無視された。 2．友人，恋人との関係がダメになった。 3．家族，友人，恋人などを傷つけてしまった。 4．友人や仲間から批判されたり，からかわれたりした。 5．人から誤解された。 6．家族との折り合いが悪い。 7．家族，または親しい親戚の誰かが，病気やケガをした。 8．約束を破られた。 9．親しい友人，または恋人が，病気やケガをした。 10．家族，友人，恋人などと，けんか，口論をした。 11．仲間の話題についていけなかった。 12．仲間との旅行，遊びの計画が潰れた。 13．家族，友人，恋人，などに，自分の欠点を指摘された（または，注意された）。 14．家族，親戚内でのトラブルを耳にした（あるいは，それに巻き込まれた）。 15．会話に困った。		
達成領域項目（15項目）		
1．自分の勉強，研究，卒業などがうまく進まなかった。 2．授業中，先生の質問にほとんど答えることができなかった。 3．授業についていけなくなった。 4．課題（レポートなど）が期日までに終わらなかった。 5．試験，レポートで悪い成績をとった。 6．課題（レポート，発表など）の出来が，自分では納得のいかないものだった。 7．望んでいた仕事（アルバイト）につけなかった。 8．現在専攻している（あるいは専攻しようとしている）研究分野への興味が失せた。 9．仕事（アルバイト）が見つからなかった。 10．進行中の仕事（勉強）と関係のないことに時間をとられた。 11．趣味や習い事が，思うように上達しなかった。 12．現在所属している大学自体に不満を持った。 13．無駄なことに時間を費やした。 14．やらなければならない課題（レポートなど）がたくさんあった。 15．興味の持てない授業を受けるようになった。		

◆ポジティブライフイベント尺度（30項目）

対人領域項目（15項目）	経験した	経験しない
1．人から信頼された。		
2．一緒に楽しめる友人が増えた。		
3．気の合う仲間と旅行，遊びにいった。		
4．好みの異性に関心をもたれた（または，話をした）。		
5．恋人が優しくしてくれた。		
6．思いがけなくプレゼントをもらった。		
7．人にあげたプレゼントが喜ばれた。		
8．人から理解された。		
9．恋人とデートをした。		
10．家族と楽しくすごす時間が増えた。		
11．家族，友人，恋人，先生などに助けてもらった。		
12．仲間とのおしゃべりを楽しんだ。		
13．家族，友人，恋人から電話があった。		
14．なつかしい人から連絡（手紙，電話など）をもらった。		
15．旧友と偶然再会した。		
達成領域項目（15項目）		
1．自分のたてた計画が，予定通りに進んだ。		
2．試験，レポートでよい成績をとった。		
3．自分の勉強，研究，卒業などが思いどおりに進んだ。		
4．余計なことにわずらわされず，仕事（勉強）に集中できた。		
5．前から欲しかったものが手に入った。		
6．現在専攻している（あるいは専攻しようとしている）研究分野への興味がわいた。		
7．名案が浮かんだ。		
8．いい映画を見た(または，いい本を読んだ，いい音楽を聞いたなど)。		
9．気に入った（あるいは得な）買い物をした。		
10．望んでいた仕事（アルバイト）につけた。		
11．授業中，先生の質問にきちんと答えられた。		
12．新しいことに興味を持った。		
13．興味深い授業を受けるようになった。		
14．自分の勉強，研究などに必要なものが手に入った。		
15．趣味や習い事の腕があがった。		

認知的評価測定尺度
(Cognitive Appraisal Rating Scale：CARS)

カテゴリー	認知的評価
適用対象	青年（大学生）・成人
発表論文	鈴木伸一・坂野雄二　1998　認知的評価測定尺度（CARS）作成の試み　ヒューマンサイエンス・リサーチ，7，113-124．

■尺度の内容

　従来の研究において，認知的評価を定量的に測定するために用いられてきた方法には，1)ストレス状況に対する脅威度や嫌悪度を1項目によって評価する方法と，2)いくつかのカテゴリーによって構成される尺度を用いてストレス状況に対する認知的評価を多面的に評価する方法がある。前者は特定の刺激に対する認知的評価を簡便に測定することが可能であることから，実験場面などで多く採用されてきたが，個人差が大きいことやデータの標準化が困難であるなどの測定法上の問題点が指摘されている（Monroe & Kelley, 1995）。一方，後者はストレス状況に対する個人の判断や予期を多面的に評価できる点で有用であるが（これまでに開発された尺度としては，Percieved Stress Scale：Cohen et al., 1983；The Stress Apprisal Measure：Peacock & Wong, 1990；新名他，1988），従来の尺度は，ストレッサー間の因子不変性や標準化などの点において検討が不十分であった。

　本尺度は，以上のような点を考慮して，広い年齢層に適用可能であり，また，日常生活において経験する主要なストレッサーに対する認知的評価の測定が可能な尺度を作成することを目的として開発された。下位尺度は，「コミットメント」，「影響性の評価」，「脅威性の評価」，「コントロール可能性」からなる。また，本尺度は，大学生における主要なストレッサーである課題遂行場面と対人場面，および，成人における主要なストレッサーである仕事の質的・量的過剰場面，対人場面，身体的負荷場面すべてにおいて因子構造が同じであることが確認されており，対象およびストレッサーを越えた得点の比較が可能である。採点方法は，「コミットメント（項目1，項目2）」，「影響性の評価（項目3，項目4）」，「脅威性の評価（項目5，項目6）」，「コントロール可能性（項目7，項目8）」に含まれる項目得点を合計して各下位尺度得点を算出する。各項目の得点は，「全くちがう」＝0点，「いくらかそうだ」＝1点，「まあそうだ」＝2点，「その通りだ」＝3点とする（反転項目なし）。各下位尺度の得点範囲は0点～6点となる。

■作成過程

　まず，これまでに開発された認知的評価を測定する尺度，および認知的評価に関する先行研究から項目を広く収集し，得られた項目についてその類似性を考慮しながら本研究の目的を熟知していない臨床心理専攻の大学院生3名によって整理を行った。その結果，合計10項目の尺度原案が作成された。次に，尺度原案について大学生群487名（男性275名，女性212名，平均20.09±1.98歳）と成人236名（男性170名，女性66名，平均年齢：36.66±9.08歳）を対象に本調査が実施された。調査方法は，大学生に対しては課題遂行場面と対人場面，成人に対しては仕事の質的・量的過剰場面，対人場面，および身体的負荷場面を教示文の中で提示し，その場面に対する認知的評価について回答を求めた。そして，得られた得点について，対象別，ストレッサー別に因子分析が行われ，最終的な項目の選定および因子構造の検討が行われた。その結果，いずれの対象およびストレッサーにおいても，「コミットメント」，「影響性の評価」，「脅威性の評価」，「コントロール可能性」からなる4因子8項目（各因子2項目）が妥当であると判断された。

■信頼性・妥当性の検討

信頼性：内的整合性および累積寄与率は大学生の課題遂行場面で $\alpha=.52\sim.83$，累積寄与率 $=77.77$ %，対人場面で $\alpha=.73\sim.84$，累積寄与率 $=83.15\%$，成人の仕事の質的・量的過剰場面で $\alpha=.62\sim.73$，累積寄与率 $=76.49\%$，対人場面で $\alpha=.56\sim.81$，累積寄与率 $=80.07\%$，身体的負荷場面で $\alpha=.66\sim.84$，累積寄与率 $=82.82\%$ であり，いずれにおいても本尺度の信頼性を満足させる結果が示されている（鈴木・坂野，1998）。

妥当性：本尺度を構成する 4 つの因子の内容は，害－無害の評価，脅威性の評価，チャレンジ，コントロール可能性という Lazarus & Fokman（1984）が提唱した認知的評価の構成概念に対応している。また，尺度を構成する下位概念は，既存の認知的評価を測定する尺度 Percieved Stress Scale, The Stress Apprisal Measure, 新名他，(1988) などの下位尺度構造と概ね一致していると考えることができる。

また，本尺度の基準関連妥当性については，対処行動および心理的ストレス反応との関連性が検討されている。その結果，本尺度の得点は，対処行動および心理的ストレス反応の得点に対して高い説明力を有することが示されている（鈴木・坂野，1998）。

■尺度の特徴

本尺度の特徴は以下のようにまとめることができる。
(1) 大学生および成人における主要なストレッサーに対する認知的評価を測定することが可能である。
(2) 大学生と成人という対象者の違い，および，ストレッサーの違いにおいても因子構造が同じであることが確認されており，対象およびストレッサーを越えた得点比較が可能である。
(3) 4 因子 8 項目という簡便な構造であることから，回答者への負担が少なく，複数の尺度を組合せた調査研究や，繰り返しの測定（時系列測定や介入効果の査定など）にも適している。
(4) 高い信頼性と妥当性を備えた尺度である。

■尺度実施の際の留意点

本尺度の基本形式は，教示文の中でストレッサーを提示し，その場面に対する認知的評価項目への回答を求めるようになっている。したがって，実施者は使用目的に応じてストレッサーを設定する必要がある。また，心理学実験，あるいは臨床場面などにおける認知的評価の査定に用いる場合は，実際の状況に対する認知的評価について回答を求めることも可能である。

■判断基準

健常者における標準得点は，尺度作成時の大学生487名，成人236名のデータに基づいて下位尺度ごとに対象別，性別，および年齢別に平均値と標準偏差が算出されている（表1）。

■尺度を用いた研究の内容

本尺度は，保健，医療，産業，教育領域において広く用いられている。代表的な研究としては，職場のストレスに関する研究（鈴木他，1998）を挙げることができる。この研究では，職場のストレスへの認知的評価の個人差がクラスター分析によって検討されており，「関与・統制型」，「脅威・非統制型」，「無関与型」という 3 つのパターンが抽出されている。

表1 対象別，ストレッサー別の平均値と標準偏差

			課題遂行場面				対人場面			
			male		female		male		female	
			mean	SD	mean	SD	mean	SD	mean	SD
大学生	コミットメント		4.68	1.32	4.72	1.17	3.33	1.95	3.39	1.79
	影響性の評価		4.49	1.66	4.61	1.37	3.32	2.04	3.19	1.94
	脅威性の評価		1.85	1.67	1.70	1.47	2.09	1.91	2.31	2.05
	コントロール可能性		3.16	1.49	2.90	1.33	2.85	1.66	2.21	1.52

			仕事の質的・量的過剰場面				対人場面				身体的負荷場面			
			male		female		male		female		male		female	
		年齢	mean	SD	mean	SD	mean	SD	mean	SD	mean	SD	mean	SD
成 人	コミットメント	~30	4.40	1.32	4.20	1.45	4.40	1.47	3.76	1.47	4.12	1.42	3.97	1.60
		30~40	4.44	1.17	4.30	1.08	4.01	1.39	4.40	1.35	3.90	1.50	3.85	1.22
		40~	4.47	1.05	5.42	0.97	4.21	1.37	4.85	1.06	4.15	1.30	4.14	2.03
	影響性の評価	~30	3.20	1.25	3.32	1.29	2.92	1.60	3.35	1.43	2.36	1.68	2.32	1.47
		30~40	3.63	1.11	3.60	0.94	3.32	1.42	3.20	1.39	2.36	1.62	2.10	1.25
		40~	3.61	1.14	3.14	0.69	3.15	1.52	3.57	1.71	2.64	1.55	2.28	1.25
	脅威性の評価	~30	2.10	1.46	2.35	1.73	2.00	1.38	2.55	1.81	2.00	1.44	2.00	1.85
		30~40	1.88	1.50	2.10	1.55	2.06	1.47	2.25	1.41	1.90	1.71	1.70	1.49
		40~	1.61	1.27	2.14	1.77	2.07	1.58	3.00	1.63	1..94	1.48	2.42	1.81
	コントロール可能性	~30	3.76	1.09	3.20	1.27	3.52	1.22	2.64	1.30	2.80	1.32	3.29	1.50
		30~40	3.65	1.16	3.75	0.96	3.13	1.21	3.00	1.12	3.55	1.24	3.65	1.22
		40~	3.87	0.94	3.42	1.51	3.22	1.16	2.85	0.90	3.56	1.15	4.14	0.90

■今後の方向性・課題

本尺度は，4因子8項目という構造になっているが，項目の追加・再検討などをさらに行っていくことが必要である。また，尺度作成時の対象およびストレッサー以外についても検討していく必要がある。さらに，臨床サンプルにおけるデータを蓄積することによって，臨床場面における適用可能性を検討することも課題である。

■著者への連絡

研究目的に使用する場合は，とくに使用許諾を求める必要はないが，研究成果を公表した際には印刷物のコピーなどを尺度開発者に送付するよう要望する。なお，研究目的以外の使用にあたっては尺度開発者に直接相談のこと。

連絡先：鈴木伸一　早稲田大学人間科学学術院

〒359-1192　埼玉県所沢市三ケ島2-579-15

■引用文献

Cohen, S., Kamarck. T., & Mermelstein, R. 1983 A global measure of perceived stress. *Journal of Health and Social Behavior*, 24, 385-396.

Lazarus, R. S., & Folkman, S. 1984 *Stress, appraisal, and coping.* New York：Springer Publishing Company.

本明　寛・春木　豊・織田正美(監訳) 1991 ストレスの心理学 実務教育出版

Monroe, S. M., & Kelley, J. M. 1995 Measurement of stress appraisal. In S. Cohen, R. C. Kessler (Eds.) *Measuring Stress*. Oxford：Oxford University Press. Pp.122-147.

新名利恵・矢冨直美・坂田成輝 1988 ストレス・モデルの研究(1) 日本心理学会第52回大会発表論文集，814.

Peacock, E. J., & Wong, P. T. C. 1990 The Stress Appraisal Measure (SAM)：A multidimensional approach to cognitive appraisal. *Stress Medicine*, 6, 227-236.

鈴木伸一・陳　峻文・奈良元寿・坂野雄二 1998 職場のストレスに及ぼす認知的評価および対処の

効果　産業精神保健, 6, 1, 149-162.

(鈴木伸一　早稲田大学人間科学学術院)

認知的評価測定尺度

　以下の質問は，あなたが枠内のような状況に遭遇したときに，その状況をどのようにとらえるかについてお聞きするものです．各項目について，あなたの考えにどの程度あてはまるかそれぞれ答えて下さい．なお，回答する際には，提示されている状況が今現在，自分に起こっているものと考えてお答え下さい．

【状　況】

	全くちがう	いくらかそうだ	まあそうだ	その通りだ
1　この状況をなんとか改善したいと思う．				
2　この状況を改善するために一生懸命努力しようと思う．				
3　この状況は私自身に影響を与えるものだと思う．				
4　この状況は私にとって重要なことだと思う．				
5　この状況は私を危機に陥れることだと思う．				
6　この状況は私自身の生活を脅かすものだと思う．				
7　この状況に対して，どのように対処したらよいかわかっている．				
8　平静な気持ちをすぐ取り戻すことができると思う．				

General Coping Questionnaire(GCQ) 特性版

カテゴリー	コーピング
適用対象	青年（大学生）・成人
発表論文	佐々木恵・山崎勝之　2002a　コーピング尺度（GCQ）特性版の作成および信頼性・妥当性の検討　日本公衆衛生雑誌，49，5，399-408．

■尺度の内容

　コーピング研究においては，コーピングの特性的側面（日常一般的なコーピング・ストラテジーの使用傾向：以下，特性的コーピングとする）と，状況に特異的な側面（ある時点，ある状況に対するコーピング・ストラテジーの使用傾向：以下，状況的コーピングとする）との2側面がこれまで扱われてきている。しかしながら，これら2側面のどちらを扱うかは研究者の興味関心によるものとなっており，両者の関係や，適応への予測力の違いについての実証的研究はほとんどなされていない。本尺度は，このような問題を背景に，Carver et al. (1989) の COPE の測定方法を参考にし，後に状況的コーピングを共通項目で測定することを念頭において作成された特性版尺度である。また，本尺度は既存のコーピング尺度における尺度構造の問題を踏まえ，Tobin et al. (1989) の8因子構造をさらに整理した「感情表出」「情緒的サポート希求」「認知的再解釈」「問題解決」の4因子で構成されている。そして，各因子8項目ずつ，合計32項目からなっている。評定方法は各項目1点～5点の5件法で，各下位尺度の得点範囲は8点～40点である。

■作成過程

　嫌悪的な出来事に直面したとき，そのときの気持ちを表情や態度にあらわす「感情表出」，人との関わりの中で自分の気持ちを落ち着かせようとする「情緒的サポート希求」，それを良い方へ考え直したり，自分にとってプラスになることを探そうとする「認知的再解釈」，それをなんとかして解決しようとする「問題解決」の4下位尺度を想定し，先行研究における項目とその問題を考慮しながら，まず55項目の General Coping Questionnaire (GCQ) 特性版原版が作成された。この原版について35人の大学院生に聞き取り調査を行い，項目文の理解のしやすさなどを検討した。その上で項目の削除，修正，追加を行い，54項目の GCQ Ver.1 を作成した。この GCQ Ver.1 を126名の大学生に実施し（有効回答124名），因子構造の検討ならびに項目選定を行った。主因子法による因子分析（プロマックス回転）を行った結果，想定していた「感情表出」「情緒的サポート希求」「認知的再解釈」「問題解決」の4因子が抽出され，32項目（各因子8項目）からなる GCQ 特性版 Ver.2 が作成された。

■信頼性・妥当性の検討

　大学生808名（有効回答784名：男性465名，女性319名）に GCQ Ver.2 を実施し，以下の因子的妥当性ならびに内的整合性の検討を行った。

　因子的妥当性：まず，主因子法による因子分析（プロマックス回転）を行った。想定された因子への負荷量，他の因子への負荷量の大きさの差を考慮し，想定していた4因子が抽出され，32項目すべてが得点化対象項目として採用された。さらに，確証的因子分析により，4因子が互いに独立していることを仮定した直交モデルと，4因子間に相関を仮定した斜交モデルとでモデル適合度を比較したところ，斜交モデルの方が直交モデルよりも適合度が高く，GFI＝.90，AGFI＝.88，RMSEA＝.053，AIC＝1615.17（直交モデルの AIC＝1883.21）となった。また，各因子から項目への影響指数は，32

項目中30項目で.50以上の値であった。以上より，GCQ特性版は斜交モデルにもっとも適合し，因子負荷量などの検討から，高い因子的妥当性を備えていると考えられる。

内的整合性：下位尺度ごとのCronbach α係数を算出したところ，男女ともにいずれの下位尺度においても.90前後の高い値となり，十分な内的整合性を備えているといえる（表1）。

検査－再検査信頼性：GCQ特性版Ver.2を検査間隔約9週間で実施し，2時点双方でのデータを得た83名（男性25名，女性58名）のデータについて時間的安定性を検討した。その結果，2時点間の得点の相関係数は，全体で「感情表出」.76,「情緒的サポート希求」.81,「認知的再解釈」.74,「問題解決」.67となり，十分な時間的安定性が示唆された。

構成概念妥当性：GCQ特性版が日常場面におけるコーピングの行動傾向を反映し得ているのかどうかを明らかにするために，仲間評定法を用いて構成概念妥当性を検討した。4年制大学学部2年生以上で，ゼミ，サークルなどの5名から20名のグループに属す学生84名（有効回答83名：男性34名，女性49名）に，GCQ特性版と仲間評定用紙の双方を個別配布し，回答を求めた。仲間評定用紙にはGCQ特性版の各下位尺度の構成概念をあらわした一文が冒頭にあげられ，自分以外のグループ構成員にそれぞれがどの程度あてはまるかを5件法で回答するよう求めた。GCQ特性版については，83名のうち，男女別でGCQ特性版各下位尺度得点の第3四分位数以上の得点者を高群，第1四分位数以下の得点者を低群とした。仲間評定については，所属グループの構成員からの評定の平均得点を各個人の仲間評定得点とした。そして，下位尺度ごとに仲間評定得点を従属変数，群と性を独立変数とした分散分析を行った結果，「感情表出」，「情緒的サポート希求」，「問題解決」において，群の主効果が有意となり，GCQ特性版得点高群は低群よりも，仲間評定得点が高いことが明らかとなった。交互作用はいずれも有意でなかった。「認知的再解釈」については，GCQ特性版得点高群は低群よりも仲間評定得点が高かったが，その差に有意性は認められなかった。以上より，「認知的再解釈」を例外とし，GCQ特性版は対象となる構成概念を反映していることが示唆された。

■判断基準

先述の784名のデータにおける，本尺度の標準化サンプルにおける平均得点，標準偏差，平均得点の男女差が表1に示されている。「情緒的サポート希求」において，女性が男性よりも得点が高いという知見は，本標準化研究以降も繰り返し認められている（佐々木・山崎，2002b；Sasaki & Yamasaki, 2002）。

表1 下位尺度ごとの平均得点，標準偏差，男女差ならびにCronbach α 係数

	感情表出			情緒的サポート希求			認知的再解釈			問題解決		
	M	SD	α	M	SD	α	M	SD	α	M	SD	α
全体	23.04	6.34	.92	24.31	6.61	.90	25.82	6.13	.91	26.43	5.11	.86
男性	22.74	6.37	.91	22.50	6.31	.89	26.05	6.20	.90	26.90	5.26	.87
女性	23.49	6.28	.93	26.95	6.13	.91	25.48	6.02	.92	25.76	4.81	.86
男女差 $|t|$	1.64			9.81**			1.26			3.09**		

**$p<.01$ （佐々木・山崎（2002a）の表5を改変）

また，下位尺度ごとの得点分布が図1-1～図1-4に示されている。統計パッケージSAS Ver.6.12(SAS Institute社)により算出した歪度，尖度は，いずれも絶対値が1未満となり，これらの得点分布は正規分布とみなしてよいと考えられる。

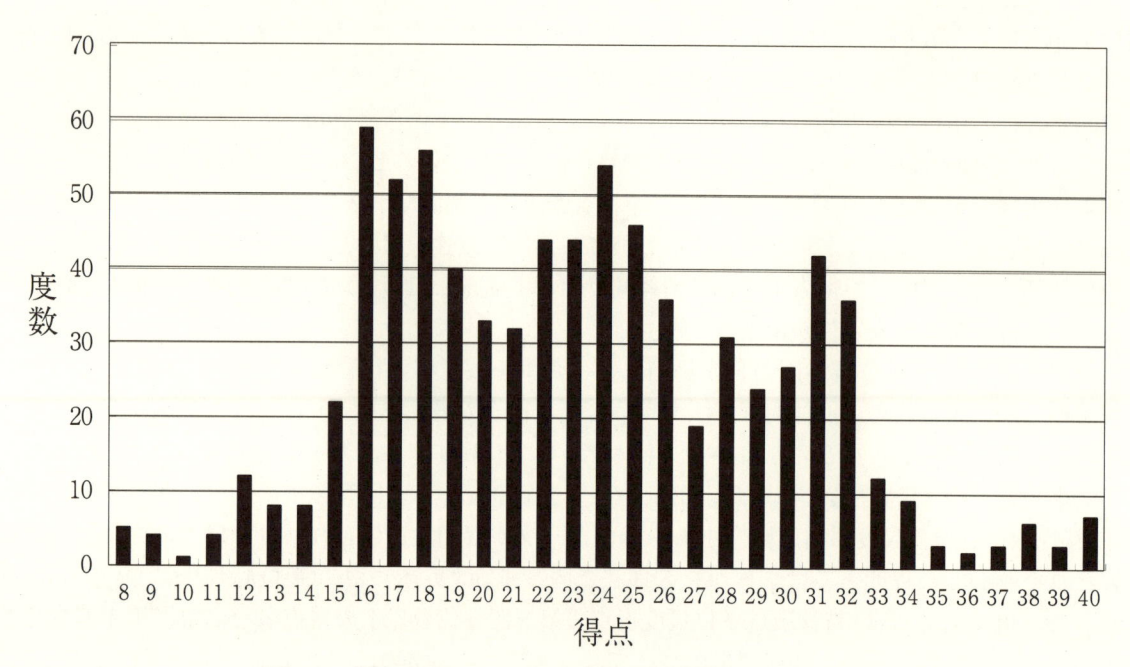

図1-1 「感情表出」における得点度数分布（N＝784）

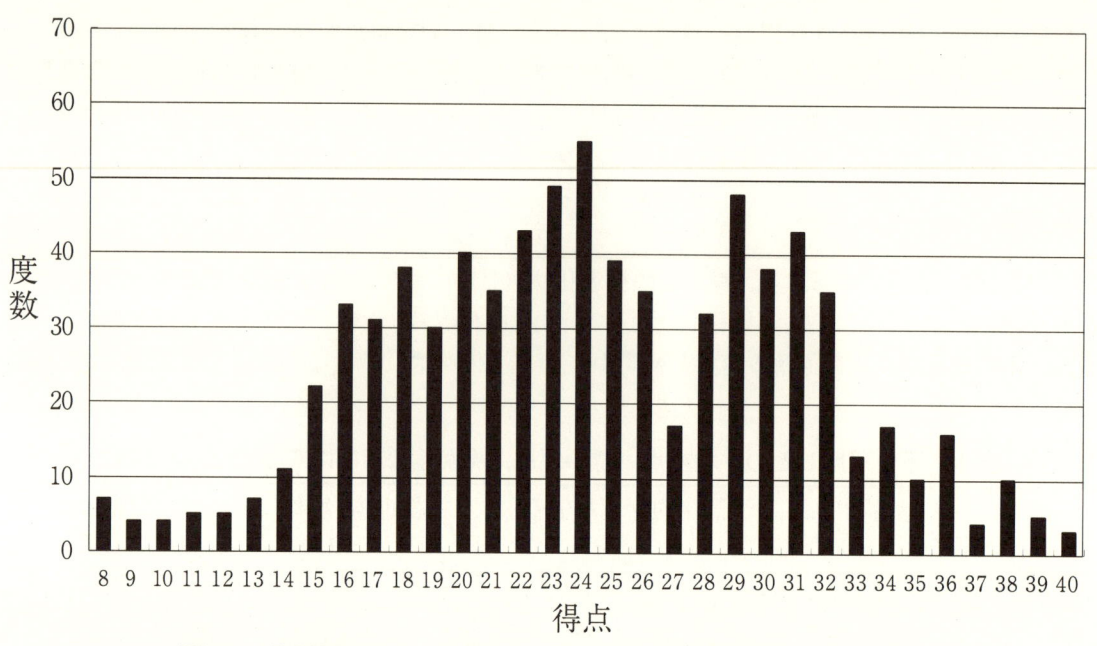

図1-2 「情緒的サポート希求」における得点度数分布（N＝784）

■尺度の特徴

本尺度の主な特徴は，以下の4点である。
(1) コーピング・ストラテジーの日常一般的な使用傾向（特性的コーピング）を測定することが可能である。
(2) 大学生以上の成人に適用可能である（ただし，大学生以外の成人についての標準得点は明らかでない）。
(3) 「感情表出」「情緒的サポート希求」「認知的再解釈」「問題解決」の4下位尺度，各8項目，全

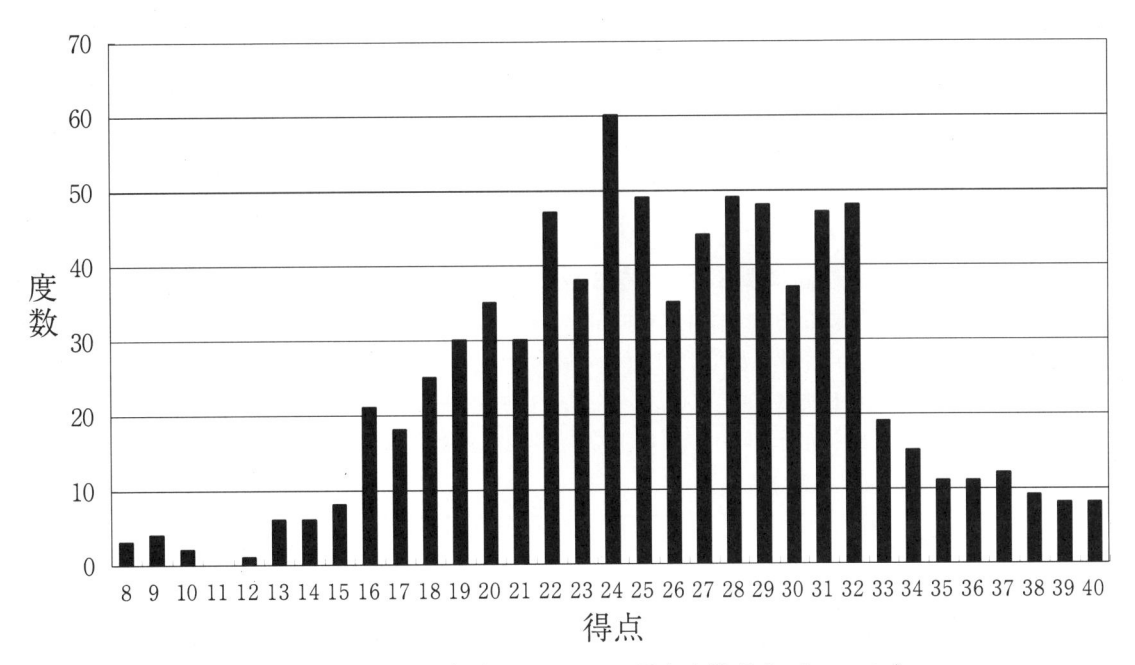

図1-3 「認知的再解釈」における得点度数分布（*N*＝784）

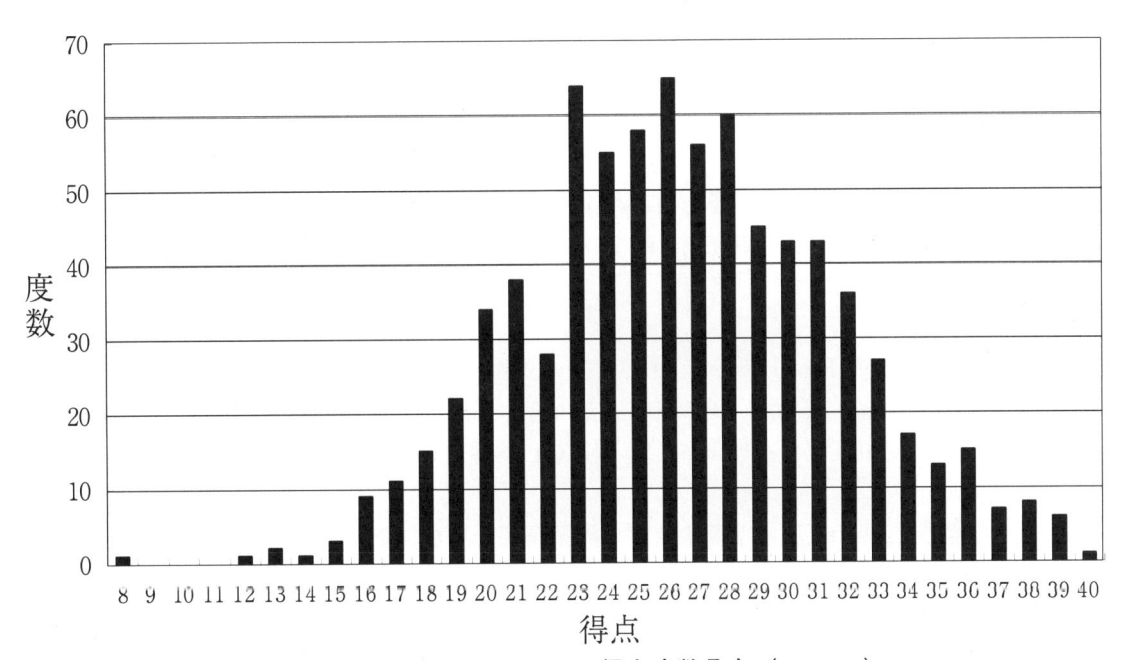

図1-4 「問題解決」における得点度数分布（*N*＝784）

32項目からなる。
(4) 既存の尺度とは異なり，仲間評定法により構成概念妥当性が明示されていることをはじめ（「認知的再解釈」のみ例外），高い信頼性・妥当性を備えている。

■尺度を用いた研究の内容

　佐々木・山崎（2002b）は，敵意と健康状態の因果関係と，GCQ特性版により測定される特性的コーピングの媒介過程を検討している。また，後に作成されているGCQ状況版（佐々木・山崎，2004）と併用し，特性的コーピングと状況的コーピングの，健康状態への予測力の違いを検討した横断的研

究(Sasaki & Yamasaki, 2002)や，大学新入生を対象とした短期的の縦断的研究（佐々木・山崎，2003）が行われている。

■今後の方向性・課題

本尺度の標準化には大学生サンプルが用いられたが，大学生以外の成人をはじめ，さまざまなサンプルにおいて標準化データを得ることが今後の課題の1つである。そして，本尺度により測定される特性的コーピングと，自己報告による主観的な心身の健康度や，生理的指標に基づく客観的な健康状態との因果関係を，さまざまな方向から検討することが必要である。また，ほかの研究でGCQ状況版についての信頼性・妥当性が検討されており（佐々木・山崎，2004），現在，GCQ特性版と状況版の双方を用いての検討が可能な段階を迎えている。Sasaki & Yamasaki（2002）が検討しているように，これらの尺度を用いて，特性的コーピングと状況的コーピングの健康状態への予測力の違いを明らかにしていくことも課題としてあげられる。

■尺度実施の際の留意点

GCQ特性版は「日常一般的な」コーピングの使用傾向を測定するものであって，特定の時点，特定の状況に対するコーピングを測定するものではない。したがって，状況的コーピングを測定することが研究目的の場合は，本尺度の使用は不適切である。

■著者への連絡

研究利用に際してはとくに使用許諾を求める必要はない。しかしながら，本尺度を正しく使用して頂くために，できれば著者への連絡を希望する。連絡を受けしだい，著者から質問紙ならびに関係書類を送付する。

連絡先：佐々木恵　鳴門教育大学予防教育科学センター
〒772-8502　徳島県鳴門市鳴門町高島字中島748

■引用文献

Carver, C. S., Scheier, M. F., & Weintraub, J. K. 1989 Assessing coping strategies : A theoretically based approach. *Journal of Personality and Social Psychology*, 56, 267-283.

佐々木恵・山崎勝之　2002a　コーピング尺度（GCQ）特性版の作成および信頼性・妥当性の検討　日本公衆衛生雑誌，49，5，399-408

佐々木恵・山崎勝之　2002b　敵意と健康状態の因果関係ならびにその媒介過程としてのストレス・コーピングの検討　健康心理学研究，15，2，1-11．

Sasaki, M., & Yamasaki, K. 2002 The impact of dispositional and situational coping on health status in university students. Seventh International Congress of Behavioral Medicine, Helsinki University, Finland. *International Journal of Behavioral Medicine*, 9, Supplement, 240.

佐々木恵・山崎勝之　2003　大学新入生におけるストレス・コーピングと適応の因果関係　日本心理学会第67回大会発表論文集，1294．

佐々木恵・山崎勝之　2004　敵意と健康状態の因果関係における状況的コーピングの媒介機能　健康心理学研究，17，1，（印刷中）．

Tobin, D. L., Holroyd, K. A., Reynolds, R. V., & Wigal, J. K. 1989 The hierarchical factor structure of the coping strategies inventory. *Cognitive Therapy and Research*, 13, 343-361.

（佐々木恵　鳴門教育大学予防教育科学センター）
（山崎勝之　鳴門教育大学学校教育部）

General Coping Questionnaire(GCQ) 特性版

　この用紙は，日常生活において，あなたが嫌な出来事や困った出来事に直面したとき，どのように行動したり考えたりしているかをおたずねするものです。次のページから32の項目が挙げてあります。嫌な出来事や困った出来事に直面したとき，それぞれの項目に示されていることを，あなたが日常一般的にどの程度行っているか，「まったく行わない」「あまり行わない」「ときどき行う」「よく行う」「いつも行う」のうち，いずれかひとつに○印をしてお答え下さい。項目の中には，意味が抽象的なものや，いくつかの答が考えられるものがあるかもしれませんが，深く考え過ぎず，主観的にお答え下さい。

		まったく行わない	あまり行わない	ときどき行わない	よく行う	いつも行う
1	困難を乗り越えるために努力する					
2	不快を感じていることを態度であらわす					
3	だれかになぐさめてもらう					
4	問題の中で明るい要素を探そうとする					
5	思っていることを顔に出さないようにする					
6	事態が悪化しないように積極的にはたらきかける					
7	起こった出来事を肯定的に捉えようとする					
8	友人に自分の立場を分かってもらう					
9	やりきれなさを態度に出す					
10	嫌な経験の中でも望ましい点に目を向ける					
11	状況が変わるように手をつくす					
12	身近な人に励ましてもらう					
13	事態について肯定的に受け止める					
14	嫌だと感じていることを表情に出す					
15	だれかにあたたかい言葉をかけてもらおうとする					
16	直面している状況に対してはたらきかけないようにする					
17	経験していることの中で良い点を見ようとする					
18	自分の気持ちを親しい人に受け止めてもらう					
19	問題解決に専念する					
20	嫌なのだという態度をとる					
21	だれかと一緒にいて安心感を得ようとする					
22	悪い状況を打開しようといろいろ試してみる					
23	自分の気持ちを表情にあらわす					
24	問題について良い方向へ解釈しようとする					
25	人を頼らないようにする					
26	起こった出来事が解決へ向かうように懸命に取り組む					
27	状況の明るい面を見ようとする					
28	思っていることを態度に出す					
29	困難な状況を変えるために最善の方法をとろうとする					
30	親しい人に気持ちの支えになってもらう					
31	困っているという顔をする					
32	悪い事態の中でも希望がもてそうなところに着目する					

大学生

〈採点方法〉
　各項目ごとに「まったく行わない」（1点）～「いつも行う」（5点）の得点をつけ，各下位尺度ごとに8項目分の合計得点を算出する。ただし，項目番号5，16，25は逆転項目なので，得点化の方向性を逆にする（「まったく行わない」（5点）～「いつも行う」（1点））
　「感情表出」：2，5，9，14，20，23，28，31
　「情緒的サポート希求」：3，8，12，15，18，21，25，30
　「認知的再解釈」：4，7，10，13，17，24，27，32
　「問題解決」：1，6，11，16，19，22，26，29

	# 対人ストレスコーピング尺度 (Interpersonal Stress-Coping Inventory：ISI)
カテゴリー	コーピング
適用対象	青年（高校生・大学生）・成人
発表論文	原版：加藤　司　2001　大学生用対人ストレスコーピング尺度の作成　教育心理学研究，48，225-234． 改訂版：加藤　司　2003　対人ストレスコーピング尺度の因子的妥当性の検証　人文論究，52，56-72． 短縮版(ISI-15)：加藤　司　2002　短縮版対人ストレスコーピング尺度の作成　神戸女学院大学学生相談室紀要，7，17-22．

■尺度の内容

背景：本尺度は対人ストレスコーピングの個人差を測定するために作成されたものである。対人ストレスコーピングとは，対人関係に起因したストレスフルなイベント，すなわち，対人ストレスイベントに対する対処行動を意味する(本尺度におけるコーピングのとらえ方に関しては加藤・今田(2001)を参照)。従来の対人ストレスコーピングに関する多くの研究では，さまざまなストレスフルな状況に対して回答することが可能な質問形式である包括的コーピング尺度が用いられていた。しかし，包括的コーピング尺度を用いた研究では，対人ストレスコーピング独自の機能を検証することが困難であるといった問題を抱えていた。一方，対人ストレスコーピングを測定するために開発された従来の尺度は，信頼性と妥当性が保証されたものではなかった。本尺度は，国内外を通じてはじめて信頼性と妥当性が保証された対人ストレスコーピングを測定する尺度であり，心理的ストレス過程における対人ストレスコーピング独自の機能を検証するために作成されたものである。

下位尺度：本尺度はポジティブ関係コーピング（16項目），ネガティブ関係コーピング（10項目），解決先送りコーピング（8項目）の3つの下位尺度を有する（全34項目）。ポジティブ関係コーピングはストレスフルな人間関係に対して，関係を改善・維持しようと努力するコーピング方略群，ネガティブ関係コーピングはそのような関係を放棄・崩壊しようとするコーピング方略群，解決先送りコーピングはそのような問題を問題としてとらえず，棚上げし，時間が解決するのを待つようなコーピング方略群である。

教示文・評定方法："今まで，人間関係で生じるストレスを経験したことがあると思います。人間関係で生じるストレスとは，たとえば，「けんかをした」，「誤解された」，「何を話していいのか，わからなかった」，「自分のことを，どのように思っているのか気になった」，「自慢話や，愚痴を聞かされた」，「嫌いな人と話をした」などの経験によって，緊張したり，不快感を感じたりしたことをいいます。あなたが，実際に経験した人間関係で生じたストレスに対して，普段，どのように考えたり，行動したりしましたか"。以上の教示文に対して，「よくあてはまる」，「あてはまる」，「少しあてはまる」，「あてはまらない」の4件法によって評定する。各項目の得点は3−0点とし，得点が高いほどコーピングの使用頻度が高くなる。取り得る得点範囲，ポジティブ関係コーピング（0−48点），ネガティブ関係コーピング（0−30点），解決先送りコーピング（0−24点）。

■作成過程

大学生を対象にした自由記述によって，対人ストレスコーピング項目を収集($N=274$)，KJ法によって得られた項目を整理し，仮の対人ストレスコーピング尺度を作成した。仮の対人ストレスコーピ

ング尺度に対して，大学生541名を対象にデータを収集し，項目分析，探索的因子分析の結果，3因子34項目を抽出し，対人ストレスコーピング尺度を作成した。この原版（加藤，2000b）では，対人ストレスイベントを友人関係に限定していたが，専門学校，短期大学，大学に通学する学生2,574名を対象にした改訂版（加藤，2003b）では，対人関係全般に拡大した。大学生を被調査者にした場合，原版と拡大版の平均値・標準偏差に大きな差異は見られていない。短縮版ISI-15（15項目）は加藤（2000b；2001b）などを参考に，それぞれの下位尺度から5項目を抽出したものである（加藤，2002f）。

■信頼性・妥当性の検討

信頼性：本尺度の信頼性は内的整合性，再検査法によって検証されている。内的整合性は $\alpha=.86-.88$（加藤，1999），$\alpha=.79-.87$（加藤，2000b），$\alpha=.85-.89$（加藤，2001a），$\alpha=.84-.88$（加藤，2001e），$\alpha=.88-.91$（加藤，2002c），$\alpha=.88-.90$（加藤，2002d），$\alpha=.82-.86$（加藤，2002e），$\alpha=.82-88$（加藤，2003b）と，ほぼ安定した値が検出されている。再検査法では，2週間後における信頼性係数はポジティブ関係コーピングが $r=.89$，ネガティブ関係コーピングが $r=.92$，解決先送りコーピングが $r=.86$ である（加藤，2000b）。短縮版については加藤（2002f）を参照。

妥当性：本尺度の妥当性は内容的妥当性，収束的妥当性，弁別的妥当性，因子的妥当性によって確認されている。内容的妥当性は，独立した評価の一致率によって検証した結果，100％の一致が得られている（加藤，2000b）。収束的妥当性，弁別的妥当性は代表的なコーピング尺度，対人葛藤方略，友人との付き合い方，対人行動，社会的望ましさなどとの相関研究の結果，予測されたとおりの結果が得られ，予測に反する結果は得られていない（加藤，2002g）。因子的妥当性に関しては，項目の因子間の変動はみられず，繰り返し同一の3因子が抽出されており（たとえば，加藤，2000a；2000b；2001a；2001e；2002c；2002e；2003b），確認的因子分析の結果からもそれらを支持する結果が得られている（加藤，2003b）。さらに，対人ストレスコーピング尺度は，ほかの尺度の妥当性を検証するための基準尺度として使用されている（加藤，2000a；2002dなど）。短縮版については加藤（2002f）を参照。

■尺度の特徴

第1に，本尺度は国内外を通じ，初めて信頼性と妥当性が確認された対人ストレスコーピング尺度であること。第2に，従来のコーピング尺度が抱えていた問題点を改善している点。第3に，本尺度を用いることによって，心理的ストレス過程における対人ストレスコーピングが果たす独自の役割を検証することが可能になった点などがあげられる。

■尺度実施の際の留意点

一般的な質問紙調査と同様の配慮を希望するが，とくに，臨床現場での使用に関して，以下の点には十分留意して頂きたい。臨床現場で本尺度を用い，個人のデータを解釈する場合，本尺度の理論的背景を十分に理解していることを条件とする（コーピングに関する専門的知識を要求する）。個人の結果に対する検査者の安易な解釈に関して，尺度開発者に対する一切の問い合わせには応じない。研究目的に使用する場合，使用許諾を求める必要はないが，公表した研究成果のコピーなどを尺度開発者に送付していただけるとありがたい。ただし，研究目的以外（たとえば，教育，臨床，営利目的）の使用に関しては，使用する前に，必ず，尺度開発者に連絡すること。

■判断基準

本尺度の記述統計量は，時代や年齢によって異なることが推測される。また，測定時期によっても異なることが明らかになっている。たとえば，新入生（新入社員）の4・5月に得られた下位尺度の平均得点は，6月以降に得られたものと異なっている。誤解を避けるために，本稿では本尺度の記述統計量を示さないこととする。高校生における記述統計量は加藤（2001a），大学生における記述統計

量は加藤（2003b）を，それ以外の対象に関しては本稿の参考文献を参照にしていただきたい。なお，大学生において，記述統計量の地域差はみられないようである。

■尺度を用いた研究の内容

本尺度は，高校生や大学生を対象にした研究以外に，看護師（加藤・今田，2000a），アルバイト学生（加藤，2002b）などに用いられている。また，職場での対人関係（加藤，2002b），恋愛関係（2000a）などにも用いられている。

これまでの研究により，ポジティブ関係コーピングは孤独感を減少させたり（加藤，2002f），職務に対する内発的動機づけ（加藤，2002b），友人関係（加藤，1999；2000b；2001e；2002f）や職務（加藤，2002b）に関する満足度を促したり，他者に対してポジティブな影響を及ぼす（2002e）ことなどが実証されている。ネガティブ関係コーピングに関しては，抑うつ（加藤，2000b），孤独感（加藤，2002e；2002f），心理的ストレス反応（加藤，2000b；2001d；2001e；2002f，加藤・今田，2000a；2000b）を増加させたり，職務に対する外発的動機づけを促進させたり（加藤，2002b），友人関係（加藤，1999；2000b；2001e；2002f）や職務（加藤，2002b）に関する満足感，QOL（加藤，1999）を低下させ，他者に対してネガティブな影響を及ぼす（2002e）ことなどが実証されている。解決先送りコーピングに関しては，孤独感（加藤，2002f），心理的ストレス反応（加藤，2001d；2001e；2002a；2002f，加藤・今田，2000b）を緩和し，友人関係（加藤，1999；2000b；2001e；2002f）や職務（加藤，2002b）に関する満足感，QOL（加藤，1999）を向上させ，他者に対してポジティブな影響を及ぼす（2002e）ことなどが実証されている。

従来のコーピング研究では，一般的に，問題を回避するようなコーピング方略は望ましくない結果に至るという研究報告がなされてきた。本尺度においてそのようなコーピング方略は解決先送りコーピングに相当する。しかし，先に説明したように，解決先送りコーピングはポジティブな結果に至ることが実証されている。このような研究を踏まえ，加藤（2002a）の研究では，解決先送りコーピングを促すようなコーピング・トレーニングを実施し，コントロール群と比較してトレーニング群のストレス反応が緩和されたと報告されている。

■今後の方向性・課題

対人関係に問題を抱えている多くの青年のために，現在，本尺度をスクリーニング・テストとして適用できるか検討中である。そのため，臨床現場における本尺度の基礎的データを収集中である。本尺度を用いた実践・研究に関心のある方，ヒューマン・サービスに携わる人々，共同研究者，研究協力者として，連絡お待ちしております。

■著者への連絡先

連絡先：加藤　司　東洋大学社会学部社会心理学科
〒112-8606　東京都文京区白山5-28-20
mtsukasa@hotmail.com
移動により連絡が取れない場合，学会名簿（日本心理学会，日本健康心理学会，日本社会心理学会など）から調べてみてください。

■引用文献

加藤　司　1999　対人ストレス過程の検討(1)　日本心理学会第63回大会発表論文集，754.
加藤　司　2000a　失恋ストレスコーピング尺度の作成　日本社会心理学会第41回大会発表論文集，296-297.
加藤　司　2000b　大学生用対人ストレスコーピング尺度の作成　教育心理学研究，48，225-234.

加藤　司　2001a　高校生における対人ストレスコーピング　日本教育心理学会第43回総会発表論文集，560.

加藤　司　2001b　コーピングの柔軟性と抑うつ傾向との関係　心理学研究，72，57-63.

加藤　司　2001c　対人ストレスコーピングとBig Fiveとの関連性について　性格心理学研究，9，140-141.

加藤　司　2001d　対人ストレス過程における帰属とコーピング　性格心理学研究，9，148-149.

加藤　司　2001e　対人ストレス過程の検証　教育心理学研究，49，295-304.

加藤　司　2002a　対人ストレスコーピングのトレーニングによるストレス緩和効果の検証　日本心理学会第66回大会論文集，874.

加藤　司　2002b　対人ストレスコーピングが職場における満足感，職務意欲に及ぼす影響　日本健康心理学会第15回大会発表論文集，202-203.

加藤　司　2002c　対人関係が対人ストレスコーピングの選択に及ぼす影響　日本社会心理学会第43回大会発表論文集，432-433.

加藤　司　2002d　共感的コーピング尺度の作成と精神的健康との関連性について　社会心理学研究，17，73-82.

加藤　司　2002e　対人ストレス過程における社会的相互作用の役割　実験社会心理学研究，41，147-154.

加藤　司　2002f　短縮版対人ストレスコーピング尺度の作成　神戸女学院大学学生相談室紀要，7，17-22.

加藤　司　2002g　対人ストレス過程における対人ストレスコーピング　関西学院大学大学院文学研究科博士論文（未公刊）

加藤　司　2003a　対人ストレスコーピングの選択がコーピング行使者に対する対人行動に及ぼす影響　日本グループ・ダイナミックス学会第50回大会発表論文集，186-187.

加藤　司　2003b　対人ストレスコーピング尺度の因子的妥当性の検証　人文論究（関西学院大学人文学会），52，56-72.

加藤　司　2003c　大学生の対人葛藤方略スタイルとパーソナリティ，精神的健康との関連性について　社会心理学研究，18，78-88.

加藤　司・今田　寛　2000a　看護職者のストレス反応に及ぼすコーピングの影響　日本健康心理学会第13回大会発表論文集，204-205.

加藤　司・今田　寛　2000b　対人ストレスコーピングのストレス低減効果について　日本心理学会第64回大会発表論文集，872.

加藤　司・今田　寛　2001　ストレス・コーピングの概念　人文論究（関西学院大学人文学会），51，37-53.

（加藤　司　東洋大学社会学部）

対人ストレスコーピング尺度

	よくあてはまる	あてはまる	少しあてはまる	あてはまらない
1　自分のことを見つめ直した				
2　相手を受け入れるようにした				
3　相手を悪者にした				
4　相手の気持ちになって考えてみた				
5　相手の鼻を明かすようなことを考えた				
6　あまり考えないようにした				
7　あいさつをするようにした				
8　たくさんの友人を作ることにした				
9　反省した				
10　こんなものだと割り切った				
11　相手の良いところを探そうとした				
12　友達付き合いをしないようにした				
13　一人になった				
14　表面上の付き合いをするようにした				
15　自分の存在をアピールした				
16　かかわり合わないようにした				
17　この経験で何かを学んだと思った				
18　積極的にかかわろうとした				
19　自分の意見を言うようにした				
20　無視するようにした				
21　人間として成長したと思った				
22　自分は自分，人は人と思った				
23　何もせず，自然の成り行きに任せた				
24　話をしないようにした				
25　相手と適度な距離を保つようにした				
26　気にしないようにした				
27　そのことにこだわらないようにした				
28　何とかなると思った				
29　人を避けた				
30　積極的に話をするようにした				
31　そのことは忘れるようにした				
32　これも社会勉強だと思った				
33　友人などに相談した				
34　相手のことを良く知ろうとした				

F1：ポジティブ関係コーピングの項目番号（1，2，4，7，8，9，11，15，17，18，19，21，30，32，33，34）

F2：ネガティブ関係コーピングの項目番号　（3，5，12，13，14，16，20，24，25，29）

F3：解決先送りコーピングの項目番号　（6，10，22，23，26，27，28，31）

大学生用ソーシャルサポート尺度

カテゴリー	ソーシャルサポート
適用対象	青年（大学生）
発表論文	嶋　信宏　1992　大学生におけるソーシャルサポートの日常生活ストレスに対する効果　社会心理学研究, 7, 45-53.

■尺度の内容

　ソーシャルサポートの測定法は，サポートの機能（情緒的，情報的，道具的など）の観点から尺度が作成されることが多い。しかし，海外での研究結果と異なり，日本におけるサポート測定法の研究では，因子分析などの統計的手続きを用いても，機能ごとに明確に分類されない場合が多いことが見いだされている（嶋，1996a）。

　上記の点を踏まえ，本尺度はサポートの機能面での分類よりも，誰からのサポートかというサポート源に着目し，大学生にとって重要なサポート源になりうると考えられる「家族」「同性の友人」「異性の友人」の3カテゴリーごとにサポートのやりとりを測定しようとするものである。

　項目内容としては，情緒的サポート，情報的サポート，道具的サポートの他に，興味や関心を共有する，娯楽活動を共にするなどの内容のソーシャルコンパニオンシップを含む12項目からなる。本尺度は，この12項目を前述の3カテゴリーそれぞれについて尋ねる合計36項目から構成される。

　回答法方は，それぞれのサポート源との関係において各項目の内容が，1…全くない，2…あまりない，3…少しある，4…かなりある，5…非常によくある，のいずれに該当するかの五段階評定を行う。合計得点はカテゴリー（サポート源）ごとに単純加算して算出する（得点の範囲は12〜60点になる）。

■作成過程

　海外で作成された種々のソーシャルサポート尺度の内容を参照し，情緒的サポート，情報的サポート，道具的サポート，ソーシャルコンパニオンシップ各4項目ずつ計12項目からなる尺度を作成した。

　これを用いて，大学生424名（男子220名，女子204名）を対象に調査を実施し，因子分析を行った結果，36項目は機能ごとでなく，サポート源ごとに3因子に分かれることが見いだされた。

■信頼性・妥当性の検討

　内的一貫性は，「家族」サポートで$\alpha=.92$，「同性友人」サポートで$\alpha=.92$，「異性友人」サポートで$\alpha.=96$であった。

　また大学生68名（男子44名，女子24名）を対象に，再検査信頼性（2週間後の再検査）を求めたところ，「家族」サポートでr=.91，「同性友人」サポートでr=.88，「異性友人」サポートでr.=86であった。

■尺度の特徴

(1) サポートの機能面よりも誰との間のサポート関係かというサポート源を重視している。
(2) 項目の内容としては，狭義のサポート（直接的な援助を意図したもの）だけでなく，ソーシャルコンパニオンシップの内容も含む。
(3) 原法においては，ソーシャルサポートの受領だけでなく，サポートを与えるという部分（提供）

も合わせて測定し，サポートの相互性を重視している。改訂版（項目は以下を参照）においては，サポートの受領のみを測定するようになっているが，目的に応じて双方を使い分けることができる。

改訂版項目
1. おしゃべりなどをして楽しい時を過ごす
2. 一緒に遊びに出かけたりする
3. 共通の趣味や関心を持っている
4. プライベートなことについて話しができる
5. 気持や感情をわかってもらえる
6. 個人的な悩み事について話しをすることができる
7. いろいろな情報のやりとりをする
8. 困ったときに助言してもらえる
9. わからないことがあれば，いろいろ教えてもらえる
10. 忙しいときには手伝ってもらえる
11. 必要なときに，お金や物を貸してもらえる
12. プレゼントをもらったりすることがある

■尺度実施の際の留意点

本尺度は，「家族」「同姓の友人」「異性の友人」の中の特定の一人との関係について尋ねるものではなく，「家族全体」「同姓の友人全体」「異性の友人全体」との関係を調査しようとするものである。

特定の個々の相手との関係を見るには，同内容の項目を用いた大学生用ソーシャルサポートネットワーク尺度（嶋，1991）を用いる。

■判断基準

本尺度の一般的大学生の得点の平均値および標準偏差は表1に示すとおりになっている。なお，この数値は尺度作成時のサンプルによるものである。得点が平均値±1標準偏差内であれば平均的な数値であるとみなせる。

表1　平均値と標準偏差

	男子		女子	
	平均	SD	平均	SD
家族サポート	31.3	9.1	39.8	9.4
同性友人サポート	41.5	9.1	46.6	7.7
異性友人サポート	29.2	13.0	32.0	11.9

■尺度を用いた研究の内容

ソーシャルサポートのストレッサーに対する緩衝効果の検証（嶋，1992）や，ストレス状況下でサポートを希求する傾向（サポート志向性）の高低により，サポートの効果も異なるという研究（嶋，1996b）などが行われている。

■今後の方向性・課題

項目の内容自体は必ずしも大学生に特化したものではないので，ほかの対象に対しても適用できる可能性を検証することが考えられる。

ソーシャルサポートの測定尺度はさまざまなものがこれまでに作成されており，それらの尺度と本尺度との関連性を明確にしていくことが必要であると思われる。

■引用文献

嶋　信宏　1991　大学生のソーシャルサポートネットワークの測定に関する一研究　教育心理学研究, 39, 440-447.

嶋　信宏　1992　大学生におけるソーシャルサポートの日常生活ストレスに対する効果　社会心理学研究, 7, 45-53.

嶋　信宏　1996a　ソーシャル・サポート　児童心理学の進歩, 35, 193-218.

嶋　信宏　1996b　ソーシャル・サポート志向性に関する基礎的研究　中京大学社会学部紀要, 11, 2, 19-37.

（嶋　信宏）

大学生用ソーシャルサポート尺度

1. あなたの家族との関係についてお尋ねします（家族の中の特定の一人との関係ではなく，家族全員との関係を考えてください）。あなたと，あなたの家族の中の少なくとも一人との間で，次の1～12のようなことがあるかどうかを考えて，1（全くない）～5（非常によくある）のうちのいずれかに○をつけてください。

	全くない	あまりない	少しある	かなりある	非常によくある
1. おしゃべりなどをして楽しい時を過ごす	1	2	3	4	5
2. 一緒に遊びに出かけたりする	1	2	3	4	5
3. 共通の趣味や関心を持っている	1	2	3	4	5
4. プライベートなことについて話し合う	1	2	3	4	5
5. お互いの気持や感情をわかり合える	1	2	3	4	5
6. 個人的な悩み事について話し合える	1	2	3	4	5
7. いろいろな情報のやりとりをする	1	2	3	4	5
8. 困ったときに助言してもらったり，相手が困っているときには助言してあげたりする	1	2	3	4	5
9. わからないことを聞いたり，教えたりしあう	1	2	3	4	5
10. 忙しいときには手伝ってもらったり，相手が忙しいときには手伝ってあげたりする	1	2	3	4	5
11. 必要なときに，お金や物の貸し借りをする	1	2	3	4	5
12. プレゼントをあげたり，もらったりしあう	1	2	3	4	5

2．あなたの同性の友人との関係についてお尋ねします。(同性の友人の中の特定の一人との関係ではなく，同性の友人と見なせる人全員との関係を考えてください)。あなたと，あなたの同性の友人と見なせる人の中の少なくとも一人との間で，次の1〜12のようなことがあるかどうかを考えて，1（全くない）〜5（非常によくある）のうちのいずれかに○をつけてください。

	全くない	あまりない	少しある	かなりある	非常によくある
1．おしゃべりなどをして楽しい時を過ごす	1	2	3	4	5
2．一緒に遊びに出かけたりする	1	2	3	4	5
3．共通の趣味や関心を持っている	1	2	3	4	5
4．プライベートなことについて話し合う	1	2	3	4	5
5．お互いの気持や感情をわかり合える	1	2	3	4	5
6．個人的な悩み事について話し合える	1	2	3	4	5
7．いろいろな情報のやりとりをする	1	2	3	4	5
8．困ったときに助言してもらったり，相手が困っているときには助言してあげたりする	1	2	3	4	5
9．わからないことを聞いたり，教えたりしあう	1	2	3	4	5
10．忙しいときには手伝ってもらったり，相手が忙しいときには手伝ってあげたりする	1	2	3	4	5
11．必要なときに，お金や物の貸し借りをする	1	2	3	4	5
12．プレゼントをあげたり，もらったりしあう	1	2	3	4	5

3．あなたの異性の友人との関係についてお尋ねします。(異性の友人の中の特定の一人との関係ではなく，異性の友人と見なせる人全員との関係を考えてください)。あなたと，あなたの異性の友人と見なせる人の中の少なくとも一人との間で，次の1～12のようなことがあるかどうかを考えて，1（全くない）～5（非常によくある）のうちのいずれかに○をつけてください。

	全くない	あまりない	少しある	かなりある	非常によくある
1．おしゃべりなどをして楽しい時を過ごす	1	2	3	4	5
2．一緒に遊びに出かけたりする	1	2	3	4	5
3．共通の趣味や関心を持っている	1	2	3	4	5
4．プライベートなことについて話し合う	1	2	3	4	5
5．お互いの気持や感情をわかり合える	1	2	3	4	5
6．個人的な悩み事について話し合える	1	2	3	4	5
7．いろいろな情報のやりとりをする	1	2	3	4	5
8．困ったときに助言してもらったり，相手が困っているときには助言してあげたりする	1	2	3	4	5
9．わからないことを聞いたり，教えたりしあう	1	2	3	4	5
10．忙しいときには手伝ってもらったり，相手が忙しいときには手伝ってあげたりする	1	2	3	4	5
11．必要なときに，お金や物の貸し借りをする	1	2	3	4	5
12．プレゼントをあげたり，もらったりしあう	1	2	3	4	5

大学生用ソーシャルサポートネットワーク尺度

カテゴリー	ソーシャルサポート
適用対象	青年（大学生）
発表論文	嶋　信宏　1991　大学生のソーシャルサポートネットワークの測定に関する一研究　教育心理学研究，39，440-447.

■尺度の内容

ソーシャルサポートを測定する際に問題になる点の1つとして，サポート源をどのように扱うかということがある。従来の測定法では，(1)サポート源をいっさい特定しないで回答者の人間関係一般についてサポートを尋ねるもの，(2)回答者自身にサポート源になりうると思われる具体的人物をあげさせ，その各人についてソーシャルサポートの評定を求めるもの，などが一般的である。しかし(1)の方法では，どのような機能のサポートを得ているかを知ることはできても，サポート源についての情報はまったく得られない。(2)の方法では，どの程度の人数のサポート源を想起するかが回答者に全面的に任されているため，個人間の比較が困難になりやすい。

そこで本尺度は，大学生にとって重要なサポート源となりやすいと考えられる12のサポート源（後述）を定め，それぞれのサポート源がどのような機能のサポートを提供しているかを検証するために作成された。

項目数は12項目で，これを12のサポートネットワークメンバーごとに尋ね，合計で144項目から構成される。

12項目は心理的サポート（精神的，心理的な面での支援：項目番号4，5，6，8），娯楽関連的サポート（娯楽活動や趣味などを共有する：項目番号1，2，3），道具的・手段的サポート（物的な援助や手伝いをするなど：項目番号10，11，12），問題解決志向的サポート（問題解決のための情報提供：項目番号7，8，9）の4因子に分けられる。

回答方法は，それぞれのサポート源との関係において各項目の内容が，1…全くない，2…あまりない，3…少しある，4…かなりある，5…非常によくある，のいずれに該当するかの五段階評定を行う。サポートメンバーごとに合計点や，下位尺度ごとの得点を算出，もしくは因子分析を行った後，因子ごとに因子得点を算出する。

■作成過程

海外で作成された種々のソーシャルサポート尺度の内容を参照し，情緒的サポート，情報的サポート，道具的サポート，ソーシャルコンパニオンシップ各4項目ずつ計12項目からなる尺度を作成した。

また，サポート源の決定に関してはTilden & Galyen（1987）の研究結果（サポート源として上位5人にあげられるのは，配偶者・恋人，家族，友人が大半で，隣人などは上位には入らない）など，および我が国の大学生の人間関係の現状を考慮した結果，以下の12に定めた。

A：父親
B：母親
C：年上のきょうだい
D：年下のきょうだい
E：もっとも親しい同性の友人・親友
F：E以外の大学内の同性の友人

G：E以外の大学外の同性の友人
H：もっとも親しい異性の友人・恋人
I：H以外の大学内の異性の友人
J：H以外の大学外の異性の友人
K：自分にとってもっとも重要な先生
L：その他自分にとって重要な他者

大学生96名（男子42名，女子54名）を対象に調査を実施し，12項目を変数とし，12のサポート源に対する評定結果をサンプルとした因子分析の結果，サポートの機能としては，前述のような心理的サポート，娯楽関連的サポート，道具的・手段的サポート，問題解決志向的サポートの4因子が導き出された。

■信頼性・妥当性の検討

12のサポート源ごとに12項目の内的一貫性を求めたところ，$\alpha = .81\text{-}94$という数値となった。

■尺度の特徴

(1) サポート源として大学生にとって重要だと思われる12の人物を設定し，それらの人物がどのような機能のサポートを提供しているかを明らかにできる。

(2) さらには個々の被験者ごとにサポート源とサポート機能の関連を見いだすことができる（「尺度を用いた研究の内容」の項参照）。

■尺度実施の際の留意点

12人の人物にあてはまる人がいない場合(たとえば，きょうだいがいないなど)，その部分の評定は省略させる。逆に複数あてはまる人物がいる場合は(たとえば，親友とみなせる人物が複数いるなど)，その中でもっとも良くあてはまると思われる人物一人のみについて評定させる。

また，本尺度の基本形式は前述の12のサポート源に関して回答を求めるものであるが，どのサポート源においても一定以上の信頼性が確保されていると考えられるため，特定のサポート源のみを取り上げて測定したり，あるいは調査対象に応じてこれらのサポート源以外のあらたなサポート源を用いて測定したりすることも可能であろう。

■判断基準

本尺度は，数量的な処理を主目的にしているのではなく，個々の回答者のサポートネットワークの視覚的把握の方に重点をおいているため，判断基準などはとくに定めていない。

■尺度を用いた研究の内容

本尺度による調査の結果，親友がどの機能に関してももっとも重要なサポート源であり，次いで恋人の重要度が高い，家族は道具的サポートでは比較的重要度が高いが，その他の機能面での役割は低いということなどが見出された（嶋，1991）。

さらに，本尺度はサポート源ごとに単に得点を求めるということだけでなく，回答者個人のサポートネットワークを把握することも目的として作成されている。下位尺度ごとに各サポート源の位置をプロットした図を作成することにより（その一例は図1参照），特定のサポート源のみに偏ったサポートネットワークをもつ回答者，すべてのサポート源から高いサポートを得ている回答者，家族メンバーのみからサポートを得ており他のサポート源からのサポートは少ない回答者など，個々人のサポートネットワークを視覚的に把握する研究がなされている（嶋，1991）。

また，調査対象に応じてサポートメンバーを入れ替えて実施することが可能であるので，奥野・岩

```
娯楽関連的サポート高                    問題解決志向的サポート高

    恋人→H  E←親友              K←先生
    学内同性友→F                学外同性友→G   L←その他
       その他→L                 学内同性友→F    H E←親友
    学外同性友→G                                恋人
       K←先生
心                心
理  ─────────────  理  ─────────────
的                的                道
サ                サ                具
ポ      母親→B    ポ      母親→B    的
｜                ｜                ・
ト                ト                手
低                高                段
                                    的
   D←下きょうだい       下きょうだい→D   サ
     A←父親              父親→A         ポ
                                        ｜
                                        ト
娯楽関連的サポート低                    問題解決志向的サポート低
```

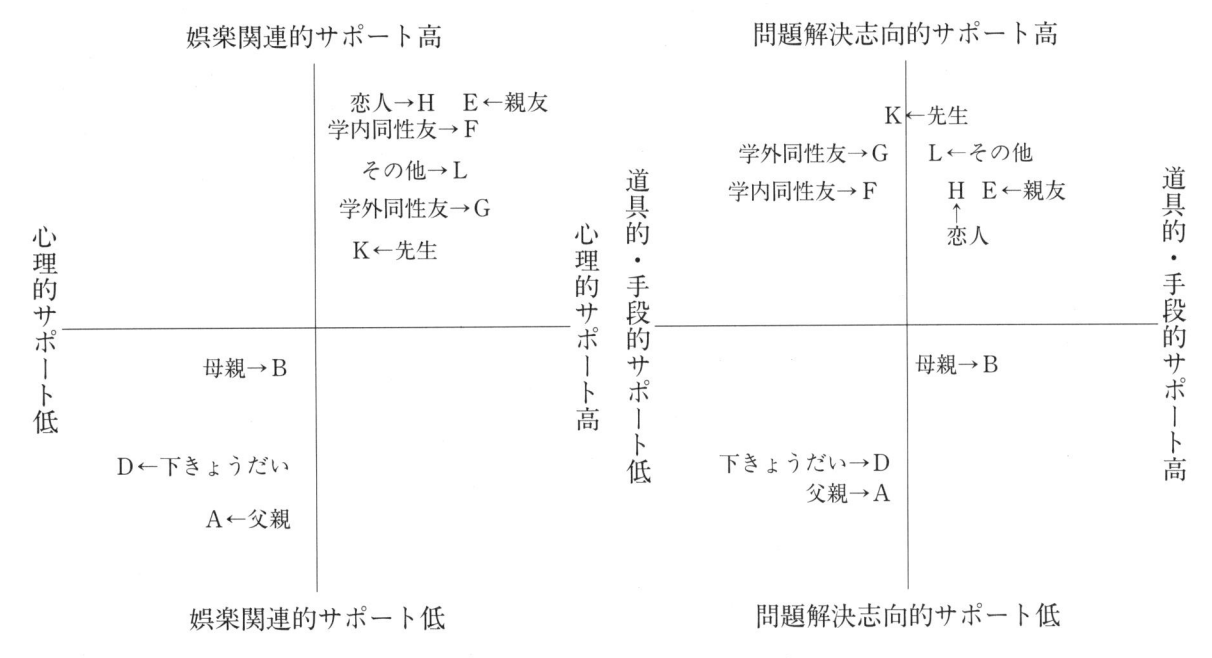

図1　ある被験者のサポートネットワークの例
（家族と他のメンバーが2グループに分かれている例）

堂（1996）は，成人女性を対象とした調査において，「夫」「自分の子ども」など11人をサポートメンバーとした測定を行っている。

■今後の方向性・課題

　どのようなサポートネットワークのパターンを有している者が，ストレッサーに対して頑健であるか脆弱であるかなど，ストレッサーとの関連や心理的適応度との関連を明らかにしていく必要があろう。

■引用文献

奥野美和子・岩堂美智子　1996　子育て期・ポスト子育て期の女性がもつソーシャルサポートネットワーク　大阪市立大学生活科学部紀要，44，151-160.

嶋　信宏　1991　大学生のソーシャルサポートネットワークの測定に関する一研究　教育心理学研究，39，440-447.

Tilden, V. P., & Galyen, R. D. 1987 Cost and conflict：The dark side of social support. *Western Journal of Nursing Research*, 9, 9-18.

（嶋　信宏）

大学生用ソーシャルサポートネットワーク尺度

1……全くない
2……あまりない
3……少しある
4……かなりある
5……非常によくある

	A 父 親	B 母 親	C 年上のきょうだい	D 年下のきょうだい	E 同性の最も親しい友人・親友	F E以外の同性の大学内の友人	G E以外の同性の大学外の友人	H 異性の最も親しい友人・恋人	I H以外の異性の大学内の友人	J H以外の異性の大学外の友人	K 自分にとって最も重要な先生	L その他自分にとって重要な他者
1 おしゃべりなどをして楽しい時を過ごす	( )	( )	( )	( )	( )	( )	( )	( )	( )	( )	( )	( )
2 一緒に遊びに出かけたりする	( )	( )	( )	( )	( )	( )	( )	( )	( )	( )	( )	( )
3 共通の趣味や関心を持っている	( )	( )	( )	( )	( )	( )	( )	( )	( )	( )	( )	( )
4 プライベートなことについて話し合う	( )	( )	( )	( )	( )	( )	( )	( )	( )	( )	( )	( )
5 お互いの気持や感情をわかり合える	( )	( )	( )	( )	( )	( )	( )	( )	( )	( )	( )	( )
6 個人的な悩み事について話し合える	( )	( )	( )	( )	( )	( )	( )	( )	( )	( )	( )	( )
7 いろいろな情報のやりとりをする	( )	( )	( )	( )	( )	( )	( )	( )	( )	( )	( )	( )
8 困ったときに助言してもらったり，相手が困っているときには助言してあげたりする	( )	( )	( )	( )	( )	( )	( )	( )	( )	( )	( )	( )
9 わからないことを聞いたり，教えたりしあう	( )	( )	( )	( )	( )	( )	( )	( )	( )	( )	( )	( )
10 忙しいときには手伝ってもらったり，相手が忙しいときには手伝ってあげたりする	( )	( )	( )	( )	( )	( )	( )	( )	( )	( )	( )	( )
11 必要なときに，お金や物の貸し借りをする	( )	( )	( )	( )	( )	( )	( )	( )	( )	( )	( )	( )
12 プレゼントをあげたり，もらったりしあう	( )	( )	( )	( )	( )	( )	( )	( )	( )	( )	( )	( )

記入のしかた

1. 上記のA～Lに当てはまる人物を各一人ずつ具体的に思い浮かべて，その人の氏名（自分でわかる表記法ならイニシャル，ニックネーム等でよい）をカッコ内に記入してください。

    当てはまる人物が複数いる場合（例えば，親友と見なせる人物が複数いる，など）は，その中でA～Lの役割に最もよく当てはまる人を一人だけ選んで記入してください。

    また，該当する人物がいない場合（例えば，きょうだいがいない，など）は，カッコ内に×をつけてください。

    なお，Lについては，具体的にどういう人物かということも（例えば，親戚，クラブ・サークルの先輩，など）カッコ脇に併せて記入してください。

2. 次に，A～Lの各人物とあなたの関係において，左側の1～12に書かれていることがどのくらいあるかを考えて，
    1……全くない
    2……あまりない
    3……少しある
    4……かなりある
    5……非常によくある
    の5つのうち，最もよく当てはまる数字をそれぞれの（ ）内に記入してください。

    なお，1．で×をつけた人物については，省略してください。

ストレス状態質問紙

カテゴリー	ストレス反応
適用対象	青年（高校生・大学生）
発表論文	津田　彰・マチュース，G・矢島潤平　2000　ストレス状態と特性　現代のエスプリ，392, 106-117. 津田　彰・矢島潤平・津田茂子　2000　ストレスへの実験心理学アプローチ　ストレス科学，15, 3, 184-191. 矢島潤平・津田　彰・岡村尚昌　ストレス状態と心理生物学的反応：実験的フィールド研究　平成10-12年度文部科学研究費補助金基盤研究(B)(2)報告書, 9-39.

■尺度の内容

　ストレスの主観的状態は複雑性である。主観的状態は覚醒や不安などの単一次元に絞り込めず，ストレス体験の種々の側面に関連する複数の異なる次元から構成される。これまで主観的状態の構造に関する研究においては，1つもしくは2つの次元，さらに主観的状態の一次元（とくに気分）に含まれる若干の反応しか焦点が当てられてこなかった。

　本尺度は，ストレス，覚醒，および疲労などに関連した個人の一時的な主観状態について包括的かつ多次元的に測定するものである。課題の前後に記入を求める。「気分」，「思考スタイル」，「思考内容」および「動機づけ」の4つの下位尺度を含む心理的尺度と「仕事負担評定」で構成されている。さらに，「気分」はエネルギー覚醒（6項目）と緊張覚醒（6項目）の2つの下位尺度からなっており，4段階評定で測定する。得点が高いほど，覚醒が高まっていることを示す。「思考スタイル」は自己注目（6項目），自尊心（6項目），注意散漫（6項目）とコントロール感（4項目）の4つの下位尺度から構成されており，5段階評定で測定し，得点が高いほど，それぞれの思考スタイルが顕著であることを示す。「思考内容」は課題関連妨害思考（8項目），課題無関連妨害思考（8項目）について5段階評定で測定し，得点が高いほど，それぞれの思考内容が顕著であることを示す。「仕事負担評定」は，ストレス課題の主観的自覚を評価し，精神的負担，身体的負担，時間的プレッシャー，課題遂行，努力，フラストレーションの6項目，10段階評定で構成されている。

■作成過程

　ストレス状態質問紙は，英国のダンディー大学で開発されたDundee Stress State Questionnaire (DSSQ) を作成者の許可のもとに翻訳し，自由志願した健康な大学生（743名）を対象に課題前後の質問項目に対する反応について，それぞれ主因子法バリマックス回転にて因子分析を行った。ストレス状態質問紙は「エネルギー覚醒」，「緊張覚醒」，「自己注目」，「自尊心」，「注意散漫」，「コントロール感」，「課題関連妨害思考」，「課題無関連妨害思考」，および「動機づけ」の9つの下位尺度から構成されることが明らかとなった。また，抽出された9つの下位尺度は，気分，動機づけ，思考スタイルおよび思考内容という4つの概念にまとめられる尺度が作成された。

■信頼性・妥当性の検討

　信頼性：各下位尺度の内的整合性を示すCronbachのα係数は，課題前後それぞれ，エネルギー覚醒$\alpha=.88-.91$，緊張覚醒$\alpha=.86-.89$，自己注目$\alpha=.83-.92$，自尊心$\alpha=.84-.89$，注意散漫$\alpha=.70-.84$，コントロール感$\alpha=.73-.85$，課題関連妨害思考$\alpha=.81-.82$，課題無関連妨害思考

α=.84－.80，動機づけα=.85－.85であり，各尺度とも比較的高い内的整合性を有しているといえる。

　妥当性：実験室場面における，急性ストレス課題と，急性ストレスを負荷しないリラックス課題との状態変化の比較を行った。その結果，急性ストレス課題はリラックス課題に比較して，有意にストレス負荷によるエネルギー覚醒の低下と緊張覚醒の上昇を引き起こし，Matthews et al. (1990) の報告と同様の結果が得られた。また，自己注目，注意散漫，課題関連妨害思考，課題無関連妨害思考などの下位尺度においても，本尺度が判別的妥当性を有していることが確認された。

■尺度の特徴

本尺度の特徴は以下のようにまとめることができる
(1) 個人の気分や動機づけを含むさまざまな主観的なストレスの認知を系統だって測定できる。
(2) 課題前に測定することによって課題遂行成績を予測できる。
(3) 異なる課題による特異的な反応を把握でき，生物学的指標や個人の健康行動などのストレスに関する複数の因子と関連づけられる。

■尺度実施の際の留意点

本尺度は，実験室場面において急性ストレスを負荷した際の主観的ストレス反応を多次元的に測定することをねらいとしており，日常生活場面における慢性的ストレス状態を測定するには適していない。

■判断基準

ストレス課題負荷前後にストレス状態質問紙への記入を求め，その得点の変化によって，多面的かつ包括的なストレスの自覚状態を判断する。

■尺度を用いた研究の内容

本尺度は，実験的－フィールド研究のパラダイムに基づくストレス研究に用いられている。代表的な研究としては，生活ストレスが実験室場面における心理生物学的ストレス反応性に及ぼす影響についての研究（津田他，1998），メンタルストレスによる心理生物学的反応と作業成績との関連性についてのストレス予測因子の研究（矢島他，2000）などがある。

■今後の方向性・課題

生物学的指標，個人の健康行動，メンタルストレステストの作業成績など，ストレスが関係する複数の側面を鋭敏に検出する特異的項目の同定と，急性ストレスの特性と状態との相互関連性とストレスの自覚にいたるメカニズムやプロセスを解明することが課題である。

■著者への連絡

連絡先：岡村尚昌　久留米大学高次脳疾患研究所
〒830-0011　福岡県久留米市旭町67
矢島潤平　別府大学文学部人間関係学科
〒874-8501　大分県別府市北石垣82

■引用文献

Matthews, G., Jones, D. M., & Chamberlain, A. G. 1990 Refining the measurement of mood: The UWIST Mood Adjective Checklist. *British Journal of Psychology*, 81, 17-42.

津田　彰・マチュース，G・矢島潤平　2000　ストレス状態と特性　現代のエスプリ，392，106-117.

津田　彰・岡村尚昌，永富香織他　2001　心理ストレス研究の最近の動向　ストレス科学，16，3，3-15.

津田　彰・岡村尚昌，矢島潤平他　2003　ストレスの心理生理学的アプローチ　ストレス科学，18，1，22-36.

津田　彰・矢島潤平・津田茂子　2000　ストレスへの実験心理学アプローチ　ストレス科学，15，3，184-191.

矢島潤平・津田　彰・岡村尚昌　ストレス状態と心理生物学的反応：実験的フィールド研究　平成10-12年度文部科学研究費補助金基盤研究(B)(2)報告書（研究代表者：津田　彰），9-39.

矢島潤平・津田　彰・桑波田卓他　2002　メンタルストレスによる精神神経免疫学的変化と精神健康度との関連性　行動医学研究，8，17-22.

(岡村尚昌　久留米大学高次脳疾患研究所)
(津田　彰　久留米大学文学部)
(矢島潤平　別府大学文学部)

ストレス状態質問紙

気分

現在の気分や感情はいかがですか。以下にあげる項目をよく読んで，あてはまる数字を○で囲んで下さい。

	まったくそうでない	あまりそうでない	すこしそうである	まったくそうである
① しあわせである	1	2	3	4
② 不満である	1	2	3	4
③ エネルギッシュである	1	2	3	4
④ 神経質である	1	2	3	4
⑤ 楽しい	1	2	3	4
⑥ 緊張している	1	2	3	4
⑦ 神経過敏である	1	2	3	4
⑧ 精力的である	1	2	3	4
⑨ 気がかりである	1	2	3	4
⑩ 悲しい	1	2	3	4
⑪ 活動的である	1	2	3	4
⑫ 満たされている	1	2	3	4

エネルギー覚醒項目…○
緊張覚醒項目…………×

思考スタイル

以下の項目は今あなたの頭をよぎるようなことをあげています。それぞれの項目をよく読んで，あなたがどれくらい考えているかを示す数字を○で囲んで下さい。

		かなりあてはまらない	ややあてはまらない	どちらともいえない	ややあてはまる	かなりあてはまる
① 自分の気持ちを理解しようとしている		0	1	2	3	4
② 自分自身によく気がついている		0	1	2	3	4
③ 自分自身のことを考えている		0	1	2	3	4
④ 自分自身について空想している		0	1	2	3	4
⑤ 自分自身を詮索している		0	1	2	3	4
⑥ 自分の内部の感情に注意深くなっている		0	1	2	3	4
⑦ 自分の能力に自信がある		0	1	2	3	4
⑧ 成功者と見られるか失敗者と見られるか気にしている		0	1	2	3	4
⑨ 自分は人並みに頭が良いと思う		0	1	2	3	4
⑩ 他の人が自分をどう思っているか気になる		0	1	2	3	4
⑪ 自分の知識を信頼している		0	1	2	3	4
⑫ 他の人に対して劣等感をいだいている		0	1	2	3	4
⑬ 自分が他の人にどんな印象をあたえているか気になる		0	1	2	3	4
⑭ 他の人より学力が劣ると感じている		0	1	2	3	4
⑮ 自分が愚かにみえることが気になる		0	1	2	3	4
⑯ 自分の注意は課題以外のことに向けられている		0	1	2	3	4
⑰ 自分の成績は課題と無関係の思考のせいで低くなるだろう		0	1	2	3	4
⑱ 集中しようとしすぎて集中できない		0	1	2	3	4
⑲ 自分の考えはたいてい明確で鋭い		0	1	2	3	4
⑳ 短時間しか集中力を維持できない		0	1	2	3	4
㉑ しばしば気が散っている		0	1	2	3	4
㉒ 自分の思考は混乱して統制することが難しい		0	1	2	3	4

○…自己注目項目
△…自尊心項目 ｝ 全て反転項目として計算⇒ 自尊心得点…24－合計点数
□…注意散漫項目   注意散漫得点…24…合計点数
×…コントロール感項目

思考内容

いま，以下に示すような事柄がどのくらい頭に浮かんできますか。
あてはまる数字を○で囲んで下さい。

		全然ない	一度だけ浮かんだ	数回浮かんでいる	しばしば浮かんでいる	つねに浮かんでいる
	1　どれくらい注意深くこの課題をするべきか考えている	1	2	3	4	5
	2　あとどれくらいの時間で終わるだろうか考えている	1	2	3	4	5
課題関連妨害思考	3　他の人はどのようにこの課題をやったのか考えている	1	2	3	4	5
	4　この課題の難易度について考えている	1	2	3	4	5
	5　自分の能力のレベルについて考えている	1	2	3	4	5
	6　実験の目的について考えている	1	2	3	4	5
	7　課題をどれくらい達成できたか尋ねられたとき，どう思うか考えている	1	2	3	4	5
	8　どれほど混乱してるかを考えている	1	2	3	4	5
	9　自分の家族のことを考えている	1	2	3	4	5
	10　自分に罪を感じさせるものについて考えている	1	2	3	4	5
課題無関連妨害思考	11　自分の心配事について考えている	1	2	3	4	5
	12　自分に緊張を感じさせるものについて考えている	1	2	3	4	5
	13　今日起きたことについて考えている	1	2	3	4	5
	14　最近（今日を含まない）起きたことについて考えている	1	2	3	4	5
	15　遠い過去に起きたことについて考えている	1	2	3	4	5
	16　将来起きるかもしれないことについて考えている	1	2	3	4	5

動機づけと仕事負担評定

課題に対するあなたの今の気持ちについてお尋ねします。
それぞれの項目をよく読んで，あなたの気持ちにあてはまると思われる数字を○で囲んで下さい。

1　どのくらいこの課題をこなす気力がありましたか
　　　まったくない　　　　　0　1　2　3　4　5　6　7　8　9　　　非常にあった

2　課題の内容についてどのように感じましたか
　　　とても退屈　　　　　　0　1　2　3　4　5　6　7　8　9　　　大変興味深かった

3　どのくらいうまく課題をこなしたかったですか
　　　どうでもよかった　　　0　1　2　3　4　5　6　7　8　9　　　こなしたかった

4　どのくらいこの課題を成功したいと望んでいましたか
　　　ほとんど望まなかった　0　1　2　3　4　5　6　7　8　9　　　かなり望んでいた

5　この課題を行うことはどうでしたか
　　　大変無駄だった　　　　0　1　2　3　4　5　6　7　8　9　　　大変有意義だった

6　どれくらい精神的・認知的な活動を必要としましたか（精神的負担）
　　　低い　　　　　　　　　1　2　3　4　5　6　7　8　9　10　　高い

7　どれくらい身体的な活動を必要としましたか（身体的負担）
　　　低い　　　　　　　　　1　2　3　4　5　6　7　8　9　10　　高い

8　課題による時間的なプレッシャーをどれくらい感じましたか（時間的プレッシャー）
　　　低い　　　　　　　　　1　2　3　4　5　6　7　8　9　10　　高い

9　どれくらいの成績が残せたと思いますか（遂行成績）
　　　低い　　　　　　　　　1　2　3　4　5　6　7　8　9　10　　高い

10　どれくらいの努力（精神的・身体的）が必要でしたか（努力）
　　　低い　　　　　　　　　1　2　3　4　5　6　7　8　9　10　　高い

11　どれくらいがっかりしたり，腹を立てたり，ストレスを感じたり，いらいらしたりしましたか（フラストレーション）
　　　低い　　　　　　　　　1　2　3　4　5　6　7　8　9　10　　高い

第 4 章

成人勤労者

概　説

小杉正太郎　早稲田大学名誉教授
大塚泰正　広島大学大学院教育学研究科

　成人勤労者を対象としたストレス関連尺度は，現在まで国内外で多数開発されてきた。本章では，国内外の代表的な成人勤労者を対象としたストレス関連尺度をいくつか紹介し，それらの特徴を明らかにするとともに，今後本領域においてどのような尺度の開発が必要であるかを，とくに臨床心理学的職場カウンセリングへの活用に焦点を当て，議論する。

1．臨床心理学的職場カウンセリングの依拠する立場－心理学的ストレスモデルの概要－

　臨床心理学的職場カウンセリングは，勤労者の職場適応を支援するため，Lazarus & Folkman(1984)や小杉（2002）などによる心理学的ストレスモデルを基盤として実施されることが有用であると指摘されている（小杉・大塚，2001；小杉，2000）。図1に，心理学的ストレスモデルの一例として，Folkman & Lazarus (1988) によるものを示した。この図は，個人がある環境と出会い（Person-Environment Encounter），その環境がストレスフルであるかどうかを主観的に評定（Appraisal）し，コーピング方略（Coping）を発動させた結果，心理的ストレス反応（Emotion）が生起するという一連のプロセスを示したものである。心理学的観点に立てば，ストレッサーとは，"ある個人の資源に重荷を負わせる，ないし資源を超えると評定された要求（Lazarus & Folkman, 1984）" と定義される。すなわち，個人が体験した環境からの要求のうち，認知的評定（Appraisal）によって「ストレスフル」と評定されたもののみが，心理学の領域ではストレッサーと呼ばれることになる。

　図1の心理学的ストレスモデルを成人勤労者に当てはめれば，おおよそ以下のようになろう。まず，

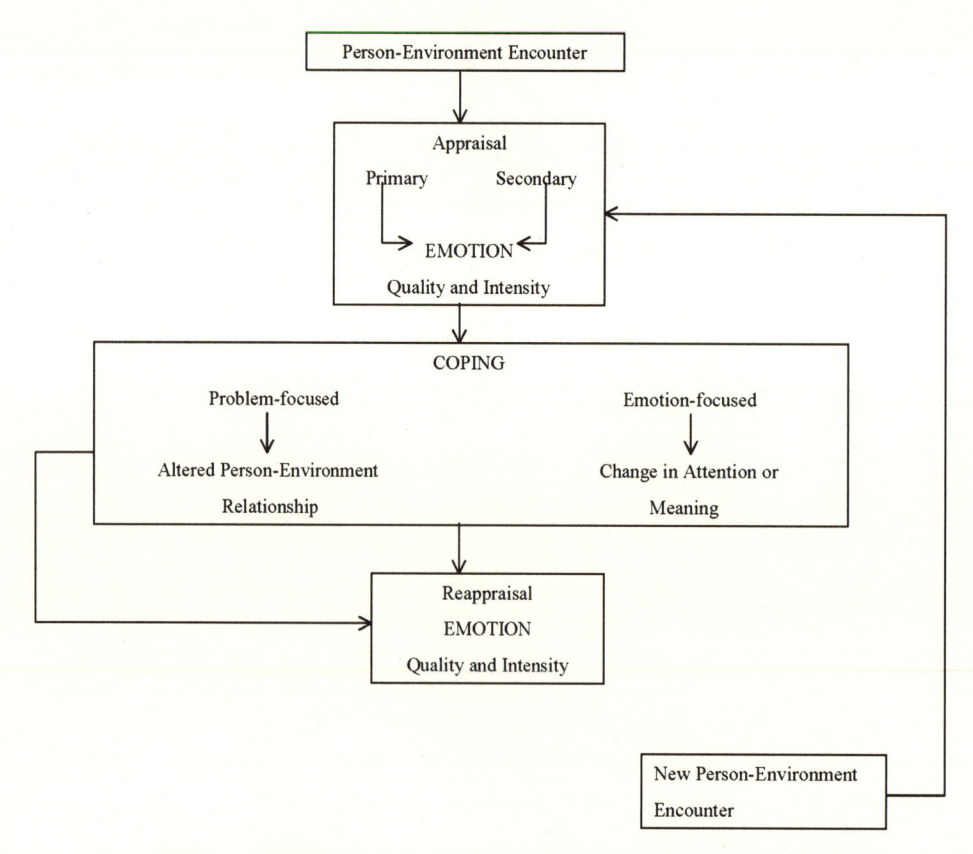

図1　心理学的ストレスモデル（Folkman & Lazarus, 1988）

当該者が所属する企業等の業種・業態ないし担当する職務内容等が「環境」となり，その環境から種々の要求が発生する。当該者はこれらの要求のいくつかに対して「ストレスフル」との認知的評定を行う。その結果，その要求は当該者に対してストレッサーとしての性質をもつことになる。当該者はそのストレッサーに対応するため，積極的に問題に取り組む，他人に相談する，などの種々のコーピング方略を発動させる。しかし，実行したコーピング方略が問題解決や情動の低減に有効に機能しない場合には，疲労感や憂うつ感などのNegativeな感情反応である心理的ストレス反応を強く自覚することになる。

臨床心理学的職場カウンセリングは，この心理学的ストレスモデルの最終段階に位置づけられる「心理的ストレス反応」の低減を目的として実施されることが多い。「心理的ストレス反応」を低減するためには，その前段階に位置づけられる「環境からの要求」，「認知的評定」，「コーピング方略」，あるいは，「心理的ストレス反応」そのものの変容を目的とした臨床心理学的介入が必要となる。小杉(1998)は，これら諸要因のうち，勤労者個人の努力でもっとも変容が容易な部分は「コーピング方略」であることを指摘し，コーピング方略を系統的に変化させることで職場適応が促進可能なことを実証した。なお，コーピング方略の変容による臨床心理学的職場カウンセリングの実際については，小杉(1998)に詳しいので，参照されたい。

2. 国内外の代表的な成人勤労者のストレス関連尺度

職業性ストレスの健康影響に関する理論的研究は，疫学・組織心理学・社会学などを中心に発展し，現在まで，P-E fit モデル (French et al., 1974)，ミシガンモデル (Caplan et al., 1975)，仕事の要求度－コントロールモデル(Karasek, 1979)，NIOSH職業性ストレスモデル(Hurrell & McLaney, 1988)，努力－報酬不均衡モデル (Siegrist, 1996) などのさまざまなモデルが提唱され，これらに基づく尺度が開発されてきた。以下に，その代表的な職業性ストレス調査票を5点紹介する。

(1) Job Content Questionnaire (JCQ ; Karasek, 1985)

Karasek (1979) は，従来の職業性ストレス研究で取り上げられてきた仕事の要求 (Demand) という概念は，組立ライン従業員の心理的緊張 (Psychological Strain) を予測するには有用であるが，管理職者の心理的緊張を予測するには不十分であることを指摘した。Karasek(1979)は，管理職者の心理的緊張をより正確に予測するために，技術の幅や意思決定の範囲などを含む「仕事のコントロール (Control)」という新たな概念を提唱し，この2要因の組み合わせによって，種々のストレス反応との関連を検討することを提唱した。

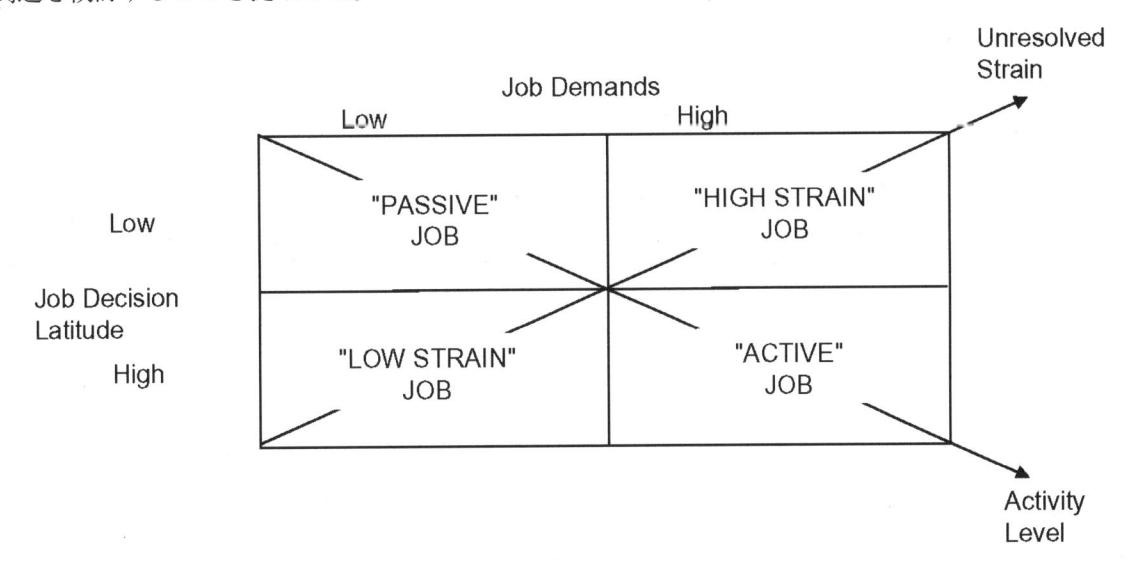

図2 仕事の要求度 — コントロールモデル (Karasek, 1979)

図2に，Karasek (1979) による仕事の要求度－コントロールモデルを示す。Karasek (1979) は，仕事の要求度の高低と仕事のコントロールの高低とによって，被調査者を，要求度が高くコントロールが低い群である「高ストレイン群 (HIGH STRAIN)」，要求度が低くコントロールが高い群である「低ストレイン群 (LOW　STRAIN)」，要求度が高くコントロールが高い群である「アクティブ群 (ACTIVE)」，要求度が低くコントロールが低い群である「パッシブ群 (PASSIVE)」の4群に分類した。Karasek (1979)，Karasek & Theorell (1990) らの研究によれば，これら4群のうち，種々のストレス反応がもっとも高く表出される群は，「高ストレイン群」であることが明らかにされている。

　なお，Johnson & Hall (1988) は，仕事の要求度－コントロールモデルにソーシャルサポートを追加し，3要因からなる仕事の要求度－コントロール－サポートモデルを提唱した。ソーシャルサポートを予測変数として追加した場合，種々のストレス反応の説明率がさらに上昇したことから (Johnson & Hall, 1988)，現在では，「仕事の要求度」，「仕事のコントロール」，「ソーシャルサポート」の3要因を測定することが一般的となっている。

　我が国では，JCQ は Kawakami et al. (1995) によって，また，ソーシャルサポートを追加した仕事の要求度－コントロール－サポートモデルに基づく尺度は上畑 (1991) によってそれぞれ邦訳され，信頼性・妥当性の検討が行われている。

(2) NIOSH 職業性ストレス調査票（Hurrell & McLaney，1988)

　1988年，米国国立職業安全保健研究所 (National Institute for Occupational Safety and Health: NIOSH) は，P-E fit モデル (French et al., 1974)，ミシガンモデル (Caplan et al., 1975)，Cooper モデル (Cooper & Marshall, 1976)，仕事の要求度－コントロールモデル (Karasek, 1979) などの理論研究を統合し，包括的な職業性ストレスモデル (NIOSH 職業性ストレスモデル；図3) を提唱した (Hurrell & McLaney, 1988)。このモデルでは，種々の職場ストレッサー (JOB STRESSORS) が，個人要因 (INDIVIDUAL　FACTORS)，職場外要因 (NONWORK　FACTORS)，緩衝要因 (BUFFER FACTORS) の影響を受け，心理的・生理的・行動的な急性ストレス反応 (ACUTE REACTIONS) を生起させ，最終的に疾患 (ILLNESS) に至るというプロセスが提示されている。本モデ

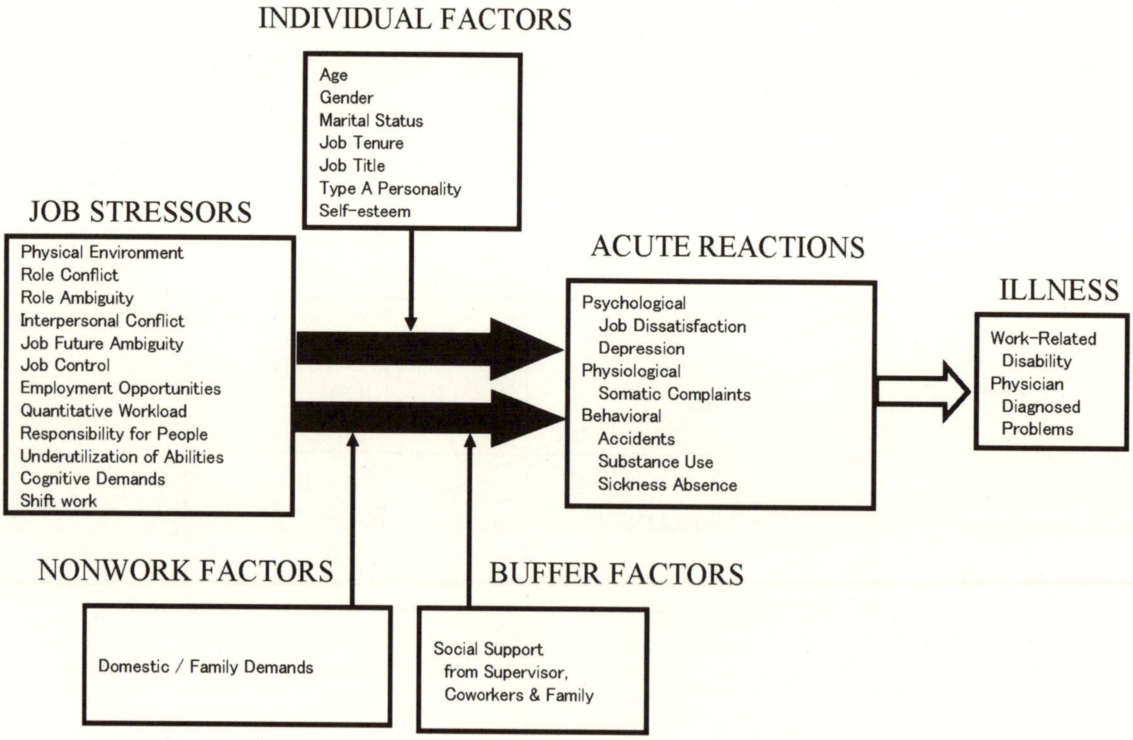

図3　NIOSH ストレスモデル（Hurrell & McLaney, 1988）

ルは，ミシガンモデルやCooperモデルと同様に，職業性ストレス研究を行う上での理論的枠組みを提示した「研究モデル」ということができるが，ストレッサーとストレス反応とを明確に区別し，ストレッサーを軽減することの重要性を指摘した点，疾患をモデル内に組み入れた点，モデルを構成する諸概念を明確に区別した点，各概念を構成する要素を記述した点などに，特徴を認めることができる。

本モデルに基づいて作成されたNIOSH職業性ストレス調査票は，これら各側面を定量的に測定することができる尺度である。我が国では，原谷他（1993）により邦訳され，信頼性・妥当性の検討が行われている。

(3) Effort-Reward Imbalance model（ERIモデル）調査票（Siegrist, 1996 ; Rothenbacher et al., 1998）

ERIモデルは，ドイツの社会学者Siegrist（1996）によって提唱された職業性ストレスモデルである。Siegrist（1996）は，金銭的報酬，他者からの尊重，昇進などの「報酬（Reward）」と，個人が報酬を得るために費やした「努力（Effort）」との2要因を取り上げ，両者の不均衡（Imbalance）が，種々の身体疾患や睡眠障害などのストレス反応を引き起こすことを明らかにした（例えば，Siegrist, 1996；堤, 1999）。ERIでは，「報酬」を経済的報酬（金銭），心理的報酬（尊重），キャリア（仕事の安定や昇進）の3要素から，また，「努力」を外的に規定される要因（仕事の要求度や負担など），オーバーコミットメントの2要素からなることを指摘している（堤, 1999）。オーバーコミットメントとは，要求的な状況において強い覚醒状態を引き起こしうる認知的，情緒的，意志的な要素と定義され（堤, 1999），「努力」と「報酬」の不均衡状態が交感神経系の緊張に及ぼす影響は，このオーバーコミットメントという個人の特性によって増強されることが指摘されている（堤, 1999）。

ERIモデルは，比較的最近提唱された職業性ストレスモデルであるため，現在，異なる文化・職種・職位・性などを対象とした実証的研究が進められている段階である。このモデルでは，従来の職業性ストレスモデルでは取り上げられることのなかった「努力」と「報酬」という新たな概念を取り上げているため，従来の研究では認められなかったあらたな知見を得ることができる可能性が考えられている（堤, 1999）。

本モデルに基づいて作成されたERIモデル調査票は，堤他（1999）により邦訳され，信頼性・妥当性の検討が行われている。

(4) 職業性ストレス簡易調査票（中央労働災害防止協会，2001；労働省，2000）

本尺度は，我が国で開発された，57項目で構成される簡便な職業性ストレス調査票である。ストレス要因（ストレッサー）として「心理的な仕事の量的負担」，「心理的な仕事の質的負担」，「身体的負担」，「対人関係」，「職場環境」，「仕事のコントロール」，「技能の活用」，「仕事の適性」，「働きがい」が，ストレス反応として「活気」，「イライラ感」，「疲労感」，「不安感」，「抑うつ感」，「身体愁訴」が，修飾要因として「ソーシャルサポート」，「満足感」がそれぞれ取り上げられている。本尺度は，特定の理論的背景に基づいて作成されたものではなく，JCQ, NIOSH職業性ストレス調査票などの既存の職業性ストレス尺度を基盤として作成されたものである。

(5) 職場ストレス・スケール改訂版（Job Stress Scale Revised version：JSS-R；小杉他，投稿中）

心理学的ストレスモデル（Folkman & Lazarus, 1988；Lazarus & Folkman, 1984）を基盤として作成された職業性ストレス調査票である。本尺度は，小杉（2000）により作成された職場ストレス・スケール（Job Stress Scale：JSS）の質問項目数を信頼性・妥当性を損なわない程度に減少させたもので，約1万名のデータをもとに標準化が行われている。

JSS-Rは慢性型職場ストレッサー，コーピング方略，心理的ストレス反応の3側面を測定することが可能であり，慢性型職場ストレッサーとして「量的負荷によるストレッサー」，「質的負荷によるストレッサー」，「部下への責任」が，コーピング方略として「問題解決」，「問題放置」，「相談」が，心理的ストレス反応として「疲労感」，「イライラ感」，「緊張感」，「身体不調感」，「憂うつ感」がそれぞれ取り上げられている。また，ソーシャルサポート尺度，ソーシャルスキル尺度，職務満足感尺度も

それぞれ開発されており，適宜 JSS-R に組み入れて使用することができる。

3．国内外の代表的な成人勤労者を対象としたストレス関連尺度に共通する特徴と問題

本節では，従来の成人勤労者を対象としたストレス関連尺度の特徴を整理し，その問題点を指摘することをとおして，今後本領域においてどのような尺度の開発が必要であるかを議論する。既存のストレス関連尺度を臨床心理学的観点から概観すると，おおよそ以下の2点を問題点として指摘することができる。

(1) コーピング方略の測定が不十分であること

従来の成人勤労者を対象としたストレス関連尺度の多くに共通する特徴の一つとして，測定される要因が主にストレッサーとストレス反応に限定されることを指摘することができる。この傾向は，特に疫学ないし社会医学的研究に使用される職業性ストレス調査票に顕著に認められるといえる。疫学ないし社会医学の領域では，結果変数として種々の疾患や疫学的指標等が位置付けられ，これらをよりよく説明・予測するための要因として，旧来より「仕事の要求度」や「役割不明瞭」などの慢性型職場ストレッサーが取り上げられてきた。

一方，個人の職場適応促進を目的とする臨床心理学的研究では，個々の勤労者が自覚する職場ストレッサーの差異や，実行するコーピング方略の差異などに注目し，個人が当該ストレッサーに対してどのようなコーピング方略を実行すれば職場適応が促進されるのかを検討することが有用となる。しかしながら，国内外で開発された代表的な成人勤労者のストレス関連尺度の多くは，疫学ないし社会医学的観点から作成されたものであるため，コーピング方略を測定する尺度が含まれていない。現在までのところ，個人に対する臨床心理学的介入に活用できるコーピング方略尺度を質問紙内に含め，かつ，十分な信頼性・妥当性を有する成人勤労者向けのストレス関連尺度は，我が国では JSS-R 以外に存在しない。

(2) イベント型職場ストレッサーの測定が不十分であること

ストレッサーは，比較的持続的な慢性型ストレッサーと，一過性のイベント型ストレッサーとに分けることができる（小杉・大塚，1999）。両ストレッサーは，持続期間や衝撃度，種々のストレス反応への影響などに差異が認められていることから（たとえば，Wheaton，1996；大平・山田，1998など），職業性ストレス研究においても両者を別個に測定することが必要であるといえる。

従来の代表的な成人勤労者向けのストレス関連尺度の多くは，職場ストレッサーとして慢性型職場ストレッサーのみを測定しており，イベント型職場ストレッサーはほとんど測定されていないことがわかる。この理由としては，(1) 慢性型職場ストレッサー尺度の多くが，「裁量権不足」や「役割不明瞭」など，幅広い企業や従業員に適用することが可能な包括性の高い概念で構成されること，(2) JCQ や NIOSH 職業性ストレス調査票など，国内外で多数の研究が蓄積され，その有用性が明らかにされている尺度が存在すること，等を考えることができる（大塚・小杉，2003）。

しかしながら，それぞれの職場には，「裁量権不足」，「役割不明瞭」などの包括性の高いストレッサーと同程度，ないし，それ以上に，当該職場に所属する従業員の健康を把握する上で重要な，特異性の高いストレッサーが存在する場合が多い（岩田，1997）。一部，システムエンジニアを対象とした尺度（門倉，1997）や，スクールカウンセラーを対象とした尺度（荻野・今津，1999），臨床看護職者を対象とした尺度（東口他，1998）など，ある属性に特化したストレッサー尺度も開発されてはいるものの，まだその数は少なく，データの蓄積も乏しい状況であるといわざるを得ない。また，個人を対象とした臨床心理学的介入を行う場合には，このような特異性の高いストレッサーをイベントとして同定することが重要であり，今後このような方法による研究の蓄積が必要であると考えられる。

臨床心理学的職場カウンセリングでは，ストレッサーと心理的ストレス反応との間に認知的評定やコーピング方略などといった個人の内的過程を媒介させ，その内的過程の変容などによって心理的ストレス反応の低減を指向する。本カウンセリング手法を実施する場合には，第一に，この内的過程を

発動させる刺激を，カウンセラーが具体的なイベント型職場ストレッサーとして把握することが必要である（小杉，1998）。ただし，個人が体験するイベント型職場ストレッサーの内容は企業の経営方針や職場の環境，就業形態などのさまざまな要因によって変化するため（小杉・大塚，2000），あらゆる職場に共通する包括的な慢性型職場ストレッサーの測定だけでは，当該個人にとって特異的にストレッサーとなるイベントの内容をカウンセラーが把握することは困難となる。このとき，実施する職業性ストレス調査票の一部に，事前の面接調査などに基づき作成された，当該企業に対して特徴的なイベント型職場ストレッサーを測定する尺度を含むことができれば，臨床心理学的職場カウンセリングに要する時間を短縮することが可能となろう。

しかしながら，現在までのところ，国内外で作成された職場でのライフイベントないしイベント型職場ストレッサー尺度は，Dohrenwend et al.(1978)，渡辺(1986)，夏目他(1988)，大塚・小杉(2001)など，わずかに報告されるのみである。先述のように，臨床心理学的職場カウンセリングの場面でコーピング方略の変容に焦点を当てた介入を行う場合には，そのコーピング方略を発動させる個人特有のイベント型職場ストレッサーの内容を，カウンセラー・クライエント間で明確に同定することが重要である（小杉，1998）。今後，このようなアプローチに立脚したさらなるイベント型職場ストレッサー尺度の開発と，研究の充実を期待したい。

■引用文献

Caplan, R. D., Cobb, S., French, J. R. P., Harrison, R. V., & Pinneau, S. R. 1975 *Job Demands and Worker Health*. Cincinnati：National Institute for Occupational Safety and Health.

Dohrenwend, B. S., Krasnoff, L., Askenasy, A. R., & Dohrenwend, B. P. 1978 Exemplification of a method for scaling life events：The PERI life events scale, *Journal of Health and Social Behavior*, 19, 205-229.

Folkman, S., & Lazarus, R. S. 1988 Coping as a mediator of emotion. *Journal of Personality and Social Psychology*, 54, 466-475.

French, J. R. P., Rodgers, W., & Cobb, S. 1974 Adjustment as person-environment fit. In G. Coelho, D. A. Hamburg, & J. E. Adams (Eds.) *Coping and Adaptation*, New York：Basic Books, 316-333.

原谷隆史・川上憲人・荒記俊一 1993 日本語版NIOSH職業性ストレス調査票の信頼性および妥当性 産業医学，35（臨時増刊），S214.

東口和代・森河裕子・三浦克之・西条旨子・田畑正司・中川秀昭 1998 臨床看護職者の仕事ストレッサーについて 健康心理学研究，11，64-72.

Hurrell, J. J., & Mclaney, M. A. 1988 Exposure to job stress：A new psychometric instrument. Scandinavian Journal of Work, *Environment, and Health*, 14 (supplement 1), 27-28.

岩田 昇 1997 ストレッサー評価方法とその意義―2,職業性ストレスモデルとストレッサー測定尺度の変遷― 産業ストレス研究，4，30-34.

Johnson, J. V., & Hall, E. M. 1988 Job strain, workplace social support, and cardiovascular disease：A cross sectional study of a random sample of the Swedish working population. *American Journal of Public Health*, 78, 1336-1342.

門倉真人 1997 システムエンジニアの仕事上のストレッサーについて 産業衛生学雑誌，39，169-177.

Karasek, R. A. 1979 Job demands, job decision latitude, and mental strain：Implications for job redesign. *Administrative Science Quarterly*, 24, 285-311.

Karasek, R. A. 1985 Job *Content Questionnaire and user's guide*. Lowell：University of Massachusetts Lowell, Department of Work Environment.

Karasek, R. A., & Theorell, T. 1990 *Healthy Work : Stress, Productivity, and the Reconstructing of Working Life.* New York : Basic Books.

Kawakami, N., Kobayashi, F., Araki, S., Haratani, T., & Furui, H. 1995 Assessment of job stress dimensions based on the Job Demands-Control model of employees of telecommunication and electric power companies in Japan : Reliability and validity of the Japanese version of Job Content Questionnaire. *International Journal of Behavioral Medicine*, 2, 358-375.

小杉正太郎 1998 コーピングの操作による行動理論的職場カウンセリングの試み 産業ストレス研究, 5, 91-98.

小杉正太郎 2000 ストレススケールの一斉実施による職場メンタルヘルス活動の実際－心理学的アプローチによる職場メンタルヘルス活動－ 産業ストレス研究, 7, 141-150.

小杉正太郎 2002 ストレスとは何か 小杉正太郎(編著) ストレス心理学 川島書店 1-4.

小杉正太郎・田中健吾・大塚泰正・種市康太郎・高田未里・河西真知子・佐藤澄子・島津明人・島津美由紀・白井志之夫・鈴木綾子・山手裕子・米原奈緒 2004 職場ストレススケール改訂版作成の試み(I):ストレッサー尺度・ストレス反応尺度・コーピング尺度の作成 産業ストレス研究, 11, 175-185.

小杉正太郎・大塚泰正 1999 職場ストレッサーの成立 産業衛生学雑誌, 41, A63-A64.

小杉正太郎・大塚泰正 2000 就業形態と経営状態がジョブ・ストレッサーに及ぼす影響－慢性型およびイベント型ジョブ・ストレッサーの2企業間比較－ 産業ストレス研究, 7, 181-186.

小杉正太郎・大塚泰正 2001 カウンセリングを中心とした職場ストレス対策－職場ストレス調査からカウンセリングへの導入と心理ストレス・モデルによるカウンセリングの実際－ 産業衛生雑誌, 43, 55-62.

Lazarus, R. S., & Folkman, S. 1984 *Stress, Appraisal, and Coping.* New York : Springer.

夏目 誠・村田 弘・杉本寛治・中村彰夫・松原和幸・浅尾博一・藤井久和 1988 勤労者におけるストレス評価法（第1報） 産業医学, 30, 266-279.

荻野佳代子・今津芳恵 1999 スクールカウンセラーのストレスに関する研究Ⅰ－ストレス要因の検討－ 日本教育心理学会第41回大会発表論文集, 655.

大平英樹・山田冨美雄 1998 精神神経免疫学的研究 In. 山崎勝男・藤澤 清・柿本昇司(編著) 新・生理心理学 第3巻 北大路書房, 32-49.

大塚泰正・小杉正太郎 2001 属性別にみたイベント型職場ストレッサーと心理的ストレス反応との関連に関する検討 産業ストレス研究, 8, 87-93.

大塚泰正・小杉正太郎 2003 職場におけるライフイベント／イベント型ストレッサーの評価とその臨床心理学的活用 産業ストレス研究, 10, 163-174.

Rothenbacher, D., Peter, R., Bode, G., Adler, G, & Brenner, H. 1998 Dyspepsia in relation to helicobacter pylori infection and psychosocial work stress in white collar employees. *The American Journal of Gastroenterology*, 93, 1443-1449.

労働省 2000 労働省 平成11年度作業関連疾患の予防に関する研究 労働の場におけるストレス及びその健康影響に関する研究報告書 成果物 労働省.

Siegrist, J. 1996 Adverse health effects of high effort/low reward conditions. *Journal of Occupational Health Psychology*, 1, 27-41.

堤 明純 1999 努力－報酬不均衡モデル：理論と実証研究 ストレス科学, 13, 247-252.

堤 明純・野口 涼・安東英雄・宮崎勇三・鹿野美穂子・末永隆次郎・石竹達也・的場恒孝 1999 新しい職業性ストレス評価尺度：日本語版「努力－報酬不均衡モデル」調査票の使用経験－信頼性と妥当性の検討－ 産業衛生学雑誌, 41 (臨時増刊), 6.

中央労働災害防止協会 2001 働く人のこころの健康づくり－指針と解説－ 中央労働災害防止協会.

上畑鉄之丞(代表) 1991 日本の産業労働者のストレスと健康総合調査報告 その1 初年度調査結果 ストレス疾患労災研究会「ストレスと健康」総合調査研究班.

渡辺直登 1986 職務ストレスとメンタル・ヘルス 南山経営研究, 1, 37-63..

Wheaton, B. 1996 The domains and boundaries of stress concepts. In H. B. Kaplan (Ed.), *Psychosocial stress*: *Perspectives on structure, theory, life-course, and methods*. California: Academic Press, 29-70.

Job Stress Scale Revised version (JSS-R)

カテゴリー	ストレッサー・コーピング・ストレス反応
適用対象	成人（勤労者）
発表論文	小杉正太郎・田中健吾・大塚泰正・種市康太郎・高田未里・河西真知子・佐藤澄子・島津明人・島津美由紀・白井志之夫・鈴木綾子・山手裕子・米原奈緒　2004　職場ストレススケール改訂版作成の試み：ストレッサー尺度・ストレス反応尺度・コーピング尺度の作成　産業ストレス研究, 11, 175-185.

■尺度の内容

　近年の職場不適応対策は，疾患レベルの職場不適応への対策よりも，心理的レベルの職場不適応への対策に重点がおかれている。その理由として，この10年余りの構造不況を反映して，企業のメンタルヘルス活動の基軸が，疾患レベルの職場不適応や精神障害に関する予防 → 発見 → 治療 → 職場復帰という従来型のメンタルヘルス活動から，従業員集団の精神的健康状態を積極的に高めることによって企業の生産性の向上を図ろうとする積極的メンタルヘルス活動へと移行したことがあげられる（小杉, 2000）。

　企業従業員の心理的レベルでの精神的健康を増進するためには，心理学的ストレスモデルに基づき，1）企業従業員が，自身の就業環境に原因するストレス状況をどの程度負担と自覚しているか（職場ストレッサーの質・量），2）自覚したストレス状況への対処（コーピング方略），3）精神的健康度（心理的ストレス反応），の自覚の程度を定量的に把握することが不可欠である。

　以上の見地から，小杉（1997），島津他（1997）および島津・小杉（1998）は，多面的職業性ストレス測定尺度である職場ストレススケール（Job Stress Scale，以下JSSと略記）を開発している。小杉らは，職場メンタルヘルス活動の一環として調査を実施し，10,000人を超える大規模サンプルを確保している（小杉・大塚, 2001）。

　本調査票は，1997年から2001年までに得られた10,582名の調査データに基づいて，JSSを再構成した改訂版（Job Stress Scale Revised version：JSS-R）である（小杉他，印刷中）。心理学的ストレスモデルを構成する職場ストレッサー（23項目）・心理的ストレス反応（28項目），コーピング（22項目）の3尺度すべて合わせても73項目と，非常に少ない項目数で構成されていることが最大の特徴である。この種の調査票は，勤務時間内に実施されることが多く，検査は短時間で行われるため，多項目からなる調査票は，回答者の受検態度を崩しやすい（島津他, 1997）。したがって，少項目で構成された調査票は企業内メンタルヘルス活動を行うためのツールとしてきわめて有用である。

　上記の職場ストレッサー尺度は，「質的負荷によるストレッサー」，「量的負荷によるストレッサー」，「部下への責任」の3下位尺度から構成されている。心理的ストレス反応尺度は，「憂うつ感」，「イライラ感」，「身体不調感」，「緊張感」，「疲労感」の5下位尺度から構成されている。職場ストレッサー尺度およびストレス反応尺度は，回答が5件法で行われ，ストレッサー・ストレス反応が高い順に，5点〜1点で評定される。コーピング尺度については，「問題解決」，「問題放置」，「相談」の3下位尺度で構成されている。回答は4件法で行われ，当該コーピング方略の使用頻度が高い順に4点〜1点で評定される。

■作成過程

　JSS-Rのもととなる JSS については，職場ストレッサー，心理的ストレス反応，コーピング方略に

関する内外の文献を参考に項目を収集するとともに，企業において従業員に対する心理相談の臨床経験を有する専門家の意見を参考に，尺度項目の選定を行い，選定した項目について表現形式を統一した上，KJ法によって仮尺度項目を構成している。JSSの尺度項目について，企業従業員9,548名（男性8,729名，女性819名）の有効調査データに基づいて，信頼性・妥当性の検討が行われた。その結果，「質的負荷によるストレッサー」，「量的負荷によるストレッサー」，「部下への責任」の3下位尺度から構成される職場ストレッサー尺度，「憂うつ感」，「イライラ感」，「身体不調感」，「緊張感」，「疲労感」の5下位尺度から構成される心理的ストレス反応尺度，「問題解決」，「問題放置」，「相談」の3下位尺度で構成されるコーピング尺度が作成された。

■信頼性・妥当性の検討

信頼性：内的整合性は，α係数の算出によって行われている。職場ストレサー尺度で，ストレッサー尺度（$\alpha=.82\sim.90$），ストレス反応尺度（$\alpha=.79\sim.89$），コーピング尺度（$.71\sim.86$）のいずれに尺度においても高い値が得られている。

妥当性：調査対象となった企業について，異なる3事業所ごとに因子分析を行い，交差妥当性を検討している。その結果，各尺度とも，いずれの事業所のデータにおいても，因子に所属する項目はすべて同一であった。また，確認的因子分析によるデータとモデルの適合性の検討を行ったところ，ストレッサー尺度，ストレス反応尺度，コーピング尺度のいずれの尺度においても，$GFI>.85$, $AGFI>.85$, $RMSEA<.08$と高い適合度指標が得られている。これらの結果は，事業所の所在地，扱う業務などのまったく異なる企業従業員集団に対して使用した場合にも，本尺度の測定している構成概念の妥当性がきわめて高いことを示している。

■尺度の特徴

本尺度の特徴は以下のとおりである。

(1) 企業従業員が自覚している心理的ストレス状態について，1）自身の就業環境に原因するストレス状況（職場ストレッサーの質・量），2）自覚したストレス状況への対処（コーピング方略），3）精神的健康度（心理的ストレス反応）の程度から，多面的かつ定量的に把握することができる。

(2) JSS-Rを構成するストレッサー尺度，ストレス反応尺度，コーピング尺度の3尺度のすべてが，十分な信頼性・妥当性を備えた尺度である。

(3) JSS-Rは今回取り上げた3尺度を合わせても73項目であり，他のストレス関連要因を測定する調査票とテストバッテリーを組んだとしても，比較的少数の調査項目でアセスメントが可能である。したがって，勤務時間内に短時間で調査を実施することができる。

(4) ストレス・プロセスを構成する諸要因の中では，コーピングがとくに重要であり，職場ストレッサーへの有効なコーピングを示唆することは，職場不適応感を自覚する従業員が，早期に適応状態を確保する有効な対策である（小杉，1998；佐藤他，2003）。この視点によれば，本尺度は，職場ストレッサー・心理的ストレス反応だけでなく，コーピング尺度が採用されており，職場のメンタルヘルス活動に有効である。

■尺度実施の際の留意点

本尺度は，勤務時間内に短時間で調査を実施できるよう配慮して作成されている。したがって，自宅へ持ち帰って回答するなど，回答時の態度や感情が影響するような検査場面は想定していない。調査実施にあたっては，可能な限り「職場で」回答を求めるように注意されたい。

■判断基準

本尺度の企業従業員における偏差値が，尺度構成時の9,548名のデータに基づき，下位尺度ごとに性

別・年代別に算出されている。素点から偏差値への換算表が用意されているので（表1～3），これらの表を利用して個人の偏差値を知ることができる。評価は偏差値に基づき，40点未満を当該尺度の低得点，40～59点を中得点，60点以上を高得点とする。なお，尺度得点をもとに，産業保健スタッフらによる個別面談などの実践的メンタルヘルス活動を行う場合には，使用者の判断により基準を上下させても構わない。

■尺度を用いた研究の内容

JSS-Rについては，ごく最近改訂作業が行われたため，今のところ研究報告はなされていないが，改訂前のJSSを使用して，企業従業員に関する幅広い検討が行われている。改訂による項目削減以外にJSSとJSS-Rの差異はないので，ここではJSSを使用した研究内容について紹介する。

主な研究としては，就業形態や経営状態の異なる企業について本尺度を使用して行った比較研究(小杉・大塚，2000)，勤続年数などの個人属性が職場ストレッサーに及ぼす影響（米原他，2002），職場で発生するイベントと本尺度で測定される慢性型職場ストレッサー・心理的ストレス反応との関連研究（大塚・小杉，2001a），近年注目されている企業の人員削減などのリストラによる影響に関する研究（大塚・小杉，2001b；山手・小杉，2002）などがあげられる。これらの研究によって，従業員集団の精神的健康状態に影響する諸要因を評価し，企業従業員集団の生産性向上に向けたマネジメント戦略を検討することが可能になると考えられる。

また，本尺度を利用した企業メンタルヘルス活動を実践し，尺度得点に基づく一斉個人面談を行った効果に関する研究(高田他，2002)，不調感を訴える従業員を対象としたカウンセリングの効果を本尺度の結果から報告した事例研究（小杉，1998；佐藤他，2003）も行われている。これらの研究からは，個人を対象としたストレスマネジメントに対する本尺度の有効な利用法が示唆されている。

さらに，予防的アプローチに向けての，ストレス緩衝要因との関連研究について，職務満足感（田中，1998；1999），ソーシャルサポート，(種市，1998；種市・小杉，1999)，ソーシャルスキル(田中・小杉，2003）との関連も報告されている。

■今後の方向性・課題

企業メンタルヘルス活動のツールとしての積極的な活用が期待される。また，さまざまな職種・業種などに関する調査データの蓄積により，使用する企業のさまざまな属性別に標準化されることが望まれる。

■著者への連絡

連絡先：小杉正太郎　早稲田大学名誉教授
〒162-8644 東京都新宿区戸山1-24-1
E-mail：skosugi@waseda.jp

■引用文献

小杉正太郎(編著)　1997　ジョブストレスの心理学的研究－職場メンタルヘルススケール解説書－　(財)パブリックヘルスリサーチセンター

小杉正太郎　1998　コーピングの操作による行動理論的職場カウンセリングの試み　産業ストレス研究，5，64-71.

小杉正太郎　2000　ストレススケールの一斉実施による職場メンタルヘルス活動の実際－心理学的アプローチによる職場メンタルヘルス活動－　産業ストレス研究，7，141-150.

小杉正太郎・大塚泰正　2000　就業形態と経営状態がジョブ・ストレッサーに及ぼす影響－慢性型およびイベント型ジョブ・ストレッサーの2企業間比較－　産業ストレス研究，7，181-186.

表1　職場ストレッサー尺度：素点⇔偏差値換算表

a）「質的負荷によるストレッサー」尺度

素点合計	偏差値 男性 ～29歳	30歳代	40歳代	50歳～	女性 all
12	20.6	23.8	26.7	28.3	17.6
13	22.0	25.1	28.0	29.6	19.1
14	23.4	26.5	29.3	30.9	20.5
15	24.7	27.8	30.6	32.2	21.9
16	26.1	29.1	31.9	33.5	23.4
17	27.5	30.4	33.2	34.7	24.8
18	28.8	31.7	34.5	36.0	26.2
19	30.2	33.1	35.8	37.3	27.7
20	31.6	34.4	37.1	38.6	29.1
21	32.9	35.7	38.4	39.9	30.5
22	34.3	37.0	39.7	41.2	32.0
23	35.7	38.3	41.0	42.4	33.4
24	37.0	39.6	42.3	43.7	34.8
25	38.4	41.0	43.6	45.0	36.3
26	39.8	42.3	44.9	46.3	37.7
27	41.1	43.6	46.2	47.6	39.1
28	42.5	44.9	47.5	48.9	40.6
29	43.9	46.2	48.8	50.1	42.0
30	45.2	47.6	50.1	51.4	43.4
31	46.6	48.9	51.4	52.7	44.9
32	48.0	50.2	52.7	54.0	46.3
33	49.3	51.5	54.0	55.3	47.7
34	50.7	52.8	55.3	56.6	49.2
35	52.0	54.1	56.6	57.8	50.6
36	53.4	55.5	57.9	59.1	52.0
37	54.8	56.8	59.2	60.4	53.5
38	56.1	58.1	60.5	61.7	54.9
39	57.5	59.4	61.8	63.0	56.3
40	58.9	60.7	63.1	64.2	57.8
41	60.2	62.1	64.4	65.5	59.2
42	61.6	63.4	65.7	66.8	60.6
43	63.0	64.7	67.0	68.1	62.1
44	64.3	66.0	68.3	69.4	63.5
45	65.7	67.3	69.6	70.7	64.9
46	67.1	68.6	70.9	71.9	66.4
47	68.4	70.0	72.2	73.2	67.8
48	69.8	71.3	73.5	74.5	69.2
49	71.2	72.6	74.8	75.8	70.7
50	72.5	73.9	76.1	77.1	72.1
51	73.9	75.2	77.4	78.4	73.5
52	75.3	76.6	78.7	79.6	75.0
53	76.6	77.9	80.0	80.9	76.4
54	78.0	79.2	81.3	82.2	77.8
55	79.4	80.5	82.6	83.5	79.3
56	80.7	81.8	83.9	84.8	80.7
57	82.1	83.1	85.2	86.1	82.1
58	83.4	84.5	86.5	87.3	83.6
59	84.8	85.8	87.8	88.6	85.0
60	86.2	87.1	89.1	89.9	86.4

b）「量的負荷によるストレッサー」尺度

素点合計	偏差値 男性 ～29歳	30歳代	40歳代	50歳～	女性 all
8	18.8	17.2	17.2	23.4	26.9
9	20.6	19.0	19.1	25.2	28.8
10	22.5	20.9	21.0	27.0	30.7
11	24.3	22.7	22.8	28.9	32.6
12	26.2	24.5	24.7	30.7	34.5
13	28.0	26.4	26.6	32.5	36.4
14	29.9	28.2	28.5	34.4	38.3
15	31.7	30.1	30.3	36.2	40.2
16	33.6	31.9	32.2	38.0	42.1
17	35.5	33.8	34.1	39.8	43.9
18	37.3	35.6	35.9	41.7	45.8
19	39.2	37.4	37.8	43.5	47.7
20	41.0	39.3	39.7	45.3	49.6
21	42.9	41.1	41.6	47.1	51.5
22	44.7	43.0	43.4	49.0	53.4
23	46.6	44.8	45.3	50.8	55.3
24	48.4	46.6	47.2	52.6	57.2
25	50.3	48.5	49.0	54.4	59.1
26	52.2	50.3	50.9	56.3	61.0
27	54.0	52.2	52.8	58.1	62.9
28	55.9	54.0	54.7	59.9	64.7
29	57.7	55.8	56.5	61.8	66.6
30	59.6	57.7	58.4	63.6	68.5
31	61.4	59.5	60.3	65.4	70.4
32	63.3	61.4	62.2	67.2	72.3
33	65.1	63.2	64.0	69.1	74.2
34	67.0	65.1	65.9	70.9	76.1
35	68.8	66.9	67.8	72.7	78.0
36	70.7	68.7	69.6	74.5	79.9
37	72.6	70.6	71.5	76.4	81.8
38	74.4	72.4	73.4	78.2	83.7
39	76.3	74.3	75.3	80.0	85.6
40	78.1	76.1	77.1	81.8	87.4

c）「部下への責任」尺度

素点合計	偏差値 男性 ～29歳	30歳代	40歳代	50歳～	女性 all
3	36.7	28.3	20.2	22.7	38.1
4	39.8	31.5	23.8	26.1	41.3
5	42.9	34.8	27.4	29.5	44.5
6	46.0	38.0	31.0	33.0	47.7
7	49.1	41.3	34.6	36.4	50.9
8	52.2	44.5	38.3	39.8	54.1
9	55.3	47.7	41.9	43.2	57.4
10	58.4	51.0	45.5	46.6	60.6
11	61.5	54.2	49.1	50.1	63.8
12	64.6	57.5	52.7	53.5	67.0
13	67.7	60.7	56.3	56.9	70.2
14	70.8	64.0	60.0	60.3	73.4
15	74.0	67.2	63.6	63.7	76.6

表2-1 心理的ストレス反応尺度（合計得点）：素点⇔偏差値換算表

素点合計	男性 ～29歳	男性 30歳代	男性 40歳代	男性 50歳～	女性 all	素点合計	男性 ～29歳	男性 30歳代	男性 40歳代	男性 50歳～	女性 all
27	24.4	23.8	21.9	23.6	22.7	81	57.0	57.1	58.3	60.0	58.6
28	25.0	24.4	22.5	24.3	23.3	82	57.6	57.7	58.9	60.7	59.3
29	25.6	25.0	23.2	25.0	24.0	83	58.3	58.3	59.6	61.4	60.0
30	26.2	25.6	23.9	25.6	24.7	84	58.9	59.0	60.3	62.0	60.6
31	26.8	26.3	24.6	26.3	25.3	85	59.5	59.6	61.0	62.7	61.3
32	27.4	26.9	25.2	27.0	26.0	86	60.1	60.2	61.6	63.4	62.0
33	28.0	27.5	25.9	27.7	26.7	87	60.7	60.8	62.3	64.1	62.6
34	28.6	28.1	26.6	28.3	27.3	88	61.3	61.4	63.0	64.7	63.3
35	29.2	28.7	27.2	29.0	28.0	89	61.9	62.0	63.7	65.4	64.0
36	29.8	29.3	27.9	29.7	28.7	90	62.5	62.7	64.3	66.1	64.6
37	30.4	30.0	28.6	30.4	29.3	91	63.1	63.3	65.0	66.8	65.3
38	31.0	30.6	29.3	31.0	30.0	92	63.7	63.9	65.7	67.4	66.0
39	31.6	31.2	29.9	31.7	30.7	93	64.3	64.5	66.4	68.1	66.6
40	32.2	31.8	30.6	32.4	31.3	94	64.9	65.1	67.0	68.8	67.3
41	32.8	32.4	31.3	33.0	32.0	95	65.5	65.8	67.7	69.5	68.0
42	33.4	33.0	32.0	33.7	32.7	96	66.1	66.4	68.4	70.1	68.6
43	34.0	33.7	32.6	34.4	33.3	97	66.7	67.0	69.1	70.8	69.3
44	34.6	34.3	33.3	35.1	34.0	98	67.3	67.6	69.7	71.5	70.0
45	35.3	34.9	34.0	35.7	34.7	99	67.9	68.2	70.4	72.2	70.6
46	35.9	35.5	34.7	36.4	35.3	100	68.5	68.8	71.1	72.8	71.3
47	36.5	36.1	35.3	37.1	36.0	101	69.1	69.5	71.8	73.5	72.0
48	37.1	36.8	36.0	37.8	36.7	102	69.8	70.1	72.4	74.2	72.6
49	37.7	37.4	36.7	38.4	37.3	103	70.4	70.7	73.1	74.9	73.3
50	38.3	38.0	37.4	39.1	38.0	104	71.0	71.3	73.8	75.5	74.0
51	38.9	38.6	38.0	39.8	38.7	105	71.6	71.9	74.5	76.2	74.6
52	39.5	39.2	38.7	40.5	39.3	106	72.2	72.5	75.1	76.9	75.3
53	40.1	39.8	39.4	41.1	40.0	107	72.8	73.2	75.8	77.6	76.0
54	40.7	40.5	40.1	41.8	40.7	108	73.4	73.8	76.5	78.2	76.6
55	41.3	41.1	40.7	42.5	41.3	109	74.0	74.4	77.1	78.9	77.3
56	41.9	41.7	41.4	43.2	42.0	110	74.6	75.0	77.8	79.6	78.0
57	42.5	42.3	42.1	43.8	42.7	111	75.2	75.6	78.5	80.2	78.6
58	43.1	42.9	42.8	44.5	43.3	112	75.8	76.2	79.2	80.9	79.3
59	43.7	43.5	43.4	45.2	44.0	113	76.4	76.9	79.8	81.6	80.0
60	44.3	44.2	44.1	45.9	44.6	114	77.0	77.5	80.5	82.3	80.6
61	44.9	44.8	44.8	46.5	45.3	115	77.6	78.1	81.2	82.9	81.3
62	45.5	45.4	45.5	47.2	46.0	116	78.2	78.7	81.9	83.6	82.0
63	46.1	46.0	46.1	47.9	46.6	117	78.8	79.3	82.5	84.3	82.6
64	46.8	46.6	46.8	48.6	47.3	118	79.4	79.9	83.2	85.0	83.3
65	47.4	47.2	47.5	49.2	48.0	119	80.0	80.6	83.9	85.6	84.0
66	48.0	47.9	48.2	49.9	48.6	120	80.6	81.2	84.6	86.3	84.6
67	48.6	48.5	48.8	50.6	49.3	121	81.3	81.8	85.2	87.0	85.3
68	49.2	49.1	49.5	51.3	50.0	122	81.9	82.4	85.9	87.7	86.0
69	49.8	49.7	50.2	51.9	50.6	123	82.5	83.0	86.6	88.3	86.6
70	50.4	50.3	50.8	52.6	51.3	124	83.1	83.6	87.3	89.0	87.3
71	51.0	50.9	51.5	53.3	52.0	125	83.7	84.3	87.9	89.7	88.0
72	51.6	51.6	52.2	54.0	52.6	126	84.3	84.9	88.6	90.4	88.6
73	52.2	52.2	52.9	54.6	53.3	127	84.9	85.5	89.3	91.0	89.3
74	52.8	52.8	53.5	55.3	54.0	128	85.5	86.1	90.0	91.7	90.0
75	53.4	53.4	54.2	56.0	54.6	129	86.1	86.7	90.6	92.4	90.6
76	54.0	54.0	54.9	56.6	55.3	130	86.7	87.3	91.3	93.1	91.3
77	54.6	54.6	55.6	57.3	56.0	131	87.3	88.0	92.0	93.7	92.0
78	55.2	55.3	56.2	58.0	56.6	132	87.9	88.6	92.7	94.4	92.6
79	55.8	55.9	56.9	58.7	57.3	133	88.5	89.2	93.3	95.1	93.3
80	56.4	56.5	57.6	59.3	58.0	134	89.1	89.8	94.0	95.8	94.0
						135	89.7	90.4	94.7	96.4	94.6

表2-2 心理的ストレス反応尺度：素点⇔偏差値換算表

a)「疲労感」尺度

素点合計	偏差値 男性 ～29歳	30歳代	40歳代	50歳～	女性 all
4	26.4	27.0	27.0	29.3	25.8
5	29.4	30.0	30.2	32.7	28.9
6	32.4	33.0	33.4	36.2	31.9
7	35.4	36.1	36.6	39.6	35.0
8	38.4	39.1	39.8	43.0	38.1
9	41.4	42.1	43.1	46.4	41.2
10	44.4	45.2	46.3	49.8	44.3
11	47.5	48.2	49.5	53.3	47.4
12	50.5	51.2	52.7	56.7	50.5
13	53.5	54.3	55.9	60.1	53.5
14	56.5	57.3	59.1	63.5	56.6
15	59.5	60.3	62.3	66.9	59.7
16	62.5	63.4	65.5	70.4	62.8
17	65.5	66.4	68.7	73.8	65.9
18	68.5	69.4	71.9	77.2	69.0
19	71.5	72.5	75.1	80.6	72.1
20	74.5	75.5	78.3	84.1	75.2

b)「イライラ感」尺度

素点合計	偏差値 男性 ～29歳	30歳代	40歳代	50歳～	女性 all
6	29.2	27.3	26.2	26.5	27.1
7	31.2	29.4	28.6	28.9	29.3
8	33.2	31.6	30.9	31.3	31.6
9	35.2	33.7	33.2	33.7	33.8
10	37.2	35.9	35.5	36.2	36.1
11	39.2	38.0	37.8	38.6	38.3
12	41.3	40.2	40.2	41.0	40.6
13	43.3	42.3	42.5	43.4	42.8
14	45.3	44.5	44.8	45.8	45.1
15	47.3	46.6	47.1	48.2	47.3
16	49.3	48.8	49.5	50.7	49.6
17	51.3	50.9	51.8	53.1	51.8
18	53.3	53.1	54.1	55.5	54.1
19	55.3	55.2	56.4	57.9	56.3
20	57.3	57.4	58.8	60.3	58.5
21	59.4	59.6	61.1	62.7	60.8
22	61.4	61.7	63.4	65.2	63.0
23	63.4	63.9	65.7	67.6	65.3
24	65.4	66.0	68.0	70.0	67.5
25	67.4	68.2	70.4	72.4	69.8
26	69.4	70.3	72.7	74.8	72.0
27	71.4	72.5	75.0	77.2	74.3
28	73.4	74.6	77.3	79.7	76.5
29	75.4	76.8	79.7	82.1	78.8
30	77.5	78.9	82.0	84.5	81.0

c)「緊張感」尺度

素点合計	偏差値 男性 ～29歳	30歳代	40歳代	50歳～	女性 all
5	27.5	28.2	26.5	26.7	26.0
6	30.4	31.1	29.6	29.8	29.2
7	33.2	34.1	32.7	32.9	32.3
8	36.0	37.1	35.8	36.1	35.5
9	38.8	40.0	38.9	39.2	38.7
10	41.6	43.0	42.1	42.3	41.9
11	44.4	45.9	45.2	45.5	45.1
12	47.2	48.9	48.3	48.6	48.3
13	50.0	51.9	51.4	51.7	51.4
14	52.8	54.8	54.5	54.9	54.6
15	55.6	57.8	57.6	58.0	57.8
16	58.4	60.8	60.7	61.1	61.0
17	61.2	63.7	63.9	64.3	64.2
18	64.0	66.7	67.0	67.4	67.4
19	66.8	69.7	70.1	70.5	70.6
20	69.6	72.6	73.2	73.7	73.7
21	72.4	75.6	76.3	76.8	76.9
22	75.2	78.5	79.4	79.9	80.1
23	78.1	81.5	82.5	83.1	83.3
24	80.9	84.5	85.7	86.2	86.5
25	83.7	87.4	88.8	89.3	89.7

d)「身体不調感」尺度

素点合計	偏差値 男性 ～29歳	30歳代	40歳代	50歳～	女性 all
5	37.9	36.7	35.1	35.2	36.2
6	40.2	39.1	37.5	37.5	38.7
7	42.5	41.4	39.9	39.8	41.2
8	44.8	43.7	42.2	42.1	43.8
9	47.1	46.0	44.6	44.4	46.3
10	49.4	48.4	47.0	46.6	48.9
11	51.7	50.7	49.4	48.9	51.4
12	54.0	53.0	51.8	51.2	53.9
13	56.3	55.4	54.1	53.5	56.5
14	58.6	57.7	56.5	55.8	59.0
15	60.9	60.0	58.9	58.1	61.6
16	63.2	62.4	61.3	60.4	64.1
17	65.4	64.7	63.7	62.7	66.6
18	67.7	67.0	66.1	64.9	69.2
19	70.0	69.3	68.4	67.2	71.7
20	72.3	71.7	70.8	69.5	74.3
21	74.6	74.0	73.2	71.8	76.8
22	76.9	76.3	75.6	74.1	79.3
23	79.2	78.7	78.0	76.4	81.9
24	81.5	81.0	80.3	78.7	84.4
25	83.8	83.3	82.7	81.0	87.0

e)「憂うつ感」尺度

素点合計	偏差値 男性 ～29歳	30歳代	40歳代	50歳～	女性 all
7	30.7	29.9	29.3	29.9	30.3
8	32.5	31.7	31.3	31.9	32.2
9	34.2	33.5	33.2	33.9	34.0
10	36.0	35.2	35.1	35.9	35.8
11	37.8	37.0	37.0	38.0	37.7
12	39.6	38.8	38.9	40.0	39.5
13	41.3	40.6	40.8	42.0	41.4
14	43.1	42.4	42.7	44.0	43.2
15	44.9	44.2	44.6	46.0	45.1
16	46.6	46.0	46.5	48.1	46.9
17	48.4	47.8	48.4	50.1	48.7
18	50.2	49.6	50.3	52.1	50.6
19	51.9	51.3	52.2	54.1	52.4
20	53.7	53.1	54.1	56.1	54.3
21	55.5	54.9	56.0	58.1	56.1
22	57.3	56.7	58.0	60.2	58.0
23	59.0	58.5	59.9	62.2	59.8
24	60.8	60.3	61.8	64.2	61.6
25	62.6	62.1	63.7	66.2	63.5
26	64.3	63.9	65.6	68.2	65.3
27	66.1	65.6	67.5	70.3	67.2
28	67.9	67.4	69.4	72.3	69.0
29	69.7	69.2	71.3	74.3	70.9
30	71.4	71.0	73.2	76.3	72.7
31	73.2	72.8	75.1	78.3	74.5
32	75.0	74.6	77.0	80.3	76.4
33	76.7	76.4	78.9	82.4	78.2
34	78.5	78.2	80.8	84.4	80.1
35	80.3	79.9	82.7	86.4	81.9

成人勤労者

表3 コーピング尺度：素点⇔偏差値換算表

a)「問題解決」尺度

素点合計	偏差値				
	男性				女性 all
	～29歳	30歳代	40歳代	50歳～	
9	23.2	21.0	21.1	23.5	27.7
10	25.3	23.1	23.2	25.5	30.0
11	27.4	25.2	25.3	27.5	32.3
12	29.5	27.4	27.4	29.5	34.6
13	31.5	29.5	29.5	31.6	37.0
14	33.6	31.6	31.5	33.6	39.3
15	35.7	33.7	33.6	35.6	41.6
16	37.8	35.8	35.7	37.6	44.0
17	39.8	37.9	37.8	39.6	46.3
18	41.9	40.0	39.9	41.6	48.6
19	44.0	42.1	42.0	43.6	50.9
20	46.1	44.3	44.1	45.6	53.3
21	48.1	46.4	46.2	47.6	55.6
22	50.2	48.5	48.2	49.6	57.9
23	52.3	50.6	50.3	51.6	60.2
24	54.4	52.7	52.4	53.7	62.6
25	56.4	54.8	54.5	55.7	64.9
26	58.5	56.9	56.6	57.7	67.2
27	60.6	59.0	58.7	59.7	69.5
28	62.7	61.2	60.8	61.7	71.9
29	64.7	63.3	62.9	63.7	74.2
30	66.8	65.4	64.9	65.7	76.5
31	68.9	67.5	67.0	67.7	78.9
32	71.0	69.6	69.1	69.7	81.2
33	73.0	71.7	71.2	71.7	83.5
34	75.1	73.8	73.3	73.8	85.8
35	77.2	75.9	75.4	75.8	88.2
36	79.3	78.1	77.5	77.8	90.5

b)「問題放置」尺度

素点合計	偏差値				
	男性				女性 all
	～29歳	30歳代	40歳代	50歳～	
9	34.1	36.0	34.7	33.2	32.1
10	36.6	38.5	37.3	35.7	34.4
11	39.1	40.9	40.0	38.2	36.7
12	41.6	43.4	42.7	40.7	38.9
13	44.1	45.8	45.3	43.2	41.2
14	46.6	48.3	48.0	45.7	43.5
15	49.1	50.8	50.6	48.2	45.7
16	51.6	53.2	53.3	50.7	48.0
17	54.1	55.7	56.0	53.2	50.3
18	56.6	58.2	58.6	55.7	52.5
19	59.1	60.6	61.3	58.2	54.8
20	61.6	63.1	64.0	60.7	57.1
21	64.1	65.6	66.6	63.2	59.3
22	66.7	68.0	69.3	65.7	61.6
23	69.2	70.5	71.9	68.2	63.9
24	71.7	72.9	74.6	70.7	66.1
25	74.2	75.4	77.3	73.2	68.4
26	76.7	77.9	79.9	75.7	70.7
27	79.2	80.3	82.6	78.2	72.9
28	81.7	82.8	85.3	80.7	75.2
29	84.2	85.3	87.9	83.2	77.5
30	86.7	87.7	90.6	85.7	79.7
31	89.2	90.2	93.2	88.2	82.0
32	91.7	92.7	95.9	90.7	84.3
33	94.2	95.1	98.6	93.1	86.5
34	96.7	97.6	101.2	95.6	88.8
35	99.2	100.0	103.9	98.1	91.1
36	101.7	102.5	106.5	100.6	93.3

c)「相談」尺度

素点合計	偏差値				
	男性				女性 all
	～29歳	30歳代	40歳代	50歳～	
4	31.1	33.0	34.8	36.9	32.8
5	35.0	37.0	38.9	41.1	36.9
6	38.9	41.1	43.1	45.3	40.9
7	42.8	45.2	47.3	49.5	44.9
8	46.7	49.2	51.5	53.7	48.9
9	50.7	53.3	55.7	57.9	52.9
10	54.6	57.3	59.8	62.1	57.0
11	58.5	61.4	64.0	66.2	61.0
12	62.4	65.5	68.2	70.4	65.0
13	66.3	69.5	72.4	74.6	69.0
14	70.3	73.6	76.5	78.8	73.0
15	74.2	77.6	80.7	83.0	77.1
16	78.1	81.7	84.9	87.2	81.1

小杉正太郎・大塚泰正　2001　カウンセリングを中心とした職場ストレス対策－職場ストレス調査からカウンセリングへの導入と心理ストレス・モデルによるカウンセリングの実際－　産業衛生学雑誌, 43, 55-62.

小杉正太郎・田中健吾・大塚泰正・種市康太郎・高田未里・河西真知子・佐藤澄子・島津明人・島津美由紀・白井志之夫・鈴木綾子・山手裕子・米原奈緒　2004　職場ストレススケール改訂版作成の試み(Ⅰ)：ストレッサー尺度・ストレス反応尺度・コーピング尺度の作成　産業ストレス研究, 11, 175-185.

大塚泰正・小杉正太郎　2001a　属性別にみたイベント型職場ストレッサーと心理的ストレス反応との関連に関する検討　産業ストレス研究, 8, 87-93.

大塚泰正・小杉正太郎　2001b　人員削減が従業員の慢性型職場ストレッサーおよび心理的ストレス反応に及ぼす影響－土木建設会社従業員を対象とした定量的検討－　産業ストレス研究, 8, 139-143.

佐藤澄子・島津美由紀・小杉正太郎　2003　心理ストレスモデルに基づく調査票（職場ストレススケール）を用いた職場適応援助の実際　産業ストレス研究, 10, 127-133.

島津明人・小杉正太郎　1998　従業員を対象としたストレス調査票作成の試み(2) コーピング尺度の作成　早稲田心理学年報, 30, 19-28.

島津明人・布施美和子・種市康太郎・大橋靖史・小杉正太郎　1997　従業員を対象としたストレス調査票作成の試み(1) ストレッサー尺度・ストレス反応尺度の作成　産業ストレス研究, 4, 41-52.

高田未里・種市康太郎・小杉正太郎　2002　職場ストレススケールに基づくインテーク面接が心理的ストレス反応に及ぼす影響　産業ストレス研究, 9, 115-121.

田中健吾・小杉正太郎　2003　企業従業員のソーシャルスキルとソーシャルサポート・コーピング方略との関連　産業ストレス研究, 10, 195-204.

田中美由紀　1998　職務満足感とストレス反応との関連の検討　産業ストレス研究, 5, 72-81.

田中美由紀　1999　年代別・職位別にみた職場ストレッサーと職務満足感に関する検討－調査および半構造化面接を用いて－　産業ストレス研究, 6, 67-73.

種市康太郎　1998　増産体制下の職場におけるソーシャルサポートのストレス緩衝効果の検討　産業ストレス研究, 5, 82-90.

種市康太郎・小杉正太郎　1999　企業の従業員を対象としたソーシャルサポートの縦断的分析　産業ストレス研究, 7, 75-81.

山手裕子・小杉正太郎　2002　所属部署の人員減少が企業従業員の慢性型職場ストレッサー・心理的ストレス反応に及ぼす影響　産業ストレス研究, 10, 65.

米原奈緒・種市康太郎・小杉正太郎　2002　勤続年数が従業員の職場ストレッサーに及ぼす影響　産業ストレス研究, 9, 179-184.

（小杉正太郎　早稲田大学名誉教授）
（田中健吾　大阪経済大学経営学部）

Job Stress Scale Revised version (JSS-R)

ここ2，3ヵ月で，あなたが職場で最も困ったことや，いやだと感じたことを思い浮かべて下さい。その状況に対して，あなたは以下に挙げる考え方や行動をどの程度とりましたか。例にしたがって，該当する箇所に○をつけて下さい。

		しなかった	少しした	かなりした	よくした
例	早く寝た			○	
1	自分の過去の経験を参考にした				
2	しばらくの間その問題から遠ざかった				
3	自ら積極的に行動した				
4	その状況を客観的に見ようとした				
5	問題点を明確にしようとした				
6	人に助けを求めた				
7	「その問題は重要ではない」と自分に言い聞かせた				
8	その問題以外のことで忙しくした				
9	問題をひとつひとつ片付けた				
10	その分野の専門家に相談した				
11	その状況についてさらに調べた				
12	どうすることもできず状況に身をまかせた				
13	その問題を解決することだけに集中した				
14	その状況をあるがままに受け入れた				
15	似た経験を持つ人に相談した				
16	独りの時間を大切にした				
17	様々な解決方法を試した				
18	計画を立てそれを実行した				
19	何もせず状況が好転することを期待した				
20	この状況は変えられないと思った				
21	自分のおかれた状況を人に話した				
22	時の流れにまかせた				

採 点 方 法

以下の手順にしたがって「問題解決」，「問題放置」，「相談」の3下位尺度および合計得点を算出する。各項目の得点は，「しなかった」＝1点，「少しした」＝2点，「かなりした」＝3点，「よくした」＝4点とする（反転項目なし）。

「問題解決」尺度
　　項目番号　1, 3, 4, 5, 9, 11, 13, 17, 18　の得点を加算する。
「相談」尺度
　　項目番号　6, 10, 15, 21　の得点を加算する。
「問題放置」尺度
　　項目番号　2, 7, 8, 12, 14, 16, 19, 20, 22　の得点を加算する。

質問項目を順に読み，回答例にしたがって，該当する箇所に○をつけて下さい。

	まったくあてはまらない	あまりあてはまらない	どちらでもない	ややあてはまる	よくあてはまる
例　早寝早起きである			○		
1　環境保護に関心がある					
2　今の仕事には，はっきりした目標や目的がない					
3　いつも上機嫌ばかりではない					
4　指図されると腹が立つ					
5　知人の中には嫌いな人もいる					
6　仕事の成果が高く評価されない					
7　花を見るのが好きである					
8　すぐカァッとなる					
9　職場で自分に何が期待されているのか分からない					
10　元気が出ない					
11　赤ちゃんを見るとついほほえんでしまう					
12　朝起きたときから疲れきっている					
13　職場内で自分の責任範囲がどこまでか分からない					
14　心臓が異常に早く打つことがある					
15　仕事を少ししただけで疲れる					
16　私の仕事は一人で行うには多すぎる					
17　ちょっとしたことで腹を立てる					
18　下品な話で笑うことがある					
19　息苦しいことがよくある					
20　今の仕事はとても難しく複雑だ					
21　取り乱すことがある					
22　長く正座していると足がしびれる					
23　私の仕事のやり方は不適切である					
24　数多くの仕事をこなさなければならない					
25　孤独を感じることが多い					

成人勤労者

		まったくあてはまらない	あまりあてはまらない	どちらでもない	ややあてはまる	よくあてはまる
26	食事の前には必ず手を洗う					
27	ひどく腹を立てることが多い					
28	所属部署の決定事項にほとんど影響力がない					
29	天気が良いと気分が良い					
30	現在担当している業務に興味が持てない					
31	仕事が手につかない					
32	自信が持てなくなってきた					
33	私のまわりは善人ばかりではない					
34	胸や心臓に痛みが走ることがよくある					
35	仕事の内容についての説明が不明瞭である					
36	自分の思い通りにならないとすぐカァッとなる					
37	自分の意見を通すため多少の無理をしている					
38	人生に希望が持てない					
39	家に持ち帰るほど仕事が多い					
40	できるなら好きなものを食べたい					
41	ちょっとしたことで感情を害しやすい					
42	自分の仕事をするための十分な時間がない					
43	推理小説の結末が気になる					
44	いつも気がめいっている					
45	時々人の噂話をする					
46	部下たちの成長に関して責任がある					
47	引っ込み思案なほうである					
48	仕事を終えたとき疲れきっている					
49	有給休暇が取れない					
50	くじで大吉が出るとうれしい					

Job Stress Scale Revised version

	まったくあてはまらない	あまりあてはまらない	どちらでもない	ややあてはまる	よくあてはまる
51 今までの生き方は間違っていたと思う					
52 よく知らない分野の仕事を担当している					
53 日常生活でよく和服を着る					
54 仕事で要求されている水準が高すぎる					
55 信号を必ず守るとは限らない					
56 ノルマに追われる業務を担当している					
57 落ち着かないことが多い					
58 部下の仕事について責任がある					
59 自分の仕事は社会的に尊敬されていない					
60 息切れしやすい					
61 正月になると改まった気分になる					
62 動悸がして苦しいことがよくある					
63 重要でない仕事を担当している					
64 同僚には嫌われるよりも好かれたい					
65 職場での自分の権限がどれほどなのか分からない					
66 部下の相談にのらなければならない					
67 気分が良いと鼻歌を歌う					
68 ゆううつな気分である					
69 人一倍緊張する					
70 疲れてぐったりすることがよくある					

成人勤労者

採 点 方 法

　以下の手順にしたがって職場ストレッサー尺度，心理的ストレス反応尺度の下位尺度得点および合計得点を算出する。各項目の得点は，「まったくあてはまらない」＝1点，「あまりあてはまらない」＝2点，「どちらでもない」＝3点，「ややあてはまる」＝4点，「よくあてはまる」＝5点とする（反転項目の場合，「まったくあてはまらない」＝5点，「あまりあてはまらない」＝4点，「どちらでもない」＝3点，「ややあてはまる」＝2点，「よくあてはまる」＝1点とする）。

職場ストレッサー尺度

「質的負荷によるストレッサー」尺度
　　項目番号　2, 6, 9, 13, 23, 28, 30, 35, 52, 59, 63, 65　の得点を加算する。

「量的負荷によるストレッサー」尺度
　　項目番号　16, 24, 39, 54, 20, 42, 49, 56　の得点を加算する。

「部下に対する責任」尺度
　　項目番号　46，58，66　の得点を加算する。
「合計得点」
　　「質的負荷によるストレッサー」「量的負荷によるストレッサー」「部下に対する責任」の3尺度の得点を合計する。

心理的ストレス反応尺度
「疲労感」
　　項目番号　12，15，48，70　の得点を加算する。
「イライラ感」
　　項目番号　4，8，17，27，36，41　の得点を加算する。
「緊張感」
　　項目番号　21，31，47，57，69　の得点を加算する。
「身体不調感」
　　項目番号　14，19，34，60，62　の得点を加算する。
「憂うつ感」
　　項目番号　10，25，32，38，44，51，68　の得点を加算する。
「合計得点」
　　「疲労感」「イライラ感」「緊張感」「身体不調感」「憂うつ感」の5尺度の得点を合計する。

　なお，本尺度には，緩衝項目および虚偽尺度項目が含まれている。各項目番号は次の通りである。
「緩衝項目」
　　項目番号　1，7，11，22，29，43，50，53，61，67　の得点を加算する。
「虚偽尺度項目」
　　項目番号　3，5，18，26(反転項目)，33，37，40，45，55(反転項目)，64　の得点を加算する。

　虚偽尺度項目に対して「まったくあてはまらない」（反転項目の場合は「よくあてはまる」）と回答した項目数が合計3問以上ある場合に，受検者の回答態度が防衛的ないし虚偽的であると判断する。この基準に該当する場合には，正確な測定ができていないと見なし，尺度得点の評価は行わない。

NIOSH 職業性ストレス調査票

カテゴリー	ストレッサー，ソーシャルサポート，ストレス反応
適用対象	成人（勤労者）
発表論文	原谷隆史　1998　質問紙によるストレス測定　NIOSH 職業性ストレス調査票　産業衛生学雑誌，40，A31-32.

■尺度の内容

　項目数：NIOSH 職業性ストレス調査票は，22種類の調査用紙で構成されている。全体の質問項目数は253項目であり，主要な20尺度では合計142項目である。

　下位尺度：仕事のストレッサーでは，量的労働負荷，労働負荷の変動，認知的要求，仕事のコントロール，技能の低活用，人々への責任，グループ内対人葛藤，グループ間対人葛藤，役割葛藤，役割曖昧さ，仕事の将来の曖昧さ，雇用機会，物理的環境の13尺度がある。ストレス反応では，職務満足感，抑うつ，身体的自覚症状が含まれている。さらに，緩衝要因の尺度として社会的支援（上司），社会的支援（同僚），社会的支援（家族・友人）があり，仕事外要因として仕事外の活動，個人要因として自尊心がある。

　評定方法・採点方法：尺度を構成する質問の回答の得点を合計して，尺度得点を算出する。一部の項目では回答の得点の順番が反転するものがある。大量の調査では，回答はコンピュータに入力し，コンピュータプログラムによって尺度得点の計算を行う。

■作成過程

　米国では1970年代から質問紙を用いた職業性ストレス研究が活発に行われてきたが，期待されたほどの研究成果があがらなかった。この理由として，ストレッサーとストレス反応との混同や重複，既存尺度の改変，信頼性や妥当性が不明な尺度の使用があげられる。そのために，研究成果を蓄積したり調査間の比較を行うことが困難であった。この問題に対して米国国立職業安全保健研究所（National Institute for Occupational Safety and Health：NIOSH）では，職業性ストレスモデルに基づいて，既存の適切な尺度を選択したりあるいは新たな尺度を作成して NIOSH 職業性ストレス調査票を編集した（Hurrell & McLaney, 1988）。この調査票は我が国でも有用と考えられ，筆者らは日本語版の開発を行った（原谷他，1993）。

　筆者は NIOSH に1年間客員研究員として滞在して原文や尺度内容を NIOSH の研究者に確認しながら翻訳案を作成した。これに日本の産業精神衛生の専門家の意見に基づいて改良を加えた。さらに英語に逆翻訳を行い NIOSH の研究者に内容の再確認を行った。

■信頼性・妥当性の検討

　日本語版 NIOSH 職業性ストレス調査票の心理測定学的特性を検討したところ，各尺度の内部の整合性は高く，因子分析による因子構造は尺度の内容を反映していた。仕事外の活動は内部の整合性が低いが，その他の尺度は概ね良好であった。また長期間の間隔で再測定を行った場合の結果の安定性も比較的高かった。職業性ストレスの職種による差異などの測定にも有効であった。日本語版 NIOSH 職業性ストレス調査票の信頼性および妥当性は高く，職場のストレス対策に有用な調査票と考えられる。

■尺度の特徴

　NIOSHでは，職業性ストレスの文献の内容分析に基づいて職業性ストレスモデルを作成した。仕事に関連するストレッサーが労働者のストレス反応に影響し，ストレス反応は長期的に疾病へと進展する可能性がある。ストレッサーとストレス反応との関連に関与する要因として，個人要因，仕事外の要因，緩衝要因がモデルに含まれる。これらは多様な要因が疾病やストレス反応に影響することを示している。NIOSH職業性ストレス調査票は，このモデルに従って適切な尺度が選定されている。選択基準は，(1) 許容範囲内の妥当性と信頼性，(2) ストレッサーとストレス反応との混同がない，(3) 既存研究でよく使用されている，以上3点であり，適切な尺度がない場合にはあらたな尺度を作成した。

　NIOSH職業性ストレス調査票は，本来研究目的で開発されたものであるが，職場での実践にも十分活用できる。まず，個人得点はその人のストレス状況を総合的に把握するのに役立つ。調査対象全体の集団としての平均値は，標準集団と比較することによって，対象とした集団の特徴が明らかとなる。対象者の中で，性，年齢，職種，部課等の群別に平均値等を比較することで，どのような群にどのような問題点があるのかを数字で示すことができる。また群別にストレッサーとストレス反応との関連を検討することで，各群別にどのようなストレッサーの影響が大きいかを把握することができる。調査をストレス対策の前後に実施すれば，効果の評価に利用することもできる。

■尺度実施の際の留意点

　すべての調査票や尺度を使用すると分量が多くなってしまうが，調査用紙や尺度が分かれているので，必要な部分だけを選んで調査に使用することができる。NIOSH職業性ストレス調査票は，多様な職種に使用できる一般的なストレッサーを評価しているので，職種特有のストレッサーについては別の項目を加えて調査することも考えられる。

■判断基準

　明確な判断基準はないが，主要な尺度については約2万5千人の調査結果に基づいて性・職種別の平均得点が示されており，これと比較して尺度得点の高低を判断する。

■尺度を用いた研究の内容

　これまでに企業従業員（Iwata et al., 1999）（中田他，2001），自治体職員（三島他，1996），常夜勤ゴミ収集作業者（Fujino et al., 2001），看護師（三木他，1997；Miki et al., 1997；小林他，2000；Itoh et al., 2001；佐々木・原谷，2002）などさまざまな職場で本尺度を使用した調査が行われ仕事のストレッサーとメンタルヘルスとの関連や職場での活用などが報告されている。精神科外来に通院している就労者を対象とした調査（井上他，2000）や精神科臨床における職業性ストレスの個人評価への応用（井上他，2003）も行われている。

■今後の方向性・課題

　NIOSH職業性ストレス調査票は，幅広い内容を網羅した信頼性が高い調査票であるが，労働現場では質問項目数が多い調査票の実施は難しい。多少信頼性が低下しても質問項目数が少ない方が実用的であり，項目数の多い尺度に対して項目数を削減した短縮版の尺度の開発を行い基礎データを収集している。また，調査結果の入力，解析，個人や職場へのフィードバックは，一般に多大な労力を必要とするので，OCRやコンピュータを活用して自動化を行い，さらに実用的な調査票とすることが望まれる。

■著者への連絡

日本語版 NIOSH 職業性ストレス調査票の資料は，筆者に郵送先を連絡すれば入手できる。また，日本産業衛生学会の自由集会として「職業性ストレス調査票ユーザークラブ」を開催しており，職業性ストレスに関する最新の情報提供や意見交換を行っている。

連絡先：原谷隆史　独立行政法人労働安全衛生総合研究所
〒214-8585　川崎市多摩区長尾6-21-1
E-mail：haratani@h.jniosh.go.jp

■引用文献

Fujino Y., Mizoue T., Izumi H., Kumashiro M., Hasegawa T., & Yoshimura T.　2001　Job stress and mental health among permanent night workers. *Journal of Occupational Health*, 43, 301-306.

原谷隆史・川上憲人・荒記俊一　1993　日本語版 NIOSH 職業性ストレス調査票の信頼性および妥当性　産業医学，35, S214.

Haratani T., Kawakami N., Araki S., Hurrell J. J. Jr., Sauter S., L. & Swanson N. G.　1996　Psychometric properties and stability of the Japanese version of the NIOSH job stress questionnaire. *25th International Congress on Occupational Health*, Book of Abstracts Pt 2, 393.

原谷隆史　1997　JCQ および NIOSH 職業性ストレス調査票の心理測定学的特性．労働省平成8年度「作業関連疾患の予防に関する研究」労働の場におけるストレス及びその健康影響に関する研究報告書，15-20.

原谷隆史　1998　質問紙によるストレス測定　NIOSH 職業性ストレス調査票，産業衛生学雑誌　40, A31-32.

Haratani T. Kawakami N. Hashimoto S. et al.　1998　Test-retest reliability of the Job Content Questionnaire and the NIOSH Job Stress Questionnaire. *Copenhagen, First International ICOH Conference on Psychosocial Factors at Work*, Book of Abstracts, 184.

Haratani T. Miki A. Kawakami N. et al.　1999　Experience with two major job stress questionnaire：JCQ and NIOSH Job Stress Questionnaire. Symposium "Job stress and health in Japan：Baseline findings from Japan Work Stress and Health Cohort Study Group", Baltimore, "*Work, Stress, and Health '99*：*Organization of Work in a Global Economy*", Abstracts, 134.

Hurrell J. J. Jr., & McLaney M. A.　1988　Exposure to job stress -- a new psychometric instrument. *Scandinavian Journal of Work, Environment & Health*, 14 (Suppl 1), 27-28.

Hurrell J.J.Jr. et al.,　1998　Measuring job stressors and strains：where we have been, where we are, and where we need to go. *Journal of Occupational Health Psychology*, 3, 4, 368-89.

井上幸紀・岩崎進一・引地克仁・藤嵜泰利・市原久一郎・仲田昭弘・奥野正景・伊藤英樹・切池信夫　2003　職業性ストレス調査票の精神科臨床への応用．産業精神保健，11, 4, 1-8

井上幸紀・岩崎進一・引地克仁・切池信夫　2000　就労している精神障害者の職業性ストレスの評価　ストレス科学，14, 4, 295-300.

Ito H., Eisen S. V., Sederer L. I., Yamada O., & Tachimori H.　2001　Factors affecting psychiatric nurses' intention to leave their current job. *Psychiatric services*, 52, 2, 232-4.

Iwata N., Kawakami N., Haratani T., Murata K., & Araki S.　1999　Job stressor-mental health associations in a sample of Japanese working adults：artifacts of positive and negative questions? *Industrial Health*, 37, 2, 263-70.

小林優子・原谷隆史・加藤光寶　2000　看護婦のストレスに関する研究（第一報）　仕事上のストレッサーと職務満足感および気分との関連．新潟県立看護短期大学紀要，6，47-55

三木明子・原谷隆史・加納佳代子・岡本典子・正田雅美・大神ヨシ子　1997　NIOSH職業性ストレス調査票を用いた看護管理の検討－現場での活用法－．第28回日本看護学会看護管理分科会，第28回日本看護学会集録－看護管理－，95-97．

Miki A., Haratani T., Sugishita C., Kawakami N., Araki S., & Kawamura N. 1997 The Effects of Job Stressors on Depression and Job Satisfaction among Hospital Nurses in Japan. Ramphal K. G. Hong L. K. Singh B.J. (Ed.), *Occupational Health in Asia, Proceedings of 15 th Asian Conference on Occupational Health*, Kuala Lumpur, 226-231.

三島徳雄・永田頌史・久保田進也・原谷隆史・川上憲人・荒記俊一　1996　産業衛生とストレス　職場におけるストレスと精神健康　心身医学，36，2，145-151．

中田光紀・原谷隆史・川上憲人・清水弘之・三木明子・小林章雄・荒記俊一　2001　日勤女性労働者の職業性ストレスと睡眠習慣の関連　電機製造業従業員を対象とした疫学研究．行動医学研究，7，1，39-46．

佐々木美奈子・原谷隆史　2002　病院で働く看護婦のハラスメント被害について-アンケートによる実態調査-．産業精神保健，10，1，29-39．

(原谷隆史　独立行政法人労働安全衛生総合研究所)

職場メンタルヘルススケール

カテゴリー	ストレッサー・コーピング・ソーシャルサポート・ストレス反応
適用対象	成人（勤労者）
発表論文	小杉正太郎　1997　ジョブストレスの心理学的研究－職場メンタルヘルススケール－解説書　パブリックヘルスリサーチセンター

■尺度の内容

項目数：106項目

職場ストレッサー28項目，コーピング26項目，ストレス反応27項目，ソーシャルサポート5項目，虚偽尺度10項目，緩衝尺度10項目。

下位尺度：職場ストレッサー：周囲からの過剰な要求（7項目），仕事に対する過剰な責任感（6項目），担当業務のあいまいさ（6項目），職場での力不足（9項目）。コーピング：具体的・積極的に解決をはかる（9項目），我慢して解決を待つ（4項目），他人に相談して解決をはかる（3項目），原因から逃避して解決をはかる（7項目），解決をあきらめる（3項目）。ストレス反応：疲労感（5項目），過敏（4項目），イライラ感（6項目），対人関係の緊張感（7項目），循環器系の不調感（5項目）。ソーシャルサポート：職場内，職場外，家族。

評定方法・採点方法：職場ストレッサー・ストレス反応：「まったくあてはまらない」，「あまりあてはまらない」，「どちらでもない」，「ややあてはまる」，「よくあてはまる」の5件法。左から順に1～5点を与え，各下位尺度ごとに合計得点を算出する。この素点の合計得点を解説書に記載の換算表を用いてパーセンタイル得点に変換する。コーピング：「しなかった」，「少しした」，「かなりした」，「よくした」の4件法。左から順に1～4点を与え，各下位尺度ごとに合計得点を算出する。この素点の合計得点を解説書に記載の換算表を用いてパーセンタイル得点に変換する。ソーシャルサポート：「0人」，「一人」，「二人」，「三人以上」の4件法。左から順に1～4点を与え，職場内，職場内，家族の各領域ごとに合計得点を算出する。この素点の合計得点を解説書に記載の換算表を用いてパーセンタイル得点に変換する。

■作成過程

母集団：企業従業員

サンプル数：職場ストレッサー：2,888名。コーピング：2,738名。ストレス反応：2,888名。ソーシャルサポート：2,738名。

作成過程：職場ストレッサー：予備調査と本調査の2回の調査を経て作成された。予備調査ではストレッサーの仮尺度を構成し，それらの信頼性と構成概念妥当性を検証した。続く本調査では仮構成されたストレッサー尺度が，別の被検者集団にも適用できるか否かという交差妥当性を検討した上で，最終尺度を構成した。

コーピング：予備調査と本調査の2回の調査を経て作成された。予備調査ではコーピングの仮尺度を構成し，それらの信頼性と構成概念妥当性を検証した。続く本調査では仮構成されたコーピング尺度が，別の被検者集団にも適用できるか否かという交差妥当性を検討した上で，最終尺度を構成した。

ストレス反応：予備調査と本調査の2回の調査を経て作成された。予備調査ではストレス反応尺度の仮尺度を構成し，それらの信頼性と構成概念妥当性およびCMIとの併存的妥当性を検証した。続く本調査では仮構成されたストレス反応尺度の交差妥当性を検討した上で，最終尺度を構成した。

ソーシャルサポート：2回の予備調査と本調査の3回の調査を経て作成された。予備調査ではソーシャルサポート尺度の仮構成を行い，その信頼性を検証した。続く本調査では，回答形式の検討を行った上で最終尺度を構成し，信頼性および内容的妥当性を検証した。

■信頼性・妥当性の検討

　職場ストレッサー：【信頼性】周囲からの過剰な要求（$\alpha=0.642$），仕事に対する過剰な責任感（$\alpha=0.575$），担当業務のあいまいさ（$\alpha=0.661$），職場での力不足（$\alpha=0.830$）。【妥当性】1）構成概念妥当性：GFI＝0.725，AGFI＝0.675。2）交差妥当性：α信頼性係数，各尺度における第一主成分負荷量，寄与率，GFI，AGFIを仮尺度と最終尺度との間で比較した。その結果両者の値に大きな差が認められず，交差妥当性の高さが示された。

　コーピング：【信頼性】具体的・積極的に解決をはかる（$\alpha=0.868$），我慢して解決を待つ（$\alpha=0.601$），他人に相談して解決をはかる（$\alpha=0.696$），原因から逃避して解決をはかる（$\alpha=0.657$），解決をあきらめる（$\alpha=0.555$）。【妥当性】1）構成概念妥当性：GFI＝0.926，AGFI＝0.906。2）交差妥当性：α信頼性係数，各尺度における第一主成分負荷量，寄与率，GFI，AGFIを仮尺度と最終尺度との間で比較した。その結果両者の値に大きな差が認められず，交差妥当性の高さが示された。

　ストレス反応：【信頼性】疲労感（$\alpha=0.794$），過敏（$\alpha=0.637$），イライラ感（$\alpha=0.880$），対人関係の緊張感（$\alpha=0.817$），循環器系の不調感（$\alpha=0.844$）。【妥当性】1）構成概念妥当性：GFI＝0.904，AGFI＝0.884。2）併存的妥当性：「ストレス反応全27項目の合計点」と「CMI全81項目の「はい」応答数」との間にr＝0.701と高い相関が認められた。「ストレス反応各尺度得点」と「CMI各区分」とが統計的・内容的によく対応していた。「ストレス反応各尺度得点」と「CMIの精神項目応答数」および「身体項目応答数」とが統計的・内容的によく対応していた。また，ストレス反応各尺度得点およびCMI各区分の「はい」応答数を1つの変数とみなし，合計14変数を用いて因子分析を行った結果，精神因子と身体因子の2因子が得られたことから，ストレス反応尺度はCMIときわめて類似した因子構造を有していることが明らかになった。3）交差妥当性：α信頼性係数，各尺度における第一主成分負荷量，寄与率，GFI，AGFIを仮尺度と最終尺度との間で比較した。その結果両者の値に大きな差が認められず，交差妥当性の高さが示された。

　ソーシャルサポート：【信頼性】$\alpha=0.950$，第一主成分負荷量がいずれも0.870以上，第一主成分寄与率が83.1％，といずれも高い値を示した。【妥当性】内容的妥当性：本尺度の項目内容は「話をよく聴いてくれる」，「なぐさめてくれる」などの情緒的支援から，「アドバイスしてくれる」，「相談にのってくれる」などの道具的（問題解決的）支援まで多岐にわたっている。したがって本尺度はソーシャルサポートを全般的に測定しており，内容的妥当性は十分に保たれていると考えられる。

■尺度の特徴

(1)　多面的情報の把握
(2)　少ない項目数
(3)　虚偽項目，緩衝項目の設定
(4)　5件法の採用（中間段階の設定）
(5)　標準化
(6)　より高次な妥当性の検証

■尺度実施の際の留意点

　解説書に示された実施手順にて実施する。

■ 判断基準

解説書に素点−パーセンタイル換算表が用意されている。

■ 今後の方向性・課題

本尺度をさらに発展させた尺度として，職場ストレススケール（Job Stress Scale/JSS；小杉, 2000），職場ストレススケール改訂版（Job Stress-Scale-Revised/JSS-R 小杉他, 2004）などが存在する。

■ 著者への連絡

本尺度使用の際は財団法人パブリックヘルスリサーチセンターに直接相談のこと。
連絡先：財団法人パブリックヘルスリサーチセンター
〒169-0051　東京都新宿区西早稲田1-1-7
TEL：03-5287-5070　FAX：03-5287-5072
E-mail：info@phrf.jp

（小杉正太郎　早稲田大学名誉教授）
（大塚泰正　広島大学大学院教育学研究科）

職業性ストレス簡易調査票

カテゴリー	ストレッサー・ソーシャルサポート・ストレス反応
適用対象	成人（勤労者）
発表論文	下光他　1998　労働省平成9年度"作業関連疾患の予防に関する研究"労働の場におけるストレスおよびその健康影響に関する研究報告書 下光他　2000　労働省平成11年度"作業関連疾患の予防に関する研究"労働の場におけるストレスおよびその健康影響に関する研究報告書

■尺度の内容

　職業性ストレス簡易調査票は，仕事のストレス要因（17項目），ストレス反応（29項目），修飾要因（社会的支援9項目，満足度2項目）の計57項目からなっている。

　仕事のストレス要因に関する尺度は心理的な仕事の量的負担（3項目）と心理的な仕事の質的負担（3項目），身体的負担（1項目），仕事のコントロール（3項目），技能の活用（1項目），対人関係（3項目），職場環境（1項目），仕事の適性度（1項目），働きがい（1項目）からなっている。ストレス反応については，心理的ストレス反応と身体的ストレス反応について測定できる。心理的ストレス反応下位尺度ではポジティブな尺度として活気（3項目），ネガティブな尺度としてイライラ感（3項目），疲労感（3項目），不安感（3項目），抑うつ感（6項目）がある。身体的ストレス反応は身体愁訴についてであり，11項目からなっている。修飾要因としては，上司，同僚からの支援および配偶者・家族・友人からの支援を入れた9項目および職場と家庭生活に対する満足度の2項目がある。

　評価方法には標準化得点を用いた採点法と簡易採点法がある。標準化得点を用いた方法は57項目に対して1から4の回答肢をコンピュータ入力し，作表プログラムを用いてデータファイルを読み込む事により，各尺度の素点計算，5段階評価が実行され，フィードバックのための各尺度のストレスプロフィールを図表にして出力することができる(Windows版プログラムあり)。簡易採点法はコンピュータを用いた表の出力ができない場合や，調査票に回答してもらったと同時にその結果をフィードバックして判定評価を行う場合，記入者本人だけが自分のストレス度をチェックしたい時(セルフケア)などに用いることができる。採点を指示されている尺度ごとに該当した回答数をかぞえ，その数が指定の数以上であればストレス状態にあることが疑われる（表1）。

■作成過程

　仕事のストレス要因に関する質問項目については労働者約2,500人の調査研究により得られたJCQ日本語版，NIOSH職業性ストレス調査票のストレス要因項目全体の因子分析とストレス要因の尺度別主成分分析の結果を参考にして，本調査票に含める尺度と項目を作成した。心理的ストレス反応については気分プロフィール検査：POMS, Center for Epidemiologic Studies Depression Scale：CES-D, State-trait Anxiety Inventory：STAI，身体的ストレス反応については Screener for Somatoform Disorders：SSD, Subjective Well-being Inventory：SUBI を参考にした。修飾要因については社会的支援と満足度について作成した。なお，項目作成に当っては，参考とした質問紙とストレス研究に精通した9名の研究者により検討された。

■信頼性・妥当性の検討

　信頼性：本調査票約12,000名の回答をもとに，各尺度のCronbachのα信頼性係数を算出した。仕

表1　簡易採点法

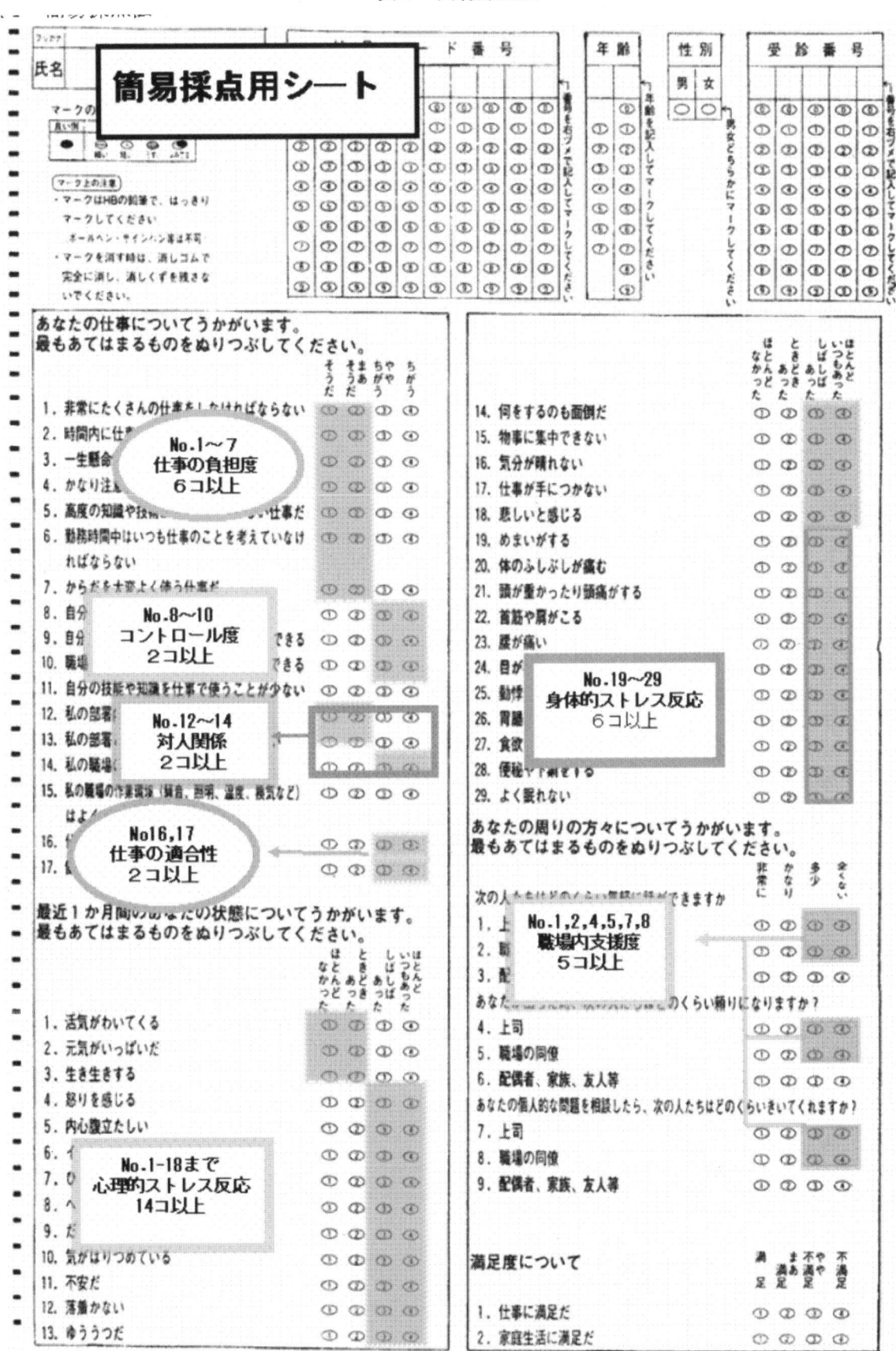

簡易採点用シート

あなたの仕事についてうかがいます。
最もあてはまるものをぬりつぶしてください。

1. 非常にたくさんの仕事をしなければならない
2. 時間内に仕事が処理しきれない
3. 一生懸命働かなければならない
4. かなり注意を集中する必要がある
5. 高度の知識や技術が必要なむずかしい仕事だ
6. 勤務時間中はいつも仕事のことを考えていなければならない
7. からだを大変よく使う仕事だ

No.1〜7　仕事の負担度　6コ以上

8. 自分のペースで仕事ができる
9. 自分で仕事の順番・やり方を決めることができる
10. 職場の仕事の方針に自分の意見を反映できる

No.8〜10　コントロール度　2コ以上

11. 自分の技能や知識を仕事で使うことが少ない
12. 私の部署内で意見のくい違いがある
13. 私の部署と他の部署とはうまが合わない
14. 私の職場の雰囲気は友好的である

No.12〜14　対人関係　2コ以上

15. 私の職場の作業環境(騒音、照明、温度、換気など)はよくない
16. 仕事の内容は自分にあっている
17. 働きがいのある仕事だ

No.16,17　仕事の適合性　2コ以上

最近1か月間のあなたの状態についてうかがいます。
最もあてはまるものをぬりつぶしてください。

1. 活気がわいてくる
2. 元気がいっぱいだ
3. 生き生きする
4. 怒りを感じる
5. 内心腹立たしい
6. イライラしている
7. ひどく疲れた
8. へとへとだ
9. だるい
10. 気がはりつめている
11. 不安だ
12. 落着かない
13. ゆううつだ

No.1-18まで　心理的ストレス反応　14コ以上

14. 何をするのも面倒だ
15. 物事に集中できない
16. 気分が晴れない
17. 仕事が手につかない
18. 悲しいと感じる
19. めまいがする
20. 体のふしぶしが痛む
21. 頭が重かったり頭痛がする
22. 首筋や肩がこる
23. 腰が痛い
24. 目が疲れる
25. 動悸や息切れがする
26. 胃腸の具合が悪い
27. 食欲がない
28. 便秘や下痢をする
29. よく眠れない

No.19〜29　身体的ストレス反応　6コ以上

あなたの周りの方々についてうかがいます。
最もあてはまるものをぬりつぶしてください。

次の人たちはどのくらい気軽に話ができますか
1. 上司
2. 職場の同僚
3. 配偶者、家族、友人等

No.1,2,4,5,7,8　職場内支援度　5コ以上

あなたが困った時、次の人たちはどのくらい頼りになりますか?
4. 上司
5. 職場の同僚
6. 配偶者、家族、友人等

あなたの個人的な問題を相談したら、次の人たちはどのくらいきいてくれますか?
7. 上司
8. 職場の同僚
9. 配偶者、家族、友人等

満足度について
1. 仕事に満足だ
2. 家庭生活に満足だ

成人勤労者

表2　性別素点換算表

尺度	質問項目	男性 低い/少ない	男性 やや低い/少ない	男性 普通	男性 やや高い/多い	男性 高い/多い	女性 低い/少ない	女性 やや低い/少ない	女性 普通	女性 やや高い/多い	女性 高い/多い
		質問項目合計得点（下段は分布割合）					質問項目合計得点（下段は分布割合）				
【A. ストレス要因】											
心理的な仕事の量的負担	No.1+No.2+No.3	12-10	9-8	7-6	5-4	3	12-11	10-9	8-7	6-5	4-3
		7.1%	18.4%	42.4%	22.1%	10.0%	8.1%	22.2%	33.6%	26.8%	9.2%
心理的な仕事の質的負担	No.4+No.5+No.6	12-10	9-8	7-6	5-4	3	12-11	10-9	8-7	6-5	4-3
		4.2%	20.5%	44.2%	25.4%	5.8%	7.1%	19.9%	39.9%	26.3%	7.2%
身体的負担	No.7		4	3	2	1		4	3	2	1
			32.0%	40.1%	18.7%	9.1%		37.7%	35.2%	17.0%	10.0%
対人関係	No.12+No.13+(5-No.14)	12	11-10	9-8	7	6-3	12	11-10	9-8	7	6-3
		5.5%	24.2%	49.2%	11.5%	9.6%	9.6%	28.7%	41.6%	9.8%	10.3%
職場環境	No.15		4	3	2	1	4	3	2	1	
			24.5%	38.2%	23.5%	13.8%	20%	33.3%	28.1%	18.2%	
仕事のコントロール	No.8+No.9+No.10	12-10	9	8-7	6-5	4-3	12-11	10-9	8-7	6-5	4-3
		4.7%	15.9%	37.7%	33.8%	7.9%	6.4%	17.2%	35.8%	31.2%	9.3%
技能の活用	No.11	1	2	3	4		1	2	3	4	
		4.1%	18.3%	50.3%	27.3%		8.0%	26.5%	46.6%	19.0%	
仕事の適性	No.16	4	3	2		1	4	3	2		1
		5.7%	23.4%	56.3%		14.6%	6.6%	22.6%	54.3%		16.5%
働きがい	No.17	4	3	2		1	4	3	2		1
		6.5%	24.5%	53.1%		15.8%	10.1%	29.5%	48.3%		12.2%
【B. ストレス反応】											
活気	No.1+No.2+No.3	3	4-5	6-7	8-9	10-12	3	4-5	6-7	8-10	11-12
		10.1%	13.3%	43.5%	24.5%	8.6%	10.4%	16.6%	40.4%	26.4%	6.2%
イライラ感	No.4+No.5+No.6	3	4-5	6-7	8-9	10-12	3	4-5	6-7	8-9	10-12
		10.9%	21.9%	39.8%	20.8%	6.6%	10.4%	20.5%	39.1%	22.2%	7.8%
疲労感	No.7+No.8+No.9	3	4	5-7	8-10	10-12	3	4-5	6-7	8-9	10-12
		10.8%	13.1%	49.3%	18.1%	8.8%	8.4%	29.8%	31.7%	19.9%	10.1%
不安感	No.10+No.11+No.12	3	4	5-7	8-9	10-12		3-4	5-6	7-8	9-12
		9.2%	16.4%	53.5%	15.7%	5.3%		37.6%	35.3%	17.1%	10.0%
抑うつ感	No.13～No.18の合計	6	7-8	9-11	12-15	16-24		6-8	9-11	12-15	16-24
		16.1	22.6%	32.6%	21.4%	7.2%		37.2%	33.5%	22.2%	7.0%
身体愁訴	No.19～No.29の合計	11	12-15	16-20	21-25	26-44	11	12-16	17-21	22-26	27-44
		6.3%	34.1%	35.8%	16.2%	7.6%	2.9%	30.9%	36.5%	20.5%	9.0%
【C.D. 修飾要因】											
上司からのサポート	No.1+No.4+No.7	12-11	10-9	8-7	6-5	4-3	12	11-10	9-8	7-5	4-3
		5.8%	26.0%	33.3%	26.3%	8.6%	5.7%	17.1%	41.4%	30.0%	5.8%
同僚からのサポート	No.2+No.5+No.8	12-10	9-8	7-6	5-4	3	12-10	9-8	7-6	5-4	3
		5.2%	33.2%	40.6%	15.6%	5.3%	7.8%	32.7%	35.8%	17.2%	6.4%
家族・友人からのサポート	No.3+No.6+No.9	12-9	8-7	6-5	4-3		12-8	7-6	5-4	3	
		6.4%	12.9%	35.2%	45.5%		7.3%	22.9%	27.9%	42.1%	
仕事や生活の満足度	No.1+No.2	8-7	6-5	4	3	2	8-6	5	4	3	2
		3.9%	31.7%	36.9%	18.6%	8.9%	12.5%	20.4%	40.3%	19.0%	7.7%

事のストレス要因17項目は0.74，心理的ストレス反応は0.84，身体的ストレス反応は0.81，社会的支援0.83であった。さらにストレス要因，ストレス反応の下位尺度について因子分析を実施し，ほとんどの項目において尺度と因子が一致しており，ほぼ尺度構成に対応した因子構造であることが確認された。さらに，共分散構造分析（MIMICモデル）による検討においてストレス要因，修飾要因ともにストレス反応に関連していること，項目反応理論に基づいた検討ではストレス要因項目，ストレス反応項目ともに，あるレベルのストレスを特異的に測定しているものではなく，それぞれ幅広いレベルをとらえるように設定されており，職業性ストレスの測定に有用であることが確認された。

妥当性：本調査票およびCES-D, JCQ日本語版，NIOSH職業性ストレス調査票を1企業約2,500名に実施した。基準関連妥当性としては単独項目ではPearson相関係数が低いものがあったが，全体としてはCES-D, JCQ日本語版，NIOSH職業性ストレス調査票の各尺度との相関係数は高く，本調査票の妥当性は高いことが示された。

■尺度の特徴

本調査票は下記のような特徴をもっている。
(1) 従来のストレス反応のみを測定する多くの調査票と異なり，職場におけるストレス要因，修飾要因も同時に評価できる多軸的評価法である。
(2) 心理的なストレス反応の中でネガティブな反応だけでなくポジティブな反応も評価できる。
(3) 身体的なストレス反応（身体愁訴）も評価できる。
(4) 労働現場で簡便に使用可能とするために質問項目は57項目と少なく，約10分で回答できる。
(5) あらゆる業種の職場で使用できる。
(6) 本調査票の一部の項目を用いることにより，職場単位の職業性ストレスとその健康リスクを評価するための「仕事のストレス判定図」(川上他, 2000) が使用可能となる。即ち，個人のアプローチばかりでなく，環境へのアプローチをも可能とする調査票である。

■尺度実施の際の留意点

(1) 家庭生活上のストレス要因は測定していない
職場のストレス要因の得点が低いにも関わらずストレス反応得点が高い場合は，家庭生活上のストレス要因がある可能性があるので，プライバシーに留意しながら，面談時にその有無などについて配慮する必要がある。
(2) パーソナリティは考慮されていない
ストレス反応が高いケースでは，それがストレス状態と判断できる場合もあるが，同時にパーソナリティも考慮される必要がある。パーソナリティの考慮には，面談が必要であり，時に専門家の支援が必要とされる。
(3) 調査時点のストレス状況しか把握できない
ストレス反応は最近1か月間の状態について質問しており，それ以前については把握できない。
(4) プライバシーの保護が必要
ストレスに関する調査結果は，健康診断結果と同様に，プライバシーの保護に十分留意して取り扱う必要がある。
(5) 結果が必ずしも常に正確な情報をもたらすとは限らない
職業性ストレス調査票は，上記のような限界があり，また自記式調査票であることから，本人がありのままの状態を記入していないなどの可能性があり，必ずしも常に正確な情報を示しているとは限らない。労働者のストレスは調査票のみで判断するのではなく，面談を含め，労働者の声をきくことにより判断する必要がある。

■判断基準

本調査票の素点計算法を用いて，本調査票作成時の約12,000名のデータに基づいて性別の下位尺度得点を算出し，標準化得点を求め，「低い/少ない」～「高い/多い」までの5段階で評価している（表2）。

■尺度を用いた研究の内容

本調査票は2000年より産業現場におけるメンタルヘルス評価に用いられている。研究論文としてはストレス相談の有効性について，本調査票を用いて検討したもの(古木他，2002)，本調査票による調査結果を仕事のストレス判定図に適用して分析し，さらに個別面接を実施して検討(田中他，2002)したものがある。

■今後の方向性・課題

調査票作成時より蓄積データも増え，あらたな性別標準化得点を算出し，表2の換算表を改訂すべく現在検討中である。また，事業場の規模，職種，産業保健スタッフなどのマンパワーの程度に応じた有用な活用法が可能となるように産業現場での活用例を蓄積している。

本調査票はNIOSHの職業性ストレスモデルに基づいた調査票であり，他のモデルは考慮されていない。また，簡便性を追求したために，仕事のストレス要因として職業の不安定性など他の要因が省かれていること，労働時間や時間外労働などの客観的ストレス要因については聞いていないことなどの限界がある。この点を踏まえて，使用目的により選択可能なオプション・ストレス調査項目を作成し，現代のストレス問題に広く対応可能となるような質問紙を開発することを今後の検討課題としている。

■著者への連絡

本調査票は労働省委託研究の成果であるため，使用許諾の必要はない。
連絡先：下光輝一・大谷由美子・小田切優子　東京医科大学　衛生学公衆衛生学教室
〒160-8402 東京都新宿区新宿6-1-1
E-mail：prev-med@tokyo-med.ac.jp

■引用文献

古木勝也・山根英之　2002　ストレス相談の有効性について　労働の科学，57，1，46-49.

原谷隆史・岩田　昇・谷川　武　1998　簡易ストレス調査票の信頼性と妥当性　労働省平成9年度「作業関連疾患の予防に関する研究」報告書，116-124.

川上憲人　他　2000　「仕事のストレス判定図」の完成と現場における有用性の検討　労働省平成11年度「作業関連疾患の予防に関する研究」報告書，12-39.

下光輝一・横山和仁・大野　裕・丸田敏雅・谷川　武・原谷隆史・岩田　昇・大谷由美子・小田切優子　1998　職場におけるストレス測定のための簡便な調査票の作成　労働省平成9年度「作業関連疾患の予防に関する研究」報告書，107-115.

下光輝一・原谷隆史　2000　職業性ストレス簡易調査票の信頼性の検討と基準値の設定　労働省平成11年度「作業関連疾患の予防に関する研究」報告書，126-138.

下光輝一・岩田　昇　2000　職業性ストレス簡易調査票における職業性ストレッサーおよびソーシャルサポートとストレス反応の関連性の検討－共分散構造分析（MMICモデル）によるアプローチ－　労働省平成11年度「作業関連疾患の予防に関する研究」報告書，126-138.

下光輝一・岩田　昇　2000　職業性ストレス簡易調査票における職業性ストレッサーおよびソーシャ

ルサポートとストレス反応測定項目の反応特性の検討－項目反応理論によるアプローチ－　労働省平成11年度「作業関連疾患の予防に関する研究」報告書, 146-152.

田中美由紀・小田原努・河島美枝子　2002　仕事のストレス判定図を用いたストレス対策の事例紹介　面接による個別対応と組み合わせた事例　産業衛生学雑誌, 44, 17-19.

(下光輝一　東京医科大学衛生学公衆衛生学教室)
(大谷由美子　東京医科大学衛生学公衆衛生学教室)
(小田切優子　東京医科大学衛生学公衆衛生学教室)

職業性ストレス簡易調査票

A．あなたの仕事についてうかがいます。最もあてはまるものに○を付けてください。

	そうだ	まあそうだ	ややちがう	ちがう
1．非常にたくさんの仕事をしなければならない	1	2	3	4
2．時間内に仕事が処理しきれない	1	2	3	4
3．一生懸命働かなければならない	1	2	3	4
4．かなり注意を集中する必要がある	1	2	3	4
5．高度の知識や技術が必要なむずかしい仕事だ	1	2	3	4
6．勤務時間中はいつも仕事のことを考えていなければならない	1	2	3	4
7．からだを大変よく使う仕事だ	1	2	3	4
8．自分のペースで仕事ができる	1	2	3	4
9．自分で仕事の順番・やり方を決めることができる	1	2	3	4
10．職場の仕事の方針に自分の意見を反映できる	1	2	3	4
11．自分の技能や知識を仕事で使うことが少ない	1	2	3	4
12．私の部署内で意見のくい違いがある	1	2	3	4
13．私の部署と他の部署とはうまが合わない	1	2	3	4
14．私の職場の雰囲気は友好的である	1	2	3	4
15．私の職場の作業環境（騒音，照明，温度，換気など）はよくない	1	2	3	4
16．仕事の内容は自分にあっている	1	2	3	4
17．働きがいのある仕事だ	1	2	3	4

B．最近1か月間のあなたの状態についてうかがいます。最もあてはまるものに○を付けてください。

	ほとんどなかった	ときどきあった	しばしばあった	ほとんどいつもあった
1．活気がわいてくる	1	2	3	4
2．元気がいっぱいだ	1	2	3	4
3．生き生きする	1	2	3	4
4．怒りを感じる	1	2	3	4
5．内心腹立たしい	1	2	3	4
6．イライラしている	1	2	3	4
7．ひどく疲れた	1	2	3	4
8．へとへとだ	1	2	3	4
9．だるい	1	2	3	4
10．気がはりつめている	1	2	3	4
11．不安だ	1	2	3	4
12．落着かない	1	2	3	4
13．ゆううつだ	1	2	3	4

14．何をするのも面倒だ	1	2	3	4
15．物事に集中できない	1	2	3	4
16．気分が晴れない	1	2	3	4
17．仕事が手につかない	1	2	3	4
18．悲しいと感じる	1	2	3	4
19．めまいがする	1	2	3	4
20．体のふしぶしが痛む	1	2	3	4
21．頭が重かったり頭痛がする	1	2	3	4
22．首筋や肩がこる	1	2	3	4
23．腰が痛い	1	2	3	4
24．目が疲れる	1	2	3	4
25．動悸や息切れがする	1	2	3	4
26．胃腸の具合が悪い	1	2	3	4
27．食欲がない	1	2	3	4
28．便秘や下痢をする	1	2	3	4
29．よく眠れない	1	2	3	4

C．あなたの周りの方々についてうかがいます。最もあてはまるものに○を付けてください。

	非常に	かなり	多少	全くない
次の人たちはどのくらい気軽に話ができますか？				
1．上司	1	2	3	4
2．職場の同僚	1	2	3	4
3．配偶者，家族，友人等	1	2	3	4
あなたが困った時，次の人たちはどのくらい頼りになりますか？				
4．上司	1	2	3	4
5．職場の同僚	1	2	3	4
6．配偶者，家族，友人等	1	2	3	4
あなたの個人的な問題を相談したら，次の人たちはどのくらいきいてくれますか？				
7．上司	1	2	3	4
8．職場の同僚	1	2	3	4
9．配偶者，家族，友人等	1	2	3	4

D．満足度について

	満足	まあ満足	やや不満足	不満足
1．仕事に満足だ	1	2	3	4
2．家庭生活に満足だ	1	2	3	4

働く女性の職場組織ストレッサー尺度

カテゴリー	ストレッサー
適用対象	成人（働く女性）
発表論文	朝倉隆司　1992　働く女性の職業キャリアとストレス　日本労働研究雑誌，394，14-29． 東京都立労働研究所　1992　働く女性の疲労とストレス　労働衛生研究，13．

■尺度の内容

項目数：18項目

下位尺度：元来32項目からなるストレス源を把握する調査項目であったが，信頼性と妥当性を再検討し，そのうちから働く女性の職場組織ストレッサーに関する4つの下位尺度を作成した。その下位尺度とは，拘束的な職場風土，職務・役割の曖昧さ，仕事による精神的報酬，職場内の人間関係トラブルである。拘束的な職場風土とは，個人の自律的な判断に寛容でなく，集団的な行動と責任を重んじる職場の雰囲気を指す。職務・役割の曖昧さは，指揮命令系統や自分の果たすべき職務・役割が曖昧で，キャリアの見通しも不明確な仕事の与えられ方を表している。仕事による精神的報酬は，仕事を通じて能力発揮できたり新しい知識が獲得できるなど，精神的な糧となる仕事による報酬を指している。職場内の人間関係トラブルは，職場内のいじめ，えこひいき，セクシャルハラスメント，競争などの人間関係の軋轢やトラブルを表している。これらは，女性に特有とは限らず，男性でも経験するストレッサーであると思われるが，職務・役割の曖昧さや職場内の人間関係トラブルは女性の方であらわれやすいと思われる。

評定方法・採点方法：5件法で，「非常によくある」「かなりある」「ときどきある」「あまりない」「全くない」の順に1～5までを配点している。得点の与え方は，理解しやすさを鑑みて，より高頻度ほど高い得点にしてもよい。

■作成過程

母集団：サービス業に従事する女性で，その業種は東京都内の小売業，旅行業，金融・保険業，医療業（看護職）といった職務が対人サービスを含む業種からサンプリングした（都立労働研究所，1992）。

サンプル数：サンプル数は740人で，その内訳は小売業16.4％，金融・保険業23.5％，旅行業21.9％，医療業36.9％，不明1.3％であった。

作成過程：Ivancevich, & Matteson (1980) やDonovan (1987) を参考に，ストレッサーとなりうる労働・職場環境特性に関する36項目を作成した（朝倉，1992）。当初それらは15の側面からなるもっと複雑な構造を想定して作成したが，36項目を因子分析（主因子法，直接オブリミン回転）したところ8因子にまとまった。しかし，そのうち幾つかはα信頼性係数は高いものの，検証的因子分析による構成概念の妥当性が低い因子があり，ここではそれらは除外することにした。

■信頼性・妥当性の検討

信頼性はα信頼性係数を用いて評価し，妥当性は検証的因子分析を行いその構成概念のあてはまりを適合度指標（GFI，AGFI，RMSEA）で評価した。「拘束的な職場風土」の信頼性係数は0.73で検証的因子分析の適合度指標はGFI＝0.991，AGFI＝0.954，RMSEA＝0.061であり，「職務・役割の曖昧さ」に関しては，α＝0.71，GFI＝0.995，AGFI＝0.985，RMSEA＝0.031，「仕事による精神的報酬」

では $\alpha=0.77$, GFI＝0.991, AGFI＝0.954, RMSEA＝0.063,「職場内の人間関係トラブル」は $\alpha=0.77$, GFI＝0.972, AGFI＝0.916, RMSEA＝0.079と信頼性，構成概念妥当性もほぼ良好な範囲にある（表1）。さらに，SDSとの相関から構成概念の妥当性を検討すると，相関係数は順に0.32，0.40，-0.20，0.36であり，ストレッサーとして強く評価されるほどZungのSDSによる抑うつ得点は高くなる傾向にあり（なお「仕事による精神的報酬」では低い得点ほどストレッサーとなる），妥当な関連性が見いだせた。したがって，信頼性，妥当性の両面からみて比較的良好な尺度である。

表1 働く女性の職場組織ストレッサー

	確認的因子分析の因子負荷量	ZungのSDSとの相関
A．拘束的な職場風土（α=0.73）		
1．個人的な都合で早く帰ろうとしても，帰りにくい雰囲気がある	0.86	0.32
2．有給休暇をとるのに，上司や周囲に気兼ねをしたり，伺いをたてなければならない	0.73	
3．職場では，足並みを揃えることが重視され個人の自発的な行動が制限される	0.60	
4．業績（売上）不振や仕事上のミスなどが大きく査定に響く	0.37	
B．職務・役割の曖昧さ（α=0.71）		
1．自分が誰に，あるいは誰が自分に命令または報告するのか明確でない	0.63	0.40
2．職場の中で自分がどのような役割を果たして，どのような貢献をしているのかわからない	0.63	
3．職場の中で自分の仕事の分担や人との境界がはっきりしていない"	0.54	
4．仕事上での責任を果たすための権限が，十分に与えられていない	0.58	
5．今後，この勤め先で自分のキャリア（経験，地位）をどう伸ばせるか見通しがはっきりしない	0.56	
C．仕事のよる精神的報酬（α=0.77）		
1．自分の能力が発揮できる仕事である	0.81	-0.20
2．仕事を通じて新しいことが学べる	0.77	
3．仕事の成果・結果が目に見えるかたちですぐにあらわれる	0.55	
4．仕事に創意工夫，新しいアイデアが要求される	0.57	
D．職場内の人間関係トラブル（α=0.73）		
1．職場内でいじめやえこひいきがある	0.77	0.36
2．上司・先輩と部下や後輩の間の対立など，人間関係のトラブルがある	0.79	
3．仕事上で，職場内の人と競争関係になることがある	0.48	
4．女性に対して，仕事上，男性から，性的なことを話題にされたり，嫌がらせがある	0.41	
5．職場の二人以上の人から互いに食い違ったことを期待され，板挟みになることがある	0.48	

注）SDSとの相関を理解しやすくするため，「非常によくある」「かなりある」「ときどきある」「あまりない」「全くない」の順に5〜1へと配点を逆転させた。

■尺度の特徴

拘束的な職場風土など職場の組織面でのストレッサーを把握している。

■尺度実施の際の留意点

ここであげた4尺度の他に，ジョブストレッサーを包括的に把握するには，仕事の負担，仕事の自由裁量，職場でのサポートなどの一般的なストレッサーと組合わせる必要がある。

■尺度を用いた研究の内容

著者は，医療業を除き，一般職と総合職を基本属性でマッチングし，職場組織ストレッサーを比較した。また，サービス業のサンプルのなかで共働き女性のサンプルを抽出し，家庭生活のストレッサーと職業生活のストレッサーがどのようなパスを経て精神的ストレスに影響を及ぼすかパス解析を行った(朝倉，1992)。なお，これらの分析に用いた尺度のうちいくつかは，先に述べた妥当性の見地から，表示していない。

■今後の方向性・課題

尺度の洗練という面でいえば，適合度指標 (GFI, AGFI, RMSEA) のうち，RMSEAがグレーゾーンであり構成概念モデルとデータのあてはまりに改善の余地がある。したがって，項目の洗練を行い，より妥当な尺度にすることができる。また，働く女性のストレスに関する研究は，わが国では非常に少ないので，これらのストレッサー尺度を用いて，ストレッサーに寄与する職場要因やストレス反応を緩和する要因の探求を行っていく必要がある。さらに，仕事と家庭の両立を考えると，両者のストレッサーを含んだモデルを構築することも必要であると思われる。この点の研究課題は，他の文献も参照されたい（朝倉，1997；朝倉，1998）。

■著者への連絡

研究目的で使用した際は，文献として引用することでとくに許諾を必要としない。印刷物のコピーなどを尺度開発者に送付するよう依頼したい。
　連絡先：朝倉隆司　東京学芸大学保健学研究室
　〒184-8501　東京都小金井市貫井北町4-1-1
　E-mail：asakurat@u-gakugei.ac.jp

■引用文献

朝倉隆司　1992　働く女性の職業キャリアとストレス，日本労働研究雑誌，394，14-29.
東京都立労働研究所　1992　働く女性の疲労とストレス，労働衛生研究，13.
朝倉隆司　1997　働く女性のストレスとストレス反応，産業ストレス研究，5，25-30.
朝倉隆司　1998　職業性ストレスの疫学，産業精神保健ハンドブック　中山書店，324-344.
Donovan, R. 1987 Stress in the workplace －Framework for research and practice－, *The Journal of Contemporary Social Work*, May, 259-266.
Ivancevich, J. M., & Matteson, M. T. 1980 *Stress and work：A managerial perspective*, Scott, Foresman & Co.,

(朝倉隆司　東京学芸大学教育学部)

働く女性の職場組織ストレッサー尺度

普段のあなたの仕事や職場について，それぞれ最も当てはまるものに○をしてください。

	非常によくある	かなりある	ときどきある	あまりない	全くない
1．上司・先輩と部下や後輩の間の対立など，人間関係のトラブルがある	5	4	3	2	1
2．職場では，足並みを揃えることが重視され個人の自発的な行動が制限される	5	4	3	2	1
3．業績（売上）不振や仕事上のミスなどが大きく査定に響く	5	4	3	2	1
4．仕事上での責任を果たすための権限が，十分に与えられていない	5	4	3	2	1
5．自分が誰に，あるいは誰が自分に命令または報告するのか明確でない	5	4	3	2	1
6．有給休暇をとるのに，上司や周囲に気兼ねをしたり，伺いを立てなければならない	5	4	3	2	1
7．職場の中で自分の仕事の分担や人との境界がはっきりしていない	5	4	3	2	1
8．自分に能力が発揮できる仕事である	5	4	3	2	1
9．今後，この勤め先で自分のキャリア（経験，地位）をどう伸ばせるか見通しがはっきりしない	5	4	3	2	1
10．仕事の成果・結果が目に見える形ですぐにあらわれる	5	4	3	2	1
11．仕事の創意工夫，新しいアイディアが要求される	5	4	3	2	1
12．職場の中で自分がどのような役割を果たして，どのような貢献をしているのかわからない	5	4	3	2	1
13．仕事を通じて新しいことが学べる	5	4	3	2	1
14．職場内でいじめやえこひいきがある	5	4	3	2	1
15．個人的な都合で早く帰ろうとしても，帰りにくい雰囲気がある	5	4	3	2	1
16．仕事上で，職場内の人と競争関係になることがある	5	4	3	2	1
17．女性に対して，仕事上，男性から，性的なことを話題にされたり，嫌がらせがある	5	4	3	2	1
18．職場の二人以上の人から互いに食い違ったことを期待され，板ばさみになることがある	5	4	3	2	1

勤労者のストレス評価尺度

カテゴリー	ストレッサー
適用対象	成人（勤労者）
発表論文	夏目誠・村田 弘・藤井久和 他 1988 勤労者におけるストレス評価法（第1報）－点数法によるストレス度の自己評価の試み－ 産業医学, 30, 266-279. 夏目誠・藤井久和 1992 メンタルヘルスの現状とあり方 心身医学, 32, 285-290. 夏目誠 2000 勤労者のストレス評価法（第2報） 産業衛生, 42, 107-118.

■尺度の内容

　表1は，我々が用いた調査表の基準点である50点以上のストレッサーの全体・性・年代・職種・ポスト別とストレス点数を示している。65項のストレス点数の平均点は49点であり，50点以上の項目は27ストレッサーであった。

　順位では「配偶者の死」が83点でトップであり，次いで「会社の倒産」が74点，「親族の死」が73点，「離婚」が72点と続く。すなわち，よく報告されているように対象喪失が強いストレッサーであった。

表1　勤労者のストレス度のランキング

順位	ストレッサー	分類	全平均	性別		年齢別					ポスト別				
				男	女	～19歳	20歳～	30歳～	40歳～	50歳～	部長	課長	係長	班長	社員
1	配偶者の死	家庭	83	83	82	82	85	84	80	78	80	83	80	78	83
2	会社の倒産	仕事	74	74	74	72	72	75	77	78	75	77	76	83	73
3	親族の死	家庭	73	71	78	74	72	77	72	73	80	74	71	73	73
4	離婚	家庭	72	72	72	75	74	71	70	67	67	70	70	66	73
5	夫婦の別居	家庭	67	67	69	67	67	70	67	68	76	68	63	67	68
6	会社を変わる	仕事	64	64	62	61	61	66	67	70	66	69	66	70	62
7	自分の病気や怪我	個人	62	61	67	63	60	64	63	65	61	62	60	65	62
8	多忙による心身の過労	仕事	62	61	67	62	61	64	62	59	55	62	62	60	62
9	300万円以上の借金	個人	61	60	65	70	63	59	56	59	46	58	53	67	63
10	仕事上のミス	仕事	61	60	65	62	58	61	64	66	59	67	60	65	60
11	転職	仕事	61	61	61	57	57	65	66	64	67	68	66	65	58
12	単身赴任	仕事	60	60	60	61	59	61	62	61	56	62	61	68	59
13	左遷	仕事	60	60	59	61	56	62	62	64	59	65	62	63	58
14	家庭の健康や行動の大きな変化	家庭	59	58	63	57	57	63	61	59	58	63	59	58	59
15	会社の建て直し	仕事	59	59	58	54	55	61	66	64	64	67	64	70	57
16	友人の死	個人	59	58	63	70	65	55	50	50	43	53	49	56	63
17	会社が吸収合併される	仕事	59	59	58	55	55	61	65	66	64	67	65	67	56
18	収入の減少	仕事	58	58	57	57	55	61	59	60	57	61	57	66	57
19	人事異動	仕事	58	58	58	56	54	61	62	59	56	63	60	64	56
20	労働条件の大きな変化	仕事	55	54	56	53	52	56	58	54	55	57	56	60	54
21	配置転換	仕事	54	54	55	48	49	57	60	58	53	62	58	62	52
22	同僚との人間関係	仕事	53	52	57	55	51	57	52	53	49	54	52	54	53
23	法律的トラブル	個人	52	52	51	53	49	56	54	54	52	57	55	53	51
24	300万円以下の借金	個人	51	51	55	63	53	50	47	49	35	50	44	54	53
25	上司とのトラブル	仕事	51	51	50	52	48	55	53	50	53	54	53	54	50
26	抜てきに伴う配置転換	仕事	51	51	52	49	47	54	55	54	52	58	54	56	49
27	息子や娘が家を離れる	家庭	50	50	50	51	49	52	52	52	42	55	50	50	50
28	結婚	家庭	50	50	50	50	50	50	50	50	50	50	50	50	50
	全体の平均値		60	60	61	60	58	62	61	61	58	63	60	63	59
	SD		8	8	8	9	9	8	8	8	11	8	8	8	8
	仕事・職場関連の平均値		59	59	59	57	56	61	62	61	59	63	61	64	55
	家庭関連		65	64	66	65	65	67	65	64	65	66	63	63	65
	個人関連		57	56	60	64	58	57	54	55	47	56	52	59	58
	サンプル数（人）		1,630	1,322	308	133	700	293	376	109	33	127	231	79	1,154

さらには2位の「会社の倒産」が74点,「会社を変わる」が64点や「多忙による心身の過労」の62点,「仕事上のミス」の61点のように,職場ストレスが高得点を示していた。下位では「長期休暇をとる」が35点や「レクリエーションの増加」が28点であり,最下位は「収入の増加」の25点である。このようにストレッサーにおける項目間の点数の差異は大きい。

表示したように年代別では,年齢が高くなるほど,「配偶者の死」と「会社の倒産」の点数が近づくのが注目された。

次に65項目を1)個人生活(14項目),2)家庭生活(13項目),3)職場生活(33項目),4)社会生活(5項目)の4群に分類した。

HolmesのLCU得点との相関では,全体では0.82,個人生活では0.80,職場生活では0.49,社会生活では0.90で,職場生活の相関が3群に比し,きわめて低かったのが特徴的であった。

わが国における勤労者の会社や職場へのストレス度は高かった。また,職場ストレッサー群では,課長や班長(生産現場の責任者)のストレス度は,一般社員に比較して強かった。

各ストレッサーのストレスチェックに使用するならば性・年代における自己評価点数が,ある項目で7点以上高ければ,対象者のそのストレッサーに対するストレス度は強いといえる。

■作成過程

ストレスは,図1に示したようにストレッサーやストレス反応,修飾要因,認知的評価が,主たる構成要因である。ストレッサー(作用因子)のストレス度測定法として,HolmesやRaheはライフイベント法と言われる測定尺度を開発した。社会的再適応評価尺度(Social Readjustment Rating Scale)と呼ばれ,生活上の変化(ライフイベント),すなわちストレッサーに対して,対象者が感じるストレスの程度を結婚=50点(大学生,高校生などでは,学校入学=50)とし,それを基準に0～100点の範囲で,自己評価により点数化させたのである。次に各ストレッサーに対する対象者の平均値を求め,ライフイベント得点(Life Change Unit score:LCU得点,我々はストレス点数と仮称)とした。点数が高いほどストレス度は強い。今日まで各国で長期間にわたり追試や適用がなされており,信頼性や妥当性が高いとされている。

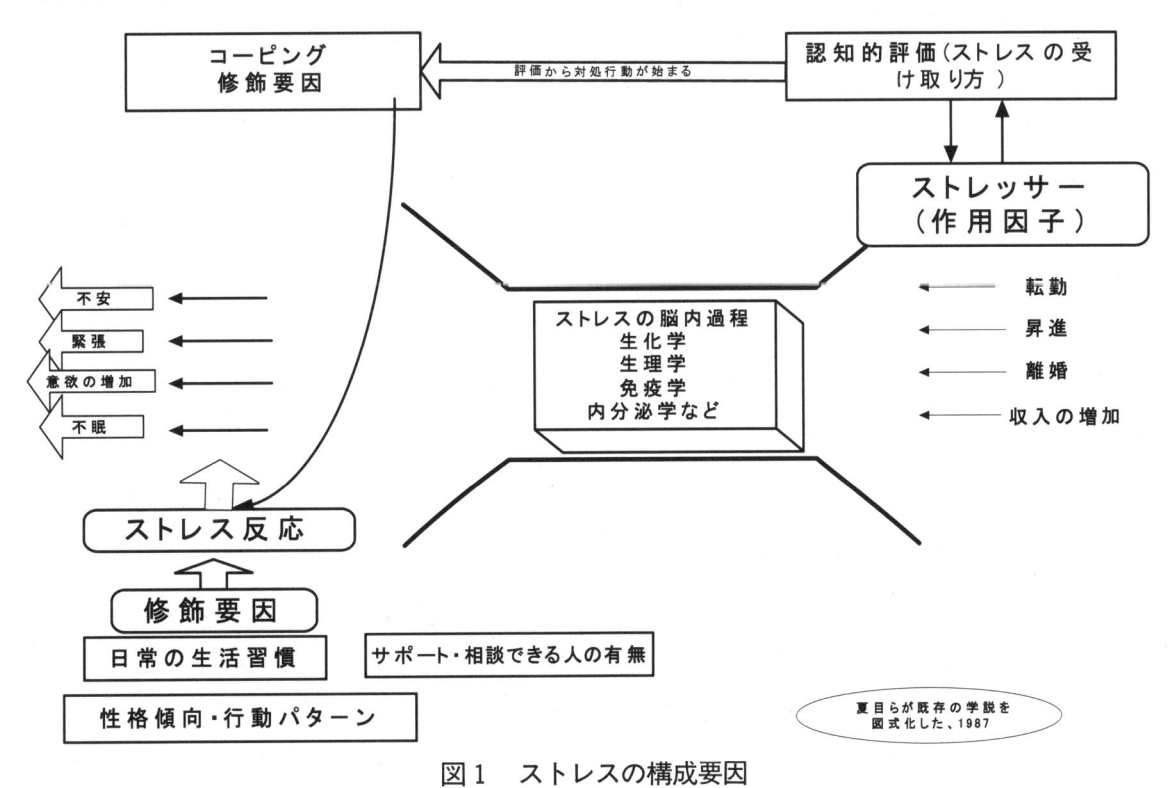

図1 ストレスの構成要因

我々は勤労者のストレス度を知るために，社会的再適応評価尺度の内容を，日本の勤労者の実情に合うようにことばを改変し，さらに勤労者に多くみられる19ストレッサー（渡辺の職務ストレスチェックや中央労働災害防止協会の作成した「傷病欠勤とストレス」や，我々の職場不適応症の報告を中心に）を追加した65項目からなる勤労者ストレス調査表を作成した。関西にある4つの大企業に勤務する1,630名の勤労者を対象に調査を行い，全体・性・年齢・職種・ポスト別のストレス点数を求め，学会誌に報告した。さらには大学生や高齢者，主婦のストレス調査表を作成し，ストレス点数を求め発表した。

■信頼性・妥当性の検討

Holmesらは体験したLCU得点の合計点数が高くなれば，疾患発症につながりやすいと報告した。また，Raheは，半年間に体験したライフイベントの合計点数が高くなれば，健康状態が損なわれるとした。そこで我々は，平成6年に大阪府立こころの健康総合センターに開設されたストレスドックに受検した勤労者1,426名の，ドック受検前の1年間における体験ストレッサーのストレス点数の合計点数を求め，ストレスの程度や疾患把握の指標の1つになり得るかどうかを検討した。すなわち，得られた合計点数とストレス状態との関連，さらには精神疾患などとの関係を検討したところ，若干の知見が得られた。その結果を図2に示した。

健常者とストレス関連疾患者の間には，実に117点と大幅な差異が認められた。また，健常者，過剰ストレス状態者，ストレス関連疾患者の順に合計点数が増加していることは，ライフイベント法の妥当性を示しているといえる。

なお厚生労働省の労災認定基準のポイントの1つは，ストレス強度である。すなわちストレッサーの強さを，「強度，中等度，軽度」の3段階に評価した点である。その評価基準の主要文献になったのが，われわれの勤労者ストレス点数である。主要文献として引用され，使用されている。

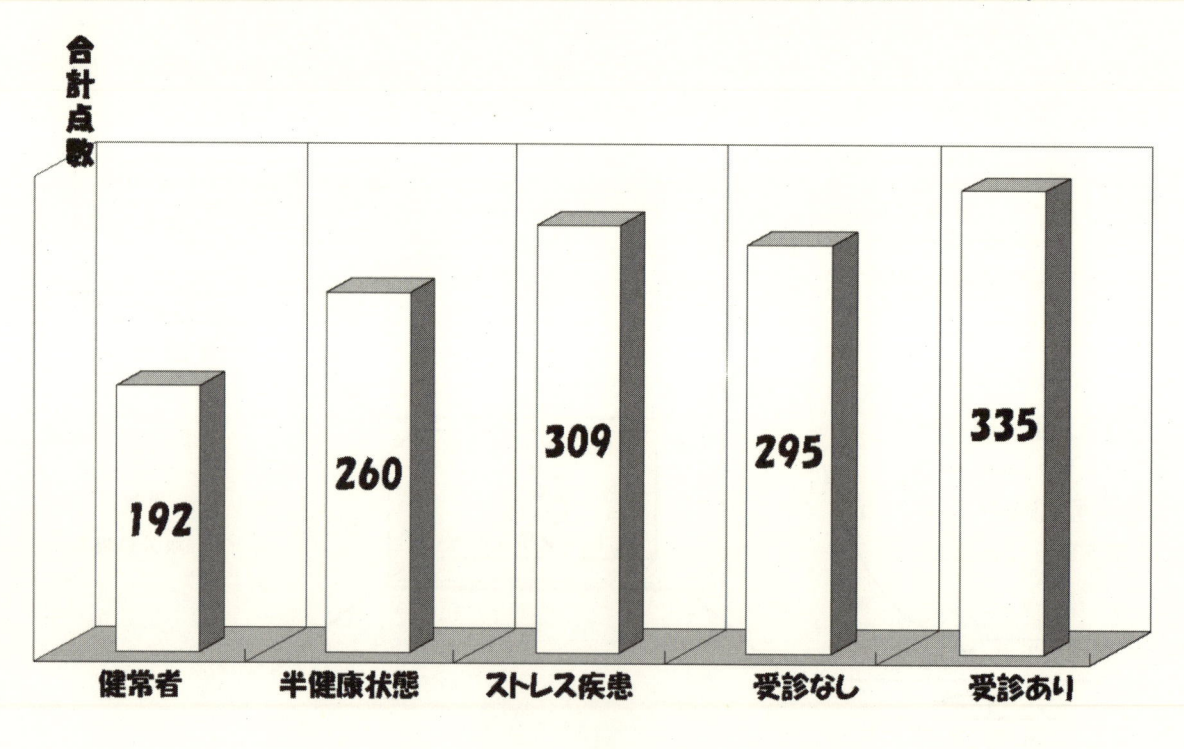

図2　各状態と年間体験ストレス点数の合計点との関係

（健常者: 192、半健康状態: 260、ストレス疾患: 309、受診なし: 295、受診あり: 335）

■尺度の特徴

この方法のメリットは以下のとおりである。
(1) 事実関係を問うているので，認知の歪みや望ましい方向に記載しやすいという欠点が少ない。
(2) ストレス点数で強度を示すので，ストレッサーの強弱の比較がしやすい。すなわち，自己チェックに使用できる。あるいは，強度であれば，なぜ，そのストレッサーの度合いを強く感じたかを知ることをとおして，ストレスの気づきに活用できる。
(3) 年間体験ストレス点数の合計点のように1年間，あるいは半年間のストレス総量を数字で求めることができる。
(4) 65項目の調査票に該当する項目に○印をつけるだけで，年間体験ストレス点数の合計点が求められる，すなわち簡易，短時間で労力をあまりかけずに，できる。
(5) 相談や診療などで，体験した項目を中心に聞いていくことにより，心因や状況因子の気づきに，あるいは問題点の意識化や整理に活用できる。なお，この際，補助的に使用するものであると認識していただきたい。

■尺度実施の際の留意点

短所は，以下のようである。
(1) 日常のささいな出来事の積み重ねを測定するのは難しい。
(2) 慢性ストレッサーの測定には，不十分である。

■判断基準

(1) 各ストレッサー：各ストレッサーに関してストレスチェックに使用するならば性・年代における自己評価点数が，ある項目で7点以上高ければ，対象者のそのストレッサーに対するストレス度は強いといえる。
(2) 年間体験ストレス点数の合計点数では，260点以上であれば過剰ストレス状態にあると考えられる。

■尺度を用いた研究の内容

勤労者ストレス調査表のみならず，海外の尺度に準拠し，項目の追加をした大学生や高齢者，そして主婦の尺度を作成した。

■今後の方向性・課題

社会変動に伴いグローバル・スタンダード，成果主義や急速で絶えない技術革新，産業構造の変化などで，新しいストレッサーが生じてくる。その評価と尺度の簡易化を目指したい。

■著者への連絡

本調査表・評価法がストレス強度の測定やストレスの気づきへの援助に役立てば，望外の幸せである。多くの企業で，補助的（あくまでも，ストレスの測定や診断は，面接が主である。調査表は全体の傾向を知るためや面接の補助である）に使用することを望んでいる。

連絡先：夏目　誠　大阪樟蔭女子大学心理学部
〒639-0298　奈良県香芝市関屋958
TEL：0745-71-3157

■引用文献

中央労働災害防止協会　1986　企業におけるストレス対策　中央労働災害防止協会，60-72．

Holmes, T. H., & Masuda M. 1974 Life Change and Illness Susceptibility. In B. S. Doherenwend (Ed) *Stressful Life Events*:*Their Nature and Effects*. J. Wiley ; New York,

Holmes T. H., & Rahe R. H. 1967 The Social readjustment rating scale. *Journal of Psychosomatic Research*, 11, 213-218.

夏目　誠・藤井久和・浅尾博一　他　1982　職場不適応症について－受診状況調査, 発症要因と治療を中心として－　産業医学, 24, 455-464.

夏目　誠・太田義隆・南野寿重　他　1985　職場不適応症について（第2報）－精神生理学的特性と臨床的特徴との関連について－　産業医学, 27, 3-15.

夏目　誠・太田義隆・藤井久和　他　1986　職場不適応症について（第3報）－治療的対応システムと産業医の役割を中心にして－　産業医学, 28, 160-169.

夏目　誠・村田　弘・藤井久和　他　1992　主婦におけるストレス評価法（第1報）　大阪府立公衆衛生研究所報　精神衛生偏, 30, 63-70.

夏目　誠・太田義隆・野田哲朗　他　1999　高齢者のストレス評価法　ストレス科学, 13, 4, 222-229.

夏目　誠・野田哲朗・佐藤俊子　他　1996　ストレスマネージメント部門を受検した勤労者の分析から　心身医学, 36, 2, 169-174.

夏目　誠・野田哲朗・佐藤俊子　他　1998　ストレスドックの現状と課題　産業ストレス研究, 5, 3, 121-125.

夏目　誠・太田義隆・野田哲朗　他　1999　ストレスドックの現状と展望　災害医学会誌, 47, 240-248.

夏目　誠　2000　勤労者のストレス評価法（第2報）　産業衛生, 42, 107-118.

夏目　誠・大江米次郎　2003　大学生のストレス評価法（第3報）－大阪樟蔭女子大学の学生を対象に－　大阪樟蔭女子大学人間科学部紀要, 2, 93-105.

Rahe R. H., Meyer, M., & Kjaer, G. et al 1964 Social stress and illness onset. *Journal of Psychosomatic Research*, 8, 35-44.

Rahe R. H., Mahan J. L. Jr. & Arthur R. J. 1970 Prediction of nearfuture health change from subject's preceding life changes. *Journal of Psychosomatic Research*, 14, 401-406.

白石純三・夏目　誠・村田　弘他　1990　大学生におけるストレス評価法（第1報）　大阪大学健康体育部紀要, 5, 35-44.

白石純三・夏目　誠・大江米次郎　他　1993　大学生におけるストレス評価法（第2報）．大阪大学健康体育部紀要, 7, 25-35.

渡辺直登　1986　職務ストレスとメンタルヘルス－職務ストレスチェックリスト作成の試み－　南山研究, 1, 37-63.

　　　　　　　　　　　　　　　　　　　　　　　　　　（夏目　誠　大阪樟蔭女子大学心理学部）

勤労者のストレス評価尺度

　この調査表は，あなたのストレスの程度を測定するものです。ストレスは自分では，意外と気づきにくいものです。今回の調査をきっかけに，「ストレスの気づき」に利用してください。過剰ストレス状態にある場合は，まず休養を，そして好きなことをしたりおしゃべりに興じたり…。
なお，どうしても，記入したくない項目は，白紙でかまいません。
方法は，最近1年間に，あなたが体験したことがある項目について，体験の有無の欄に○印をつけてください。

1. **性別**　　1．男性，2．女性
2. **年代**　　1．～19歳，2．～29歳，3．～39歳，4．～49歳，5．～59歳，6．～69歳
3. **職種**　　1．事務職，2．技術・専門職，3．技能・現業職，4．その他
4. **ポスト**　1．部・次長，2．課長・課長代理，3．係長・主任，4．なし

自己評価表			
番号	ストレッサー	体験の有無	点数
1	500万円以下の借金		51
2	500万円以上の借金		61
3	レクリエーションの減少		37
4	レクリエーションの増加		28
5	引っ越し		47
6	家族がふえる		47
7	家族の健康や行動の大きな変化		59
8	家族メンバーの変化		41
9	課員が減る		42
10	課員が増える		32
11	会社が吸収合併される		59
12	会社の建て直し		59
13	会社の倒産		74
14	会社を変わる		64
15	技術革新の進歩		40
16	軽度の法律違反		41
17	結婚		50
18	個人的成功		38
19	顧客との人間関係		44
20	左遷		60
21	妻（夫）が仕事を始める		38
22	妻（夫）が仕事を辞める		40
23	仕事に打ち込む		43
24	仕事のペース		44
25	仕事のペース，活動の増加		40
26	仕事上のミス		61
27	子供が新しい学校へ変わる		41
28	子供の受験勉強		46

29	自己の習慣の変化		38
30	自分の昇進・昇格		40
31	自分の病気や怪我		62
32	社会活動の大きな変化		42
33	収入の減少		58
34	収入の増加		25
35	住宅ローン		47
36	住宅環境の大きな変化		42
37	上司とのトラブル		51
38	職場のOA化		42
39	職場関係者に仕事の予算がつかない		38
40	職場関係者に仕事の予算がつく		35
41	食習慣の大きな変化		37
42	親族の死		73
43	人事異動		58
44	睡眠習慣の大きな変化		47
45	性的問題・障害		49
46	息子や娘が家を離れる		50
47	多忙による心身の過労		62
48	単身赴任		60
49	長期休暇		35
50	定年退職		44
51	転職		61
52	同僚とのトラブル		47
53	同僚との人間関係		53
54	同僚の昇進・昇格		40
55	妊娠		44
56	配偶者の死		83
57	配置転換		54
58	抜てきに伴う配置転換		51
59	夫婦げんか		48
60	夫婦の別居		67
61	部下とのトラブル		43
62	法律的トラブル		52
63	友人の死		59
64	離婚		72
65	労働条件の大きな変化		55
	体験ありの合計点数は		

ご協力、ありがとうございました。

教師の職業ストレッサー尺度

カテゴリー	ストレッサー
適用対象	成人（小・中学校教師）
発表論文	高木亮・田中宏二　2003　教師の職業ストレッサーに関する研究　－教師の職業ストレッサーとバーンアウトの関係を中心に－　教育心理学研究52, 1, 165-174.

■尺度の内容

　教師の職業ストレスの問題は社会問題としても認識されつつある。そのような中で，ここ10年の間に症状の側面である教師のストレス反応についての研究は着実に積み上げられてきた。しかしながら，教師の職業ストレスの原因であるストレッサー（ストレス源）についてはあまり測定されることがなく，それぞれの研究が任意に教師の職業の部分的な問題に注目しストレス反応との関係を検討するにとどまっている。そこで，本研究は教師ストレスの問題の中核部分である小・中学校教師の職業ストレッサーについて先行研究をもとに体系的にまとめることを意図した。

　尺度の構成：Travers & Cooper (1996) を参考に教師の職業ストレッサーの概念を整理した。そこで，教師の職業ストレッサーは大枠で「職務自体のストレッサー」と「職場環境のストレッサー」の2領域とした。各領域の下位尺度は前者が〈役割の曖昧な職務のストレッサー（負担）〉9項目と，〈実施困難な職務のストレッサー（負担）〉7項目の2因子で項目を構成した。後者の下位尺度は〈役割葛藤〉11項目，〈人間関係によるストレッサー〉11項目，〈組織風土〉6項目で質問項目を構成した。探索的因子分析で構造化を検討したところ〈人間関係によるストレッサー〉の項目と仮定された"同僚や上司の愚痴や不満を聞いたり慰めたりしなければならない"と，〈組織風土によるストレッサー〉の"十分な設備や情報無しに仕事をしなければならないことが多い"，"学校や学年の教育方針について自らの信念や考えと矛盾を感じることが多い"の3項目が因子負荷量の関係から取り除かれた。因子については〈人間関係によるストレッサー〉をさらに2つの因子に分けることが適当とされたため，〈同僚との関係〉6項目と，〈評価懸念〉4項目の2因子に分けた。構造化の結果をここでの尺度として提示する。なお，本稿末尾の尺度概要（表1）には，ここで取り除かれた項目も参考のため記述しておいた。

　評定方法：すべての項目は「1．まったくそうではない」～「4．とてもそうである」の4件法で回答を求め，1～4点で評定を行った。〈同僚との関係〉，〈評価懸念〉の項目は逆転項目として扱う。

■作成過程

　構成概念と参考文献：本尺度は小中学校教師の職場での健康確保および，ストレスの予防を目指す目的上，小・中学校教師の日常の職業生活でのストレスの原因となるような問題や労働負荷を尺度としてまとめた。先に示したように，Travers & Cooper (1996) を参考に教師の職業ストレスを2領域，5因子と仮定し，各因子については既存の尺度を参考に項目を作成する方法を取った。因子分析の結果2領域，6因子となった。尺度項目のもととなった研究は以下のとおりである。

　「職務自体のストレッサー」の2因子については，高木 (2001) の中学校教師の職務の動機づけに注目して整理された「職務ストレッサー尺度」45項目を参考とした。〈役割葛藤〉についてはScwab & Iwanicki (1982) の「役割ストレス尺度」11項目を参考とした。〈人間関係によるストレッサー〉につ

表1　教師の職業ストレッサー尺度の下位尺度別項目

職務自体のストレッサー	役割の曖昧な職務の負担	児童・生徒が学校外で起こした問題に対応することの負担が大きい。教師や学校の側からすれば，一方的と感じるような保護者や地域からの要求・苦情に対応することの負担が大きい。不登校や問題の多い児童・生徒やその保護者との関係の維持に努力することの負担が大きい。授業妨害をする，教室にじっとしていられない，といった学習意欲がひどく欠ける児童・生徒に授業などで対応することの負担が大きい。教育委員会などの行政上の都合に細かく応じることの負担が大きい。"しつけ"や"常識"，"生活習慣"など本来家庭でなされるべきものを細かく指導することの負担が大きい。例えば予算会計などさまざまな事務作業や自らの専門外の仕事など細かな役割に応じることの負担が大きい。必要性を感じにくい研修や研究指定を受けることなどで忙しさが増すことの負担が大きい。・地域巡回や通学区の交通指導に時間を取られることの負担が大きい。(以上9項目) 3.13 (0.51), 0.77
	実施困難な職務の負担	学級や児童会・生徒会などの経営を通して児童・生徒にとってのまとまりのある(居心地のよい)集団作りを行うことが困難である。児童・生徒の学習指導でコミュニケーションや細かな指導を充実させることが困難である。学習指導以外の日常的な児童・生徒とのコミュニケーションを確保することが困難である。家庭や地域と接する機会をもうけて，協力しあえるような関係や環境づくりを行うことが困難である。児童・生徒が，下の学校から進学してきたり，学年があがったり，上の学校に進学する際に必要な指導を適切に行うことが困難である。学校現場のさまざまな期待や課題に対応できるように自主的に研修や能力向上の機会に取り組むことが困難である。児童・生徒の最低限の学習レベルを確保することが困難である。(以上7項目) 2.44 (0.51), 0.80
職場環境のストレッサー	役割葛藤	同僚から過剰に期待や要求をされることが多い。上司(校長・教頭・主任・主事の先生方)から過剰に期待や要求をされることが多い。児童・生徒から過剰に期待や要求をされることが多い。自分の苦手な役割を求められることが多い。自分の能力以上の仕事をすることが求められていると感じることが多い。保護者から過剰に期待や要求をされることが多い。職務を果たすのに適切な援助がない場合が多い。児童・生徒や他の教師とのやりとりのなかで矛盾した要求を受けることが多い。児童・生徒の立場を優先させるべきか，教師や学校の立場を優先させるべきか迷うことが多い。(以上9項目) 2.40 (0.49), 0.73
	同僚との関係	同僚や上司に誤解を受けることが多い。同僚や上司から責められることが多い。同僚や上司と対立することが多い。同僚や上司が無責任な行動をすることが多い。同僚から自分の仕事について干渉されることが多い。職場の中で上下関係についてとても気にしなければならないことが多い。(以上6逆転項目) 1.88 (0.50), 0.84
	組織風土	自分の学校や学年では，計画したことが能率よくこなすことができ，働きやすい。自分の学校や学年では，目標や方針といった「今やるべきこと」がはっきりしている。他の先生と仕事上の調整や分担がうまくいっている。自分のやっていることが，どういったことに役に立っているのかはっきりしている。職場では，色々な意見が出て納得のいく決定がなされている。自分の仕事や役割・校務分掌の処理をするのに充分な人手がある。(以上6項目) 2.43 (0.51), 0.77
	評価懸念	同僚に対し劣等感を抱くことが多い。周りと比べて自分の能力不足を感じることが多い。同僚や上司が自分のことをどう思っているのか気になることが多い。同僚とうまくコミュニケーションを取れないことが多い。(以上4逆転項目) 2.21 (0.66), 0.72

注) 各因子の項目表記の末尾の数字は回答者の平均得点と標準偏差

いては，一般的な対人ストレッサーを尺度化した橋本（1997）の「対人ストレスイベント尺度」40項目を参考とした。〈組織風土によるストレッサー〉については，学校現場の管理職の経営のチェックリストとして開発された牧（1999）の「学校経営診断マニュアル」40項目を参考にした。

尺度作成手続き：上記の先行研究および各尺度を踏まえた上で，とくにわが国の小・中学校教師にとって違和感のない項目や構造の論議を行うこととした。まず，筆者が調査対象となったO県教育センターの現職教師13名に本研究のもととなった各概念や尺度を提示し，少なくとも彼らの経験上，現実的なストレッサーの内容と質問項目のあり方を話し合った。その後，大学研究者2名（心理学研究者1名，教育経営学研究者1名）と大学院生2名とともに論議を行い，さらに，各因子間で重複する概念や言葉がないことを確認した。最後に再度，先の13名の現職教師と検討を行った上で調査を行った。

調査対象：O県の人口規模の大きい3つの都市の小・中学校勤務の教師を調査対象とした。なお，O県は精神疾患による病気休職者の割合が全国の上位10位以内に入る県であり，教師の職業ストレスが比較的深刻な地域であるといえる。各学校は一定の規模を持つことを条件としたため小学校37校，中学校25校の計1200名の教師に質問紙を配布することとした。学校ごとにアンケートを届け，回答後は封筒に密封した上での回収を求めたため匿名性は確保されたものと考えられる。有効回答数は710部であった（有効回収率58％）。

■信頼性・妥当性の検討

信頼性については各因子ごとにCronbachのα係数を算出したところ0.73~0.83の間で推移していた。また，田尾・久保（1997）の日本語版バーンアウト尺度との関係性を共分散構造分析で検討したところ適合度がGFI＝0.96，AGFI＝0.91，RMSEA＝0.09，CAIC＝279.08であり適合が認められた。さらに，モデルにおいてストレス反応であるバーンアウトとの関係も有意な関係が認められた。以上より，本尺度は信頼性とともに，ストレス反応の原因である職業負荷を測定するという構成概念の妥当性もある程度確認されたといえよう。参考のため確認されたモデルを図1に示す。

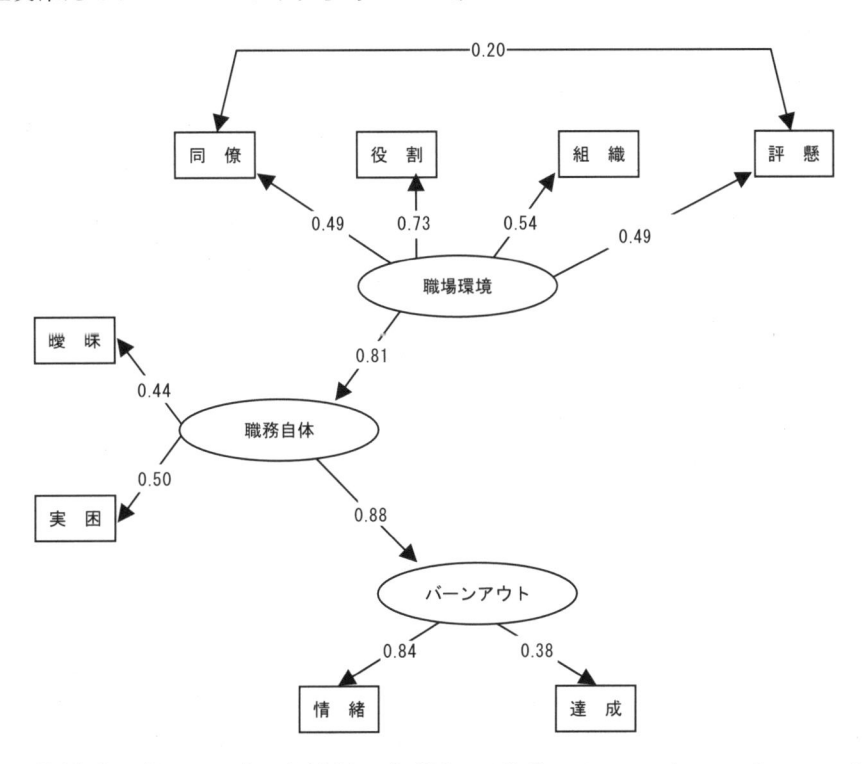

図1 共分散構造分析でモデルを検討した教師の職業ストレッサー・バーンアウト過程
高木・田中（2003a）より抜粋。

■尺度の特徴

本尺度の特徴は以下のようにまとめることができる。

(1) 教師の職業上のストレッサーを測定する尺度の性格上，ストレス反応尺度のように健康度ではなく，健全な職場と職務の実態の確保および不健康の予防を尺度の目的としている。

(2) 本尺度を構成する2つの領域のうち，「職場環境のストレッサー」は学校現場の経営や調整で対処可能な問題であると定義されている。一方，「職務自体のストレッサー」は教師の仕事の範囲や定義，負荷といった行政・社会的要求によって規定されるものであり，容易に介入が論じにくい領域である。仕事内容の質と量の問題である「職務自体のストレッサー」は政策と連動した教師の適正配置・加配による対策か教師個人の自己管理により自らの仕事の取り組み方を管理されなければならないと考えられる（高木，2003）。

(3) 明らかになったモデルの性格上，ストレス反応であるバーンアウトに対して「職務自体のストレッサー」は直接的な原因となっている一方で，「職場環境のストレッサー」は〈職務自体のストレッサー〉をとおして間接的な原因となっている。つまり，より対策として優先されるべき職業ストレッサーの問題は職場環境の整備よりも，仕事量や困難な仕事の適切な分担，ないし，行政的な人的物的支援による負担の軽減，教師個人の仕事量の自己管理にあると考えられる（高木・田中，2003a）。

(4) 本調査で検討された範囲では，教師の個人属性である性別・年齢・職位などの得点の違いは一貫した特徴が見いだされなかった（高木・田中，2003b）。しかし，小学校と中学校の比較においては得点の差とともに，ストレス過程のモデルも違いが認められた（高木，2003）。

■尺度実施の際の留意点

高木・田中（2003）が論じるように，本尺度で取り上げられた田尾・久保（1996）のバーンアウト尺度のような職務内容への評価も含むストレス反応尺度とは統計的な関係性が非常に強い。言いかえるなら，ストレス過程モデルの検討を行う場合などは除き，現実の測定場面で本尺度とストレス反応尺度を合わせて測定する必要性はあまりない。健康の程度を測定する場面ではストレス反応尺度を，職場の環境整備やストレスの予防のための過重な役割や労働負荷が生じることを防止する意図で用いる場面は本尺度のようなストレッサー尺度を用いるなど，用途ごとに尺度の選択をすることが効率的であろう。前者は治療的介入，後者は予防的介入といえよう。

■判断基準

とくに危険や安全の水準は本尺度では設けていない。今後，多数のデータを伴った研究が積み重ねられることで判断基準を確立することが課題であるといえよう。

■尺度を用いた研究の内容

本尺度を用いた研究報告は尺度作成にいたるまでの筆者の研究以外，管見の限り確認していない。

■今後の方向性・課題

すでに見てきたように本尺度は現段階ではO県という限られた地域を対象としており，昨今の公立小中学校の生徒指導や多忙化の問題を中心にまとめられたものであるという限界は留意しなければならない。今後は他の地域や他の学校種別での地道な調査の積み重ねが必要であり，その上で本尺度が徐々に一般性をもった尺度としての価値を高めていくことと考えられる。

また，あくまで本尺度はストレッサーという実態を測定するものであり，いかにそういったストレッサーの高い問題のある職業の実態を改善するかについては，本尺度では論じ得ない。さらに，先行

研究を見ても具体的に職場の環境や職業生活の健全化といった介入に関する実証的な検討や，その展望についての知見は皆無であるといえよう。本尺度はこういった現実的な介入を探る上での文脈で運用されることが求められる。

■著者への連絡

　研究および学校現場での本尺度の使用は自由であり，使用許諾は求めません。今後の職業ストレス研究，とくに教師の職場環境の改善やストレス予防の発展のために本尺度の利用や批判が積極的になされれば幸いです。

　連絡先：髙木　亮　中国学園大学子ども学部子ども学科
　〒701-0197　岡山県岡山市北区庭瀬83
　E-mail：masinrs@hotmail.com
　田中宏二　岡山大学エグゼクティブアドバイザー
　〒700-8530　岡山県岡山市北区津島中3-1-1　岡山大学本部

■引用文献

橋本　剛　1997　大学生における対人ストレスイベント分類の試み　社会心理学研究第13巻第1号，64-75.

牧　昌見　1999　改訂学校経営診断マニュアル，教育開発研究所.

Schwab, R. L & Iwanicki, E. F　1982　Perceived role conflict, role ambiguity and burnout, *Educational Administration Quarterly*, 18, 1, 60-74.

高木　亮　2001　教師の職務ストレッサーから見た学校改善に関する研究　日本教育経営学会紀要，43，66-78.

高木　亮　2003　教師のストレス過程メカニズムに関する比較研究　－小・中学校教師のストレス過程モデルの比較を中心に－　日本教育経営学会紀要45，50-62.

高木　亮・田中宏二　2003a　教師の職業ストレッサーに関する研究　－教師の職業ストレッサーとバーンアウトの関係を中心に－　教育心理学研究52，1，165-174.

高木　亮・田中宏二　2003b　教師の職業ストレスに関する研究　－校種，性別・年代にもとづいたストレス得点の比較－　日本教育心理学会第45回大会配布資料.

田尾雅人・久保真人　1997　バーンアウトの理論と実際　誠信書房

(高木　亮　中国学園大学子ども学部子ども学科)

教師の職業ストレッサー尺度

アンケートの回答にあたっては最もあてはまるものの数字を○で囲んでください

I．次のような仕事をされる際、先生がどの程度の負担を感じられるかをお尋ねします

	全くそう思わない	あまりそう思わない	少しそう思う	とてもそう思う
1）授業妨害をする、教室にじっとしていられない、といった学習意欲がひどく欠ける児童・生徒に授業などで対応することの負担が大きい	1	2	3	4
2）不登校や問題の多い児童・生徒やその保護者との関係の維持に努力することの負担が大きい	1	2	3	4
3）"しつけ"や"常識"、"生活習慣"など本来家庭でなされるべきものを細かく指導すること	1	2	3	4
4）児童・生徒が学校外で起こした問題に対応することの負担が大きい	1	2	3	4
5）教師や学校の側からすれば、一方的と感じるような保護者や地域からの要求・苦情に対応することの負担が大きい	1	2	3	4
6）必要性を感じにくい研修や研究指定を受けることなどで忙しさが増すことの負担が大きい	1	2	3	4
7）地域巡回や通学区の交通指導に時間をとられることの負担が大きい	1	2	3	4
8）例えば、予算会計など様々な事務作業や専門外の仕事での細かな役割に応じることの負担が大きい	1	2	3	4
9）教育委員会などの行政上の都合に何かと細かく応じることの負担が大きい	1	2	3	4
10）（中学校のみ）勤務時間外に部活動の指導を行うことの負担が大きい	1	2	3	4
11）（中学校のみ）専門外や苦手な部活動の指導を行うことの負担が大きい	1	2	3	4
12）（中学校のみ）部活動の顧問として指導を行うことの負担が大きい	1	2	3	4
13）（小学校のみ）学校の敷地外で、正課・課外活動を行う際に安全などに細かく気配りをすることの負担が大きい	1	2	3	4
14）（小学校のみ）「総合的な学習の時間」などの今までに経験のない活動を企画し実施することの負担が大きい	1	2	3	4
15）（小学校のみ）勤務時間外に課外活動等の指導を行うことの負担が大きい	1	2	3	4

II．先生が次のような仕事をされる際、仕事の遂行にどの程度の困難を感じておられるかお尋ねします

	全くそう思わない	あまりそう思わない	少しそう思う	とてもそう思う
1）児童・生徒の学習指導を行う際にコミュニケーションや細かな指導を充実させることが困難である	1	2	3	4
2）学習指導以外の日常的な児童・生徒とのコミュニケーションを確保することが困難である	1	2	3	4
3）児童・生徒が、下の学校から進学してきたり、学年があがったり、上の学校に進学する際に必要な指導を適切に行うことが困難である	1	2	3	4

	全くそう思わない	あまりそう思わない	少しそう思う	とてもそう思う
4）学校現場の様々な期待や課題に対応できるように自主的に研修や能力向上の機会に取り組むことが困難である	1	2	3	4
5）学級や児童会・生徒会などの経営を通して児童・生徒にとってまとまりのある（居心地のよい）集団づくりを行うことが困難である	1	2	3	4
6）家庭や地域と接する機会をもうけて、協力しあえるような関係や環境づくりを行うことが困難である	1	2	3	4
7）児童・生徒の最低限の学習レベルを確保することが困難である	1	2	3	4

Ⅲ．先生の学校での役割について感じておられることを教えてください

	全くそう思わない	あまりそう思わない	少しそう思う	とてもそう思う
1）自分の能力以上の仕事をすることが求められていると感じることが多い	1	2	3	4
2）職務を果たすのに適切な援助がない場合が多い	1	2	3	4
3）十分な設備や情報なしで仕事をしなければならないことが多い	1	2	3	4
4）児童・生徒や他の教師とのやりとりのなかで矛盾した要求を受けることが多い	1	2	3	4
5）学校や学年の教育方針について自らの信念や考えとの矛盾を感じることが多い	1	2	3	4
6）児童・生徒から過剰に期待や要求をされることが多い	1	2	3	4
7）保護者から過剰に期待や要求をされることが多い	1	2	3	4
8）同僚から過剰に期待や要求をされることが多い	1	2	3	4
9）上司（校長・教頭・主任・主事の先生方）から過剰に期待や要求をされることが多い	1	2	3	4
10）児童・生徒の立場を優先させるべきか、教師や学校の立場を優先させるべきか迷うことが多い	1	2	3	4
11）自分の苦手な役割を求められることが多い	1	2	3	4

Ⅳ．先生の職場の雰囲気についてお尋ねします

	全くそう思わない	あまりそう思わない	少しそう思う	とてもそう思う
1）自分の学校や学年では、目標や方針といった「今やるべきこと」がはっきりしている	1	2	3	4
2）自分の学校や学年では、計画したことが能率よくこなすことができ、働きやすい	1	2	3	4
3）自分の学校や学年では、自分のやっていることが、どういったことに役に立っているのかはっきりしている	1	2	3	4
4）自分の学校や学年では、他の先生と仕事上の調整や役割分担がうまくいっている	1	2	3	4
5）自分の学校や学年では、仕事や役割・校務分掌の処理をするのに充分な人手がある	1	2	3	4
6）自分の学校や学年では、色々な意見が出て納得のいく決定がなされている	1	2	3	4

V．先生の職場の人間関係についてお尋ねします

	全くそう思わない	あまりそう思わない	少しそう思う	とてもそう思う
1）同僚や上司と対立することが多い	1	2	3	4
2）同僚や上司が無責任な行動をすることが多い	1	2	3	4
3）同僚や上司に誤解を受けることが多い	1	2	3	4
4）同僚や上司から責められることが多い	1	2	3	4
5）同僚や上司が自分のことをどう思っているのか気になることが多い	1	2	3	4
6）同僚に対し劣等感を抱くことが多い	1	2	3	4
7）同僚と上手くコミュニケーションがとれないことが多い	1	2	3	4
8）周りと比べて自分の能力不足を感じることが多い	1	2	3	4
9）同僚の愚痴や不満を聞いたり、慰めたりしなければいけないことが多い	1	2	3	4
10）職場の中で上下関係について、とても気にしなければならないことが多い	1	2	3	4
11）同僚から自分の仕事について干渉されることが多い	1	2	3	4

日本語版「努力－報酬不均衡モデル」調査票

カテゴリー	ストレッサー
適用対象	成人（勤労者）
発表論文	Tsutsumi, A., Ishitake, T., Peter, R., Siegrist, J., & Matoba, T. 2001 The Japanese version of the Effort-Reward Imbalance Questionnaire：A study in dental technicians. *Work and Stress*, 15, 1, 86-96.

■尺度の内容

　ドイツの社会学者Siegrist (1996) が提唱している努力－報酬不均衡モデルに基づく職業性ストレス調査票であり，集団を対象とした疫学的応用を念頭においている。状況特異的な要因を測定する「外在的な努力」「外在的な報酬」という2つの尺度と個人要因を測定する「オーバーコミットメント」という尺度からなる。「外在的な努力」という構成概念は仕事の要求度，責任，負担を測定する6項目から構成される。一方，「外在的な報酬」は就業者が仕事から得られるもの，もしくは期待されるものとして経済的な報酬（金銭），心理的な報酬（セルフ・エスティーム）およびキャリアに関する報酬（職の安定性や昇進）を測定する11項目からなる。本モデルは「職業生活において費やす努力と，そこから得られるべき，もしくは得られることが期待される報酬がつりあわない」高努力/低報酬状態をストレスフルとする。努力および報酬項目はストレスフルな状況の有無を尋ねた後，その状況にどれほど悩んでいるか4段階で測定し，1～5点得点を配点する。努力項目の得点と報酬項目の得点比に項目数を補正する係数を乗じ努力－報酬不均衡状態の指標とする。

　本モデルでは，「オーバーコミットメント」という構成概念を導入することにより，状況面からのみならず，仕事に過度に傾注する個人の態度や行動パターンを危険な個人要因として測定しようとする。この行動パターンは，仕事上認められたいという強い願望と関連するとされそれ自体リスク要因と考えられるが，モデル内では努力－報酬不均衡状態を修飾するものとしても位置づけられている。すなわち，他人より先んじたいという競争性や仕事の上で認められたいという欲求のために，必ずしも良好とはいえない就業状況（高努力/低報酬状態）を甘受したり，その認知のゆがみ（要求度に対する過小評価やリソースに対する過大評価）から実際の報酬に見合わない過剰な努力をしたりするとされる。「オーバーコミットメント」を測定する尺度には29項目からなるオリジナル版と，その後のテストで妥当性が確認された6項目からなる短縮版がある。短縮版は「全く違う～全くその通りだ」の4件法で測定され，それぞれに1－4点が配点される。

■作成過程

　英語版の調査票を邦訳後，英語およびドイツ語への独立した逆翻訳を経て調査票を作成し，男性歯科技工士105人（41±10歳）を対象とした横断調査を行った。内部一貫法による信頼性と構成概念の因子妥当性，および筋骨格系自覚症状を指標とした併存妥当性を確認した（Tsutsumi et al., 2001）。

■信頼性・妥当性の検討

　多種職において信頼性の検討がなされている。各尺度のCronbachのαはそれぞれ，外在的努力.81-.87，外在的報酬.81-.94，オーバーコミットメント（短縮版）.61-.74である。3か月の間隔をおいた再テスト法では外在的努力.67-.73，外在的報酬.65-.72，オーバーコミットメント（短縮版）.71の相関が得られている。項目反応理論に基づいた分析では各項目の高い識別力が確認された（Tsutsumi et al., 2002)。

妥当性については，心身の自覚症状や喫煙などの健康破壊行動を指標とした併存妥当性（河野他，2002），社会人口学的属性別の得点分布に基づく弁別妥当性（Tsutsumi et al., 2002），因子妥当性（Tsutsumi et al., 2001，堤，2000），組織のリストラクチャリングに対応するストレス指標の反応性（Tsutsumi et al., 2002）が確認されている。

■尺度の特徴

(1) 既存の職業性ストレス尺度にはない「報酬」という構成概念が取り入れられ，職の不安定性など現代のストレスフルな就業状況を敏感にとらえる可能性を有する。
(2) 各種心理的身体的健康障害に対する高い予測性が報告されている。
(3) 就業環境のみならず，仕事にのめりこみやすいといった個人要因の測定を包含することで，職業性ストレスの包括的な把握と組織と個人へのアプローチを統合した介入的アプローチのレパートリーを広げうる。

■尺度実施の際の留意点

項目反応理論に基づく解析により各項目の困難度が高いことが確認され，各項目は努力および報酬の潜在特性レベルが比較的高い個人に対してセンシティブに反応することがうかがわれる。一方で，Siegrist et al. が提案している定義を満たす高リスクグループの頻度が少なくなり，この基準を用いた解析における統計学的パワーが不足する傾向がある。このため，Pikhart et al.（2001）による代替カットオフポイントなどが利用されているが，調査対象内における相対的な基準であることには常に注意をしていなければならない。

■判断基準

Siegrist et al. は（1997），努力得点と報酬得点の比に項目数を補正した値が1よりも大きいグループをリスク群とするよう提唱している。努力得点と報酬得点の比に項目数を補正した値を対数変換し分布の上位5分位を努力－報酬不均衡状態とする評定方法も提案されている（Pikhart et al., 2001）。オーバーコミットメントは，その得点分布の上位3分位をリスク群としている。日本人就業者における属性別代表値を表1に示す。

■尺度を用いた研究の内容

各ストレス指標は，就業者の筋骨格系自覚症状（Tsutsumi et al., 2001）や抑うつ状態（Tsutsumi et al., 2001）と強い関連があることが示されている。また，就業女性においてもそのストレスレベルは高値を示し更年期障害と関連のあること（荒木他，2001）や，肝機能障害や耐糖能異常といった身体指標との関連性が示されている（Irie et al., 2002）。

■今後の方向性・課題

より多様な職種に適用し標準化を進めていく必要がある。経済のグローバル化に伴う必要性から尺度の国際比較妥当性が項目反応理論に基づいて検討されている。前向き研究において自覚的症状のみならず身体疾患などをアウトカムとした予測妥当性を確認するとともに，日本人就業者における最適なカットオフポイントを模索していく必要がある。モデルに基づいた介入が職業性ストレスの軽減につながることを実証することが望まれる。

■著者への連絡

連絡先：堤　明純　北里大学医学部

日本語版「努力－報酬不均衡モデル」調査票

表1 努力/報酬得点比およびオーバーコミットメント（6項目版）得点の属性別代表値

		Effort-reward ratio							ERI	ERI-L	Overcommitment								OC-S
							Percentile										Percentile		
	n	M	SD	MIN	MAX	25	50	75	%	%	n	M	SD	MIN	MAX	25	50	75	%
All sample	13075	0.59	0.35	0.20	5.00	0.35	0.51	0.72	10	20	15826	14.2	3.1	6	24	12	14	16	31
Gender																			
Men	6232	0.59	0.38	0.20	4.00	0.33	0.49	0.71	11	20	7624	14.5	3.1	6	24	13	14	16	35
Women	6776	0.59	0.32	0.20	5.00	0.37	0.53	0.73	9	21	8117	13.9	3.1	6	24	12	14	16	27
Age, years old																			
17−25	1756	0.63	0.31	0.20	3.21	0.42	0.58	0.76	11	23	1986	14.3	3.3	6	24	12	14	16	33
26−35	3540	0.63	0.37	0.20	5.00	0.38	0.55	0.78	12	24	4344	14.5	3.3	6	24	12	14	17	35
36−45	3349	0.60	0.36	0.20	3.54	0.36	0.52	0.73	11	20	4067	14.3	3.0	6	24	12	14	16	32
46−73	4328	0.53	0.33	0.20	4.83	0.31	0.45	0.64	7	16	5300	13.8	2.9	6	24	12	14	16	25
Career, years																			
0−4	3350	0.59	0.32	0.20	3.83	0.37	0.52	0.72	10	20	3873	14.1	3.2	6	24	12	14	16	29
5−10	2564	0.62	0.37	0.20	5.00	0.37	0.54	0.75	11	23	3165	14.1	3.3	6	24	12	14	16	30
11−20	2550	0.59	0.34	0.20	3.21	0.35	0.52	0.73	10	21	3207	14.3	3.0	6	24	13	14	16	32
21−59	2238	0.55	0.37	0.20	4.00	0.31	0.44	0.65	10	17	2523	14.0	2.8	6	24	12	14	16	27
Sector																			
Public	2197	0.57	0.30	0.20	2.75	0.33	0.52	0.71	9	20	2386	14.0	2.9	6	24	12	14	16	26
Private	10877	0.59	0.36	0.20	5.00	0.35	0.51	0.72	10	20	13439	14.2	3.2	6	24	12	14	16	31
Education																			
University or more	3659	0.58	0.36	0.20	4.00	0.34	0.49	0.70	10	19	3818	13.9	2.9	6	24	12	14	16	26
Others	9086	0.59	0.34	0.20	5.00	0.35	0.52	0.73	10	21	10246	13.9	3.0	6	24	12	14	16	26
Occupational status																			
Manager	2793	0.63	0.40	0.20	4.00	0.36	0.53	0.75	13	23	3371	14.7	2.8	6	24	13	15	16	36
Subordinates	9587	0.58	0.33	0.20	5.00	0.35	0.51	0.71	10	20	11099	13.9	3.1	6	24	12	14	16	28
Working hour, h/w																			
< 50	6511	0.56	0.31	0.20	3.83	0.34	0.50	0.70	8	18	8291	14.2	3.2	6	24	12	14	16	31
>= 50	2639	0.64	0.37	0.20	5.00	0.40	0.56	0.78	12	25	3311	14.4	3.1	6	24	13	14	16	34
Shift work																			
Non-shift	6863	0.59	0.38	0.20	5.00	0.35	0.50	0.72	11	20	7779	13.8	3.0	6	24	12	14	16	25
Shift	3349	0.65	0.33	0.20	5.00	0.43	0.60	0.81	13	27	3649	14.2	3.0	6	24	12	14	16	28
Occupation																			
Nurse	2502	0.70	0.31	0.20	5.00	0.50	0.65	0.85	15	32	2744	14.4	3.0	6	24	13	14	16	31
Others	10573	0.56	0.35	0.20	4.83	0.33	0.48	0.68	9	18	13082	14.1	3.1	6	24	12	14	16	31
Employment																			
Regular	3541	0.64	0.32	0.20	4.00	0.42	0.59	0.78	12	25	3875	14.2	2.9	6	24	12	14	16	29
Part time	2891	0.51	0.28	0.20	4.83	0.33	0.46	0.62	5	13	3686	13.5	3.1	6	24	12	13	15	22

Effort-reward ratio= (score effort * 11)/ ((66-score reward) * 6), ERI: Effort-reward ratio＞1.0, ERI-L: logarithmic effort-reward ratio＞=.2412 (the uppermost quintile of the distribution for all sample), OC-S; Ove-commitment (6-item version) score＞=16.

成人勤労者

〒252-0374　神奈川県相模原市南区北里1-15-1

Siegrist は，以下の使用条件をもって本調査票を公開している：
(1)　調査票を使用した論文報告書などに Siegrist らにより使用許可を得たことを記すこと
(2)　推奨版を使用し，理論を借りた類似尺度や調査票の部分的な使用を避けること
(3)　調査票の心理特性検討のため，求めに応じてデータを提供していただきたいこと
(4)　使用料は求めていない

すなわち Siegrist らのオリジナリティを認めて出典を明記し推奨版を使用する限りはユーザーの研究上の制限なく利用できる。しかし，モデル自体が発展段階のもので多様なデータを用いた心理特性の確認が今後とも不可欠であるため，調査票の標準化のための協力を要望している。このため Siegrist はユーザー登録制を採用しているが，日本語版については著者が現時点で責任を持っており実際の使用にあたっては連絡をお願いしたい。

■引用文献

荒木葉子・武藤孝司・朝倉隆司・山田幸寛・山内慶太　2001　努力報酬不均衡モデルを用いた中高年女性労働者の更年期症状評価とその対策　産業医学ジャーナル，24, 4, 23-29.

Irie, M., Tsutsumi, A., & Kobayashi, F.　2002　Effort-reward imbalance and comprehensive health in Japanese workers. *Journal of UOEH*, 24 (Supplement 2), 138-143.

河野由里・三木明子・川上憲人・堤　明純　2002　病院勤務看護婦における職業性ストレスと喫煙習慣に関する研究. 日本公衆衛生雑誌，49, 2, 126-131.

Pikhart, H., Bobak, M., Siegrist, J., Pajak, A., Rywik, S., Kyshegyi, J., Gostautas, A., Skodova, Z., & Marmot, M.　2001　Psychosocial work characteristics and self rated health in four post-communist countries. *Journal of Epidemiology and Community Health*, 55, 9, 624-630.

Siegrist, J.　1996　Adverse health effects of high-effort/low-reward conditions. *Journal of Occupational Health Psychology*, 1, 1, 27-41.

Siegrist, J., & Peter, R.　1997　*Measuring effort-reward imbalance at work : guidelines*. Dusseldorf.

堤　明純　2000　努力－報酬不均衡モデルと日本での適用　産業精神保健，8, 3, 230-234.

Tsutsumi, A., Ishitake, T., Peter, R., Siegrist, J., & Matoba, T.　2001　The Japanese version of the Effort-Reward Imbalance Questionnaire : a study in dental technicians. *Work and Stress*, 15, 1, 86-96.

Tsutsumi, A., Kayaba, K., Nagami, M., Miki, A., Kawano, Y., Ohya, Y., Odagiri, Y., & Shimomitsu, T.　2002　The effort-reward imbalance model : experience in Japanese working population. *Journal of Occupational Health*, 44, 398-407.

Tsutsumi, A., Kayaba, K., Theorell, T., & Siegrist, J.　2001　Association between job stress and depression among Japanese employees threatened by job loss in a comparison between two complementary job-stress models. *Scandinavian Journal of Work, Environment & Health*, 27, 2, 146-153.

Tsutsumi, A., Nagami, M., Morimoto, K., & Matoba, T.　2002　Responsiveness of measures in the effort-reward imbalance questionnaire to organizational changes : a validation study. *Journal of Psychosomatic Research*, 52, 249-256.

Tsutsumi, A., Watanabe, N., Iwata, N., & Kawakami, N.　2002　Item characteristics of the effort-reward imbalance questionnaire in a Japanese working population. *International Journal of Behavioral Medicine*, 9 (Supplement 1), 276.

（堤　明純　北里大学医学部）

日本語版「努力－報酬不均衡モデル」調査票
【外在的な努力と報酬】

以下の各文が，どの程度あなたの状況にあてはまるか，該当する□をチェックして下さい。

ERI1　仕事の負担が重く，常に時間に追われている。

　　あてはまらない　　　　　　　　　　　　　□₁
　　あてはまるが，全く悩んでいない　　　　　□₂
　　あてはまっており，いくらか悩んでいる　　□₃
　　あてはまっており，かなり悩んでいる　　　□₄
　　あてはまっており，非常に悩んでいる　　　□₅

ERI2　邪魔が入って中断させられることの多い仕事だ。

　　あてはまらない　　　　　　　　　　　　　□₁
　　あてはまるが，全く悩んでいない　　　　　□₂
　　あてはまっており，いくらか悩んでいる　　□₃
　　あてはまっており，かなり悩んでいる　　　□₄
　　あてはまっており，非常に悩んでいる　　　□₅

ERI3　責任の重い仕事だ。

　　あてはまらない　　　　　　　　　　　　　□₁
　　あてはまるが，全く悩んでいない　　　　　□₂
　　あてはまっており，いくらか悩んでいる　　□₃
　　あてはまっており，かなり悩んでいる　　　□₄
　　あてはまっており，非常に悩んでいる　　　□₅

ERI4　しばしば，残業をせまられる。

　　あてはまらない　　　　　　　　　　　　　□₁
　　あてはまるが，全く悩んでいない　　　　　□₂
　　あてはまっており，いくらか悩んでいる　　□₃
　　あてはまっており，かなり悩んでいる　　　□₄
　　あてはまっており，非常に悩んでいる　　　□₅

ERI5　肉体的にきつい仕事だ。

　　あてはまらない　　　　　　　　　　　　　□₁
　　あてはまるが，全く悩んでいない　　　　　□₂
　　あてはまっており，いくらか悩んでいる　　□₃
　　あてはまっており，かなり悩んでいる　　　□₄
　　あてはまっており，非常に悩んでいる　　　□₅

成人勤労者

ERI6 過去数年，だんだん仕事の負担が増えてきた。

 あてはまらない　　　　　　　　　　　□1
 あてはまるが，全く悩んでいない　　　□2
 あてはまっており，いくらか悩んでいる　□3
 あてはまっており，かなり悩んでいる　□4
 あてはまっており，非常に悩んでいる　□5

ERI7 上司からふさわしい評価を受けている。

 あてはまる　　　　　　　　　　　　□1
 あてはまらないが，全く悩んでいない　□2
 あてはまらず，いくらか悩んでいる　　□3
 あてはまらず，かなり悩んでいる　　□4
 あてはまらず，非常に悩んでいる　　□5

ERI8 同僚からふさわしい評価を受けている。

 あてはまる　　　　　　　　　　　　□1
 あてはまらないが，全く悩んでいない　□2
 あてはまらず，いくらか悩んでいる　　□3
 あてはまらず，かなり悩んでいる　　□4
 あてはまらず，非常に悩んでいる　　□5

ERI9 困難な状況に直面すれば同僚から充分な支援が受けられる。

 あてはまる　　　　　　　　　　　　□1
 あてはまらないが，全く悩んでいない　□2
 あてはまらず，いくらか悩んでいる　　□3
 あてはまらず，かなり悩んでいる　　□4
 あてはまらず，非常に悩んでいる　　□5

ERI10 職場で公平に扱われていない。

 あてはまらない　　　　　　　　　　□1
 あてはまるが，全く悩んでいない　　□2
 あてはまっており，いくらか悩んでいる　□3
 あてはまっており，かなり悩んでいる　□4
 あてはまっており，非常に悩んでいる　□5

ERI11 昇進の見込みは少ない。

 あてはまらない　　　　　　　　　　□1
 あてはまるが，全く悩んでいない　　□2
 あてはまっており，いくらか悩んでいる　□3
 あてはまっており，かなり悩んでいる　□4
 あてはまっており，非常に悩んでいる　□5

ERI12　職場で，好ましくない変化を経験している。もしくは今後そういう状況が起こりうる。

　　　あてはまらない　　　　　　　　　　　□1
　　　あてはまるが，全く悩んでいない　　　□2
　　　あてはまっており，いくらか悩んでいる　□3
　　　あてはまっており，かなり悩んでいる　　□4
　　　あてはまっており，非常に悩んでいる　　□5

ERI13　失職の恐れがある。

　　　あてはまらない　　　　　　　　　　　□1
　　　あてはまるが，全く悩んでいない　　　□2
　　　あてはまっており，いくらか悩んでいる　□3
　　　あてはまっており，かなり悩んでいる　　□4
　　　あてはまっており，非常に悩んでいる　　□5

ERI14　現在の職は，自分が受けた教育やトレーニングの程度を充分反映している。

　　　あてはまる　　　　　　　　　　　　　□1
　　　あてはまらないが，全く悩んでいない　　□2
　　　あてはまらず，いくらか悩んでいる　　　□3
　　　あてはまらず，かなり悩んでいる　　　　□4
　　　あてはまらず，非常に悩んでいる　　　　□5

ERI15　自分の努力と成果をすべて考えあわせると，私は仕事上ふさわしい評価と人望を受けている。

　　　あてはまる　　　　　　　　　　　　　□1
　　　あてはまらないが，全く悩んでいない　　□2
　　　あてはまらず，いくらか悩んでいる　　　□3
　　　あてはまらず，かなり悩んでいる　　　　□4
　　　あてはまらず，非常に悩んでいる　　　　□5

ERI16　自分の努力と成果をすべて考えあわせると，私の仕事の将来の見通しは適当だ。

　　　あてはまる　　　　　　　　　　　　　□1
　　　あてはまらないが，全く悩んでいない　　□2
　　　あてはまらず，いくらか悩んでいる　　　□3
　　　あてはまらず，かなり悩んでいる　　　　□4
　　　あてはまらず，非常に悩んでいる　　　　□5

ERI17　自分の努力と成果をすべて考えあわせると，私のサラリー／収入は適当だ。

　　　あてはまる　　　　　　　　　　　　　□1
　　　あてはまらないが，全く悩んでいない　　□2
　　　あてはまらず，いくらか悩んでいる　　　□3
　　　あてはまらず，かなり悩んでいる　　　　□4
　　　あてはまらず，非常に悩んでいる　　　　□5

採点方法

外在的な努力：ERI1-ERI6

調査対象がブルーカラーや肉体労働に従事する職種であれば全質問項目を，主にホワイトカラーで占められる対象であれば身体的負荷（項目ERI5）を除いた5項目バージョンの使用を薦められているが，日本人就業者において身体的負荷の項目を加えることでとくに尺度の心理特性が損なわれるということはない。以下の要領で配点し総計を算出する：ストレスフルな状況は存在しない（1点）；ストレスフルな状況は存在する，しかしそれで悩んではいない（2点）；ストレスフルな状況が存在し，いくらか悩んでいると感じている（3点）；ストレスフルな状況が存在し，かなり悩んでいる（4点）；ストレスフルな状況が存在し，非常に悩んでいる（5点）。6項目バージョンに基づく総得点は6点から30点（5項目バージョンでは5点から25点）の範囲をとり，得点が高いほど回答者によって経験されている外在的な努力が高いとされる。

外在的な報酬：ERI7-ERI17

以下の要領で配点し総計を算出する：ストレスフルな状況は存在しない（5点）；ストレスフルな状況は存在する，しかしそれで悩んではいない（4点）；ストレスフルな状況が存在し，いくらか悩んでいると感じている（3点）；ストレスフルな状況が存在し，かなり悩んでいる（2点）；ストレスフルな状況が存在し，非常に悩んでいる（1点）。高得点（最高55点）ほど高報酬を，11点（最低点）に近い得点ほど低報酬による悩みが強いことを意味する。

努力／報酬比：

努力項目の得点を分子に報酬項目の得点を分母において努力／報酬比を計算する。異なる項目数を補正するために，分母に補正係数を乗じる（補正係数は，分子が5項目を含む場合0.4545（5/11），6項目を含む場合は0.5454（6/11））。努力／報酬比1.0を域値として高リスクグループ（比＞1.0）と低リスクグループ（比＜＝1.0）を弁別する。

Pikhartらは，努力／報酬比を対数変換することにより連続変数として算定する方法を提案している。この操作により，同レベルの不均衡（たとえば0.5と2.0）が1.0（努力と報酬が等しい）から同距離にあるようにみなされる。努力／報酬比＞1.0の頻度が著しく低く統計学的パワーが損なわれる場合には，Pikhartらによる対数指標の上位5分位もしくは4分位以上をリスクグループと定義して対応することを薦めている。

日本語版「努力－報酬不均衡モデル」調査票

【オーバーコミットメント】

以下の各文の内容が，あなた自身にどの程度あてはまるか，該当する□をチェックして下さい。

	全く違う	違う	その通りだ	全くその通りだ
OC1　時間的なプレッシャーを感じやすい	□1	□2	□3	□4
OC2　朝起きるとすぐ，仕事の問題を考え始める	□1	□2	□3	□4
OC3　家に帰ると，すぐにリラックスでき，仕事のことをすべて忘れてしまう	□1	□2	□3	□4
OC4　私をよく知る人は，私は仕事のために自分を犠牲にしすぎているという	□1	□2	□3	□4
OC5　仕事のことが頭から離れず，寝床に入ってもそのことばかり考えている	□1	□2	□3	□4
OC6　今日中にやるべきことをやむをえず明日に延ばさなければならないとしたら，夜眠れない	□1	□2	□3	□4

採 点 方 法

オーバーコミットメント：OC1-OC6

　モデルの内在的な構成要素は，オリジナル（29項目）の心理テストに基づいた短縮版によって測定される。

　採点方法は，全く違う（1点），違う（2点），その通りだ（3点），全くその通りだ（4点）（注：項目OC3のみ逆のコーディングを行う）というスコア化により，6点（最低点）から24点（最高点）の得点が算出される。連続変量としても利用できるが，得点分布の高位3分位をハイリスクグループと定義しカテゴリー化することを提案している。

　以上の採点基準はSiegristらが現時点で推奨している方法であり，今後尺度の心理特性に関する知見の蓄積により変更される可能性がある。

成人勤労者

臨床看護職者の仕事ストレッサー測定尺度
(Nursing Job Stressor Scale：NJSS)

カテゴリー	ストレッサー
適用対象	成人（臨床看護者全般）
発表論文	東口和代・森河裕子・三浦克之・西条旨子・田畑正司・中川秀昭　1998　臨床看護職者の仕事ストレッサーについて――仕事ストレッサー測定尺度の開発と心理測定学的特性の検討――健康心理学研究，11，1，64-72.

■尺度の内容

　これまでにも看護者を対象とした仕事ストレッサー測定尺度はいくつか作成されている。従来の尺度を概観すると主に3つの問題点が認められる：(a)ストレッサーとストレス反応の測定尺度の間に内容の重複がある。(b)尺度の多くは心理測定学的な特性の検討がなされていない，あるいは検討されていても妥当性に問題のある尺度や，信頼性の点で疑問の残る尺度が多い。(c)職場からの客観的要求としてのストレッサーとストレッサーを認識する個人の主観的要求としてのストレインを混同した尺度がある。本尺度はこれらの問題点を解決するために開発されている。質問項目は既存尺度から収集したが，上記の問題点を踏まえて整理され，尺度としての信頼性や妥当性が検討されている。とくに，各質問はストレッサー，すなわち仕事からの客観的要求としてとらえられるように表現されており，描かれたストレッサーに対して「どの程度の強さでストレスと感じますか？」と尋ねる形式をとることで，ストレイン，すなわち個人の主観的要求を測定することを意図した自己記入式質問紙である。

　項目数：33項目
　下位尺度：7因子。以下に各因子の命名を示す。
　因子1（7項目）：職場の人的環境に関するストレッサー
　因子2（5項目）：看護職者としての役割に関するストレッサー
　因子3（5項目）：医師との人間関係と看護職者としての自律性に関するストレッサー
　因子4（4項目）：死との向かい合いに関するストレッサー
　因子5（5項目）：仕事の質的負担に関するストレッサー
　因子6（5項目）：仕事の量的負担に関するストレッサー
　因子7（2項目）：患者との人間関係に関するストレッサー

　因子1は職場の人間関係問題，ソーシャルサポート不足，仕事や看護に対する考え方の違いに由来するストレッサーである。因子2は看護者としての役割葛藤，とくに患者・家族にこころのケアを行うという役割が十分果たされていない状況に由来するストレッサーである。因子3は医師との人間関係，とくに医師と看護者との上下関係により自律性が発揮できない状況に由来するストレッサーである。因子4は患者の臨終場面に由来するストレッサーである。因子5は仕事の複雑さや困難性など仕事の質に由来するストレッサーである。因子6は仕事量の多さに由来するストレッサーである。因子7は患者との人間関係，とくに訴えが多い患者や嫌だと思う患者との応対に由来するストレッサーである。

　評定方法・採点方法：5件法。反転項目はなく，各項目に対する回答を「そのような状況なし」＝0点，「ほとんど感じない」＝1点，「少し感じる」＝2点，「かなり感じる」＝3点，「非常に強く感じる」＝4点と，ストレインが強いほど点数が高くなるように付与している。下位尺度の合計点を項目数で割った値が下位尺度ストレイン得点となる。NJSS総合ストレイン得点も算出できる。

■作成過程

　まず，本邦および海外の5つの既存尺度から質問項目を収集・整理し，最終的に55の質問項目リストが作成されている。次に，16名の臨床看護者を対象にパイロット・スタディが行われ，質問内容や回答形式がさらに検討され，尺度原案が作成されている。本調査は一私立医科大学病院に勤務する全看護者（有効サンプル数＝440）を対象に実施され，項目の選定および因子分析（主因子法，varimax回転）による因子構造の検討が行われている。その結果，7因子33項目からなる尺度が作成されている。

■信頼性・妥当性の検討

　信頼性：内的整合性は $\alpha = .75 - .85$ と，すべて.70以上の値を示している。他の尺度と比較すると，内的整合性は十分あると考えられる。再検査法は因子1から順に $r = .68, .71, .74, .69, .74, .67, .60$ と，因子7を除いてすべて.70に近い値が認められている。これも他の尺度と比較すると，満足すべきレベルにあると考えられる。

　妥当性：NJSSの下位尺度として抽出された7つの因子はこれまでに職業性ストレスを規定する重要な仕事ストレッサーとして多くの研究者が提唱しているものが，病院という職場の特徴を反映して表現されていると考えられる。また，これら7つの因子は想定したカテゴリーの分類とほぼ一致するものであり，予測した因子構造が出現したと考えられる。想定したカテゴリーは既存の尺度を検討するなかで得られた仮説であり，理論的根拠に欠ける点は否めないが，NJSSの構成概念妥当性は一応認められたと考えられる。

　NJSSの因子構造の再現性が認められていることから，因子的妥当性のある尺度と考えられる。また，バーンアウト測定尺度である日本版 Maslach Burnout Inventory（MBI）を外的基準として NJSS との相関を検討したところ，仮説は支持された。したがって，NJSS はストレス反応に寄与するストレッサーを測定する予測妥当性のある尺度であると考えられる。

■尺度の特徴

本尺度の特徴は以下のようにまとめることができる。
(1) 従来の尺度が抱えている問題が解決されており，信頼性や妥当性の点で使用に耐えうる尺度である。
(2) 臨床の現場で働く看護者に特異的な仕事ストレインを測定することが可能である。
(3) 臨床看護者全般において適用可能であり，病院間，勤務場所間などの比較が可能である。
(4) 7因子33項目からなる尺度であり，回答者への負担が少なく，質問内容もわかりやすく，回答しやすい尺度である。

■尺度実施の際の留意点

　本尺度の基本形式は，とくに期間を限定せずに回答を求める教示文が作成されているが，期間を限定して測定するためには教示文を適宜修正して使用する。

■判断基準

　NJSS 標準得点や評価基準は算出されていない。表1に，一私立医科大学病院に勤務する看護職者440名の NJSS 下位尺度得点を示す。

■尺度を用いた研究の内容

　本尺度を使用し，看護職者のバーンアウトとの関連について検討している研究（渕崎他，2003；Kitaoka

表1 Nursing Job Stressor Scale (NJSS) 下位尺度得点
　　　（一私立医科大学病院勤務看護職者N=440の場合）

	平均値	標準偏差	ストレインの程度			
			低い ～25%	普通 ～50%	やや高い ～75%	高い ～100%
総合ストレイン得点	2.67	0.55	1.0～2.3	2.4～2.7	2.8～3.1	3.2～3.9
職場の人的環境に関するストレイン得点	2.49	0.83	0.0～2.0	2.1～2.6	2.7～3.1	3.2～4.0
看護職者としての役割に関するストレイン得点	2.67	0.66	0.6～2.2	2.3～2.8	2.9～3.2	3.3～4.0
医師との人間関係と看護職者としての自律性に関するストレイン得点	2.54	0.87	0.0～2.0	2.1～2.6	2.7～3.2	3.3～4.0
死との向かい合いに関するストレイン得点	2.21	1.03	0.0～1.5	1.6～2.5	2.6～3.0	3.1～4.0
仕事の質的負担に関するストレイン得点	2.96	0.62	0.8～2.6	2.7～3.0	3.1～3.4	3.5～4.0
仕事の量的負担に関するストレイン得点	3.08	0.63	1.0～2.6	2.7～3.2	3.3～3.6	3.7～4.0
患者との人間関係に関するストレイン得点	2.74	0.81	0.0～2.0	2.1～3.0	3.1～3.5	3.6～4.0

-Higashiguchi & Nakagawa, 2003)がある。また，NJSSの病棟間比較に関する研究（東口他，1998）もある。

■今後の方向性・課題

データを蓄積し，NJSS標準得点を算出することが必要である。

■著者への連絡

研究目的で使用する場合は，とくに使用許諾を求める必要はないが，直接相談されれば質問紙などの資料を送付する。また，研究成果を公表した際には印刷物のコピーなどを尺度開発者に送付するよう要望する。なお，研究目的以外の使用にあたっては尺度開発者に直接相談のこと。
連絡先：北岡（東口）和代　金沢医科大学看護学部
〒920-0293　石川県河北郡内灘町大学1丁目1番地
E-mail：kitaoka@kanazawa-med.ac.jp

■引用文献

渕崎輝美・所村芳晴・福島秀行・松本敦子・桶谷玲子・谷本千恵・林みどり・北岡和代　2003　精神科看護者のバーンアウトと職場ストレス要因についての検討　日本精神保健看護学会第13回学術集会抄録集，70-71.

東口和代・森河裕子・由田克士・相良多喜子・奥村義治・瀬戸俊夫・西条旨子・三浦克之・田畑正司・中川秀昭　1998　病院看護職者の職業性ストレス反応と職場ストレス要因－勤務場所間の比較を中心に－　北陸公衆衛生学会誌，24，55-60.

Kitaoka-Higashiguchi, K., & Nakagawa, H. 2003 Job strain, coping, and burnout among Japanese nurses. *The Japanese Journal of Health and Human Ecology*, 69, 66-79.

(北岡（東口）和代　金沢医科大学看護学部)

臨床看護職者の仕事ストレッサー測定尺度

【問い】 病院で勤務する看護者がストレスと感じる状況を下記に述べてみました。あなたの場合，どの程度の強さで『ストレスと感じますか？』1 から 4 のいずれかの数字を，1 つ選んで○で囲んで下さい。職場でそのような状況がない場合には '0' に○をつけて下さい。

『ストレスと感じますか？』	ほとんど感じない	少し感じる	かなり感じる	非常に強く感じる	状況なし
1）患者の心の支えになってやれない時	1	2	3	4	0
2）こなさなければならない仕事が多い時	1	2	3	4	0
3）してもしても仕事に切りがない時	1	2	3	4	0
4）医療器械の機能や操作法についてよくわからない時	1	2	3	4	0
5）他のスタッフと仕事に対する考え方が食い違う時	1	2	3	4	0
6）医師の治療方針に対して納得できない時	1	2	3	4	0
7）訴えが多い患者の応対をする時	1	2	3	4	0
8）自分で納得のゆく看護ケアができない時	1	2	3	4	0
9）親しくしていた患者が亡くなった時	1	2	3	4	0
10）自分の能力以上の仕事を要求される時	1	2	3	4	0
11）患者の臨終時や急変時に医師がつかまらない時	1	2	3	4	0
12）患者のためにはならないと思う検査・治療などを指示する医師と話し合うことができない時	1	2	3	4	0
13）こちらの都合を考えずに，処置・検査などを指示する医師にノーと言えない時	1	2	3	4	0
14）仕事上の思いや気持ちを話し，相談できる人が同じ勤務場所にいない時	1	2	3	4	0
15）何か問題が起こった時，上のスタッフや主任・師長がうまくサポートしてくれない時	1	2	3	4	0

『ストレスと感じますか？』

	ほとんど感じない	少し感じる	かなり感じる	非常に強く感じる	状況なし
16) 患者の家族の心の支えになってやれない時…………………………	1	2	3	4	0
17) 人手が十分でない時…………………………………………………	1	2	3	4	0
18) 医師との人間関係に問題があり信頼関係がない時…………………	1	2	3	4	0
19) 医師とコミュニケーションが十分にとれていない時………………	1	2	3	4	0
20) 積極的治療を受けながらターミナルの患者が亡くなる時…………	1	2	3	4	0
21) 同じ勤務場所で働くある特定の人との人間関係に問題がある時……	1	2	3	4	0
22) 仕事を終えるのに十分な時間がない時………………………………	1	2	3	4	0
23) 他のスタッフと看護や看護ケアに対する考え方が食い違う時……	1	2	3	4	0
24) 他のスタッフが協力的でない時………………………………………	1	2	3	4	0
25) 患者の心のケアをする時間がない時…………………………………	1	2	3	4	0
26) 判断力・注意力・責任感などが要求され仕事上の緊張感が多い時	1	2	3	4	0
27) 仕事が終わらず超過勤務をしなければならない時…………………	1	2	3	4	0
28) 嫌だと思う患者の応対をする時………………………………………	1	2	3	4	0
29) 患者が苦しんでいるのを見る時………………………………………	1	2	3	4	0
30) 慣れない仕事を任される時……………………………………………	1	2	3	4	0
31) ターミナルの患者の話を聴いたり，話をしたりする時……………	1	2	3	4	0
32) 自分より上にしっかりした人がいない時……………………………	1	2	3	4	0
33) やり方が難しい処置・検査などを患者に行う時……………………	1	2	3	4	0

採 点 方 法

　以下の手順に従って，総合ストレイン得点および下位尺度ストレイン得点を算出する。
各項目の得点は，回答選択肢の番号に従って，0～4点で採点する（反転項目なし）。
総合ストレイン得点＝すべての項目得点の加算／33
職場の人的環境に関するストレイン得点＝項目5＋項目14＋項目15＋項目21＋項目23＋項目24＋項目32／7
看護職者としての役割に関するストレイン得点＝項目1＋項目8＋項目16＋項目25＋項目29)／5
医師との人間関係と看護職者としての自律性に関するストレイン得点＝項目6＋項目12＋項目13＋項目18＋項目19／5
死との向かい合いに関するストレイン得点＝項目9＋項目11＋項目20＋項目31)／4
仕事の質的負担に関するストレイン得点＝項目4＋項目10＋項目26＋項目30＋項目33)／5
仕事の量的負担に関するストレイン得点＝項目2＋項目3＋項目17＋項目22＋項目27／5
患者との人間関係に関するストレイン得点＝項目7＋項目28／2

仕事のストレス判定図
(Job Stress Assessment Diagram)

カテゴリー	ストレッサー
適応対象	成人（勤労者）
発表論文	川上憲人，橋本修二，他　2000　「仕事のストレス判定図」の完成と現場における有用性の検討．加藤正明（班長）：労働省平成11年度「作業関連疾患の予防に関する研究」報告書，12-39

■尺度の内容

　職場におけるストレスの対策は，職場環境等中の職業性ストレッサーを改善する職場環境からのアプローチと，個人のストレス対処能力を向上するなどの個人向けアプローチの2つがある。ILO(1992)の報告書は，個人向けアプローチよりも，職場環境からのアプローチの方が効果的であり，かつ効果が持続的としている。しかしながら職場環境からのアプローチを行うためにはまずその前提として職場集団のストレッサーを評価する必要がある。個人の職業性ストレッサーを評価する尺度はこれまでにも数多く開発されている。しかしながらこれらの職業性ストレッサー尺度を用いて職場単位でストレッサーの水準を評価することに特化したツールはこれまでなかった。

　「仕事のストレス判定図」は厳密な意味では新しい職業性ストレッサーの尺度ではない。既存の職業性ストレッサー尺度を利用して，測定した職場の平均値から，その職場の職業性ストレッサーの特徴をわが国の標準集団（全国平均）との比較から評価する方法である。またその職場集団の平均的な職業性ストレッサーから予測される健康障害のリスクを，標準集団を100とした相対危険度（「健康リスク」と呼ぶ）で推定することができる。

　代表的な職業性ストレスのモデルである「仕事の要求度－コントロールモデル」あるいは「要求度－コントロール－社会的支援モデル」に基づく研究（Karasek & Theorell, 1990）では，仕事の要求度（仕事の量，スピード，複雑さなど）が大きく，仕事のコントロール（仕事上の裁量権や自由度など）が低く，職場の社会的支援（人間関係や組織）が低いといった要素が重なる場合に健康問題が生じやすいことがわかっている。仕事のストレス判定図は，この仕事の要求度－コントロールモデルあるいは要求度－コントロール－社会的支援モデル（Karasek & Theorell, 1990）に基づいて作成されており，仕事の要求度（量的負荷），仕事のコントロール，上司の支援，同僚の支援の4つの側面から評価を行う。現在までのところ「仕事のストレス判定図」はJob Content Questionnaire(JCQ) (Karasek, 1985；Kawakami et al., 1995), NIOSH職業性ストレス調査票(JSQ) (Hurrell & McLaney, 1998；原谷他, 1993) あるいは職業性ストレス簡易調査票（下光他, 2000）の3つの職業性ストレッサー調査票のそれぞれ該当する下位尺度を使用して仕事のストレス判定図を使用することができる。

■作成過程

　仕事のストレス判定図は関東，東海，北陸の9事業場の労働者を対象とした大規模なコホート研究のベースラインデータをもとに作成された（川上他, 2000）。この研究ではJCQおよびNIOSH職業性ストレス調査票による調査を実施し，欠損値のない20～59歳の男性15,450名，女性2,867名のデータが解析された（回収率50～95％）。このデータにおけるJCQおよびNIOSH職業性ストレス調査票による仕事の要求度（仕事の量的荷重），仕事のコントロール，上司および同僚の支援の4尺度の男女別平均点数が標準値（全国平均）として採用された。また，抑うつをCES-D尺度により測定し16点以上を抑うつありとして，要求度とコントロールの組合わせ，あるいは上司と同僚の支援の組合わせが抑うつ

の有無を予測する式を多重ロジステイック回帰モデルを用いて求めた。この予測式が「健康リスク」の計算式として採用された。たとえば健康リスク120は，20％増しに健康問題が起きやすい職場であることを示している。職業性ストレス簡易調査票の標準集団の平均値は下光他（2000）の約1万人のデータに基づいている。また職業性ストレス簡易調査票から健康リスクを求める計算式は，NIOSH職業性ストレス調査票の尺度と職業性ストレス簡易調査票の尺度との換算式に基づいて作成されている。

■信頼性・妥当性の検討

信頼性：信頼性については，仕事のストレス判定図に使用されるそれぞれの職業性ストレッサーの尺度の信頼性の検討結果を参照されたい。

妥当性：仕事のストレス判定図を計算するための4つの尺度の内容的妥当性や構成概念妥当性については，それぞれの職業性ストレッサーの尺度の妥当性の検討結果を参照されたい。仕事のストレス判定図の予測的妥当性については，男性回答者9,598人を対象とした平均2.3年間の追跡調査で，仕事のストレス判定図が30日以上の疾病休業の発生をどの程度予測するかが検討された。仕事のコントロール，上司の支援，同僚の支援による健康リスクの算出係数は疾病休業データの予測からみて適切であった。一方，仕事の量的負担と疾病休業との関係はU字型であった。しかしながら，先行研究の知見，判定図の簡潔さの確保，判定図が必ずしも疾病休業予測を目的として考えていないことから係数はそのままとした。

■尺度の特徴

仕事のストレス判定図は以下のようにまとめることができる。

(1) 広く知られている仕事の要求度－コントロールモデル（あるいは要求度－コントロール－社会的支援モデル）に基づいて労働者の職業性ストレッサーを職場集団単位で評価し，わが国の標準集団と比較することができる。

(2) 得られた職場集団の職業性ストレッサーの水準から，これによって予測される健康障害の発生危険度を，標準集団を100とした場合の相対危険度（健康リスク）として推定することができる。

(3) 4つの尺度の職場集団の平均点を計算するだけで，誰でも簡便に利用できる。

(4) JCQ，NIOSH職業性ストレス調査票，職業性ストレス簡易調査票の3つの尺度に対応しているマルチプラットフォームである。

■尺度実施の際の留意点

仕事の量的負担については，過小な場合にもストレスとなることがあるため注意が必要である。ストレスの評価と対策においては，「仕事のストレス判定図」にとりあげられていないストレス要因についても考慮に入れるべきである。他の情報源も活用することがよい。評価する単位（対象者）の人数が減少すると，評価が不安定になったり，個人差の影響がでやすくなるために，できれば20名以上程度，最低でも10名以上程度を1つのグループとして使用することが望ましい。

■判断基準

仕事のストレス判定図の標準集団の得点と評価基準（健康リスク）は約2万5千名のデータに基づいて男女別に算出されている。健康リスクによる評価は100を標準としており，高くなるほど連続的に健康障害の危険度が増加することを意味している。事例研究の積み重ねからは，120－130以上の健康リスクはとくに危険であると推測されている。

■尺度を用いた研究の内容

仕事のストレス判定図は，職場環境における職業性ストレッサーを評価し，職場環境等を改善する

必要性や改善の方向性を明らかにするために産業現場で広く使用されている（田中他，2001 & 2002；宮崎他，2001）。また研究面では職場環境などの改善の効果評価研究に使用されている（城戸他，2002）。

■今後の方向性・課題

　仕事のストレス判定図は，職場集団を単位として職業性ストレッサーの評価を行うツールであるが，その根拠となる疾病休業を基準とした予測妥当性の検討は個人を単位として行われている。今後，職場集団を単位とした場合に仕事のストレス判定図の予測が正しいかどうかの検討がなされる必要がある。

■著者への連絡

　仕事のストレス判定図の詳細な情報は，http：//www.jstress.net に掲載されている。

■引用文献

原谷隆史・川上憲人・荒記俊一　1993　日本語版 NIOSH 職業性ストレス調査票の信頼性および妥当性，産業医学35（臨時増刊），S214．

Hurrell J. J., & McLaney M. A.　1988：Exposure to job stress—a new psychometric instrument. *Scandinavian Journal of Work, Environment & Health*, 14 (suppl. 1), 27-28.

ILO　1992　Preventing stress at work. ILO Conditions of Work Digest 11, 2.

Karasek R.　1985　Job Content Questionnaire User's Guide. Department of Work Environemnt, University of Massachusetts at Lowell：Lowell.

Karasek R., & Theorell T.　1990　Healthy work. Basic Books: New York.

Kawakami N., Kobayashi F., & Araki S., et al.　1995　Assessment of job stress dimensions based on the Job Demands-Control model of employees of telecommunication and electric power companies in Japan：reliability and validity of the Japanese version of Job Content Questionnaire. *International Journal of Behavioral medicine* 2, 358-375.

城戸尚治・山川和夫・田中美由紀　2002　仕事のストレス判定図を使用したストレス対策の進め方，産業ストレス研究9，227-231．

宮崎彰吾・堀江正知・川上憲人・原谷隆史　2001　ソフトウェアエンジニアにおけるストレス対策プログラム，産業ストレス研究8，49-53．

下光輝一・原谷隆史他　2000　主に個人評価を目的とした職業性ストレス簡易調査票の完成，加藤正明（班長）：労働省平成11年度「作業関連疾患の予防に関する研究」報告書，126-164．

田中美由紀・小田原努・河島美枝子　2001　個人および職場集団に対するストレス対策のモデル事業，産業ストレス研究8，73-78．

田中美由紀・小田原努・河島美枝子　2002　仕事のストレス判定図を用いたストレス対策の事例紹介，産業衛生学雑誌44，17-19．

　　　　　　　　　　　　　　　　　　　　　　　　　　（川上憲人　東京大学大学院医学系研究科）

付録：仕事のストレス判定図を使用するための質問票（職業性ストレス簡易調査票用）

あなたの性別は　（いずれかに○）　　　1 男性　　　　2 女性

あなたのお仕事についてうかがいます。最もあてはまる回答の欄に○を記入して下さい。

	そうだ	まあそうだ	ややちがう	ちがう
(1) 一生懸命働かなければならない				
(2) 非常にたくさんの仕事をしなければならない				
(3) 時間内に仕事が処理しきれない				
(4) 自分のペースで仕事ができる				
(5) 自分で仕事の順番・やり方を決めることができる				
(6) 職場の仕事の方針に自分の意見を反映できる				

あなたの周りの方々についてうかがいます。最もあてはまる回答の欄に○記入して下さい。

	非常に	かなり	多少	全くない
次の人たちとはどのくらい気軽に話せますか？				
(7) 上司				
(8) 職場の同僚				
あなたが困ったとき，次の人達はどのくらい頼りになりますか？				
(9) 上司				
(10) 職場の同僚				
あなたの個人的な問題を相談したら，次の人達はどのくらい聞いてくれますか？				
(11) 上司				
(12) 職場の同僚				

得点の計算方法：問(1)〜(6)は，そうだ＝4点，まあそうだ＝3点，ややちがう＝2点，ちがう＝1点を与える。問(7)〜(12)は，非常に＝4点，かなり＝3点，多少＝2点，全くない＝1点を与える。以下の式に従って各得点を計算する：仕事の量的負担＝問1＋問2＋問3，仕事のコントロール＝問4＋問5＋問6，上司の支援＝問7＋問9＋問11，同僚の支援＝問8＋問10＋問12。これらの項目は，職業性ストレス簡易調査票からの抜粋である。「仕事のストレス判定図」はこの他，Job Content Questionnaire（JCQ，22項目），NIOSH職業性ストレス調査票（36項目）によっても使用できる。

仕事のストレス判定図（職業性ストレス簡易調査票用）

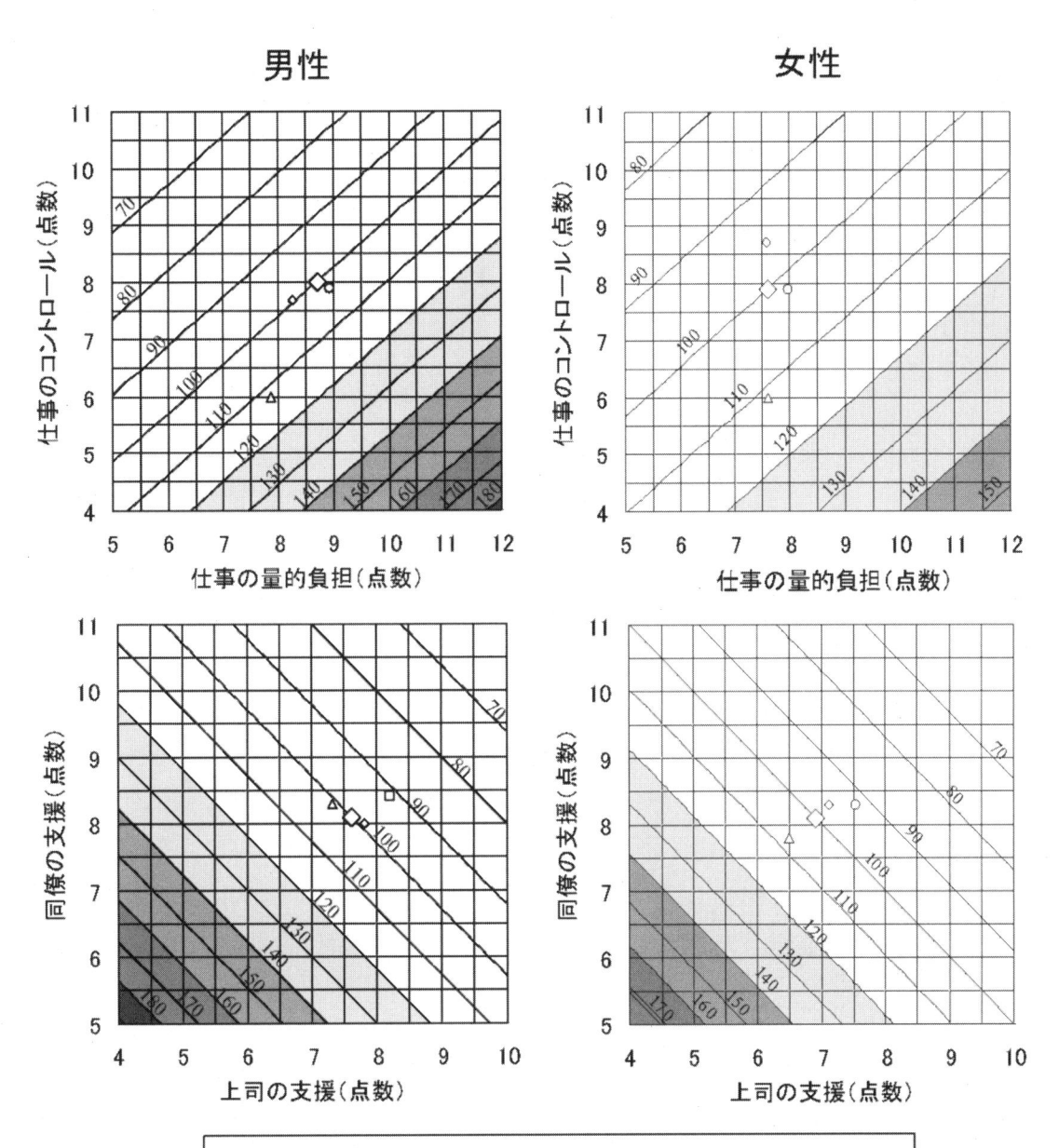

男性

女性

参考値：◇全国平均　□管理職　○専門技術職　◇事務職　△現業職

職場名	対象者数（人）	主な作業内容
尺度名	平　均　点	読みとった健康リスク
仕事の量的負荷		(A)
仕事のコントロール		
上司の支援		(B)
同僚の支援		
総合した健康リスク ［＝(A)×(B)/100］		

成人勤労者

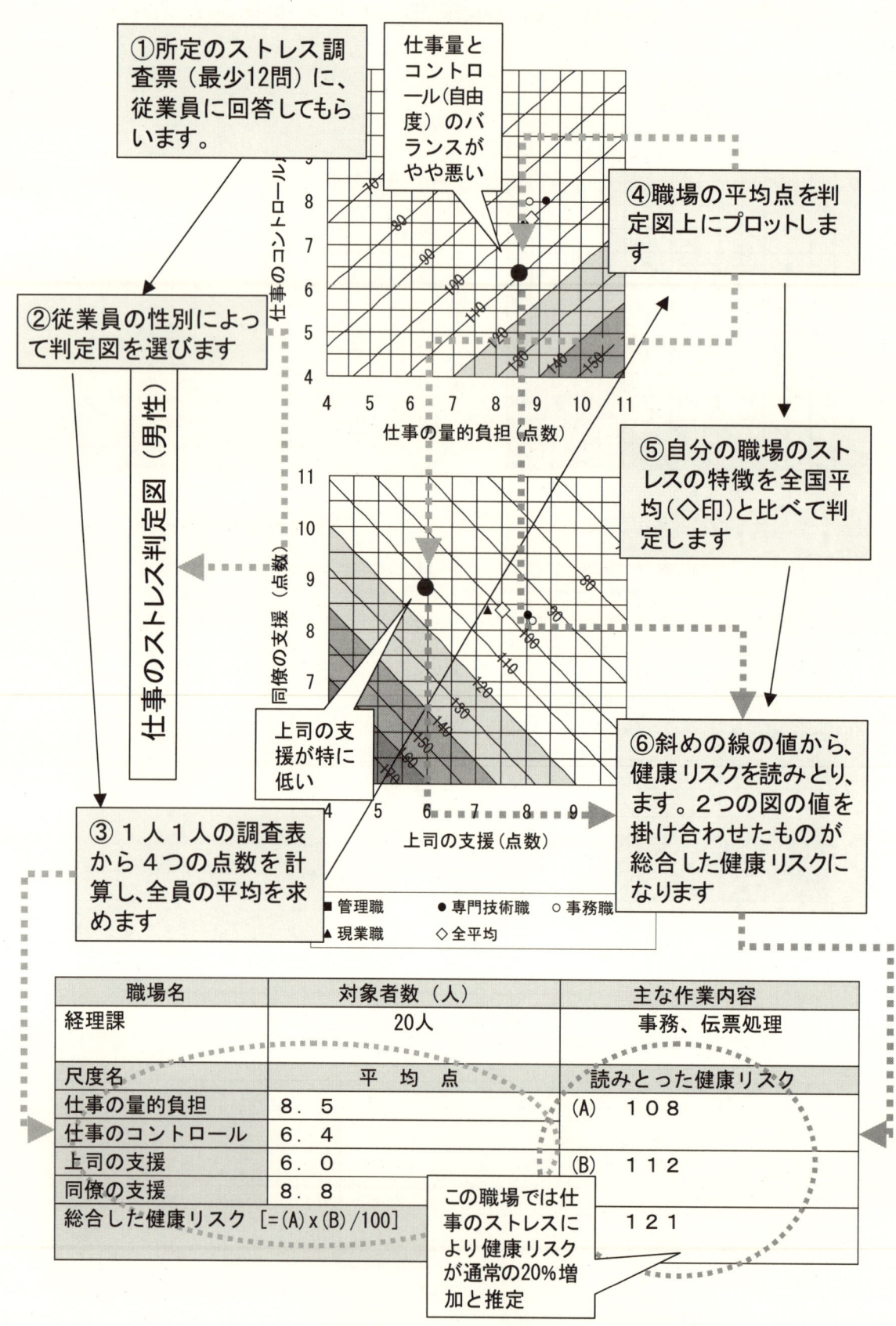

「仕事のストレス判定図」の使用方法

①所定のストレス調査票（最少12問）に、従業員に回答してもらいます。

②従業員の性別によって判定図を選びます

③１人１人の調査表から４つの点数を計算し、全員の平均を求めます

④職場の平均点を判定図上にプロットします

⑤自分の職場のストレスの特徴を全国平均（◇印）と比べて判定します

⑥斜めの線の値から、健康リスクを読みとります。2つの図の値を掛け合わせたものが総合した健康リスクになります

仕事のストレス判定図（男性）

- 仕事量とコントロール（自由度）のバランスがやや悪い
- 上司の支援が特に低い

縦軸：仕事のコントロール（点数）／横軸：仕事の量的負担（点数）
縦軸：同僚の支援（点数）／横軸：上司の支援（点数）

■ 管理職　● 専門技術職　○ 事務職　▲ 現業職　◇ 全平均

職場名	対象者数（人）	主な作業内容
経理課	20人	事務、伝票処理

尺度名	平均点	読みとった健康リスク
仕事の量的負担	8.5	(A) 108
仕事のコントロール	6.4	
上司の支援	6.0	(B) 112
同僚の支援	8.8	
総合した健康リスク ［＝(A)×(B)/100］		121

この職場では仕事のストレスにより健康リスクが通常の20%増加と推定

新人看護師職務ストレッサー尺度

カテゴリー	ストレッサー
適用対象	成人（基礎看護教育課程卒業後3年未満の看護師）
発表論文	藤原千惠子・本田育美・星　和美・石田宜子・石井京子・日隈ふみ子　2001　新人看護婦の職務ストレッサーに関する研究：職務ストレッサー尺度の開発と影響要因の分析　日本看護研究学会雑誌，24，77-88.

■尺度の内容

　看護師の職務ストレッサーを測定する尺度は，これまでにも開発されている。それらの尺度は，対象の看護経験年数にバラツキがある，1つの病院やある教育機関の看護師に限定されている，信頼性や妥当性が不明なものも含まれているなどの問題がある。

　われわれは，看護師の中でも，基礎看護教育を終了し看護師として病院で働き始めた時期の新人看護師を対象に研究をすすめている。それは，この時期の看護師がリアリティーショックなど特有のストレス状態になりやすいという特徴があり，職場での不適応や早期離職などの問題を抱えていると考えられるからである。Benner (1992) は，一人前とは同じ状況もしくは類似した状況で2〜3年仕事をしている看護師であると述べ，それまでの時期を新人（Advanced Beginner）と定義している。

　本尺度は，基礎看護教育課程を卒業後3年未満の新人（Advanced Beginner）の看護師を対象とした職務ストレッサーを測定する目的に開発された尺度であり，看護師として働くうえで経験するストレッサーに関する項目で構成されている。尺度は，26項目で構成されており，全項目の合計得点で「総ストレッサー」を算出できる。下位尺度は，「自分の看護能力不足」（10項目）「他の看護師との関係」（5項目）「患者や家族へのサポート」（3項目）「上司との関係」（3項目）「看護援助のジレンマ」（3項目）「医師との関係」（2項目）の構造になっている。評定方法は，各項目を1点〜5点の5件法であり，「総ストレッサー」の得点範囲は，26点−130点である。各下位尺度は，それぞれに含まれる項目の合計得点を算出するが，下位尺度間での比較は項目数が一定していないので，合計得点を項目数で割った値で比較するような工夫が必要である。

■作成過程

　新人看護師の職務ストレッサーに関する項目を収集するために，卒業後3年未満の看護師40名に看護師として働いている時に感じるストレッサーに関して自由記載調査を行った。対象の看護師は，3年制専門学校や短期大学および4年制大学などの種々の教育課程の卒業生，また働いている病院や対象としている患者の特徴にも偏りがないように選択した。得られた項目について，看護学を専門とする研究者3名，心理学を専門とする研究者1名，新人看護師を指導した経験がある看護師5名によって項目内容の妥当性と類似性を考慮して項目を整理した。さらに看護師の職務ストレッサーに関する文献（東口他，1998；近澤，1988）の項目も参考にして，35項目からなる尺度案が作成された。

　尺度案について全国の500床以上を有する病院114ヵ所で働く看護師2207名（1年目・2年目・3年目1647名，対照群の10年前後560名）を対象に本調査を実施し，最終項目の選定および因子構造の検討を行った。

■信頼性・妥当性の検討

　信頼性：内的整合性は，全26項目の「総ストレッサー」$\alpha=.85$，下位尺度の「自分の看護能力不足」$\alpha=.86$，「他の看護師との関係」$\alpha=.75$，「患者や家族へのサポート」$\alpha=.76$，「上司との関係」$\alpha=.83$，

「看護援助のジレンマ」α＝.59,「医師との関係」α＝.64であり，下位尺度ではやや低いものもある。これは下位尺度の一部の項目数が少ないことが影響していると考えられるが，ほぼ信頼性が保てていると考えられる。折半法では，.70〜.82であった。

妥当性：本尺度の下位尺度は，看護ケアに関連する側面と職場の人間関係に関連する側面に大別され，それぞれがさらに3つの細かな内容に分かれている。尺度項目の内容は，従来の看護師の職務ストレッサー尺度（東口他，1998；近澤，1988；Gray-Toft, P., 1981）と比較して，看護ケアと対人関係に関する因子という点ではほぼ似通っている。しかし，他の尺度でみられる勤務体制や仕事の量的負担というような勤務条件に相当する項目は含まれていない。その理由として，新人看護師の場合は，他の勤務条件と比較できない，仕事の量的負担を自己の能力不足と解釈することから勤務条件に関するストレッサーとして認識されにくいことがあげられる。

■尺度の特徴

本尺度は，次のような特徴を有している。
(1) 病院で働く新人看護師の職務上のストレス状態を測定できる。
(2) 対象は，基礎看護教育を終了後3年未満の看護師において適応可能である。
(3) 26項目という項目数は，回答者への負担が少なく，就職後のストレス状態の変化の把握など繰り返しの測定に使用しやすい。
(4) 26項目全体で「総ストレッサー」を測定することができる。また，6つの下位尺度ごとに各ストレス側面の測定が可能である。

■尺度実施の際の留意点

本尺度は，3年未満の新人看護師を対象とした職務ストレッサー測定尺度である。研究過程では，新人看護師の特徴を10年前後の中堅看護師と比較検討することによってそれぞれの特徴がより明確に見いだせているが，3年以上の看護師を対象とした職務ストレッサーの測定のおける信頼性・妥当性の検討は行っていない。

■判断基準

本尺度は，職務ストレッサーを測定するもので標準得点や評価基準を算出するものではない。就職直後から時系列に測定し，個人内の変化を比較することは可能である。

■尺度を用いた研究の内容

本尺度は，病院に就職した新人看護師の職務ストレッサー尺度という限定性のある特性をもつため，新人看護師の職場での現任教育や職場での指導，専門学校や大学などの基礎看護教育の評価などの分野で用いることができる。主な研究としては，職務ストレッサーと負担感・やる気との関連（石田他，2000），職場のサポートとの関連（本田他，2000；2001）などがある。

■今後の方向性・課題

種々の病院および卒業した各教育機関のサンプルのデータや，同一対象の時系列変化のデータの蓄積によって，新人看護師の職場内のサポート体制の評価，看護師としての職場適応に至る要因の分析，職務ストレッサーに対するストレス・マネージメント教育などに活用できるように検討することが課題である。

■著者への連絡

研究に使用する場合は，使用の承諾を求める必要はないが，研究成果を公表した際には印刷物のコ

ピーを送付されるように要望する。

　連絡先：藤原千惠子　大阪大学大学院医学系研究科保健学専攻

〒565-0871　大阪府吹田市山田丘1-7

■引用文献

Benner, P. （井部俊子・井村真澄・上泉和子 訳）　1992　ベナー看護論　達人ナースの卓越性とパワー　医学書院　(Benner, P.　1984　From Novice to Expert. *Excellence and Power in Clinical Nursing Practice*. Addison-Wesley Publishing Company, Menlo Park)

近澤範子　1988　看護婦の Burnout に関する要因分析：ストレス認知, コーピングおよび Burnout の関係　看護研究, 20, 2, 219-230.

藤原千惠子・本田育美・星　和美・石田宜子・石井京子・日隈ふみ子　2001　新人看護婦の職務ストレッサーに関する研究：職務ストレッサー尺度の開発と影響要因の分析　日本看護研究学会雑誌, 24, 1, 77-88.

Gray-Toft, P., Anderson, J. G.　1981　Stress among Hospital Nursing Staff：Its Causes and Effects, *Social Science and Medicine*, 15, 639-647.

東口和代・森河裕子・三浦克之・西条旨子・田畑正司・中川秀昭　1998　臨床看護職者の仕事ストレッサーについて：仕事ストレッサー測定尺度の開発と心理測定学的特性の検討　健康心理学研究, 11, 1, 64-72.

本田育美・藤原千惠子・星　和美・石田宜子・石井京子　2000　新人看護婦の職務ストレス緩和要因としてのソーシャルサポートの検討：サポート状況からみたストレス認知・ストレス反応の違い　滋賀看護学術研究会誌, 5, 1, 17-25.

本田育美・藤原千惠子・星　和美・石田宜子・石井京子　2001　ソーシャルサポートの職務ストレスに対する緩衝効果：新卒看護婦への縦断的調査に基づいて　滋賀看護学術研究会誌, 6, 1, 14-20.

星　和美・藤原千惠子・石井京子・石田宜子　2001　新人看護婦の職務ストレスに対するサポートシステムの構築に関する基礎的研究　平成10年度～平成12年度科学研究費補助金基礎研究(c)　研究成果報告書, 1-128.

石田宜子・星　和美・藤原千惠子・日隈ふみ子・平野由美　2000　卒後１年目看護婦の職務ストレスと「負担感・やる気」との関係　第30回日本看護学会論文集－看護管理－, 51-53.

（藤原千惠子　大阪大学大学院医学系研究科）

新人看護師職務ストレッサー尺度

最近6か月間において，以下の内容について当てはまる箇所に○を付けて下さい。

分類			配点	よくある 5	時々ある 4	まれにある 3	ほとんどない 2	まったくない 1
自分の看護能力不足に関するストレッサー	1	他の看護師に頼らず自分で援助方法を考える自信がない						
	2	判断した看護方法を具体的に実行する力量がないと感じる						
	3	患者のケアに際しミスしないかと恐れを感じる						
	4	患者の状況を正確に理解できていないと感じる						
	5	患者への対処方法の判断に自信がない						
	6	器具の操作や機能がはっきり分からない						
	7	期待されている役割が果たせていないと感じる						
	8	患者の心理的な状況を察知した援助ができていないと感じる						
	9	看護業務として行ってよいのか判断に悩むことがある						
	10	自分で判断できそうなことでも指示が必要なことがある						
他の看護婦との関係に関するストレッサー	11	同じ部署に一緒に働きたくない看護師がいる						
	12	同じ部署の看護師と体験や感情を共有できない						
	13	協力的でない看護師と一緒に働くことがある						
	14	相談や助言をくれる看護師がいない						
	15	看護師間でケアの意見交換が十分できない						
患者や家族へのサポートに関するストレッサー	16	家族の気持ちの支えになっていないと感じる						
	17	家族への対応を十分できないと感じる						
	18	患者の気持ちの支えになっていないと感じる						
上司との関係に関するストレッサー	19	上司が自分の気持ちをわかってくれない						
	20	上司の対応が期待通りではない						
	21	上司との考え方に食い違いがある						
看護援助のジレンマに関するストレッサー	22	患者の死を看取ることがある						
	23	予後が悪い患者の対応に困ることがある						
	24	要求の多い気難しい患者をケアすることがある						
医師との関係に関するストレッサー	25	医師との考え方に食い違いがある						
	26	医師に不適当な処置を命じられる						

注）上記の項目はラムダムに並び替える（反転項目なし）

スクールカウンセラーストレッサー尺度

カテゴリー	ストレッサー
適用対象	成人（スクールカウンセラー）
発表論文	荻野佳代子・今津芳恵・岩崎容子　2001　スクールカウンセラーのバーンアウトーストレッサーおよびソーシャルサポートとの関連－　ストレス科学研究，16，37-47. 荻野佳代子・今津芳恵　1999　スクールカウンセラーのストレスに関する研究Ⅰ－ストレス要因の検討－　日本教育心理学会第41回大会発表論文集，655. 荻野佳代子・今津芳恵　2000　スクールカウンセラーのストレスに関する研究Ⅱ－バーンアウトとの関係－　日本教育心理学会第42回大会発表論文集，516. 今津芳恵・荻野佳代子　2002　スクールカウンセラーのストレスに関する研究Ⅲ－勤務形態および個人属性との関係－　日本教育心理学会第44回大会発表論文集，70.

■尺度の内容

　スクールカウンセラーが職務上経験するストレッサーを，多面的にしかもなるべく現場の経験に近いかたちで具体的に測定することを目的に開発された尺度である。

　近年，学校現場における子どもたちの問題（不登校，学力低下など）が深刻化するに伴い，その対応の一環として文部（科学）省は平成7年度よりスクールカウンセラー派遣事業を開始した。以来スクールカウンセラーは急速に増加し，学校現場に定着してきたが，スクールカウンセラーのメンタルヘルスについてはまだ把握されていない。しかしスクールカウンセラーにも，医療・教育関係などの対人サービス職に特有のストレスであるバーンアウトが生じることが懸念される。よってバーンアウトの原因となるストレッサー，すなわちスクールカウンセラーが自らの職務をどのように受け止め，何に負担を感じているのかを把握する必要がある。本尺度は，スクールカウンセラー職種の特有の状況を反映させたストレッサー尺度である。

項目数：34項目

　下位尺度：生徒・保護者との関係（12項目），役割不明瞭さ（8項目），教師との関係（5項目），多忙・困難な仕事（7項目），守秘義務（2項目）の5下位尺度より構成されている。

　評定方法・採点方法：各項目の経験の有無を尋ね，経験がない場合を0点，経験がある場合にはその程度を「つらい・嫌だとほとんど感じなかった」から「つらい・嫌だと非常に強く感じた」まで4件法で尋ね，1～4点を付与した。下位尺度の合計点を項目数で割った値を各ストレッサー（下位尺度）得点とした。

■作成過程

　尺度作成に先立って中・高等学校のスクールカウンセラー5名に面接調査を行い，スクールカウンセラーの職務におけるストレスについて記述を収集した(荻野・今津，1999)。これをHuebner(1993)を参考に項目の整理を行い，61項目からなるストレッサー尺度案を作成した。次に，小・中・高等学校のスクールカウンセラー130名を対象に尺度案を含めた質問紙を配布し，99名から回答を得た(回収率76%)。

　回答者の平均年齢は43.4±10.4才，回答者の派遣形態の内訳は，文部省および自治体派遣68％，「心

の相談員」15%，学校独自の採用14%。勤務学校種別では，小学校27%，中学校49%，高等学校20%であった。

　得られたデータに因子分析（主因子法，斜交プロマックス回転）を行い，固有値の減衰状況および解釈可能性から5因子を抽出した。さらに項目の削除および修正を行い，34項目からなる本尺度を作成した。

■信頼性・妥当性の検討

　信頼性：内的整合性は，第1因子から順に $\alpha = .86, .83, .80, .68, .84$ であり，第4因子がやや低いものの満足しうる値と考えられる。

　妥当性：因子分析によって得られた5因子のうち，「生徒・保護者との関係」「教師との関係」「多忙・困難な仕事」「役割不明瞭さ」は，Moracco et al. (1984) が開発したアメリカにおけるスクールカウンセラーのストレッサー尺度の各因子とほぼ対応している。また「守秘義務」は日本のスクールカウンセラーの状況を反映したものと考えると，内容的妥当性は高いものと思われる。

　また基準関連妥当性については，バーンアウト尺度（MBI-HSS日本語版；東口他, 1998）との相関係数を算出したところ，いずれのストレッサーもバーンアウトと有意な相関を示しており，関連性があることが示されている（荻野他, 2001）。

■尺度の特徴

　日本のスクールカウンセラーが日常業務で経験する，かつ職種特有の状況を反映したストレッサー尺度であり，スクールカウンセラーのバーンアウト要因および介入方法を具体的に検討することが可能である。

■尺度実施の際の留意点

　本尺度の基本形式は，「最近6か月間の経験の有無または程度」を回答する教示となっているが，研究目的に応じて期間を変更して使用することが可能である。

■今後の方向性・課題

　本尺度の開発は，スクールカウンセラー制度が導入して間もない時期に行われたものであり，制度の定着に伴う状況の変化を検討する必要がある。またデータ，とくに増えつつある経験年数の長いカウンセラーのデータを蓄積し，総合的に検討することが課題である。

■著者への連絡

　本尺度を使用してデータを得た場合には，データに関する基礎的な結果，あるいは公表の場合は公表先をお知らせ願いたい。

　　連絡先：荻野佳代子　神奈川大学人間科学部
　　〒221-8686　神奈川県横浜市神奈川区六角橋3-27-1

■引用文献

東口和代・森河裕子・三浦克之・西条旨子・田畑正司・由田克士・相良多喜子・中川英昭　1998　日本版 MBI (Maslach Burnout Inventory) の作成と因子構造の検討　日本衛生雑誌, 53, 447-455.

Huebner, E.　1993　Burnout among School Psychologist in the U.S.A.　*School Psychology International*, 14, 99-109.

Moracco, J. C., Butcke, B. G., & McEwen, M. K.　1984　Measuring stress in School Counselors: Some research findings and implications.　*The School Counselor*, 110-118.

(荻野佳代子　神奈川大学人間科学部)
(今津芳恵　(財)パブリックヘルスリサーチセンター)

スクールカウンセラーストレッサー尺度

あなたは最近6ヶ月の間に，次のような時がありましたか。そのような時がなかった場合には「0」に○を，あった場合にはどの程度「つらい，いやだ」などと感じたか，「1」〜「4」までのあてはまると思うところの番号に○印をつけてください。

		そのような状況はなかった	そのような状況があり，つらい，いやだと			
			ほとんど感じなかった	少し感じた	かなり感じた	非常に強く感じた
1	自分の仕事に対する管理職の指示や要求が曖昧である	0	1	2	3	4
2	多くの問題のない生徒とも接する	0	1	2	3	4
3	相談室の環境が整備されていない	0	1	2	3	4
4	自分の考えるカウンセラーの役割と管理職の期待する役割が異なる	0	1	2	3	4
5	1週間に学校に行く回数が少ない	0	1	2	3	4
6	管理職と接する機会が少ない	0	1	2	3	4
7	教師が自分の立場を尊重しない	0	1	2	3	4
8	生徒がカウンセラーに心を開いてくれない	0	1	2	3	4
9	定時に仕事が終わらない	0	1	2	3	4
10	カウンセラーの仕事に対する教師の理解が少ない	0	1	2	3	4
11	生徒の要求に適切に応じることができない	0	1	2	3	4
12	難しいケースを扱う	0	1	2	3	4
13	保護者の理解が少ない	0	1	2	3	4
14	守秘義務があるので，教師とケースについてどこまで話していいのかわからない	0	1	2	3	4
15	自分の考えるカウンセラーの役割と保護者の期待する役割が異なる	0	1	2	3	4
16	扱うケースの数が多すぎる	0	1	2	3	4
17	職員会議に出席できない	0	1	2	3	4
18	教師と生徒との間で板挟みになる	0	1	2	3	4
19	カウンセラーの存在が保護者に定着していない	0	1	2	3	4
20	自分の考えるカウンセラーの役割と生徒の期待する役割が異なる	0	1	2	3	4

21	自分の仕事に対する教師の指示や要求が曖昧である	0	1	2	3	4
22	仕事を適切に行う時間が十分にない	0	1	2	3	4
23	問題を持つ生徒以外の生徒に接する機会が少ない	0	1	2	3	4
24	教師との連携がうまくとれない	0	1	2	3	4
25	カウンセラーの存在が生徒に定着していない	0	1	2	3	4
26	危険なケースを扱う	0	1	2	3	4
27	守秘義務があるので，管理職にケースについてどこまで話したらいいのかわからない	0	1	2	3	4
28	生徒に関する情報が少ない	0	1	2	3	4
29	契約期間が短い	0	1	2	3	4
30	教師と接する機会が少ない	0	1	2	3	4
31	カウンセラーに対する生徒の理解が少ない	0	1	2	3	4
32	相談内容が多様である	0	1	2	3	4
33	教師と意見が合わない	0	1	2	3	4
34	自分の考えるカウンセラーの役割と教師の期待する役割が異なる	0	1	2	3	4

1．生徒・保護者との関係…項目2，5，6，8，11，13，15，19，20，25，29，31
2．役割不明瞭さ…項目1，3，4，17，21，28，30，34
3．教師との関係…項目7，10，18，24，33
4．多忙・困難な仕事…項目9，12，16，22，23，26，32
5．守秘義務…項目14，27

ソフトウェア開発技術者のジョブストレス尺度

カテゴリー	ストレッサー
適用対象	成人（ソフトウェア開発に携わる技術者およびその管理者）
発表論文	Fujigaki, Y., Asakura, T., & Haratani, T. 1994 Work stress and depressive symptoms among Japanese infomation system managers. *Industrial Health*, 32, 231-238. Haratani, T., Fujigaki, Y., & Asakura, T. 1995 Job stressors and depressive symptoms in Japanese computer software engineer and managers. In Y. Anzai, K. Ogawa & H. Mori (Ed.) *Symbiosis of Human and Artifact*, Elsevier Science, 699-704.

■尺度の内容

項目数：33項目

下位尺度：ジョブストレス尺度は8つの下位尺度で構成されている。その尺度とは，仕事の過重負担，プロジェクトの管理運営の困難さ，仕事による精神的報酬，仕事の自由裁量度，ユーザーとの意志疎通の困難さ，キャリアの見とおしの曖昧さ，ソフトウェア開発における技術的困難さ，開発環境の不適切さである（朝倉他，1992）。

評定方法・採点方法：4件法を用いており，「非常にそうである」を1とし，「まあそうである」「少しそうである」「まったくそうではない」の順にそれぞれ2，3，4の得点を与える。得点が低いほど，各項目へのあてはまりの程度は強くなる。解釈が混乱するようであれば，得点を逆転させ，得点が高いほど各特性が強まるように配点してもよい。

■作成過程

母集団：ソフトウェア開発に携わる管理者と一般技術者のサンプルを得るために，管理者ならびに一般技術者が加入している主な団体であるソフトウェア管理者協会，電機連合，電算労の協力を得た。

サンプル数：ソフトウェア開発におけるプロジェクトの管理者については，452票の調査票を配布し，300票（66.4％）を回収した。また，一般のソフトウェア開発技術者では，2,393票を配布し，1,997（83.5％）を回収した。

作成過程：ソフトウェア技術者ならびにその管理者において，ストレス源と思われる職場や労働環境特性を把握するために，先行研究の検討ならびにインタビューを行いソフトウェア技術者ならびに管理者に特有のストレス源と一般的な仕事上のストレス源からなる34項目を用意し調査を行った。それを因子分析した結果，解釈可能な8因子が得られ，それらの下位尺度をもってソフトウェア技術者のジョブストレス尺度を構成した。Fujigaki et al. の文献では，管理者と一般技術者のデータを合わせて因子分析した結果に基づいて尺度構成しており，Haratani et al. では，一般技術者のデータのみで尺度構成しているが，ともに，見いだされた因子は共通していた。

■信頼性・妥当性の検討

内容的妥当性としては，ソフトウェア技術者の職業性ストレスを研究した複数の研究のレビューを行い（朝倉他，1992），取り上げられているストレッサーを比較検討するとともに，インタビューを行い妥当性の高いストレス源を設定するよう努めた。さらに，CES-Dとの相関からみて，ジョブストレス因子として妥当な関連性が見いだせているので，構成概念の妥当性もあると思われる。また，信頼

性の検討は，α信頼性係数を用いた。ここでは，管理者と一般技術者のデータを合わせた因子分析の結果と下位尺度のα係数，CES-Dとの単相関係数を表1に示す。

■尺度の特徴

プロジェクトの管理運営の困難さ，ユーザーとの意志疎通の困難さ，ソフトウェア開発における技術的困難さ，マシーン環境の不適切さ，といったソフトウェア開発に携わる技術者と管理者に特有のストレス源を把握できる。それと同時に，仕事の過重負担，仕事による精神的報酬，仕事の自由裁量度，キャリアの見とおしの曖昧さといった一般的なストレス源についても，ソフトウェア技術者や管理者の仕事の文脈に即して把握することができる。

■尺度実施の際の留意点

ソフトウェア開発の分野は日進月歩であり，しかも多様な呼称の職種が存在している。そこで，大まかなストレス源はここに示した尺度で把握可能と思われるが，調査対象の現状にあわせて若干の項目の追加や改変が必要かもしれない。

■判断基準

判定基準はない。それぞれの特性の相対的な当てはまりの程度を評価するのみである。

■尺度を用いた研究の内容

この下位尺度を用いて，人口学的変数，職業上の変数を加え，CES-Dとの関連性を検討することで，管理者や一般技術者のストレス因子の解明が試みられている（朝倉他，1994；Fujigaki, et al., 1994；Haratani et al., 1995）。

■今後の方向性・課題

尺度構成の面では，最近のソフトウェア開発に携わる技術者と管理者の現状を踏まえて，内容を追加するなどの改善が必要だろう。さらに，検証的因子分析により構成概念の妥当性の検討も行う必要がある。いくつか，尺度を構成する項目数が少ないもの，α信頼性係数の小さいものが存在するので，それらの尺度については再検討を要する。

今後これらを用いた研究としては，ストレッサーを発生しやすい仕事や職場の条件を明らかにする研究や何らかのストレス対策を講じてその効果を評価する研究などが必要だと考える。これに関する研究課題については，他の文献（朝倉，2002）を参照してほしい。そもそもソフトウェア技術者を対象にしたストレス研究自体が少ない。

■著者への連絡

研究目的で使用した際は，文献として引用することでとくに許諾を必要としない。印刷物のコピーなどを尺度開発者に送付するよう依頼したい。

連絡先：朝倉隆司　東京学芸大学保健学研究室

〒184-8501 東京都小金井市貫井北町4-1-1

E-mail：asakurat@u-gakugei.ac.jp

■引用文献

朝倉隆司・藤垣裕子　1992　高度情報化を支えるソフトウェア技術者のワークストレスと行動変容に関する研究　平成3年度文部省科学研究費　重点領域研究「情報化社会と人間」　研究成果報告書，1-23.

表1　ソフトウェア開発技術者と管理者におけるジョブストレス因子

	因子負荷量	管理者におけるCES-Dとの相関
A．仕事の過重負担（α=0.81）		
1．あまりに仕事が多すぎる	0.84	0.36
2．仕事量が多くて，仕事をこなしきれない	0.84	
3．猛烈に働くことが必要だ	0.71	
4．納期に追われて仕事をすることがよくある	0.69	
5．ユーザーが開発に無理な納期を設定することがある	0.47	
6．会議やトラブルなどで，仕事がよく中断される	0.45	
B．プロジェクトの管理運営の困難さ（α=.75）		
7．プロジェクトチーム内で人間関係のトラブルがよくある	0.71	0.39
8．マネジャーとプロジェクトメンバーの意志疎通がうまくいっていない	0.70	
9．チーム内での仕事の割り当てが公平でない	0.70	
10．技術者間の能力差が大きく，プロジェクトチームの運営が難しい	0.63	
11．仕事で行き詰まった時に，チーム内で援助，助言が得られやすい	-0.55	
12．技術と営業のコミュニケーションがうまくいっていない	0.42	
13．プロジェクトの途中で技術者が引き抜かれ，その後を埋めなければならないことがよくある	0.33	
C．仕事による精神的報酬（α=.73）		
14．やりがい，誇りが持てる仕事をしている	0.81	-0.41
15．仕事を通じて，いつも新しい技術・言語が学べる	0.75	
16．自分の能力が発揮できる仕事である	0.70	
17．自分のした仕事でユーザーから感謝されることがある	0.52	
D．仕事の自由裁量（α=.81）		
18．仕事の進め方を自分で決めることができる	0.89	-0.33
19．仕事のペースを自分で決めることができる	0.81	
20．自分の仕事について自分の意見を反映させることができる	0.75	
E．ユーザーとの意志疎通の難しさ（α=.66）		
21．ユーザーのニーズが把握しにくい	0.77	0.24
22．ユーザーから開発や仕様変更に必要な情報が得られにくい	0.75	
23．ユーザーがソフトウェアの価値を低く考えている	0.53	
24．ユーザーから依頼した仕事内容と納品の内容が違うというクレームがつくことがよくある	0.53	
F．キャリアの見通しの曖昧さ（α=.76）		
25．技術者をどのように育てようとしているのか方針や計画性が感じられない	0.80	0.27
26．人材育成のための教育機会や勉強時間が不足している	0.73	
27．今後この仕事・職場で自分のキャリア（経験や地位）をどのようにのばせるのか，見通しがはっきりしない	0.71	
G．ソフトウェア開発における技術的困難さ（α=.59）		
28．プロジェクトが変わると新しいマシンや言語を使って仕事をしなければならないことがよくある	0.68	0.33
29．ハードのバージョンアップなど技術的変化への対応に迫られる	0.61	
30．今の仕事の経験や技術を次の仕事にうまく生かせない	0.58	
31．メンテナンスや仕事のサポート場面で人の書いたプログラムや設計思想を理解するのが難しい	0.52	
H．開発環境の不適切さ（α=.44）		
32．現在の勤め先には性能のいいマシンがない	0.67	0.18
33．ユーザー先のマシンを使って時間的に制約された条件下で開発しなければならないことがよくある	0.59	

出典：Fujigaki et al. より（調査項目の原文は，朝倉他1992より）
注）ストレッサーとして働く方向に得点が大きくなるよう配点した。

朝倉隆司・橋元秀一・原谷隆史・藤垣裕子　1994　高度情報社会における労働者のワーク・スタイルと職業性ストレスに関する研究　平成5年度文部省科学研究費　重点領域研究「情報化社会と人間」研究成果報告書，377-430.

朝倉隆司　2002　ソフトウェア技術者のストレス対策　産業衛生学雑誌，44，117-124.

Fujigaki, Y., Asakura, T., & Haratani, T.　1994　Work stress and depressive symptoms among Japanese infomation system managers *Industrial Health*, 32, 231-238.

Haratani, T., Fujigaki, Y., & Asakura, T.　1995　Job stressors and depressive symptoms in Japanese computer software engineer and managers. In Y. Anzai, K. Ogawa and H. Mori (ED.)　*Symbiosis of Human and Artifact*, Elsevier Science, 699-704.

　　　　　　　　　　　　　　　　　　　　　　　　（朝倉隆司　東京学芸大学教育学部）

ソフトウェア開発技術者のジョブストレス尺度

普段のあなたの仕事や職場について，それぞれ最も当てはまる番号に○印をつけてください。

	非常にそうである	まあそうである	少しそうである	全くそうでない
1．プロジェクトチーム内で人間関係のトラブルがよくある	1	2	3	4
2．仕事量が多くて，仕事をこなしきれない	1	2	3	4
3．猛烈に働くことが必要だ	1	2	3	4
4．仕事で行き詰ったときに，チーム内で援助，助言が得られやすい	1	2	3	4
5．ユーザーが開発に無理な納期を設定することがある	1	2	3	4
6．会議やトラブルなどで，仕事がよく中断される	1	2	3	4
7．今の仕事の経験や技術を次の仕事にうまく生かせない	1	2	3	4
8．あまりに仕事が多すぎる	1	2	3	4
9．チーム内での仕事の割り当てが公平でない	1	2	3	4
10．技術者間の能力差が大きく，プロジェクトチームの運営が難しい	1	2	3	4
11．技術と営業のコミュニケーションがうまくいっていない	1	2	3	4
12．ユーザーがソフトウェアの価値を低く考えている	1	2	3	4
13．プロジェクトの途中で技術者が引き抜かれ，その後を埋めなければならないことがよくある	1	2	3	4
14．やりがい，誇りが持てる仕事をしている	1	2	3	4
15．今後この仕事・職場で自分のキャリア（経験や地位）をどのように伸ばせるか，見通しがはっきりしない	1	2	3	4
16．自分の能力が発揮できる仕事である	1	2	3	4
17．ユーザーから依頼した仕事内容と納品の内容が違うというクレームがつくことがよくある	1	2	3	4
18．ハードのバージョンアップなど技術的変化への対応に迫られる	1	2	3	4
19．仕事のペースを自分で決めることができる	1	2	3	4
20．自分の仕事について自分の意見を反映させることができる	1	2	3	4
21．ユーザーのニーズが把握しにくい	1	2	3	4
22．仕事を通じて，いつも新しい技術・言語が学べる	1	2	3	4
23．マネージャーとプロジェクトメンバーの意思疎通がうまくいっていない	1	2	3	4
24．ユーザーから開発や仕様変更に必要な情報が得られにくい	1	2	3	4
25．自分のした仕事でユーザーから感謝されることがある	1	2	3	4
26．技術者をどのように育てようとしているのか方針や計画性が感じられない	1	2	3	4
27．ユーザー先のマシンを使って時間的に制約された条件下で開発しなければならないことがよくある	1	2	3	4
28．人材育成のための教育機会や勉強時間が不足している	1	2	3	4
29．プロジェクトが変わると新しいマシンや言語を使って仕事をしなければならないことがよくある	1	2	3	4
30．仕事の進め方を自分で決めることができる	1	2	3	4
31．メンテナンスや仕事のサポート場面で人の書いたプログラムや設計思想を理解するのが難しい	1	2	3	4

＊解釈が混乱するようであれば，得点を逆転させ，得点が高いほど各特性が強まるように配点しても良い

Worker's Coping Behavior Scale
(stress coping scale)

カテゴリー	コーピング
適用対象	成人（勤労者）
発表論文	庄司正実・庄司一子　1992　職場用コーピング尺度の作成および信頼性・妥当性の検討　産業医学，34，10-17.

■尺度の内容

　従来，コーピング尺度は検討されてきている（Menaghan & Nerves, Folkman & Lazarus, Perlin, Lazarus & Folkman, Latak）が，勤労者用コーピング尺度は日本ではまだ開発されていない。勤労者用コーピング尺度を開発するにあたり，コーピングの概念が研究によって混乱していることが指摘される。

　本研究では，これらを概観し，尺度を開発するにあたり，次の4点に配慮する必要があると考えた。それは，①コーピングの下位尺度の分類のしかた，②職場領域に特異的な項目とする，③項目が一義的な内容になるようにする，④場面特異的で実際に用いられたコーピングが測定できる内容にする，である。下位尺度の枠組みはストレス反応のプロセスを参考にし，体系的分類が仮定された。以上のような考えに基づき，尺度が検討・開発された。

下位尺度：積極的行動・認知コーピング（11項目），回避的行動・認知コーピング（10項目），症状対処コーピング（11項目），の3つの下位尺度より構成された。

項目数：32項目

評定方法・採点方法：職場内で体験したストレッサーに対して実際にどの程度各コーピングを用いたかを「かなり用いた」4点，「やや用いた」3点，「あまり用いなかった」2点，「用いなかった」1点の4件法で評定する。下位尺度ごとに合計点を算出する。

■作成過程

（1）予備調査：尺度項目の選択

　内容的に妥当なコーピング項目を選定し，職場ストレッサーに対するコーピング予備尺度を作成するために予備調査が行われた。対象は機械関連会社の社員363人（男性333人，女性33人；年齢19-68歳）である。職場のストレッサーに対するコーピングについて自由記述による調査が行われた。尺度は，なるべく具体的で，一義的に解釈できるようなコーピング項目で構成された。また，従来のコーピング尺度を参考にし，一部，項目の追加が行われた。39項目からなるコーピング尺度の原案が作成され，心理学を専門とする研究者2名により各コーピング項目の内容的妥当性が検討された。

（2）因子構造の決定と信頼性の検討

　尺度原案を用い，機械関連会社および民間研究所の社員740人（男性649人，女性91人；年齢18-65歳）を対象に本調査が実施された。因子分析により因子構造が決定され，その結果，32項目からなる尺度が決定された。この尺度に対して，信頼性が検討された。下位尺度の項目分析，正規性，尺度間相関も検討され，問題がないことが示された。

（3）構成概念妥当性の検討

　本尺度を用い，男性企業勤労者618人（年齢18-67歳）を対象に構成概念妥当性を検討し，問題のないことが示された。

■信頼性・妥当性の検討

信頼性：下位尺度のα係数は.86から.91，Spearman-Brownの折半法による信頼性係数は.83から.85であり，下位尺度の信頼性は高いと考えられる。

内容的妥当性：予備調査段階で，コーピングは，機能的に積極的－行動的コーピング，消極的－行動的コーピング，積極的－認知的コーピング，消極的－認知的コーピング，症状対処のいずれかに分類できると想定された。選定されたコーピング項目がいずれの機能を有するかについて，心理学を専門とする研究者2名で判定したところ一致率は.92であり，内容的妥当性はある程度の水準にあることが確認された。

構成概念妥当性：コーピングと職場ストレッサーの統制可能性（controllability）との関連が検討された。その結果，統制可能なストレッサーに対しては積極的コーピングが多いことが示された。人格特性としてlocus of controlとの関連を検討した結果，内的統制者は外的統制者よりも積極的コーピングを用い，消極的コーピングは用いない傾向が示された。これらより本尺度の構成概念妥当性は問題ないと考えられた。

■尺度の特徴

職場のストレスは重要な問題であるが，それまで職場ストレッサーに対するコーピング尺度の日本語版がなかった。文化や職場制度の違いなどにより，欧米と日本の勤労者では用いられるコーピングは異なると予想される。そこで我が国の勤労者用のコーピング尺度を作成したのが本尺度である。

コーピング尺度は，ある場面を想定し自分がとるであろうコーピングを評価するものと実際の場面でとったコーピングを評価するものがある。本尺度は後者の形式のコーピング尺度である。本尺度では実際に体験した職場ストレッサーを評価し，そのストレッサーに実際にどのように対処したのかを評定することを特徴としている。

本尺度はコーピングの機能を重視して項目選択をしており，他のコーピング尺度と比較して網羅的でなく項目数が少ない特徴を有している。

■尺度実施の際の留意点

著者らは，まず実際に体験した職場ストレッサーの内容，ストレッサーの強度，持続期間，類似のストレッサーへの対処経験などを評価し，その後にコーピング尺度を評定するという形式をとっている。しかし，必ずしもこれらの評定を行わなくても構わない。尺度評価の方法は評価者の判断に任せられている。

男性勤労者をおもな対象としたため女性のサンプルに基づいた検討は十分行われていないので注意が必要である。

■尺度を用いた研究の内容

本尺度は産業，医療の方面で広く用いられている。しかしその結果が研究として報告されているかどうかについては情報が不足している。

■今後の方向性・課題

職場ストレスは，職種，対象者，社会経済状況などにより大きく変化すると考えられる。幅広く資料を集め全体の中で特定の集団の特徴を抽出していくことが必要と考えられる。また，コーピングはストレス対策上重要な課題であり臨床に結びついた研究が必要である。

■著者への連絡

　研究目的に使用する場合は，とくに使用許可を求める必要はない。研究成果を公表した際には印刷物のコピーなど，関連資料を尺度開発者に送付するよう要望する。

　連絡先：庄司正実　目白大学人間学部
　　　　　〒161-8539　東京都新宿区中落合4-31-1
　　　　　庄司一子　筑波大学教育学系
　　　　　〒305-8572　つくば市天王台1-1-1

■引用文献

庄司正実・庄司一子　1992　職場用コーピング尺度の作成および信頼性・妥当性の検討　産業医学, 34, 10-17.

（庄司正実　目白大学人間学部）
（庄司一子　筑波大学教育学系）

Worker's Coping Behavior Scale

最近，職場でストレスであると感じたことを思い浮かべてください。そのストレスへの対処法あるいは解消法として，以下のような方法をとりましたか？　実際にどの程度行ったか，当てはまる番号に○をつけてください。

	行わなかった	あまり行わなかった	やや行った	かなり行った
（1）問題点が何であるかについて考えた	1	2	3	4
（2）睡眠を多くとった	1	2	3	4
（3）薬（安定薬，睡眠薬など）を飲んだ	1	2	3	4
（4）この状況でできる限り問題を解決するための行動をとった	1	2	3	4
（5）この状況を納得するようにした	1	2	3	4
（6）その問題と直接関係のない友人・家族・職場の人などに相談した（専門家やカウンセラーとの相談は除く）	1	2	3	4
（7）この問題とは別の事に没頭した	1	2	3	4
（8）問題となった状況を避けるようにした	1	2	3	4
（9）スポーツをした	1	2	3	4
（10）休息をとった	1	2	3	4
（11）その問題の関係者・当事者と話し合った	1	2	3	4
（12）この状況を我慢した	1	2	3	4
（13）問題の原因となった自分の行動ややり方を変えた	1	2	3	4
（14）このことを他の人にまかせた	1	2	3	4
（15）酒を飲んだ	1	2	3	4
（16）親しい人（友人，家族など）と時間を過ごした	1	2	3	4
（17）問題を専門家やカウンセラーに相談にした	1	2	3	4
（18）その状況から無難に抜け出せるような行動をとった	1	2	3	4
（19）タバコを吸った	1	2	3	4
（20）怒りや不満を誰かにぶつけた	1	2	3	4
（21）問題解決の計画を作った	1	2	3	4
（22）問題を解決することができると自分に言い聞かせた	1	2	3	4
（23）そのままにして様子を見た	1	2	3	4
（24）買物をした	1	2	3	4
（25）物を壊して気を晴らした	1	2	3	4
（26）仕事や会社が全てではないと思うようにした	1	2	3	4
（27）趣味やレジャー（音楽，旅行など）をした	1	2	3	4
（28）何か，向こうみずな，無謀なことをした（車をとばすなど）	1	2	3	4
（29）この状況を一つの試練と考えた	1	2	3	4
（30）そのことを考えないようにした	1	2	3	4
（31）おしゃべりをした	1	2	3	4
（32）この状況で自分のできることについて考えた	1	2	3	4
（33）あきらめた	1	2	3	4

(34) 食べた	1	2	3	4
(35) この問題は将来なんらかの役にたつことであると考えた	1	2	3	4
(36) 職場を離れたら職場のことは忘れるようにした	1	2	3	4
(37) 身だしなみ（髪型，服装など）を変えて気分転換をした	1	2	3	4
(38) そのうちなんとかなると楽観的に考えた	1	2	3	4
(39) その責任は自分以外にあると考えた	1	2	3	4

下位尺度の項目
   積極的認知・行動（11項目）＝1, 4, 5, 6, 11, 13, 21, 22, 29, 32, 35
   回避的認知・行動（10項目）＝7, 8, 12, 14, 23, 26, 30, 33, 38, 39
   症状対処（11項目） ＝2, 9, 10, 15, 16, 24, 27, 31, 34, 36, 37
他の項目は採点から削除

バーンアウト尺度
(Maslach's Burnout Inventory 日本語版)

カテゴリー	ストレス反応
適用対象	成人（看護婦，病院看護職員）
発表論文	西堀好恵・諸井克英　2000　看護婦におけるバーンアウトと対人環境　看護研究，33，245-255.

■尺度の内容

　バーンアウトとは，特定のヒューマン・サービス従事者にしばしば起こる情緒的消耗感と冷淡な態度（cynicism）からなる症候群である（Maslach & Jackson, 1981）。バーンアウトの個人差に関わる測度（Maslach's Burnout Inventory：MBIと略）の開発を大きな契機として，看護婦をはじめとするさまざまな福祉従事者などのバーンアウトの強さやその規定因を明らかにする多くの研究が行われている（田尾・久保，1996）。我が国においても，看護分野でのバーンアウト研究の重要性が早くから認識されている（稲岡他，1982；南，1988）。

　Maslach & Jackson（1981）によれば，バーンアウトは，次の3側面から構成される。①情緒的消耗感（ヒューマン・サービス従事による過剰な情動的負荷や情緒的消耗感），②個人的達成感の低下（ヒューマン・サービス従事における無能力感や達成感の低下），③脱人格化（ヒューマン・サービスの受け手に対する無感情や冷淡な反応）。バーンアウトの構造を検討した研究をみると，3側面が再現されている場合と，③が①に吸収され2側面しかあらわれていない場合がある（田尾・久保，1996；増田，1999）。西堀・諸井（2000）は，Maslach & Jackson（1981）によるMBIの日本語版を作成し，MBIを看護婦に実施してバーンアウトの3次元性を検討した。

　本尺度では，22項目それぞれに表された状態や気持ちをどのくらいの頻度で経験したかを4点尺度で回答させる（「4．たびたび感じる」〜「1．けっして感じない」）。この評定に基づいて，「情緒的消耗感」，「脱人格化」，「個人的達成感の低下」の3得点を算出できる。

■作成過程

　前研究では（諸井，1999），MBIの日本語版を作成し，静岡市と清水市にある11の特別養護老人ホームで介護業務に携わっている直接処遇女性職員（寮母，指導員，看護婦）を対象に実施した（1996年5月〜7月実施）。MBIに完全回答した172名の評定を対象に，主成分分析を行い，斜交3主成分解（直接oblimin法，$\delta=0$）を求めたところ，ほぼ予測どおりの3主成分が抽出された。

　西堀・諸井（2000）は，看護婦が回答することを考慮しながらMBI22項目を日本語訳した。その上で，職場の対人的環境に関する尺度も含めた質問紙を作成し，静岡県西部の3つの公立病院に勤務する看護婦（非管理職）を対象として質問紙調査が行われた（1998年5月〜6月）。いずれの病院も地域の中核病院として位置づけられている。事前に病院側の調査実施の承諾を得た上で，各病院の担当者をとおして，配付から2週間を目途に回答を依頼した。ただし，匿名性確保のために，回答者が記入後に質問紙を所定の封筒に入れ密封し，各病院の担当者に提出するようにした。合計574名から回答が得られた（回収率98.3％）。なお，実施依頼時に，病院間の比較を行わないことを伝えた。

　分析に際して，次の5つの点から回答者を限定した。①職種：看護婦と准看護婦，②部署：病棟，外来，手術室勤務，③役職：主任・副主任・副婦長とスタッフ，④看護対象：直接の看護者，⑤雇用形態：常勤者。このような限定によって残った回答者は466名である（すべて女性）。なお，欠損値のため，分析によって対象人数が異なる。回答者の平均年齢は，32.17歳であり（SD＝9.32，20〜58歳，

N=462），約半数の者が配偶者と同居していた（N=233；配偶者と別居9名；配偶者なし221名）。現在の職場に就いてからの平均経験月数は，88.30ヵ月（SD=85.64，1～432ヵ月，N=464）であった。414名が看護婦，52名が準看護婦の資格をそれぞれ取得していた。

MBIの22項目に完全に回答した454名を対象として，バーンアウトの基本的構造を以下の手順で検討した。①項目平均値の偏り（1.5<m<3.5）と分散（SD>.60）のチェック，②主成分分析（直交回転と斜交回転）による次元数の確定，③仮定次元への負荷の小さい項目の排除。①では，各項目の平均値が1.5を有意に上回り，3.5を有意に下回ることを調べ，さらに分散が小さい項目も分析対象から外した。②については，初期固有値1.000を満たすすべての主成分解（直交解と斜交解）を求め，回転後の負荷量の絶対値.400を基準として，もっとも解釈可能な解を同定した。③では，②でもっとも明解であった主成分解の回転後の負荷量に基づき，仮定された主成分への負荷量が十分に大きく（≧.400），他の主成分への負荷が小さい（<.400）項目に限定して再度主成分分析を行った。このことを明解な負荷量のパターンが得られるまで反復した。これらの手続きによって下位尺度項目を構成し，項目得点の平均値を下位尺度得点とした。

■信頼性・妥当性の検討

先の①のチェックにより項目2，9，17，22が削除され，残りの18項目が対象にされた。3主成分-直交解がMaslach & Jackson（1981）の仮定に近い構造を示していると判断されたので，先の③の手続きを行った。第Ⅰ主成分は「情緒的消耗感」，第Ⅱ主成分は「脱人格化」，第Ⅲ主成分は「個人的達成感の低下」である。回転後の負荷量の絶対値.400の項目を下位尺度項目としたが，「個人的達成感の低下」ではα係数が.569と低かった。そこで，項目-全体相関値が低い項目21を除くと.601に向上した。再度，主成分分析（直交解）を行って3主成分構造が維持されていることを確認した（初期固有値≧1.364，初期説明率56.0%）。3下位尺度得点のα係数は以下のとおりである：「Ⅰ．情緒的消耗感」.772，「Ⅱ．脱人格化」.757，「Ⅲ．個人的達成感の欠如」.601。

3得点と尺度中性点の比較をすると（相互相関：Ⅰ-Ⅱ.385，p=.001；Ⅰ-Ⅲ.126，p=.007；Ⅱ-Ⅲ.202，p=.001），「情緒的消耗感」は中性点よりも有意に高く，他の2得点は有意に低かった（すべてp<.001）。また，3得点の相互比較を行うと，「情緒的消耗感>個人的達成感の低下=脱人格化」（p=.001）の傾向が得られた。

■尺度の特徴

本尺度は，職場全体での心理的健康の維持チェックに役立つ。さらに，バーンアウト状態に陥った看護婦や看護職員の「発見」により患者への影響を最小限に抑制でき，そのような者に対するカウンセリングなどによって心理的健康の回復をはかるきっかけとなる。

■尺度実施の際の留意点

本尺度を現場の看護婦や看護職員に実施する際には，結果の秘密に配慮すべきである。「勤務評価」とは無関係であることを被験者に無関係に伝えるべきであろう。とりわけ「脱人格化」に関する測定は，患者の立場からするとかなり重要である反面，被験者からすると「職業意識（看護者としての望ましさ）」によって評定時の歪みが生じる可能性があるからである。

■判断基準

西堀・諸井（2000）が対象とした看護婦454名の平均値と標準偏差値は以下のとおりである：「情緒的消耗感」m=2.98，SD=.49；「脱人格化」m=2.28，SD=.66；「個人的達成感の欠如」m=2.32，SD=.48。本尺度を個人単位で利用する場合には，この値を基準として判断されたい。

■尺度を用いた研究の内容

　西堀・諸井（2000）では，病院に勤務する看護婦がおかれている対人環境の諸特徴がバーンアウトにおよぼす影響が検討された。この研究では，対人環境に関わる特徴として，縦の関係性と横の関係性をとりあげる。前者としてリーダーシップ機能（三隅，1978）と社会的勢力（French & Raven, 1970）を扱う。横の関係性については，当該の看護婦が所属している同僚との関係をとりあげ，集団凝集性（Cartwright & Zander, 1969）を測定した。バーンアウトに対する対人環境要因の影響を検討する際に，あらかじめ主成分分析によって対人環境変数を次元化した。その結果，同輩との横の関係性は，1元化された（「集団凝集性」）。上司との縦の関係性は，圧力機能的な面（「上司からの方向づけと強制」）と，緊張緩和と自発性喚起に関わる影響（「上司からの配慮と上司への尊敬」）に弁別された。

　これら3側面とバーンアウトとの関係を重回帰分析によって調べたところ，いずれも有意な関連が認められたが，「情緒的消耗感」がもっとも強い関連を示した。緊張緩和と自発性喚起に関わる上司からの影響は，情緒的消耗感や脱人格化の抑制の働きをみせた。集団凝集性の認知は，3側面いずれでも有意な負の規定因となり，バーンアウト予防のために集団から必要とされているという感覚が一般的に重要であることになる。上司による圧力的機能の発揮は，脱人格化や個人的達成感の低下を抑えるが，情緒的消耗感を高めるという，弁別的影響をみせた。上司による圧力は，看護理念に基づく行動喚起を含んでいると推測される。そのため，患者を「もの」として扱う意識を抑えさせ，達成感を高めることにはなるが，同時に看護婦にストレスをもたらすことになる。

　バーンアウトに対する個人的属性（年齢，勤務状況など）と対人環境変数の相対的影響度を調べると，次の傾向が認められた。①「情緒的消耗感」では対人環境変数の大きな独自影響がみられる，②「個人的達成感の低下」と「脱人格化」は個人的属性の大きな独自影響があった。①は，横の関係性や縦の関係性という観点から対人環境を整備することによって，情緒的消耗感が予防できることを示している。②については，脱人格化や個人的達成感の低下を抑えるために，勤務条件の整備をしたり，若年者に対する教育を行うことが重要である。

■今後の方向性・課題

　本研究では，病院に勤務する看護婦のバーンアウト症状について，Maslach & Jackson（1981）によるMBIを用いて調べた。主成分分析の結果，①「情緒的消耗感」，②「脱人格化」，③「個人的達成感の低下」という3側面があらわれた。先行研究では②が①に吸収され，「情緒的消耗感」と「個人的達成感の低下」のみを得ている場合がある（田尾・久保，1996；増田，1999参照）。増田（1997）は，共分散構造分析を用いて，MBIの構造を検討し，仮定通りの3次元がもっとも妥当であるものの，「情緒的消耗感」と「脱人格化」の間に強い関連が生じることを認めた。本研究でも，「情緒的消耗感」と「脱人格化」の相関値は，他の組み合わせよりも若干高かった。これは，基本的にこの2側面が区別されにくいことを表している。

　ところで，特別養護老人ホームの直接処遇職員を対象とした諸井（1999）の分析結果と比較すると，本研究では下位尺度構成項目数の低下がみられた（情緒的消耗感8→6項目；個人的達成感の低下7→3項目）。原尺度項目数からも同様のことがいえ，そもそも原尺度が測定している心理学的構成概念と同等なものが測られているかという疑問は否定できないかもしれない（増田，1999参照）。

　3側面それぞれの強さをみると，看護婦を対象とした本研究では「情緒的消耗感＞個人的達成感の低下＝脱人格化」であり，特養介護者の場合（諸井，1999）と対照的である（「情緒的消耗感＞個人的達成感の低下＞脱人格化」）。これは，特養介護者には，看護婦に比べて福祉の理念が強く働き，被介護者を「もの」として扱う意識が抑えられていると解釈できよう。したがって，バーンアウトを構成する3側面のうち，とりわけ「脱人格化」については今後も検討を加える必要があろう。

■著者への連絡

　研究を目的として使用するときはとくに使用許諾を求める必要はないが，本尺度を含む研究成果公表にあたっては抜き刷りなどを著者宛に送付して頂ければ幸いである。研究目的以外の使用については著者に直接相談されたい。

　　連絡先：諸井克英　同志社女子大学生活科学部人間生活学科
　　〒602-0893　京都府京都市上京区今出川通寺町西入

■引用文献

Cartwright, D., & Zander, A.　1969　集団凝集性：序　Cartwright & Zander編（三隅二不二・佐々木薫訳編）グループダイナミックスⅠ　誠信書房，83-116．

French, J. R. P., & Raven, B.　1970　社会的勢力の基礎　Cartwright & Zander編（三隅二不二・佐々木薫訳編）グループダイナミックスⅡ　誠信書房，727-748．

稲岡文昭・松野かほる・宮里和子　1982　Burnout Syndromeと看護－社会心理的側面からの考察－　看護　34，129-137．

Maslach, C., & Jackson, S.　1981　The measurement of experienced burnout. *Journal of Occupational Behavior*, 2, 99-113.

増田真也　1997　日本語版Maslach Burnout Inventoryの妥当性の検討　健康心理学研究，10，44-53．

増田真也　1999　バーンアウト研究の現状と課題－Maslach Burnout Inventoryの尺度としての問題点－　コミュニティ心理学研究，3，21-32．

南　裕子　1988　燃えつき現象の精神看護学的推論　看護研究，21，132-139．

三隅二不二　1978　リーダーシップ行動の科学　有斐閣

諸井克英　1999　特別養護老人ホーム介護職員におけるバーンアウト　実験社会心理学研究，39，75-85．

西堀好恵・諸井克英　2000　看護婦におけるバーンアウトと対人環境　看護研究，33，245-255．

田尾雅夫・久保真人　1996　バーンアウトの理論と実際－心理学的アプローチ－　誠信書房

　　　　　　　　　　　　　　　　　　　　　　　　　　　（諸井克英　同志社女子大学生活科学部）

バーンアウト尺度

日ごろ，職場やご家庭で，さまざまな状態におちいったり，さまざまな気持ちを抱いたりすることがあると思います。ここでは，職場やご家庭でのあなたの状態や気持ちを思い出してください。

以下に，さまざまな状態や気持ちが並べてあります。それぞれの状態や気持ちを職場やご家庭でどのくらい感じるかを答えてください。

『4．たびたび感じる』，『3．ときどき感じる』，『2．めったに感じない』，『1．けっして感じない』のうちから最も該当するもの1つに○印をつけてください。

あまり考えすぎると決められなくなりますから，だいたいの感じで，できるだけすばやく判断してください。

		たびたび感じる	ときどき感じる	めったに感じない	けっして感じない
1	自分の仕事をやる気がすっかりなくなっている。	4	3	2	1
2	一日の仕事が終わると，くたくたになる。	4	3	2	1
3	朝起きて，また一日働かなければならないと思うと，疲れが出てくる。	4	3	2	1
4	直面している問題について患者さんがどのように感じているかを私はたやすく理解できる。	4	3	2	1
5	患者さんがあたかも物であるかのように，私は接していることがある。	4	3	2	1
6	一日中人を相手に働くことは，私にとって本当に緊張をもたらすことになる。	4	3	2	1
7	患者さんが抱えている問題を，私はかなりうまく扱っている。	4	3	2	1
8	自分の仕事に精力を使い果たしている。	4	3	2	1
9	自分の仕事は他の人々に役立っている。	4	3	2	1
10	この仕事に就いてから，まわりの人々に対してだんだんと冷淡になっている。	4	3	2	1
11	この仕事によって，自分が冷たい人間になったような気がする。	4	3	2	1
12	かなり精力的に仕事に打ち込んでいる。	4	3	2	1
13	自分の仕事に不満をもっている。	4	3	2	1
14	自分の仕事に一生懸命になりすぎている。	4	3	2	1
15	患者さんに起こることを，あまり気にかけない。	4	3	2	1
16	人を相手に働くことによって，かなり大きなストレスが私にもたらされている。	4	3	2	1
17	患者さんとの間に，くつろいだ雰囲気を簡単につくることができる。	4	3	2	1
18	患者さんと親しく接した後には，浮き浮きした気分になる。	4	3	2	1
19	この仕事で多くの価値ある事柄を成し遂げている。	4	3	2	1
20	どうしようもない気持ちである。	4	3	2	1
21	仕事の中では，感情的な問題をかなり冷静に扱っている。	4	3	2	1
22	患者さんは，問題によっては私のことを非難している。	4	3	2	1

採 点 方 法

以下の手順に従って，「情緒的消耗感」，「脱人格化」，「個人的達成感の欠如」の3下位尺度得点を算出する。各項目の得点は，「たびたび感じる」＝4点，「ときどき感じる」＝3点，「めったに感じない」＝2点，「けっして感じない」＝1点とする。3得点それぞれは，得点が高くなるほどバーンアウトの程度が高いことを示す（得点範囲：1～4点）。

「情緒的消耗感」得点＝（項目1＋3＋6＋13＋16＋20）÷6
「脱人格化」得点＝（項目5＋10＋11）÷3
「個人的達成感の欠如」得点＝＜15－（項目4＋7＋19）＞÷3

日本版
Maslach Burnout Inventory-General Survey (MBI-GS)

カテゴリー	ストレス反応
適用対象	成人（職業人全般）
発表論文	北岡(東口)和代・中川秀昭・森河裕子・石崎昌夫・三浦克之・成瀬優知・城戸照彦・東山正子　2003　日本版MBI-GS(Maslach Burnout Inventory-General Survey)の構成概念妥当性について－男性中間管理職者の場合－産業衛生学雑誌，45 (Suppl.), 284. 北岡(東口)和代，荻野佳代子・増田真也・谷本千恵　2002　日本版MBI-GSの作成(2)－demand controlとの関連－産業・組織心理学会第18回大会発表論文集，66-69. 荻野佳代子・北岡(東口)和代・増田真也・谷本千恵　2002　日本版MBI-GSの作成(1)－バーンアウト概念の再検討－産業・組織心理学会第18回大会発表論文集，62-65.

■尺度の内容

　バーンアウトは当初医療・教育関係などの対人サービス職に見られる現象として扱われ，MBIは対人サービス職従事者に限って用いられていた。しかし，1990年代に入ると，バーンアウト概念はそれ以外の職業においても適用されるようになっている。これに呼応する目的で，Maslach, et al. (1996)は従来の医療従事者を対象としたMBI-Human Services Survey (MBI-HSS) と教育関係従事者を対象としたMBI-Educators Survey (MBI-ES) に加えて，バーンアウト概念を拡大し，全般的な職業人を対象としたMBI-General Survey (MBI-GS) を開発している。MBI-HSSおよびMBI-ESではEmotional Exhaustion（情緒的疲弊感），Depersonalization（非人間化），Personal Accomplishment（個人的達成感）という概念用語が用いられているが，MBI-GSではExhaustion（疲弊感＝仕事に由来する疲弊感），Cynicism（シニシズム＝仕事に対する熱意や興味・関心を失い心理的に距離を置く態度），Professional Efficacy（職務効力感＝仕事に対する自信，やりがい）という用語が用いられている。本尺度はMBI-GSの日本版である。

　項目数：16項目

　下位尺度：疲弊感（5項目），シニシズム（5項目），職務効力感（6項目）の3因子である。

　評定方法・採点方法：回答形式はMBI-GSで用いられている頻度次元・7件法（例：「全くない」「年に2－3回」から「週に2－3回」「毎日」）がそのまま採用されている。しかし，本邦では頻度次元での回答を求める場合，「全くない」「まれに」から「しょっちゅう」「いつも」という表現が用いられている場合が多いことを考慮し，両方が記載されている。各項目に対する回答に0～6点を付与し，下位尺度の合計点を項目数で割った値が下位尺度得点となる。

■作成過程

　MBI-GSの質問内容はMBI-HSSで用いられている質問とまったく同じもの，一部修正が加えられているがほぼ同様のもの，あらたに作られたものとなっている。すなわち，"疲弊感"項目はMBI-HSSの"情緒的疲弊感"に属する項目をそのままあるいは一部修正して引用したものである。"シニシズム"項目はMBI-HSSの"非人間化"からの引用はなく，あらたに作られたものである。"職務効力感"項目はMBI-HSSの"個人的達成感"に属する1項目のみを引用した以外，あらたに作られたものである。日本版MBI-GSは以下の手続きを経て作成されている。(a)在米経験6年余の第

1著者が邦訳した。MBI-HSSと同じあるいは修正が加えられた項目については，日本版MBI-HSS（東口他，1998）を参照しながら再邦訳を行った。(b)できあがった邦訳に対して，アメリカ人翻訳家によるback-translation手続きを踏んだ。(c)この結果を考慮し，第1著者がアメリカ人翻訳家と共に再検討を行い，最終的な邦訳に至った。

本調査は，一製品製造工場に勤務する全男性中間管理職者（有効サンプル数＝691）と一公立総合病院に勤務する職員のうち，患者と直接的な関わりのある仕事をしている全職員（有効サンプル数＝285）の2つの母集団を対象に実施され，それぞれ信頼性と妥当性の検討が行われている。

■信頼性・妥当性の検討

信頼性：内的整合性は，中間管理職者では $\alpha=.81-.87$，病院職員では $\alpha=.86-.91$ と，いずれも高い値が得られている。

妥当性：2つの母集団それぞれに対して，探索的因子分析（主因子法・斜交プロマックス回転）が実施された結果，ほぼ原版どおりの3因子構造が確認されている。病院職員を男女別に実施した場合も，無作為抽出した半数のサンプルを対象に実施した場合も，いずれも同様の因子構造が得られている。確認的因子分析においても，3因子モデルの適合度は2つの母集団でそれぞれGFI＝.875, .848, AGFI＝.832, .790という値となり，他のモデルと比較して妥当と考えられている。ただし，"疲弊感"と"シニシズム"の関連が強く見られた。そこで，COR (Conservation of Resources) 理論を適用し，職場変数との関係から構成概念妥当性の検討が行われた。その結果，"疲弊感"と"シニシズム"を1因子としたモデルなどと比較して，"疲弊感"から"シニシズム"へとパスが描かれるモデルがデータとの適合度（2つの母集団でそれぞれGFI＝.996, .994, AGFI＝.986, .983）がもっとも高く，原版と同様の3構成概念が確認されている。

さらに，MBI-HSSで用いられている概念との関連から評価する同時的妥当性について病院職員集団から検討した。その結果，各因子間に中程度以上の相関が見られ，MBI-GSで用いられている概念とMBI-HSSで用いられてきた従来の概念との同次元性が示されている。

また，バーンアウトとうつの概念に関してこれまで多く議論されているため，抑うつ性自己評価尺度（CES-D）との関連から評価する判別的妥当性について病院職員集団から検討した。その結果，バーンアウトはうつとは類似点はあるものの異なる概念であることが示されている。

■尺度の特徴

本尺度の特徴は以下のようにまとめることができる。

(1) 人間生活のあらゆる領域との関連から生じる個人のストレス反応をとらえる一般のストレス測定尺度とは異なり，本尺度は仕事との関係から生じる個人の反応を多次元概念で測定できる。しかも，それらの反応をプロセスとしてとらえることができる。
(2) 原版MBI-GSを忠実に翻訳し，回答形式も原版に準じているため，海外の研究報告との比較が可能である。
(3) 対人サービス職従事者を含め，すべての職業人に適用可能である。
(4) 対人サービス職従事者とその他の職業従事者とのバーンアウト比較が可能である。

■尺度実施の際の留意点

本尺度の基本形式は，「この1年間を目安としての頻度」を求める教示文が作成されているが，期間を限定して測定するためには教示文を適宜修正して使用する。

■判断基準

日本版MBI-GS標準得点や評価基準は算出されていない。表1に，一公立総合病院に勤務する看護職

表1 日本版 Maslach Burnout Inventory-General Survey 下位尺度得点

対象	下位尺度	平均値	標準偏差	バーンアウトの程度			
				低い ~25%	普通 ~50%	やや高い ~75%	高い ~100%
総合病院看護職者 (N=204)	疲弊感	3.67	1.33	0.8~2.7	2.8~3.8	3.9~4.8	4.9~6.0
	シニシズム	2.28	1.31	0.0~1.2	1.3~2.2	2.3~3.0	3.1~5.8
	職務効力感	2.45	1.15	3.2~5.3	2.4~3.1	1.7~2.3	0.3~1.6
男性中間管理職者 (N=691)	疲弊感	2.13	1.17	0.0~1.2	1.3~2.0	2.1~3.0	3.1~6.0
	シニシズム	1.67	1.04	0.0~1.0	1.1~1.4	1.5~2.2	2.3~6.0
	職務効力感	2.54	1.12	3.4~5.8	2.6~3.3	1.8~2.5	0.2~1.7

者（N=204）および一製品製造工場に勤務する男性中間管理職者（N=691）の下位尺度得点を示す。

■尺度を用いた研究の内容

本尺度を使用し，バーンアウトと職場ストレス要因について検討した研究（渕崎他，2003）がある。

■今後の方向性・課題

データを蓄積し，日本版 MBI-GS 標準得点を算出することが必要である。なお，MBI の版権は Consulting Psychologists Press, Inc.（以下，CPP）が所有しており，調査・研究目的であれば翻訳して使用する許可を得ることができる。ただし，この許可はある特定の調査研究などに限って期間を限定して与えられるものである。また，CPP は他の研究者が日本版 MBI-GS をそのまま使用する許可は出していない。この点については CPP と交渉中である。

■著者への連絡

尺度および CPP に関する詳細な情報を得たい場合は，直接連絡のこと。
連絡先：北岡（東口）和代　金沢医科大学看護学部
〒920-0293　石川県河北郡内灘町大学1丁目1番地
E-mail：kitaoka@kanazawa-med.ac.jp

■引用文献

渕崎輝美・所村芳晴・福島秀行・松本敦子・桶谷玲子・谷本千恵・林みどり・北岡和代　2003　精神科看護者のバーンアウトと職場ストレス要因についての検討　日本精神保健看護学会第13回学術集会抄録集，70-71.

東口和代・森河裕子・三浦克之・西条旨子・田畑正司・由田克士・相良多喜子・中川秀昭　1998　日本版 MBI (Maslach Burnout Inventory) の作成と因子構造の検討　日本衛生学雑誌，53, 447-455.

Maslach, C., Jackson, S. E., & Leiter, M. P.　1996　*Maslach Burnout Inventory Manual*. 3rd ed. Palo Alto, CA：Consulting Psychologists Press Inc..

（北岡（東口）和代　金沢医科大学看護学部）
（荻野佳代子　神奈川大学人間科学部）
（増田真也　慶應義塾大学看護医療学部）

日本語版バーンアウト尺度

カテゴリー	バーンアウト
適用対象	成人（ヒューマン・サービス従事者）
発表論文	久保真人　1998　ストレスとバーンアウトとの関係－バーンアウトはストレスか？－　産業・組織心理学研究，12, 5-15.

■尺度の内容

　バーンアウトの尺度化に当初から精力的に取り組んだのが，Maslachを中心としたグループである。彼らのMaslach Burnout Inventory (MBI) は，数多くの研究者に採用され，研究事例も蓄積されてきている。この尺度を参考に，田尾（1987）が，わが国のヒューマン・サービスの現場に適合するようあらたに作成した20項目をもとに，その後の研究（久保，1998；久保，1999など）のなかで，項目の追加，削除をおこない，17項目にまとめたのが本尺度である。MBIの項目と意味的に似通ったものはあるが，まったく同じ（そのまま翻訳した）項目はない。

　MBI同様，本尺度も，以下の3つの下位尺度から構成されている。

(1) 情緒的消耗感（emotional exhaustion）

　MBIマニュアル第3版（Maslach, et al., 1996）によれば，情緒的消耗感とは「仕事を通じて，情緒的に力を出し尽くし，消耗してしまった状態」と定義されている。消耗感あるいは疲労感はストレスの一般的な自覚症状の一つである。バーンアウトの主症状として，たんなる消耗感ではなく，「情緒的」という限定がついているのは，バーンアウトの結果生じる身体的，精神的消耗感の主たる源が「情緒的な資源の枯渇」（Maslach & Jackson, 1981）にあると考えられるからである。

(2) 脱人格化（depersonalization）

　マニュアルの第3版では，脱人格化とは「サービスの受け手に対する無情で，非人間的な対応」と定義されている。サービスの受け手とは，看護婦にとっての患者，ヘルパーにとっての利用者，教員にとっての生徒にあたる（以下，サービスの受け手をクライエントと総称する）。脱人格化とは，クライエント個々の人格を無視した，思いやりのない紋切り型の対応を表現したことばである。クライエントに症状名や識別番号など没個性的なラベルをつけ，個人名で呼ばなくなるなどの行動は，脱人格化の典型的な行動とされている。また，書類の整理など事務的な仕事に終始し，それに生きがいを感じる，あるいは，クライエントが理解できないような難解な専門用語を振りかざしたりするのも，クライエントとの煩わしい接触を避けるためだとすれば，脱人格化のあらわれといえる。

　なぜ，バーンアウトの結果として，このような行動傾向があらわれるのか。前述したように，バーンアウトとは情緒的資源を使い果たしてしまった状態であり，このような状態に陥ってしまった人が，さらなる消耗を防ぐために，まずしなければならないことは情緒的資源の「節約」であると考えられる。クライエントとの間に距離をおき，彼らとの関係を仕事上の関係として割り切り，サービスのやり取りを客観視することにより，情緒的資源を守ることができるだろう。この意味で，脱人格化は，自らを守る防衛反応，対処行動（コーピング）の延長線上にある行動傾向に他ならない。

(3) 個人的達成感（personal accomplishment）の低下

　マニュアルの第3版では，個人的達成感とは「ヒューマン・サービスの職務に関わる有能感，達成感」と定義されている。バーンアウトは，ヒューマン・サービス従事者が提供するサービスの質そのものに影響を与える。バーンアウトに至る人は，それ以前まで高いレベルのサービスを提供し続けてきた人だけに，前後の落差は大きく，誰の目にも，とりわけ本人にとって，質の低下は明白である。成果

の急激な落ち込みと，それに伴うヒューマン・サービス従事者としての自己評価の低下は，個人的達成感の低下と名づけられ，MBIの3つ目の下位尺度として位置づけられている。

■作成過程

表1に久保（1998）と久保（1999）の二度の調査データから得られた各項目の因子負荷量を示した。なお，前者の有効回答者数は看護師947名，後者の有効回答者数は看護師943名であった。いずれの分析においても，Maslach & Jackson（1981）の手続きにしたがって，主成分法により固有値1以上の因子を選択し，抽出された因子にバリマックス回転を施した。いずれの調査においても，3因子解が得られた。表1で，両者の回転後の因子負荷行列を比較すると，各項目の因子ごとの負荷量の値は，両調査を通じてほとんど同じであることがわかる。このことは，二度の調査を通じて，日本語版バーンアウト尺度の因子構造が安定していたことを示している。

バーンアウトがストレスの結果生じるストレス反応であるとすれば，看護師が日常経験するストレッサとの関連が認められるはずである。そこで，尺度の妥当性を検討する目的で，ストレッサ項目（「医者との葛藤」，「上司との葛藤」，「同僚への不信感」，「同僚からの疎外感」，「ケアの不全感」，「患者の死体験」，「過重負担」，「教育環境の不備」）を説明変数，日本語版バーンアウト尺度の3つの下位尺度（脱人格化，個人的達成感の低下，情緒的消耗感）それぞれの得点を目的変数とする重回帰分析を行った。その結果，脱人格化と情緒的消耗感については，十分な重相関係数の値が得られ，ストレッサと

表1　日本語版バーンアウト尺度の因子負荷量

	久保（1998）			久保（1999）		
	I	II	III	I	II	III
1　こんな仕事，もうやめたいと思うことがある。	0.460	−0.163	0.621	0.522	−0.075	0.586
2　われを忘れるほど仕事に熱中することがある。	−0.029	0.650	0.126	0.157	0.655	0.081
3　こまごまと気くばりすることが面倒に感じることがある。	0.629	−0.017	0.313	0.650	0.145	0.261
4　この仕事は私の性分に合っていると思うことがある。	−0.215	0.628	−0.125	0.036	0.738	−0.092
5　同僚や患者の顔を見るのも嫌になることがある。	0.730	−0.049	0.214	0.702	0.139	0.272
6　自分の仕事がつまらなく思えてしかたのないことがある。	0.701	−0.151	0.262	0.738	0.066	0.332
7　1日の仕事が終わると「やっと終わった」と感じることがある。	0.101	−0.024	0.784	0.130	0.110	0.796
8　出勤前，職場に出るのが嫌になって，家にいたいと思うことがある。	0.429	−0.177	0.571	0.468	−0.072	0.608
9　仕事を終えて，今日は気持ちのよい日だったと思うことがある。	−0.079	0.664	−0.190	0.112	0.763	0.079
10　同僚や患者と，何も話したくなくなることがある。	0.745	−0.082	0.232	0.746	0.116	0.241
11　仕事の結果はどうでもよいと思うことがある。	0.683	−0.034	0.067	0.803	0.184	0.053
12　仕事のために心にゆとりがなくなったと感じることがある。	0.318	−0.081	0.667	0.361	0.137	0.644
13　今の仕事に，心から喜びを感じることがある。	−0.216	0.761	−0.118	−0.015	0.824	0.089
14　今の仕事は，私にとってあまり意味がないと思うことがある。	0.660	−0.186	0.213	0.724	0.109	0.213
15　仕事が楽しくて，知らないうちに時間がすぎることがある。	−0.064	0.737	−0.207	0.102	0.764	0.004
16　体も気持ちも疲れはてたと思うことがある。	0.284	−0.041	0.756	0.270	0.127	0.747
17　われながら，仕事をうまくやり終えたと思うことがある。	0.067	0.642	0.065	0.203	0.675	0.195

注）久保（1999）では18項目で因子分析をしていますが，ここでは17項目で因子分析をしているため，負荷量の数値が若干異なります。

の関連性が認められた。しかし，個人的達成感の低下については，重相関係数の値が低く，ストレッサ項目との関連性は低いことが確認された。

　ストレスの結果生じるストレス反応は，バーンアウトだけではない。従来のストレス研究では，さまざまな精神的，身体的な症状（以下，心身症状）がストレンとして生じることが知られている。バーンアウトがストレスの結果生じるストレス反応であるとすれば，他のストレス反応とも関連しているはずである。そこで，産業衛生学会が作成している項目をもとに，現場の看護婦が実際に経験する心身症状（「注意・集中困難」，「不安感・焦燥感」，「身体的違和感」，「一般疲労」）とバーンアウトとの関連を調べた。心身症状との高い関連が認められたのが情緒的消耗感であった。とくに，不安感・焦燥感，一般疲労との関連が高かった。脱人格化では，心身症状との間に関連は認められたが，関連の程度はそれほど高くなかった。また，個人的達成感の低下では，心身症状との間にあまり関連性が認められなかった。

　MBIの因子的妥当性を検証した研究の多くが，情緒的消耗感と脱人格化は一つの因子を形成する傾向があり，個人的達成感の低下は3つのなかでは一番独立した因子であるという見解を支持している。この結果は，多くの研究者が指摘しているように，情緒的消耗感，脱人格化の主たる原因と個人的達成感の低下のそれが異なるという可能性を示唆するものである。いずれにしろ，日本語版バーンアウト尺度において，個人的達成感の低下とストレッサ項目との関連が認められなかったのは，日本語版バーンアウト尺度固有の問題ではなく，Maslachらにより提議されたバーンアウトの3因子モデルそのものの問題であると考えられる。

■尺度を用いた研究の内容

　日本語版バーンアウト尺度は，多くの研究者に採用され，データの蓄積が始まっている（たとえば，上野・山本，1996；新井，1999；荻野，2000など）。そのなかで，増田（1997）は，ホーム・ヘルパーを対象に，日本語版バーンアウト尺度の因子構造を検討した。確認的因子分析の手法により，3因子モデル，情緒的消耗感と脱人格化が1つの因子を構成する2因子モデル，そして，すべての項目が1因子に負荷する1因子モデルといった3つのモデルの適合性が比較検討されている。分析の結果，3因子モデルのあてはまりがもっともよいことが確認された。また，同様に，看護婦を対象とした調査（岡田・河野，2000；河野，2000）でも，主因子法ないしは主成分法により因子を抽出し，バリマックス回転を施した結果，3因子構造を支持する結果を報告している。

　しかし，学校教員を対象とした調査では，若干異なる因子構造となることが報告されている。田村・石隈（2001）では，主因子法により因子を抽出し，バリマックス回転を施した結果，3因子解が得られたが，情緒的消耗感に分類されている2項目が，脱人格化の因子に「混入」するなど，若干の項目の移動が認められた。また，伊藤（2000）では，主成分法により因子を抽出し，バリマックス回転を施した結果，情緒的消耗感と脱人格化が1つの因子を形成し，個人的達成感の低下が独立した因子を形成する2因子解が得られた。

■今後の方向性・課題

　日本語版バーンアウト尺度の信頼性，妥当性について，まだ，十分なデータの蓄積が行われていない現状を考慮すれば，早急な結論を下すことはできない。

　適用対象については，この尺度が看護師を対象とした一連の調査データをもとに構成されてきた経緯を踏まえれば，他のヒューマン・サービス従事者に，そのまま適用することができるかについては，あらためて検討を行う必要があるだろう。とくに，バーンアウト研究では，看護師に続いて報告件数の多い学校教員に関しては，勤務形態やサービス対象者の違いなど，看護師の職場特性とはかなり異なることは事実である。この点を考慮すれば，教員を対象とした調査では，日本語版バーンアウト尺度の改編，見直しが必要となるかもしれない。

また，現状では，本尺度は，バーンアウトについて，何らかの診断基準を提供するものではない。つまり，本尺度により得られた得点は，あくまで，その高低による相対評価に用いられるべきである。この点，今後のデータの蓄積により，ある程度の得点基準を設定することができるかもしれない。

■著者への連絡

研究目的に使用する場合は，とくに使用許諾を求める必要はないが，研究成果を公表した際には印刷物のコピーなどを尺度開発者に送付するよう希望する。なお，研究目的以外の使用にあたっては，あらかじめ尺度開発者に相談していただきたい。

連絡先：久保真人　同志社大学政策学部
〒602-8580　京都府京都市上京区今出川通烏丸東入玄武町601

■引用文献

新井　肇　1999　「教師」崩壊－バーンアウト症候群克服のために－　すずさわ書店

伊藤美奈子　2000　教師のバーンアウト傾向を規定する諸要因に関する探索的研究－経験年数・教育観タイプに注目して－　教育心理学研究, 48, 12-20.

河野由美　2000　看護婦のバーンアウトと宗教観に関する計量的研究　飯田女子短期大学看護学科年報, 3, 25-35.

久保真人　1998　ストレスとバーンアウトとの関係－バーンアウトはストレンか？－　産業・組織心理学研究, 12, 5-15.

久保真人　1999　ヒューマン・サービス従事者におけるバーンアウトとソーシャル・サポートとの関係　大阪教育大学紀要（第Ⅳ部門）, 48, 139-147.

Maslach, C., & Jackson, S. E. 1981 The measurement of experienced burnout. *Journal of Occupational Behavior*, 2, 99-113.

Maslach, C., Jackson, S. E., & Leiter, M. P. 1996 *Maslach Burnout Inventory Manual* (3rd ed.). Palo Alto, CA : Consulting Psychologists Press.

増田真也　1997　日本語版Maslach Burnout Inventoryの妥当性の検討　健康心理学研究, 10, 44-53.

荻野佳代子　2000　看護職のバーンアウト－関連要因としての自尊感情の検討－　早稲田大学教育学部学術研究（教育心理学編）, 48, 23-32.

岡田千夏・河野由美　2000　看護婦のバーンアウトと仕事ストレスに関する研究　飯田女子短期大学看護学科年報, 3, 133-147.

田村修一・石隈利紀　2001　指導・援助サービス上の悩みにおける中学校教師の被援助志向性に関する研究－バーンアウトとの関連に焦点をあてて－　教育心理学研究, 49, 438-448.

田尾雅夫　1987　ヒューマン・サービスにおけるバーンアウトの理論と測定　京都府立大学学術報告（人文）, 40, 101-123.

上野徳美＆山本義史　1996　看護者のバーンアウトを予防するソーシャル・サポートの効果－サポート・ネットワーク量・満足度・サポート源との関係を中心として－　健康心理学研究, 9, 9-20.

（久保真人　同志社大学政策学部）

日本語版バーンアウト尺度

あなたは最近6ヶ月ぐらいのあいだに，次のようなことをどの程度経験しましたか。
右欄のあてはまると思う番号に○印をつけてください。

		いつもある	しばしばある	時々ある	まれにある	ない
1	こんな仕事，もうやめたいと思うことがある。	5	4	3	2	1
2	われを忘れるほど仕事に熱中することがある。	5	4	3	2	1
3	こまごまと気くばりすることが面倒に感じることがある。	5	4	3	2	1
4	この仕事は私の性分に合っていると思うことがある。	5	4	3	2	1
5	同僚や患者の顔を見るのも嫌になることがある。	5	4	3	2	1
6	自分の仕事がつまらなく思えてしかたのないことがある。	5	4	3	2	1
7	1日の仕事が終わると「やっと終わった」と感じることがある。	5	4	3	2	1
8	出勤前，職場に出るのが嫌になって，家にいたいと思うことがある。	5	4	3	2	1
9	仕事を終えて，今日は気持ちのよい日だったと思うことがある。	5	4	3	2	1
10	同僚や患者と，何も話したくなくなることがある。	5	4	3	2	1
11	仕事の結果はどうでもよいと思うことがある。	5	4	3	2	1
12	仕事のために心にゆとりがなくなったと感じることがある。	5	4	3	2	1
13	今の仕事に，心から喜びを感じることがある。	5	4	3	2	1
14	今の仕事は，私にとってあまり意味がないと思うことがある。	5	4	3	2	1
15	仕事が楽しくて，知らないうちに時間がすぎることがある。	5	4	3	2	1
16	体も気持ちも疲れはてたと思うことがある。	5	4	3	2	1
17	われながら，仕事をうまくやり終えたと思うことがある。	5	4	3	2	1

採点方法

　以下の手順にしたがって，「情緒的消耗感」，「脱人格化」，「個人的達成感の低下」の3つの下位尺度の得点を算出する。各項目の得点は，「いつもある」＝5点，「しばしばある」＝4点，「時々ある」＝3点，「まれにある」＝2点，「ない」＝1点とする。

　「情緒的消耗感」　項目番号1，7，8，12，16の得点を合計する（平均する場合は項目数5で除する）。
　「脱人格化」　項目番号3，5，6，10，11，14の得点を合計する（平均する場合は項目数6で除する）。
　「個人的達成感の低下」　項目番号2，4，9，13，15，17の得点の合計を36から引く（平均する場合は項目数6で除する）。

第5章

成人一般・高齢者

概　説

河野友信
長田久雄　桜美林大学大学院

　成人のストレス尺度は，今回収載したもののほかに，これまでに数多く開発されている。それらは創造性や有用性という視点で評価すると，Holms 他や Lazarus のものを凌駕するものはない。ストレス尺度は臨床や研究に供され，役にたつことで評価される。ストレスの何を測定する尺度かが問われる。今回収載されたストレス尺度は，作成過程で統計学的手続きを踏んでおり，信頼性や妥当性もきちんと検討されている。しかしこれらのストレス尺度は本当に目的とするストレスを測定できるのであろうか。ストレス尺度の使用頻度という点からはどうなのであろうか。個別のストレス性健康障害を扱っている臨床医には，外来診療ではこれらのストレス尺度はきわめて使いづらい。医学領域では公衆衛生学的な研究のためには意味があるのかもしれないが，ストレス性健康障害の日常診療では用いにくい。用語も一般的でないものがあり，日本語としてほとんど用いられていない用語や概念は使用が難しい。

1．国内外で開発されているストレス尺度

　国内外で多くのストレス尺度が開発され使われている。古くは Holms と Rahe（1967）の社会的再適応尺度（ライフチェンジ・ユニット），それに Lazarus のストレス尺度などがある。Holms 他の尺度はユニークであり，わが国でも夏目他（2000, 1992, 1988）や白石他（1990）がわが国の現状にあったものを作っている。Lazarus はストレス・モデルを提示し，ストレス尺度では daily hassles や uplift などを測定している（Delongis et al., 1988）。林（1993）は Lazarus の研究をベースに職場のストレス尺度を開発した。また Lazarus の尺度は，本明他（1993）によって翻訳されて販売されている。

　既開発のストレス尺度が内外でどのように使われているのか，実態は分からない。少なくともわが国では，個別の臨床にはほとんど使われていないのではないか。

　ストレス刺激をチェックする尺度やストレス反応をチェックする尺度，また両方をチェックする尺度などは，数多く出されている。統計的な検討をしているものから，していないものまでいくつもある。統計的な処理をしていないストレス尺度のほうが簡便で使いやすく，臨床的には有用な場合がある。

　新しくは厚生労働省の研究班の開発した職場関連のストレス尺度（下光他，2000）がある。これはアメリカの類似のものを参考に，公衆衛生学畑の学者が中心になって開発したものである。現段階では，これがもっとも総括的にストレスを扱った尺度であるといってよい。これは公開され，だれでも使用可能になっている。つい先だってだされた厚生労働省の研究班の過労死のチェックリストもストレス尺度といってよいであろう。これも現実味のある尺度ではない。この尺度を一般人に施行した結果，高ストレス得点であったとして，臨床の場に上ってきたとする。それだけではなんのために臨床に送られてきたのかわからない。高ストレス得点を低めることが目的なのか。それならそれに向けて診療の準備が必要である。病感は適正なのか，治療意欲はどうなのか，などからチェックしなければならない。

　これらのストレス尺度はほかの人との比較には使えないのに，比較のために使われている場合が多い。

　ストレス尺度は，学童・生徒向け，思春期・青年期向け，更年期向け，老年期向け，親子関係向け，母親向け，父親向け，家族向け，職場向け，などが開発されているが，それぞれに特徴や問題点がある。

　既開発のストレス尺度で気になるのは，調査の段階での質問紙の回収率の低さである。これでは母

集団の信頼性が揺らぐ。5割6割位の回収率というのでは結果に偏りが出るが，多くのストレス尺度はこのような低い回答率でつくられている。調査した集団の普遍性・均一性を確保すること自体が難しいことであるが，同一集団の中で回答拒否が多いのでは，真実が得られていないということである。ストレスの臨床では，99人が同じでも一人だけ違う場合がある。違いは違いであり，その人にとってはそれしか真実はないのである。（河野）

高齢者に関しては，life eventsの研究として，Kiyack et al. (1976), Krause (1987), Bieliauskas et al. (1995), 下仲他 (1995), 夏目 (2000) がある。Daily hasslesの研究として，Holohan et al. (1984), Miller et al. (1986), Weinberger et al. (1987), Thomas (1989), Voyer et al. (1995), Catanzaro et al. (1995), Davis et al. (1995) が，また，認知的評価に関しては，Voyer et al. (1995), 児玉他 (1999) がある（以上，中村・児玉，2002より）。そのほかの対象と比較して，十分な研究が行われているとはいえない。（長田）

2．既開発のストレス尺度の内容の傾向

既開発のストレス尺度にはさまざまな問題や特徴がある。HolmsやLazarusは心理学者であり，彼らの開発した尺度には生物学的視点や医学的視点は欠けているか，弱い。情動や身体反応の客観的な検査のデータで評価するのではなく，自覚症状のチェックしかされていない。

厚生労働省のストレス尺度は統計的な検討はきちんとされているが，用いられた基礎資料が問題である。開発者が現場を知らない社会医学者たちなので，彼らの頭にある知識で質問項目が作成・整理され，結果が解釈されているが，誤りのことがある。たとえば裁量性が高いほど，また自由度が高いほどストレス度は低いと解釈されているが，現場には裁量度が高く自由度の高い管理職の中に，生産性を高めるのが使命だと過剰に頑張ってストレス度を高めている責任感の強い人がいる。このようなタイプの人は，けっして少なくない。この例からもわかるように，どのように統計学的に検討しても，ストレス尺度の質問項目を想像的に作成し，知的に解釈しては無意味である。力量のある現場を熟知している人がストレス尺度の開発に当たらなければ，このような単純ミスが生じることになる。

またストレス尺度は何を測定する尺度であるかが問題である。ストレス刺激は同一でも，ストレスを受ける側の人の個別性で，受けるストレスの影響や影響度は違ってくる。都合のよい条件だけを選別して統計処理しても無意味でしかない。既開発のストレス尺度はストレス構造のすべてを網羅していないし，得られたデータの信頼性は限局しているものがほとんどである。不都合なものは殺ぎ落とされているのである。現時点でのストレス関連諸科学の力量では，まだ，すべての条件をクリアーしたストレス尺度を開発するのは不可能である。ストレス刺激を受ける人間をどうとらえるのか，人間理解のありかたがまず課題である。各人が異なる遺伝子構造をもち，受精以降のさまざまな体験と学習により現在の人間がある。その人間がストレス刺激を受けるのである。刺激の受け方や反応のしかたは個別的なのである。ストレス構造には客観化できるものと，できない個別的な要因が混在するからである。この個別的な要因をどのようにとらえ評価するかである。

またストレス尺度のチェックのありようも問題である。対象者のストレス尺度チェックのありかたの信頼性が検証されていないし，そのようなことは問題にもされていない。しかし無視できないほど重要なことである。たとえばストレス反応の尺度の場合，もっとも悪い評価は重症の病態である。うつ病の重度の人が多くの質問を再現性のある形で客観的にチェックできるはずがない。専門の臨床医で患者の経過を熟知していないと状態の変化はわからないことである。ハミルトンのうつ病尺度のように自己チェックでなく，観察によるチェックにするほうがよい。ストレス尺度も自己チェックだけではなく，知識と力量のある人が観察してチェックする尺度もあってよいはずである。（河野）

高齢者に関しては，我が国において尺度として開発されたものは少ない。本ハンドブックにおいては，ストレス反応尺度として，高齢者用パブリックヘルスリサーチセンター版ストレスチェックリストとコーピング尺度として中村（2004）の尺度が掲載されているが，これ以外では，life eventsの評

価尺度として，夏目（2000）の高齢者の社会的適応評価尺度，田原他（2000）のコーピングに関する尺度が研究されているにとどまっている。高齢者に対する尺度は，さらに開発が望まれる。（長田）

3．今後どのようなストレス尺度の開発が望まれるか

　数多くのストレス尺度がすでに開発されているが，どの程度実際に用いられているかは不明である。手間暇と研究費を使って開発したのに，用いられていないストレス尺度が多いのではないか。

　ストレス尺度は何のために開発し，何に用いようとしているのか。ストレス尺度は研究のためか，臨床のためか，対象のストレス状況を把握するという行政的資料のためかに用いられていると思われる。もっとも有用で意味があるのは臨床への応用である。現在までに開発されたストレス尺度を臨床に応用するという視点で判断すると，いくつかの問題がある。成人用のストレス尺度といっても，対象がさまざまであり，すべての条件を満たすストレス尺度の開発は不可能に近く，現にそのような尺度は開発されていない。理想的な成人向けのストレス尺度と，対象を限定して開発されたストレス尺度とでは，尺度の質の点で雲泥の差がある。ストレス尺度はストレスの何を測定する尺度なのかである。

　ストレス尺度には，
① ストレス刺激の尺度の場合
② ストレス状態を示す尺度である場合
③ ストレス反応の尺度である場合
④ ストレス緩和度の尺度の場合
⑤ ストレス認知の尺度の場合
⑥ ソーシアル・サポートの尺度である場合
などがある。

　年代別や役割別，職業別，性格行動特性別などでも尺度がつくられているが，ストレス構造をすべて網羅し，またストレスに影響する要因をすべて網羅したストレス尺度は開発されていない。理想をいえばすべての要因を網羅したストレス尺度の開発が望まれる。その尺度は，即，ストレスへの対応法を導けるからである。

　ストレス尺度の結果に影響する要因は，
① ストレス刺激の種類と質
② 負荷の重さ
③ 負荷のされかた
④ 刺激の認知のされかた
⑤ 認知後の対処のされかた
⑥ ストレス対処資源の状況
⑦ ストレス刺激の処理のされかた
などである。

　人間の受けるストレス度は，刺激を認知し，それにどう対処できたかで決まる。

　ストレス刺激を受ける側の人間の特性も，ストレス刺激にさらされた結果に大きく影響する。

　ストレストレス刺激を受ける側の人間の特性は，
① ストレス感受性
② ストレス反応性
③ ストレス耐性
④ ストレス脆弱性
⑤ 易病理性
などで示される。

　これらの特性は，

① 遺伝的特性
② 受精後の体験・学習
③ 養育・教育，病気体験
④ ストレス体験とその影響
⑤ 意思・意欲
⑥ 信仰・信条
⑦ 知識・知的能力
⑧ 性格行動特性
⑨ 発達度
⑩ 生活様式
⑪ 精神病理性
⑫ 常識・智恵
⑬ 人生観・価値観
⑭ ストレス対処の結果

などに影響される。

　ストレス反応には健常な範囲から病的な範囲まである。その反応の意味や度合いはさまざまである。健康度と病理度によっても，ストレスを受ける側の影響度は違ってくる。

　ストレス構成要因には，測定して客観的なデータとして示せるものと，自覚度に依存しなければチェックできないものがある。そこがストレス尺度の開発で苦労するところである。

　ストレスの認知には心身の防衛機制が影響する。とくに心理的防衛機制の影響が大きい。

　また精神病理度の影響も大きい。たとえば人格障害があれば，その病理の度合いに応じてストレスへの影響は大きい。生命活動する場である環境や生態系の健康度や病理度の影響もストレスの評価には考慮すべきである。

　身体特性や精神特性という言葉で，ストレス刺激やストレス反応を受ける側の特性を表現すれば，身体特性や精神特性はともに，遺伝的特性を踏まえた過去の影響の総和であるといえる。このことを的確にとらえ評価する方法は見つかっていない。

　以上に示しただけでも，ストレスの影響をチェックするには多くの要因の影響を考慮しなければならないことが理解できよう。(河野)

　高齢者に関するストレス尺度は，わが国で確立されたものは少なく，とくに，認知的評価，サポートの領域の尺度は未開発である。これらの領域を含む，多面的なストレスアセスメント尺度の開発が望まれる。

　また，高齢社会の課題の1つとして，要介護・要支援高齢者に対するケアがある。これをストレスとの関連でとらえた場合，ケアを担う介護職や家族のストレスも見過ごせない大きな問題といえる。高齢者介護スタッフのストレスに関しては，矢冨他 (1991) がストレッサーの観点から老人介護スタッフ用ストレッサー尺度を，コーピングの観点から，翠川 (1993) が家族介護者の対処スタイル測定尺度を，児玉他 (1999) が在宅介護者用ストレス自己診断テストを，齋藤 (2000) が Latack コーピング尺度改訂版の検討をそれぞれ研究している。高齢者の介護やケアは，専門の職員だけでなく家族介護者においてもきわめて重要な課題となってきており，加えて，2000年に導入された介護保険制度など，介護をめぐる社会的状況も急速に変化してきており，さらに，介護職はほかの職種と異なった特徴をもつものでもある。介護を担う人々の心身の健康を維持向上するための対策を確立するためにも，認知的評定，サポート，ストレス反応の評価を含む多面的な尺度の開発が急務であろう。(長田)

4．今後のストレス尺度の研究はどうあるべきか

　ストレス尺度の意味を問い直す必要がある。そのうえで，臨床に役立つストレス尺度を開発するよ

うな研究が望まれる。質問項目を因子分析して作成し，結果を統計的に処理し整理して，いかにも科学的であるかのように思いがちであるが，間違いである。質問項目の作成のプロセスや質問紙のチェックのしかたが，まず問題である。回答者の特性を考慮したり，質問の回答を修飾する要因は除外しなければならないが，それが怠られている。いかに統計を厳密にしても，ロウ・データが信用できなくては，結果は無意味でしかない。研究のための研究では意味がない。

　何の目的に供するストレス尺度なのかがまず問われる。ストレス尺度の開発条件を明確にし，尺度の限界を明示すべきである。なによりも臨床に試行してみて，ストレス尺度を使う意味やストレス尺度の精度を検証する必要がある。ストレス構造のすべてをチェックし測定するストレス尺度の開発が待たれるところである。

　ストレス刺激要因やストレス構造は時代により変遷するので，とくに自己チェック形式のストレス尺度の作成と解釈は，時代状況を踏まえなければならない。

　個別と集団のストレスを横断的な視点と縦断的な視点から検討すること，多面的・多軸的にストレス要因を分析することである。現段階で対応できるものと，対応できないものを区別することも重要である。進歩する科学的な成果は，取り入れることを怠ってはならない。

　ストレス尺度の目的に応じて尺度は開発すればよいが，臨床に役立つストレス尺度の開発を期待したい。(河野)

■引用文献

Bieliauskas, L. A. Cvounte, M. A., & Glandon, G. L., 1995 Inventorying stressing life events as related to health change in the elderly, *Stress Medicine*, 11, 93-103.

Catanzaro, S. J., Hgoraney, F., & Creaset, G., 1995 Hassles, coping and symoptoms in an elderly community sample：The role of mood ragulation expectations. *Journal of Counseling Psychology*, 42, 259-265.

Davis, C., Lovie-Kitchin, J., & Thompson, B. 1995 Psychosocial adjustment to age-related macular degeneration. *Journal of Visual Impairment & Blindness*, Jn-Feb, 16-27.

Delongis, A., Folkman, S., & Lazarus, R, S, 1988 The impact of daily stress on health and mood：Psychological and social resources as mediators. *Journal of Personality and Social Psychology*, 54, 486-495.

林俊一郎　1993　ストレスの肖像　中央公論

Holahan, C. K., Holahan, C. J. & Belk, S. S. 1984 Adjustment in aging：The role of life stres, hasslesm and self-efficacy. *Health Psychology*, 3, 315-328.

Holms, T. H. & Rahe, R. H. The social readjustment rating scale. *Journal of Psychosomatic Research*, 1967, 11, 213-218.

Kiyack, A. Laing, J., & Kahana, E., 1976 A methodologica inquiry into the Schedule of Recent Life Events. Paper presented at the meeting of the American Psychological Association, August, Washingron, D. C. (Patrick, L. F., Moore, J. S., 1986 Life-event types and attributional atyles as predictors of depression in elderly women. *Journal of Geriatric Psychiatry*, 19, 241-262で引用)，厚生労働省．

児玉昌久・児玉桂子・城佳子　1999　在宅介護者用ストレス自己診断テストの開発　ストレス科学研究, 14, 14-22.

Krause, N. 1996 Stress in racial differences in self-reported health among the elderly, *The Ferontologist*, 27, 72-77.

Miller, M. J., & Wilcox, C. T. 1986 Measuring perceived hassles and uplifts among the elderly. *Journal of Human Behavior and Learning*, 3, 38-46.

本明寛・春木豊・織田正美(監訳)　1993　ストレスの心理学：認知的評価と対処の研究　実務教育出版　(Lazarus, R. S., Folkman, S.　1984　Stress, appraisal, and coping. Springer：New York).

中村菜々子・上里一郎　2004　中高年者の日常いらだち事に対するコーピングとストレス反応との関係　健康心理学研究, 17, (印刷中).

中村菜々子・児玉昌久　2002　高齢者を対象としたストレス関連尺度　ストレス科学研究17, 89-96.

夏目誠　2000　高齢者の社会的再適応評価尺度　老年精神医学雑誌, 11, 12, 1353-1359.

夏目誠・村田弘・高垣裕・古我貴史・藤井久和　1992　主婦におけるストレス評価法－点数法によるストレス度の自己評価の試み（第1報）－　大阪府立公衆衛生研究所報精神衛生編, 30, 63-70.

夏目誠・村田弘・杉本寛治・中村彰夫・松原和幸・浅尾博一・藤井久和　1988　勤労者におけるストレス評価法（第1報）点数法によるストレス度の自己評価の試み　産業医学, 30, 266-279.

斉藤圭介　2000　Latackコーピング尺度改訂版の開発　厚生の指標, 47, 4, 19-26.

下光他　2000　労働省平成11年度「作業関連疾患の予防に関する研究」報告書

下仲順子・中里克治・河合千恵子・佐藤眞一・石原治・権藤恭之　1995　中高年期におけるライフイベントとその影響に関する心理学的研究　老年社会科学, 17, 40-56.

白石純三・夏目誠・村田弘・大林千恵・古我貴史・奥田純一郎・日野林俊彦・藤井久和　1990　大学生におけるストレス評価法(第Ⅰ報)－点数法によるストレス度の自己評価の試み－大阪大学健康体育部紀要, 5, 35-44.

翠川純子　1993　在宅障害老人の家族介護者の対処（コーピング）に関する研究　社会老年学, 37, 16-26.

田原康玄・畔地利枝・中嶋和夫　2000　高齢者のストレス対処高度嘔吐精神的健康度との関連　聖カタリナ女子大学研究紀要, 12, 81-88.

Thomas, N. T.,　1989　The measurement of stress in the elderly：Overcoming the problem of contamination among measures. *Clinical Gerontologist*, 8, 75-80.

Voyer, M. & Vezina, J.,　1995　Contribution of hassles, appraisal, and coping to psyghological distress among elderly widows. *Canadian Journal on Aging*, 14, 498-510.

Weinberger, M., Hiner, S. L., & Tiearney, W. M.　1987　In support of hassles as a measure of stress in predicting health outcomes. *Journal of Behavioral Medicine*, 10, 19-31.

矢冨直美・中谷陽明・巻田ふき　1991　老人介護スタッフのストレッサー評価尺度の開発社会老年学, 34, 49-59.

学齢期心身障害児をもつ父母のストレス尺度

カテゴリー	ストレッサー
適用対象	成人（学齢期心身障害児の父親・母親）
発表論文	植村勝彦・新美明夫　1983　学齢期心身障害児をもつ父母のストレス―「母親用」「父親用」ストレス尺度の構成―社会福祉学部研究報告，8，19-51．

■尺度の内容

　別記「心身障害幼児をもつ母親のストレス尺度」の学齢期版として作成されたものである。したがって，その趣旨は同一であり，また形式や方法・手続きも基本的に同一である。ただ，この学齢期版では，「母親用」だけではなく，「父親用」もあらたに作成している。これは，学齢期においては学年の上昇とともに父親の果たすべき役割についての自覚や周囲の期待も大きくなり，そのことがまた，結果としての本人および家族構成員のストレスを惹起させることにつながる，と考えられることによっている。こうして，母親のみで家族を代表させることには無視できないほどに父親の存在は大きくなっていると予想され，少なくとも両者のダイナミックスによって家族の問題状況を把握・分析することの必要性と重要性を考えたことによっている。

　尺度は表1に示されるように，7領域構成で，父母共通の29下位尺度，父のみ2下位尺度，母のみ4下位尺度で構成され，したがって，「父親用」31下位尺度，全145項目，「母親用」33下位尺度，全155項目からなる，子どもを取り巻く生活全般にわたる認知されたストレッサーを測定するものである。

　各下位尺度はすべて5項目からなり，「はい」（2点），「どちらともいえない」（1点），「いいえ」（0点），「？（わからない）」（0点）の4件法で，項目の合計点を尺度得点とするものである。下位尺度間の合算は考慮されていない。

■作成過程

　項目収集作業は，次の3つの方法で行った。1つは，学齢期障害児をもつ母親，父親，合計32名への非構成的面接法による聞き取り調査，2つは，本研究とは別に行われた愛知県下の2886名の精神遅滞児・者の権利保障に関する調査で，その末尾の自由記述欄に「望むこと，困っていること」として記述されたコメントを集約したもの，今一つは，先の「幼児期版」より，内容的に見て，学齢期の障害児にも適用可能な項目を選出したものである。こうして収集された全項目を再検討した結果，父母共通34下位尺度，父のみ3下位尺度，母のみ5下位尺度からなる暫定尺度を構成した。

　この暫定尺度を，愛知県手をつなぐ親の会連合会の協力を得て，県下の心身障害児をもつ家族に「父親用」と「母親用」を一組とする調査票を，各地区親の会の世話人による配布・回収を原則とする留め置き調査を実施し，父親828票，母親899票（父母ともに有効825組）の有効票を得た。

　母親によるフェイスシートの集計状況から，自閉症（傾向を含む）28.4％，精神遅滞44.9％，ダウン症12.8％，肢体不自由0.9％，重複障害8.6％，重症心身4.0％など。性別では，男児64％，女児34.8％。年齢は，小学1年から中学3年まで順に，9.3，12.9，12.0，11.2，11.6，10.2，10.3，10.7，8.3パーセントであった。父親の年齢では，29歳以下0.2％，30-34歳8.9％，35-39歳25.8％，40-44歳38.7％，45歳以上22.0％，いない4.0％，などであった。以上より，データに特別な偏りがあるとはみなされないと判断された。

　尺度構成にあたっては，暫定の下位尺度ごとに，以下の5条件を同時に満たすものを合格とした。①固有値1.0以上の主成分が1個のみであること，②構成項目の第1主成分負荷量はすべて0.5以上で

表1 下位尺度得点の平均値とα係数

領域	下位尺度名称	下位尺度番号 母親	下位尺度番号 父親	下位尺度得点の平均値 母親	下位尺度得点の平均値 父親	α係数 母親	α係数 父親
A. この子自身の問題	健康状態	1	1	1.44	1.60	0.771	0.778
	育て方	2	2	5.75	5.75	0.754	0.780
	家庭内の問題行動	3	3	1.42	1.68	0.717	0.715
	家庭外の問題行動	4	4	2.13	2.59	0.785	0.779
	発達の問題	5	5	4.56	5.34	0.716	0.771
	性の問題	6	6	1.99	2.01	0.706	0.742
B.* 学校教育	教育内容	1	1	2.86	3.17	0.814	0.835
	担任の先生	2	2	1.90	1.99	0.870	0.864
	学校の教育方針	3	3	1.78	1.91	0.764	0.793
	父兄の問題	4	4	2.48	2.99	0.741	0.794
	通学の問題(送迎あり)(母親用)	5		2.29		0.752	
	通学の問題(送迎なし)(母親用)	6		1.82		0.631	
C. この子の将来	義務教育終了後の進路	1	1	5.20	5.23	0.808	0.832
	将来への不安	2	2	6.41	6.13	0.835	0.856
D. 自分自身の問題	自分の健康・体力	1	1	4.12	3.73	0.763	0.716
	精神衛生	2	2	2.78	2.04	0.763	0.759
	自由の制限(母親用)	3		2.98		0.790	
	この子に対する負い目	4	3	4.79	4.68	0.731	0.770
	職場・友人関係(父親用)		4		3.17		0.702
E. 家族の問題	夫婦間の意見の一致	1	2	2.42	2.14	0.766	0.766
	妻への配慮(父親用)		1		3.06		0.779
	夫の協力(母親用)	2		2.10		0.857	
	家庭生活	3	3	1.90	1.61	0.789	0.785
	家庭経済	4	4	3.50	3.62	0.739	0.751
	きょうだいの理解	5	5	1.56	1.66	0.724	0.754
	きょうだいの教育	6	6	2.84	2.39	0.723	0.741
	きょうだいの将来	7	7	6.21	5.70	0.857	0.883
F. しんせき・近隣関係	しんせき関係	1	1	2.93	2.27	0.797	0.812
	近隣・地域社会の理解	2	2	2.82	2.27	0.741	0.768
	近隣・地域社会でのひけめ	3	3	2.12	1.67	0.721	0.754
	近隣・地域社会での子どもの交遊関係	4	4	4.33	4.12	0.715	0.73
	地域環境	5	5	2.92	3.11	0.708	0.726
G. 外部機関	医療機関	1	1	2.59	2.65	0.718	0.735
	訓練・相談機関	2	2	3.78	4.17	0.804	0.827
	行政機関	3	3	3.27	3.56	0.854	0.886

*学校教育の領域に限り,調査時期を考慮して,平均値,α係数の算出は,いずれも小1,中3のサンプルを除外したデータによる

あること，③各項目の「はい」の反応（通過率）が5％以上であること，④項目数は5個とすること，⑤Cronbachのα係数が0.7以上であること，である。

この結果，暫定尺度内の項目削除だけで条件が満たされたものは，父母共通が27下位尺度，父親用0，母親用4下位尺度であり，そのままの尺度名称での成立をみた。不成立とされた暫定下位尺度は，先の5条件を満たすように項目や尺度の合併や改組の作業を繰り返し，あらたに父母共通2下位尺度，父親用2下位尺度が成立を見，最終的に表1に示される，父母共通29下位尺度，父親のみ2下位尺度，母親のみ4下位尺度で構成された。

■信頼性・妥当性の検討

信頼性：Cronbachのαは，表1に示されるように，父親.886〜.702，母親.870〜.631の値をとり，母親に1つ0.6台のものがあるものの，ほかはすべて0.7を上回っており，内的整合性に関しては要件を満たしていると考えられる。そのほかの方法は用いていない。

妥当性：別記「幼児期版」では，外部妥当性を求めることが可能であったが，学齢期は年齢幅も，障害の様相も，また父母それぞれの生活も多様であり，加えて，もともと多種多様な内容の下位尺度のため，各尺度ごとに妥当性を求めることは不可能であり，主成分分析による項目の因子的妥当性を押さえたものとなっている。

■尺度の特徴

生活を7領域に分け，対象も「父親用」と「母親用」別々に用意した，30以上の下位尺度からなる包括的な，認知されたストレッサーを測定する尺度である。小学1年から中学3年までの学齢期全般の父母に適用可能なものとなっており，各下位尺度は5項目で構成された簡便なもので，かつ単独でも利用することができるので，必要に応じた取り扱いができ，利用しやすいものとなっている。

■尺度を用いた研究の内容

下位尺度の因子分析を行い，父母間の因子の共通性や，学年間の変動をHarmanの因子的類似係数を求めることで，因子構造の安定性を明らかにしようとした研究（新美・植村，1984），子どもの加齢に伴うストレスの推移を，横断的資料ではあるが精神遅滞児と自閉症児の母親のデータに限定した上で比較することで，因子レベルでの推移パタンをとらえようとした研究（植村・新美，1985），得られた因子について，因子得点を外的基準として，その背景要因を父母個別に数量化理論第II類で分析し，その特徴を描き出したもの（新美・植村，1985），父親と母親のストレスを，共通の下位尺度について比較したもの（新美・植村，1986），母親のデータを用いて因子得点をもとにクラスタ分析を行い，障害の種類が異なりながら共通の因子パタンを表す11の類型を明らかにし，その代表事例から母親のストレス・パタンを分析した研究（新美・植村，1987），領域F「しんせき・近隣関係」と，G「外部機関」の下位尺度を用いて，われわれ（田中他，1978）が別途尺度構成した「地域社会に対する態度類型」との関連性を比較した研究（植村・新美，1984a），因子ごとに典型的な高得点を示す母親に対して，ストレス低減のための方略を求めて，面接調査を行いそのストレスの様相を描き出したもの（植村・新美，1984b），などがある。

■今後の方向性・課題

別記「幼児期版」同様，作成後20年を経て，領域や下位尺度の豊富さ，作成時のサンプルの障害の種類や年齢の多様さと数の多さからも，今日に至るまでこの尺度を超えるものはあらわれていない。とくに，「父親用」は皆無と思われる。「幼児期版」ともども利用価値は高いといえる。ただ，時代や社会の変化に則して，あらたな下位尺度や項目の追加が必要とされることが考えられる。

■著者への連絡

研究目的に使用する場合は，とくに使用許諾を求める必要はないが，研究成果を公表した際には，印刷物のコピーなどを尺度開発者に送付するよう要望する。なお，研究目的以外の使用にあたっては，尺度開発者に直接相談のこと。

連絡先：植村勝彦　愛知淑徳大学心理学部心理学科

〒480-1197　愛知県長久手市片平9

■引用文献

新美明夫・植村勝彦　1984　学齢期心身障害児をもつ父母のストレス　－ストレスの構造－　特殊教育学研究，22，2，1-12．

新美明夫・植村勝彦　1985　学齢期心身障害児をもつ父母のストレス　－ストレスの背景要因－　特殊教育学研究，23，3，23-34．

新美明夫・植村勝彦　1986　学齢期心身障害児をもつ父母のストレス　－父親と母親のストレスの比較－　社会福祉学部研究報告（愛知県心身障害者コロニー・発達障害研究所），11，1-11．

新美明夫・植村勝彦　1987　学齢期心身障害児をもつ父母のストレス　－代表事例による母親のストレス・パタンの分析－　特殊教育学研究，25，2，29-38．

田中国夫・藤本忠明・植村勝彦　1978　地域社会への態度の類型化について　－その尺度構成と背景要因－　心理学研究，49，1，36-43．

植村勝彦・新美明夫　1983　学齢期心身障害児をもつ父母のストレス　－「母親用」「父親用」ストレス尺度の構成－　社会福祉学部研究報告（愛知県心身障害者コロニー・発達障害研究所），8，19-51．

植村勝彦・新美明夫　1984a　心身障害児をもつ家族の近隣・地域社会に対するストレス　－地域社会に対する態度類型による比較－　地域福祉研究（日本生命済生会），12，39-49．

植村勝彦・新美明夫　1984b　学齢期心身障害児をもつ家族のストレスに関する研究　－ストレスの測定とその低減のための方略の探索－　昭和57年度科学研究費補助金（一般研究C）研究成果報告書．

植村勝彦・新美明夫　1985　発達障害児の加齢に伴う母親のストレスの推移　－横断的資料による精神遅滞児と自閉症児の比較をとおして－　心理学研究，56，4，233-237．

（植村勝彦　愛知淑徳大学心理学部）

（新美明夫　愛知淑徳大学心理学部）

学齢期心身障害児をもつ父母のストレス尺度

　あなたが，ふだんの生活の中で感じたり，経験されたりしている悩みや，こまった出来事についておたずねします。それぞれの質問項目の中では，障害をもつお子さんのことを「この子」と書いてありますので，あなたのお子さんのことをあてはめて考えてください。そして，質問項目の文章が自分の気持と同じである，あるいは，自分にあてはまるとお思いのときには「はい」に○印を，そうは思わない，または，あてはまらないときには「いいえ」に○印をつけてください。どうしてもどちらかに決められず，「はい」と「いいえ」の中間くらいの気持のときには「△（どちらともいえない）」に○印をつけてください。また，その事柄について知らない，あるいは，わからないときには「？」に○印をつけてください。質問項目がたくさんありますが，とばさないように気をつけて，全部の質問項目について，「はい」「△」「いいえ」「？」のいずれかに必ず○印をつけてお答えください。

A　この子自身の問題

1　健康状態

1．この子は，からだが弱くてよく病気をするので，心配がたえない……　はい　△　いいえ　？
2．この子の健康状態が現在おもわしくなく，心配である………………　はい　△　いいえ　？
3．いつ発作がおきるか，と心配でならない………………………………　はい　△　いいえ　？
4．この子は，薬をいっときも手放すことができないので，副作用が心配である……………………………………………………………………　はい　△　いいえ　？
5．この子は，いつ死ぬかもわからないという不安がつねにある…………　はい　△　いいえ　？

2　育て方

1．この子の現在の状態に対して，自信をもって接してやっている，といいきれる自信がない……………………………………………………　はい　△　いいえ　？
2．この子をどうしても過保護に育ててしまうので，もっと厳しくしなくては，と反省することが多い……………………………………………　はい　△　いいえ　？
3．この子の日常生活上のしつけを，どうしたらよいのか悩んでいる……　はい　△　いいえ　？
4．家庭でも，いろいろなしつけや訓練をしなくてはと思うが，親の負担が大きくて，つい手をぬいてしまい反省している………………………　はい　△　いいえ　？
5．将来のためにも，最低限のしつけはしなくてはと思うが，なかなか思うようにできなくて，あせっている……………………………………　はい　△　いいえ　？

3　家庭内の問題行動

1．この子は家の中での動きがはげしいので，気の安まるときがない……　はい　△　いいえ　？
2．この子は，危険なものや場所にも平気でさわったり近づいたりするので，目がはなせない……………………………………………………　はい　△　いいえ　？
3．この子は，最近情緒不安定になっていて，親の手におえないことがある………………………………………………………………………　はい　△　いいえ　？
4．この子は，わたしがついていないと不安らしく，いっときも自由にさせてくれないので，疲れてしまう……………………………………　はい　△　いいえ　？
5．この子には自分を傷つける行為があるので，たえず気をつけていなければならない…………………………………………………………　はい　△　いいえ　？

4 家庭外の問題行動

1. 外へ連れて出たときには，何を突然やるかわからないので，つねに神経をとがらせている…………………………………………………………… はい　△　いいえ　？
2. この子は，急に車道へとび出すので，目がはなせない………………… はい　△　いいえ　？
3. 買物に連れていくと，店にあるものにいたずらして困る……………… はい　△　いいえ　？
4. 自分の思いどおりにならないと，所かまわずかんしゃくをおこすので，手がやける……………………………………………………………………… はい　△　いいえ　？
5. この子は，外出すると，所かまわず大声をあげたり，おかしなかっこうをするので，はずかしい……………………………………………………… はい　△　いいえ　？

5 発達の問題

1. この子が，早く自分の意思を親に伝えられるようにならないものか，と思う……………………………………………………………………………… はい　△　いいえ　？
2. この子のことで，いろいろ情報がほしいと思うが，得る機会がないので困っている………………………………………………………………… はい　△　いいえ　？
3. この子の，どの方面の能力に力を注いでいったらよいのか，今まよっている……………………………………………………………………………… はい　△　いいえ　？
4. 「こうしたらのびた」というような耳よりな話がなかなか聞けないので，あせっている………………………………………………………………… はい　△　いいえ　？
5. この子は，もうこれ以上のびないのではないか，と不安に思っている　はい　△　いいえ　？

6 性の問題

1. 性教育を，この子なりにわかるように，きちんとしなければならない時期にきているので，悩みが大きい………………………………………… はい　△　いいえ　？
2. テレビや雑誌など，性を刺激するようなものを見せないように気をつかっている……………………………………………………………………… はい　△　いいえ　？
3. この子が，性的な面で目ざめてきているようなので，どうあつかったらよいものか，悩んでいる…………………………………………………… はい　△　いいえ　？
4. 性的な面で，人前でときどきハッとするようなことが出てくるようになったので，頭がいたい……………………………………………………… はい　△　いいえ　？
5. 性器いじりが多くなってきており，どうしてよいのか困っている…… はい　△　いいえ　？

B　学　校　教　育

1 教育内容

1. この子の受けている教育が，障害の種類や程度に応じたきめこまかなものになっていないので，不満である………………………………………… はい　△　いいえ　？
2. 障害の種類や程度のいろいろな子どもがクラスの中に混っているので，中途半端な教育しかされていないという不満がある……………………… はい　△　いいえ　？
3. 今のクラスでは，この子が思いきり体力を発散できるような時間がとれないので，不満である…………………………………………………… はい　△　いいえ　？
4. 学校教育の内容が，勉強中心で，身辺自立や社会生活のための指導がなされていないので，不満である……………………………………………… はい　△　いいえ　？

5．学校では，言語訓練を十分にやってもらえないので，不満である……　はい　△　いいえ　？

2　担任の先生

1．指導のしかたによってはよくなると思うのだが，担任の先生は，この子に適したことをしてくれていないという不満がある……………………　はい　△　いいえ　？
2．担任の先生には，この子の能力をのばしてやろうという積極的な姿勢がみられないので，不満である………………………………………………　はい　△　いいえ　？
3．担任の先生には，障害児に対するあたたかい思いやりが感じられなくて，悲しくなる……………………………………………………………………　はい　△　いいえ　？
4．担任の先生は，たよりなくて，安心してこの子を預けられない感じがする……………………………………………………………………………………　はい　△　いいえ　？
5．担任の先生に対して要求したいことがあっても，親は一歩さがった立場でものを言うことが多く，不満を感ずることが多い…………………　はい　△　いいえ　？

3　学校の教育方針

1．担任しだいで教育方針が違うみたいで，一貫性がなくて不満である…　はい　△　いいえ　？
2．校長や教頭など，いま通っている学校の管理職の先生には，障害児に対する理解が足りなくて，不満である…………………………………　はい　△　いいえ　？
3．学校の行事があると，なにかにつけて親の付き添いを要求されたり，不参加をせまられるので，不満である……………………………………　はい　△　いいえ　？
4．学校の行事などでは，この子のクラスはやっかい者という感じであつかわれているのが，不満である……………………………………………　はい　△　いいえ　？
5．子どもの実状についての，先生の間での引きつぎが不十分でこの子がついていけなくて，不適応を起こしている……………………………………　はい　△　いいえ　？

4　父兄の問題

1．クラスの親たちが，子どものことを学校任せにしているのを見たり，聞いたりすると腹がたつ……………………………………………………　はい　△　いいえ　？
2．保護者会が開かれても，出席する人が少なくて，腹立たしい思いをすることが多い……………………………………………………………………　はい　△　いいえ　？
3．保護者会での発言や要求が，あまりに目先のことにとらわれすぎている感じで，聞いているとイライラする………………………………………　はい　△　いいえ　？
4．保護者会などで，子どもの教育や訓練についての自分の考え方と，他の父兄の考え方とがくいちがっていて，しっくりしないことが多い…　はい　△　いいえ　？
5．同じクラスの親どうしであっても，理解してもらえないところがあって，いやな思いをすることがよくある……………………………………　はい　△　いいえ　？

5　通学の問題

(学校までこの子を送迎している人だけ，お答えください)（母親用）

1．スクール・バスが利用できず，親が送り迎えしなければならないのが不満である…………………………………………………………………………　はい　△　いいえ　？
2．通っている学校が遠いため，朝早くこの子を起こさなければならないので，かわいそうに思う……………………………………………………　はい　△　いいえ　？

3．この子の送り迎えに時間がかかるので，家事や家庭の世話を十分してやれず，すまなく思う……………………………………………………………… はい △ いいえ ？
4．この子の毎日の通学の送り迎えだけで，くたくたになってしまう…… はい △ いいえ ？
5．ほかにこの子の送り迎えをたのめる人がいないので，親が病気などすると，そのたびに学校を休ませなければならないので，かわいそうに思う……………………………………………………………………………… はい △ いいえ ？

6　通学の問題
(学校へこの子を送迎していない人だけ，お答えください)（母親用）

1．通っている学校が遠いため，朝早くこの子を起こさなければならないので，かわいそうに思う……………………………………………………… はい △ いいえ ？
2．この子を学校に送り出すまでがひと騒動で，くたびれてしまう……… はい △ いいえ ？
3．この子の，通学の途中での交通事故や迷子の問題が心配でならない… はい △ いいえ ？
4．通学の行き帰りに，この子がよくいじめられるので，かわいそうに思う………………………………………………………………………………… はい △ いいえ ？
5．通学の途中に，人気（ひとけ）のない所や風紀のよくない所があるので，この子が学校から帰ってくるまで心配でならない………………… はい △ いいえ ？

C　この子の将来

1　義務教育終了後の進路

1．いまから中学卒業後の見通しをしっかりたてておかなければ，とあせっている………………………………………………………………………… はい △ いいえ ？
2．義務教育が終ったら，この子はどうなるのだろうと思うと，不安でたまらなくなる……………………………………………………………………… はい △ いいえ ？
3．中学卒業後，希望する進路（進学や就職など）へ進める可能性が少ないので，不安である………………………………………………………… はい △ いいえ ？
4．中学卒業後，入れそうなところはあるが，この子に必ずしも適しているとは思われず，どうしてよいかと悩んでいる……………………………… はい △ いいえ ？
5．中学卒業後，どこにも行き場がなくて家の中にとじこもることになりそうなので，それを思うと気がめいってしまう………………………………… はい △ いいえ ？

2　将来への不安

1．この子のことで，これから何十年も苦労するのかと考えると，目の前が暗くなる思いがする…………………………………………………………… はい △ いいえ ？
2．親が年老いたり，死んだあとの家庭の段取りは，今から考えておかねばならないと思うが，どうしてよいかわからない………………………… はい △ いいえ ？
3．成人の収容施設が少ないので，将来のことを考えると心配でならない はい △ いいえ ？
4．きょうだいが成人したあと，この子が家に居られるかどうか，心配である………………………………………………………………………………… はい △ いいえ ？
5．この子が，なんとか一人で自立してやっていけないものか，と案じている………………………………………………………………………………… はい △ いいえ ？

D　自分自身の問題

1　自分の健康・体力

1. 年々，自分の体力が落ちてきているので，不安を感じる……………… はい　△　いいえ　?
2. この子のからだが大きくなって，親が体力的にあつかいかねることが出てきて困っている……………………………………………………… はい　△　いいえ　?
3. 自分の健康管理には，神経質なくらい気を配っている………………… はい　△　いいえ　?
4. 自分の健康に自信がない…………………………………………………… はい　△　いいえ　?
5. この子のために，できるだけ長生きしなければと思いながら，つい不摂生をするので，反省することが多い………………………………… はい　△　いいえ　?

2　精神衛生

1. この子のことが気がかりで，心の休まる時がない……………………… はい　△　いいえ　?
2. この子のことを考えると，夜眠れなくなることがある………………… はい　△　いいえ　?
3. 家にいても，この子のことでいつ学校から電話がかかってくるかもしれない，という不安がつねにある…………………………………… はい　△　いいえ　?
4. いっそ，この子を連れて死んでしまいたい，と思うことが今でもある　はい　△　いいえ　?
5. この子や家族を放って，蒸発してしまおうか，と思うことがたびたびある………………………………………………………………………… はい　△　いいえ　?

3　自由の制限（母親用）

1. 自分の自由になる時間がほしくても，思うようにとれなくて不満である…………………………………………………………………………… はい　△　いいえ　?
2. 用事で数時間外出しなければならないことがあっても，この子を預ってくれる人がないので困る…………………………………………… はい　△　いいえ　?
3. 働きに出たり，内職をしたいと思うが，この子のことがあって，できそうにない…………………………………………………………………… はい　△　いいえ　?
4. この子にばかり，かかりきりになれない事情があるにもかかわらず，この子の世話に時間を取られるので，イライラする…………………… はい　△　いいえ　?
5. 一度でいいから，この子から離れて，自由に食事や旅行をしてみたい，と思うことがある…………………………………………………… はい　△　いいえ　?

4　この子に対する負い目

1. 親の不注意でこの子を障害児にしてしまった，という気持をぬぐいきれない………………………………………………………………………… はい　△　いいえ　?
2. もっと早くこの子の障害に気づいていれば，今の状態よりいくらかでもよくなっていたのではないか，とくやむことが多い………………… はい　△　いいえ　?
3. 今まで，この子によい訓練や治療を受けさせてやれたかどうか，自信がない………………………………………………………………………… はい　△　いいえ　?
4. 親として，この子の訓練や治療について，してやるべきことがもっとあるように思われてしかたがない……………………………………… はい　△　いいえ　?
5. この子が話したり要求したりすることが，あまり理解できないのでつらい………………………………………………………………………… はい　△　いいえ　?

5　職場・友人関係（父親用）

1. 妻以外には，自分の心の支えとなる人がないので，不安である………　はい　△　いいえ　？
2. 同窓会など，仲間の集まる機会には出席したいが，気が重い…………　はい　△　いいえ　？
3. この子の問題を真剣に考えてやらねばと思うが，つい仕事の方へ逃げてしまって，すまなく思う………………………………………………　はい　△　いいえ　？
4. 勤め先や職場の同僚に，この子のことを言い出せないでいる…………　はい　△　いいえ　？
5. 親としては，仕事を休んででも，この子にしてやりたいことがあるが，それによって自分が職場で軽視されるのにも耐えられず，板ばさみでつらい思いをしている………………………………………………………　はい　△　いいえ　？

E　家族の問題

1　妻への配慮（配偶者のある方だけ，お答えください）（父親用）

1. 妻は神経の細いところがあって，タフではないので，いざという時に心配である………………………………………………………………………　はい　△　いいえ　？
2. 妻の健康に不安を感じている…………………………………………………　はい　△　いいえ　？
3. こういう子どもがあるためか，妻に情緒不安定なところがあるので，心配に思う………………………………………………………………………　はい　△　いいえ　？
4. いやなことがあったり，悩んだりしていても，妻にはこれ以上の負担をかけたくないので，なるべく言わないようにしている………………　はい　△　いいえ　？
5. からだの具合が悪いことがあっても，妻にはあまり言わないようにしている………………………………………………………………………………　はい　△　いいえ　？

2　夫婦間の意見の一致

（配偶者のある方だけ，お答えください）

1. 夫婦の間で，しつけや育て方に意見のくいちがいがあって，もめることがある……………………………………………………………………………　はい　△　いいえ　？
2. この子のことで夫婦げんかをしてもどうなるものでもないが，不満のはけ口がなくて，つい衝突することが多い…………………………………　はい　△　いいえ　？
3. この子の将来のことで，夫婦の間に考え方のくいちがいがあって，しっくりしない…………………………………………………………………………　はい　△　いいえ　？
4. 夫（妻）には，「この子を目立つ所へは連れて行きたくない」とか，「世間に知られたくない」という考えが強いので困る……………………………　はい　△　いいえ　？
5. 夫婦の間で，「障害児・者の福祉」というものに対する考え方にズレがあって，しっくりしない気持がする……………………………………………　はい　△　いいえ　？

3　夫の協力（母親用）

（配偶者のある方だけ，お答えください）

1. 夫がこの子にあまり接してくれないので不満である………………………　はい　△　いいえ　？
2. この子のしつけや世話を，夫はすべて自分に押しつけるので，不満である……………………………………………………………………………………　はい　△　いいえ　？
3. この子のことで相談したいことがあっても，夫は相手になってくれないので，不満である……………………………………………………………………　はい　△　いいえ　？

   4．わたしが具合が悪かったり，体力的に手にあまることがあっても，夫は協力してくれようとしないので，不満である……………………………… はい　△　いいえ　？
   5．夫がこの子の学校の父親参観日などにも行きたがらないので，不満である……………………………………………………………………………… はい　△　いいえ　？

4　家庭生活

   1．この子にひっかきまわされて，日常生活がすんなりと運ばないので，イライラすることが多い……………………………………………………… はい　△　いいえ　？
   2．この子がいるので，家族そろって食事を楽しむことが，なかなかできなくて，ものたりない……………………………………………………… はい　△　いいえ　？
   3．家族全員で，レジャーを楽しむような機会がもてないので，不満である………………………………………………………………………………… はい　△　いいえ　？
   4．この子がいるために，家族みんなが必要以上に我慢しなければならないことが多い………………………………………………………………… はい　△　いいえ　？
   5．家の中が，なんとはなしに暗い感じがする……………………………… はい　△　いいえ　？

5　家庭経済

   1．この子の成長に伴って，なにかと出費もかさみ，経済的に苦しい…… はい　△　いいえ　？
   2．学校や医者に付き添っていく交通費がけっこうかかり，家計のやりくりに負担となっている………………………………………………………… はい　△　いいえ　？
   3．この子の障害は，いろいろな福祉の対象にならず，なにかにつけて実費がかかり，経済的な負担が多くて困る……………………………………… はい　△　いいえ　？
   4．この子の将来を考えて，少しでも多く貯金して残しておいてやりたいと思うが，なかなか思うようにいかず，困っている………………………… はい　△　いいえ　？
   5．家の新・増築をしたいと思うが，資金のメドがつかず，困っている… はい　△　いいえ　？

6　きょうだいの理解

(この子に，きょうだいのある方だけ，お答えください)

   1．この子の障害を，きょうだいにどうやって理解させたらよいかわからない……………………………………………………………………………… はい　△　いいえ　？
   2．きょうだいが，この子をあまりかわいがらないので困る……………… はい　△　いいえ　？
   3．きょうだいが，この子といっしょに外出することをいやがるので困る はい　△　いいえ　？
   4．きょうだいが，友だちに，この子がいることを隠したがるので困る… はい　△　いいえ　？
   5．きょうだいが，この子のことで一人悩んでいるようなので，それを見るのがつらい………………………………………………………………………… はい　△　いいえ　？

7　きょうだいの養育

(この子に，きょうだいのある方だけ，お答えください)

   1．きょうだいには，日ごろ我慢させることが多いので，すまなく思う… はい　△　いいえ　？
   2．この子に手がかかって，きょうだいの面倒（めんどう）をみてやることがなかなかできないので，かわいそうに思う……………………………… はい　△　いいえ　？
   3．きょうだいの保育園や学校の行事に，なかなか出席してやれないので，かわいそうに思う……………………………………………………………… はい　△　いいえ　？

4．この子のことで，きょうだいが友だちからいじめられたり，仲間はず
　　　れにされたりするらしくて，かわいそうに思う……………………………　はい　△　いいえ　？
　　5．きょうだいまでなかなか手がまわらないので，きょうだいの性格や行
　　　動に問題がでてきていて困っている…………………………………………　はい　△　いいえ　？

8　きょうだいの将来
（この子に，きょうだいのある方だけ，お答えください）
　　1．近い将来，この子のことで，きょうだいが悩むことになるだろうと思
　　　うと，かわいそうになる………………………………………………………　はい　△　いいえ　？
　　2．この子の将来を，きょうだいに託してよいものかどうか，悩んでいる　はい　△　いいえ　？
　　3．きょうだいに，この子の将来の面倒（めんどう）をみてもらいたいと
　　　思うが，それを納得させるにはどうすればよいか，頭が痛い………………　はい　△　いいえ　？
　　4．この子のことで，きょうだいの就職の種類や地域を制限することにな
　　　りはしないか，と心配である…………………………………………………　はい　△　いいえ　？
　　5．この子のことが，きょうだいの結婚の障害になりはしないか，と不安
　　　である……………………………………………………………………………　はい　△　いいえ　？

F　しんせき・近隣関係

1　しんせき関係
　　1．しんせきが，この子のことをもう少し理解してくれたらよいのにと思
　　　う…………………………………………………………………………………　はい　△　いいえ　？
　　2．子どもを比べられるので，しんせきの家へ遊びに行きにくい………………　はい　△　いいえ　？
　　3．しんせきへこの子を連れて遊びに行くと，あまりいい顔をされない………　はい　△　いいえ　？
　　4．しんせきの子どもが，この子をバカあつかいするので困る…………………　はい　△　いいえ　？
　　5．この子が障害児だということで，身内の縁談などに迷惑がかかるよう
　　　なことがあるのでは，と思うとつらい………………………………………　はい　△　いいえ　？

2　近隣・地域社会の理解
　　1．親がきちんとしつけをしないから，この子がいつまでたってもしっか
　　　りしないのだ，と近所の人から言われるのがつらい………………………　はい　△　いいえ　？
　　2．よその子がいたずらしたことでも，この子がやったように思われて，
　　　苦情を言われるのがつらい……………………………………………………　はい　△　いいえ　？
　　3．近所の人が，この子をへんな目で見るのがつらい……………………………　はい　△　いいえ　？
　　4．この子を連れて外に出ると，ジロジロながめたり，なにか陰で言った
　　　りするような，いやな思いをすることがある………………………………　はい　△　いいえ　？
　　5．近所の人に，この子のことでひどいことを言われ，くやしい思いをす
　　　ることがある……………………………………………………………………　はい　△　いいえ　？

3　近隣・地域社会でのひけめ
　　1．この子が大きくなって人目につくようになったので，外へ連れ出すこ
　　　とにためらいを感じる…………………………………………………………　はい　△　いいえ　？

2．近所の人との話は，どうしても子どもの話になって気が重いので，な
　　　るべく避けている……………………………………………………………… はい　△　いいえ　?
　　3．この子はいたずらなどをして，隣近所に迷惑をかけることがよくある
　　　ので，肩身が狭い……………………………………………………………… はい　△　いいえ　?
　　4．この子がいるので，隣近所とのつきあいにも不義理をすることがあっ
　　　て，気まずい思いをすることが多い………………………………………… はい　△　いいえ　?
　　5．この子がいるということで，隣近所とのつきあいや発言など，いろん
　　　な面でなんとなく控え目になっている自分が，いやになるときがある… はい　△　いいえ　?

4　近隣・地域社会での子どもの交遊関係
　　1．この子は近所に友だちがいないのでかわいそうである………………… はい　△　いいえ　?
　　2．近所の子どもたちが，この子に心ないことを言ったり，いじめたりす
　　　るので，いたたまれなくなる………………………………………………… はい　△　いいえ　?
　　3．小さな子どもが近くにいると，この子がいじめるのではないかと心配
　　　である…………………………………………………………………………… はい　△　いいえ　?
　　4．この子には遊びのルールがわからないので，子どもの仲間に入れなく
　　　て，不憫（ふびん）に思う…………………………………………………… はい　△　いいえ　?
　　5．町内の子ども会の活動やお祭りなどの行事からは，のけ者にされるこ
　　　とが多いので，さびしい思いをしている…………………………………… はい　△　いいえ　?

5　地域環境
　　1．家のまわりは交通量が多いので，交通事故の心配がたえない………… はい　△　いいえ　?
　　2．この子が自由に遊べる公園や広場が，近くになくて困る……………… はい　△　いいえ　?
　　3．休みの日などに連れて行ける，この子の喜びそうな所が近くにないの
　　　で困っている…………………………………………………………………… はい　△　いいえ　?
　　4．この地域には，障害児の親子が気軽に集まれるような場所がないので，
　　　困っている……………………………………………………………………… はい　△　いいえ　?
　　5．このあたりは風紀や防犯上問題があるので，この子になにか起こりは
　　　しないかと心配である………………………………………………………… はい　△　いいえ　?

G　外部機関

1　医療機関
　　1．近くに専門医がいないので，いざという時に心配である……………… はい　△　いいえ　?
　　2．気がねなく連れて行ける医者が，近くにないので困っている………… はい　△　いいえ　?
　　3．この子を診察してくれる歯科医が，近くにないので困っている……… はい　△　いいえ　?
　　4．医者へ行くと，泣いたりあばれたりするので困る……………………… はい　△　いいえ　?
　　5．障害児についての理解に欠ける看護婦がいて，いやな思いをすること
　　　が多い…………………………………………………………………………… はい　△　いいえ　?

2　訓練・相談機関
　　1．学校以外に，この子のことで継続的に相談にのってくれる所がほしい
　　　が，ないので困っている……………………………………………………… はい　△　いいえ　?

2．言語や機能回復などの訓練をしてくれる所がないので困る……………　はい　△　いいえ　？
　　3．専門家といわれる人たちに相談をもちかけても，適切な指導や助言が
　　　　得られないことが多く，イライラする………………………………………　はい　△　いいえ　？
　　4．今受けている訓練や治療の内容に不満がある……………………………　はい　△　いいえ　？
　　5．この子にとって効果のある，よい訓練や治療法がないものか，とつね
　　　　に心を悩ましている……………………………………………………………　はい　△　いいえ　？

3　行政機関
　　1．この子のことで相談しても，役所には誠意がみられず，不満である…　はい　△　いいえ　？
　　2．福祉対策が十分でなく，役所がきめこまかな援助をしてくれないので，
　　　　不満である………………………………………………………………………　はい　△　いいえ　？
　　3．手当などの支給に不公平な面がみられるので，不満である……………　はい　△　いいえ　？
　　4．役所の福祉係の職員に，勉強不足が目立ち，不満である………………　はい　△　いいえ　？
　　5．障害の程度の判定方法が表面的で，手帳の等級が実態にあっていない
　　　　ので，不満である………………………………………………………………　はい　△　いいえ　？

日常苛立事（主観的ストレス源）尺度

カテゴリー	ストレッサー
適用対象	青年（高校生・大学生）・成人
発表論文	宗像恒次・仲尾唯治・藤田和夫・諏訪茂樹　1986　都市住民のストレスと精神健康度　精神衛生研究, 32, 47-68.

■尺度の内容

　ストレス源を測定する尺度には大きく2つの種類がある。1960年代，Holmes T. H. & Rahe R. H. (1967) が生活環境の変化 (life change) を疾病の心理社会因と見いだしたことは有名である。彼らはより一時的，急性的，客観的な性質をもつ生活環境の変化を生活出来事 (life event) として測定し，自分の思い通りにいかないストレス性が高く評価される生活出来事に重みをつけたもので年間計300を超す場合，重大な健康障害を起こしうることを示した。

　他方，Lazarus R. S. & Cohen J. B. (1977) は，一時的，急性的，客観的な性質をもつ生活出来事に対して，騒音，過剰な仕事量，家事の負担，近所とうまくいかないことなど，自分の思い通りにならない持続的，慢性的，常態的な性質をもつ，主観的ストレス源である日常苛立事 (daily hassles) がより重大な病因になりうることを報告していた。日常いらだち事尺度は，Lazarus R. S. の考え方に基づいて，日本人成人を対象に自記式で用いることができるように独自に開発された尺度である。

■作成過程

　昭和59年度文部省科学研究費補助（代表　宗像恒次）を得て，都市住民のストレスと精神健康に関する研究班をたちあげ，予備調査を経て本尺度を含む「ストレスと健康管理に関する意識調査票」を作成し，次のようなサンプリングを経て，調査が実施されて尺度開発されたものである。

　調査対象地域は，東京都（23区）の人口とし，国勢調査の結果から判断して，地域住民の社会的経済的背景（職業，所得など）が異なる2つの地域，すなわち経済的階層の高い住民が相対的に多い区として杉並区を，少ない区として北区を選んだ。調査対象は，両区の選挙管理委員会の協力を得て選挙人名簿を閲覧し，20歳以上の北区住民全体 (1983年：39万8251人) および杉並区住民全体 (1983年：27万7431人) を母集団として，無作為に抽出したものである。

　次いで，昭和59年12月〜60年2月にかけて，調査対象に調査依頼文を郵送し，おのおの電話で訪問許可をとり，訪問日程を決めて訪問し，場合によっては郵送によって無記名自己記入式でそれぞれの調査票の質問に回答してもらった。最終的に得られたサンプル数は，北区179人杉並区173人であり，有効回収率はそれぞれ70.8%，34.6%となった。杉並区において拒否率が高いのは，当時は精神健康度（抑うつなど）の調査に対し，住民のプライバシー保護の意識が高かったためと考えられる。

　得られたサンプル全体の性比は，男44%，女56%であり，母集団に比べると男性が5%少ない。また，平均年齢41歳，その標準偏差は16歳となり，抽出に伴う相対誤差は，0.06以下に抑えることができた。

　本尺度はLazarusの考える持続的，慢性的，常態的な性質をもつ日常苛立事を参考にして，「借金やローンを抱えて苦しい」，「今の仕事が好きでない」，「まわりからの期待が高すぎる」，「朝夕の通勤ラッシュに負担を感じる」など30項目を用い，回答者が調査時点において該当質問項目に，どの程度のイライラを感じたかを「大いにそうである」，「まあそうである」，「そうではない」で回答する3件法をとっている。

本調査結果に基づき，固有値1以上の因子構造を明らかにしたところ，「生き甲斐と人間関係」「自分の家族の将来や健康」「社会生活上の人間関係」「家庭生活」「仕事関係」「生活環境」「収入や支出」の7因子からなり，累積寄与率は54.8％となった。

■信頼性・妥当性の検討

尺度の内的一貫性を示す信頼性係数 Cronbach α は0.923である。また基準関連妥当性を検討するために外的基準として英国の Goldberg D. P. によって開発された世界的に広く使用されている GHQ 尺度を用いた。GHQ 尺度は中川泰彬らによって日本版 General Health Questionnaire が作成されている。GHQ 尺度は精神健康度の有効な鑑別手段といわれ，より健康的な状態から不安，睡眠障害，心気的傾向，うつ的傾向や自律神経系の反応を反映する項目など，広汎な特徴を表す内容から成り立っており，すでに臨床場面でも十分に使用され，その尺度の妥当性が明らかにされている検査法である。GHQ 尺度を外的基準とした本尺度の妥当性係数（Pearson の積率相関係数）は0.497（$P<0.001$）と高い基準関連妥当性を得ている。

■尺度の特徴

(1) 過剰な仕事量，家事の負担など，日常生活で生じる持続的，慢性的，主観的な性質をもつストレス源を測定することが可能である。
(2) 高校生，大学生，成人，臨床群に適用可能である。
(3) 7因子30項目と簡便な構造であることから回答者への負担が少なく，すでによく活用されている。
(4) 高い信頼性と妥当性を備えた尺度である。

■判断基準

(1)～(30)の各項目で「日頃イライラを感じているかどうか」について，「1．大いにそうである」2点，「2．まあそうである」1点，「3．そうでない」を選ぶと0点として加算して，0～4点弱，5～9点中，10～18点強，19点～かなり強とする4段階の評価が可能である。

■尺度を用いた研究の内容

本尺度は，ストレスに関連する研究や，公衆衛生や医療看護研究の領域で広く用いられている。本尺度は，抑うつ，不安など精神症状と有意な強い関連を示している。代表的な研究としては，都市住民のストレス源と精神健康度（宗像他，1986），看護者の BURNOUT（稲岡他，1986），燃えつき症候群（土居他，1988），習志野市民の心身健康管理調査報告書（宗像他，1990），中国都市部における1人っ子の精神健康度とその心理社会的要因－高校生を対象として（劉他，2003）などがある。

■著者への連絡

研究目的に使用する場合は，とくに使用許諾を求める必要はないが，研究成果を公表した際には印刷物のコピーなどを尺度開発者に送付するよう要望する。なお，研究目的以外の使用にあたっては尺度開発者に直接相談のこと。

連絡先：宗像恒次　筑波大学名誉教授／株式会社 SDS 代表取締役社長
〒272-0023　千葉県市川市南八幡4-12-5-801

■引用文献

Goldberg D.　1978　Manual of the General Health Questionnaire. Nelson.
中川泰彬（編）　1982　質問紙法による精神・神経症症状の把握の理論と臨床応用　国立精神衛生研究所

Holmes, T. H., & Rahe, R. H. 1967 The Social Readjustment Rating Scale. *Journal of Psychosomatic Research*, 11, 213.

稲岡文昭・川野雅資・宗像恒次 1986 看護者の BURNOUT と社会的環境および行動特性との関連について 日本看護科学誌, 6, 3, 50-60.

Lazarus, R. S., & Cohen, J.B. 1977 Environmental Stress, Attman, I and Wohlwill, J. F. (eds), *Human Behavior and Environment : Current Theory and Research*, 2, New York : Plenum.

宗像恒次・仲尾唯治・藤田和夫・諏訪茂樹 1986 都市住民のストレスと精神健康度 精神衛生研究 32, 47-68.

宗像恒次・稲岡文昭・高橋 徹・川野雅資 1988 燃えつき症候群―医師 看護婦 教師のメンタル・ヘルス 土居健郎(監修) 金剛出版, 1-208.

宗像恒次・川野雅資 1994 高齢社会のメンタルヘルス 金剛出版, 1-237.

宗像恒次 1996 最新行動科学からみた健康と病気 メヂカルフレンド社, 1-298.

宗像恒次 1993 燃えつきおよびその関連尺度 桃生寛和・早野順一郎・保坂隆・木村一博(編) タイプA行動パターン 星和書店, 218-235.

中川泰彬・大坊郁夫 1985 日本語版GHQ精神的健康調査票手引 東京：日本文化科学社

劉沉穎・宗像恒次・藤山博英・薄葉眞理子 2003 中国都市部における一人っ子の精神健康度とその心理社会的要因－高校生を対象として 日本公衆衛生雑誌, 50, 1, 15-26.

吉羽一弘・宗像恒次 1998 子どものための精神健康関連尺度の開発 メンタルヘルスの社会学, 4, 29-36.

吉羽一弘・宗像恒次 1997 日本人のための精神保健関連尺度の開発 メンタルヘルスの社会学 3, 63-67.

(宗像恒次　筑波大学名誉教授)

日常苛立事尺度

最近次のことでイライラしますか？
あなたに当てはまる番号に○印をつけてください。

	大いにそうである	まあそうである	そうではない
1．自分の将来のこと	1	2	3
2．家族や親族の将来のこと	1	2	3
3．自分の健康のこと（体力や眼，耳の衰え）	1	2	3
4．家族の健康のこと	1	2	3
5．出費がかさむこと	1	2	3
6．借金やローンをかかえていること	1	2	3
7．家族に対する責任が重すぎること	1	2	3
8．収入が少ないこと	1	2	3
9．職場（学生の場合は学校）や取引先との人間関係のこと	1	2	3
10．家族（同居以外を含む）との人間関係のこと	1	2	3
11．親戚関係のこと	1	2	3
12．近所関係のこと	1	2	3
13．毎日の家事（炊事，洗濯など），育児について	1	2	3
14．今の仕事（勉強等を含む）のこと	1	2	3
15．他人に妨害されたり，足を引っ張られること	1	2	3
16．義理の付き合いをしなければならないこと	1	2	3
17．暇をもてあましがちであること	1	2	3
18．どうしてもやりとげられなければならないことがひかえていること	1	2	3
19．孤独なこと	1	2	3
20．生きがいが持てないこと	1	2	3
21．異性関係のこと	1	2	3
22．友人関係のこと	1	2	3
23．いつ解雇（学生の場合は退学）させられるかということ	1	2	3
24．退職後の生活のこと	1	2	3
25．自分の外見や容姿に自信が持てないこと	1	2	3
26．生活していく上での差別	1	2	3
27．生活が不規則なこと	1	2	3
28．周りから期待が高すぎること	1	2	3
29．陰口をたたかれたり，噂話をされること	1	2	3
30．過去のことでこだわりがあること	1	2	3
31．公害（大気汚染や近隣騒音など）について	1	2	3
32．コンピューターなどの新しい機械について行けないこと	1	2	3
33．仕事の量が多すぎること	1	2	3
34．朝夕のラッシュや遠距離通勤（通学を含む）のこと	1	2	3

合　計　　　　点

点　数　化　法

1．「大いにそうである」，2．「まあそうである」に○をつけた事柄がストレス源です。
1を2点とし，2を1点とし，3を0点として加算してください。
　　　0～4点　弱
　　　5～9点　中
　　10～18点　やや強
　　19点以上　かなり強い
主観的ストレス源の強度を示します。

中年期女性生活ストレッサー尺度
Life Stressor Scale for Middle-aged Women (LSS-MAW)

カテゴリー	ストレッサー
適用対象	成人（子育てのほぼ終了した40代後半からの60歳未満の女性）
発表論文	田中佑子・姜蘭恵・崔恵景　2000　中年期女性の生活ストレス：日韓比較　日本健康心理学会第13回大会発表論文集，172-173．

■尺度の内容

ストレスの原因であるストレッサーは，性別，社会的役割，ライフステージによって異なるため，それぞれに応じた尺度を作成する必要がある。

本尺度は子どもの教育がほぼ終了し（高校を卒業し，大学や就職が決定したこと），老年期にはまだ間のある40代後半から50代にかけての家族をもつ女性が日常生活で体験するストレッサーの測定を目的としている。60項目からなる。

評定方法は，各項目について，「現在体験しているつらさ・負担の程度」を，「当てはまらない」または「まったく感じない」から「非常につらい」の5段階である。

採点方法は因子ごとに負荷量の高い項目の得点の単純加算（因子得点）と全項目の得点の総和（総合値）で出す。各下位尺度の得点範囲は，「子どもの教育問題」（8～40），「夫婦の問題」（6～30），「親戚・近所の問題」（10～50），「経済的問題」（10～50），「老親の問題」（5～25），「職場・仕事の問題」（5～25），「過重労働・自分のこと」（6～30），「物理的環境の問題」（4～20），「子どもとのコミュニケーション」（6～30），総合値（60～300）である。

■作成過程

1994年に短大生の母親72名に「日頃経験した悩み，つらいこと，負担なこと」を自由記述であげてもらった。

抽出された項目を領域別に分け，仕事の領域などの不足の項目を加えて，尺度の試案を作成した。1995年に再び短大生の母親に，「まったく気にかからない」から「非常に気にかかる」までの5段階で評定してもらった。

茅野市の住民台帳より抽出された45歳から54歳までの女性141名に調査を実施した。

中村・上里（1998）を参考に，尺度に「自分に関する項目」を付け加えて修正した後，1998年に諏訪市の住民台帳から抽出された289名，韓国の地方の市で227名に実施した。日韓の結果をおのおの因子分析して因子構造がほぼ類似していたので，日韓のデータを総合して因子分析を行い，9因子を抽出した。

■信頼性・妥当性の検討

信頼性：内的整合性を検討した。Cronbachのα係数は，「子どもの教育問題」（.84），「夫婦問題」（.90），「親戚・近所の問題」（.86），「経済的問題」（.82），「老親の問題」（.81），「職場・仕事の問題」（.76），「過重労働・自分の問題」（.83），「物理的環境」（.70），「子どもとのコミュニケーション」（.75）である（田中他，2000）。

■尺度の特徴

本尺度の特徴は次のごとくである。
(1) 日常生活のストレッサーを測定する尺度である。
(2) 子どもの学業がほぼ終了し，本格的な老人期に入る直前の女性を対象にした尺度である。

■尺度実施の際の留意点

本尺度の使用にあたっては，集団の平均値の算出にあたっては，2種類の得点が考えられる。
第1には，ストレッサーの該当者の平均値を求める方法である。第2に，該当しない対象者も含めて平均値を算出する方法である。たとえば，前者は職業・仕事ストレッサーを職業をもつ女性の悩みの強さで算出する方法であり，後者は当該年代全体で平均する方法である。表1の平均値は後者のものである。

■判断基準

日本女性の年代別平均値と標準偏差を表1に示す（田中他，2000）。

表1 日本女性の年齢別ストレッサーの平均値と標準偏差 （ ）内は標準偏差

年齢	40～44歳	45～49歳	50～54歳	55～59歳
人数	47	82	78	80
子どもの教育問題	11.90 (4.29)	10.58 (4.02)	9.43 (2.66)	8.87 (1.48)
夫婦問題	10.00 (4.59)	11.13 (5.25)	11.04 (6.49)	10.36 (5.07)
親戚・近所の問題	15.43 (4.16)	16.90 (6.76)	15.55 (6.27)	14.35 (5.76)
経済的問題	17.17 (5.18)	18.12 (6.42)	15.70 (5.12)	14.15 (4.24)
老親の問題	8.64 (3.28)	10.29 (4.30)	8.38 (4.50)	7.17 (3.59)
職場・仕事の問題	7.42 (2.64)	7.41 (3.34)	7.08 (2.54)	6.15 (2.13)
過重労働・自分の問題	11.97 (4.38)	13.12 (4.97)	12.58 (5.64)	11.70 (4.84)
物理的環境	6.79 (2.58)	7.53 (2.90)	7.68 (3.35)	7.13 (3.33)
子どもとのコミュニケーション	8.10 (2.91)	8.73 (3.17)	8.90 (3.33)	8.65 (2.88)
総合値	97.42 (22.63)	103.82 (28.40)	96.34 (28.61)	88.54 (21.88)

■尺度を用いた研究の内容

本尺度は中年期女性の研究に用いられている（田中，1996, 1997；田中他，2000）。

■今後の方向性・課題

(1) 信頼性・妥当性の検討を必要とする。
(2) 項目数を減らして，実施を容易にする必要がある。

■引用文献

中村菜々子・上里一郎 1998 中高年期の心理的ストレスに関する研究(1)：日常ストレッサー尺度作成の試み 日本心理学会第11回大会発表論文集，208-209.

田中佑子 1996 ソーシャルサポートに対する規範性がサポート効果に与える影響－中年期主婦を対象として 日本心理学会第60回大会発表論文集，112.

田中佑子 1997 中年期主婦の生活ストレッサー尺度の作成 日本心理学会第61回大会発表論文集，97.

田中佑子・姜蘭恵・崔恵景 2000 中年期女性の生活ストレスー日韓比較 日本健康心理学会第13回

大会発表論文集，172-173.

(田中佑子)

中年期女性生活ストレッサー尺度

問題　あなたは最近次のようなことを感じたり，体験していますか？　あなたにとってそれはどの程度つらいでしょうか？　当てはまる番号を○で囲んで下さい。当てはまる事柄がない場合（例えば，親の介護をしていないとか，仕事を持っていない場合），右端の「当てはまらない」に○をして下さい。

　　5　非常につらい　　　4　かなりつらい　　　3　割とつらい
　　2　少しつらい　　　　1　全く感じない・当てはまらない

子どもの教育問題

- 15　子どもに関することで学校や教師の対応に不満がある……… 5 …… 4 …… 3 …… 2 …… 1
- 50　子どもに学習意欲や向上心がない……………………………… 5 …… 4 …… 3 …… 2 …… 1
- 8　子どもの生活態度が気まま・だらしがない…………………… 5 …… 4 …… 3 …… 2 …… 1
- 9　子どもが学校に行きたがらない………………………………… 5 …… 4 …… 3 …… 2 …… 1
- 35　子どもの成績が悪い……………………………………………… 5 …… 4 …… 3 …… 2 …… 1
- 6　子どもが乱暴な行動をする……………………………………… 5 …… 4 …… 3 …… 2 …… 1
- 7　子どもに友達ができない………………………………………… 5 …… 4 …… 3 …… 2 …… 1
- 23　子どもの配偶者とうまくいかない……………………………… 5 …… 4 …… 3 …… 2 …… 1

夫婦の問題

- 10　夫が私の立場に理解がない・思いやりがない………………… 5 …… 4 …… 3 …… 2 …… 1
- 11　夫との会話がない・少ない……………………………………… 5 …… 4 …… 3 …… 2 …… 1
- 3　夫と意見が合わない・意見が対立する………………………… 5 …… 4 …… 3 …… 2 …… 1
- 16　夫にいやな性格や言動がある…………………………………… 5 …… 4 …… 3 …… 2 …… 1
- 24　夫が子育てや家事に協力的でない……………………………… 5 …… 4 …… 3 …… 2 …… 1
- 48　子どもが独立した後の夫婦関係がどうなるか心配…………… 5 …… 4 …… 3 …… 2 …… 1

親戚・近所の問題

- 60　親戚とのつきあいがむつかしい………………………………… 5 …… 4 …… 3 …… 2 …… 1
- 54　親戚との折り合いが悪い………………………………………… 5 …… 4 …… 3 …… 2 …… 1
- 59　近所の人との折り合いが悪い…………………………………… 5 …… 4 …… 3 …… 2 …… 1
- 56　町内や隣組の行事がわずらわしい……………………………… 5 …… 4 …… 3 …… 2 …… 1
- 21　親戚の言動や性格に困っている………………………………… 5 …… 4 …… 3 …… 2 …… 1
- 55　地域の風習が封建的である……………………………………… 5 …… 4 …… 3 …… 2 …… 1
- 17　近所の人とのつきあいがむつかしい…………………………… 5 …… 4 …… 3 …… 2 …… 1
- 41　仲のよい友達がいない・少ない………………………………… 5 …… 4 …… 3 …… 2 …… 1
- 31　自分に人間としての成長がない………………………………… 5 …… 4 …… 3 …… 2 …… 1
- 51　友達との関係がうまくいっていない…………………………… 5 …… 4 …… 3 …… 2 …… 1

経済的問題

- 2　子どもに教育費がかかる………………………………………… 5 …… 4 …… 3 …… 2 …… 1
- 42　子どもの受験・進学のことが気になる………………………… 5 …… 4 …… 3 …… 2 …… 1
- 27　収入が少ない……………………………………………………… 5 …… 4 …… 3 …… 2 …… 1
- 33　子育ての負担が重い……………………………………………… 5 …… 4 …… 3 …… 2 …… 1

13	夫が職場でうまくいってない	5 …… 4 …… 3 …… 2 …… 1
12	やりがいのある仕事（職業）や趣味を見つけられない	5 …… 4 …… 3 …… 2 …… 1
5	夫の昇進が遅い	5 …… 4 …… 3 …… 2 …… 1
25	借金がある	5 …… 4 …… 3 …… 2 …… 1
52	夫の勤務が不規則である	5 …… 4 …… 3 …… 2 …… 1
43	夫の病気や健康状態が心配	5 …… 4 …… 3 …… 2 …… 1

老親の問題

30	親の性格や言動に困っている	5 …… 4 …… 3 …… 2 …… 1
29	親に気を使わなければならない	5 …… 4 …… 3 …… 2 …… 1
36	親の今後の生活や健康状態が気になる	5 …… 4 …… 3 …… 2 …… 1
45	親との折り合いが悪い	5 …… 4 …… 3 …… 2 …… 1
58	親の介護・看護をしている	5 …… 4 …… 3 …… 2 …… 1

職場・仕事の問題

28	勤務先の経営者や上司の取扱いがひどい	5 …… 4 …… 3 …… 2 …… 1
37	勤務先の人間関係がうまくいかない	5 …… 4 …… 3 …… 2 …… 1
19	勤務先の待遇に男女や正社員・パートの差が大きい	5 …… 4 …… 3 …… 2 …… 1
32	会社から解雇されるかも知れない	5 …… 4 …… 3 …… 2 …… 1
14	仕事（職業）が自分に合わない	5 …… 4 …… 3 …… 2 …… 1

過重労働・自分の問題

22	仕事（職業）が忙しすぎる	5 …… 4 …… 3 …… 2 …… 1
4	仕事（職業）と家庭の両立が難しい	5 …… 4 …… 3 …… 2 …… 1
1	家事の負担が重い	5 …… 4 …… 3 …… 2 …… 1
20	自分の自由な時間がない	5 …… 4 …… 3 …… 2 …… 1
46	自分の気力や体力におとろえを感じる	5 …… 4 …… 3 …… 2 …… 1
47	自分の健康状態や病気に不安を感じる	5 …… 4 …… 3 …… 2 …… 1

物理的環境の問題

49	家が古くなっている	5 …… 4 …… 3 …… 2 …… 1
44	家の日当たりが悪い	5 …… 4 …… 3 …… 2 …… 1
39	家が狭すぎる	5 …… 4 …… 3 …… 2 …… 1
40	自分の老後の経済状態や生活が心配	5 …… 4 …… 3 …… 2 …… 1

子どもとのコミュニケーションの問題

53	子どもと意見が合わない・対立が大きい	5 …… 4 …… 3 …… 2 …… 1
18	子どもがあなたと距離をおきたがる	5 …… 4 …… 3 …… 2 …… 1
38	子どもとの会話がない・少ない	5 …… 4 …… 3 …… 2 …… 1
34	子どもの病気や健康状態が心配	5 …… 4 …… 3 …… 2 …… 1
57	自由な時間がありすぎる	5 …… 4 …… 3 …… 2 …… 1
26	子どもの就職や結婚のことが気になる	5 …… 4 …… 3 …… 2 …… 1

社会的ストレス尺度

カテゴリー	ストレッサー
適用対象	成人
発表論文	植村勝彦・永田忠夫・松田　惺・鈴木眞雄　1979　社会的ストレス尺度の構成　社会福祉学部研究報告，4，1-21.

■尺度の内容

　われわれが，社会的ストレスとして測定しようとしているものは，広義の社会的環境や状況の変化に伴って発生し，主として個人や家族にその作用を及ぼすと予想されるストレス刺激を，個人がどのように認知しているか，すなわち認知されたストレス刺激を，内容領域別にまとめながら尺度化してとらえようとするものである。その際，生活の全般にわたるストレス項目をできる限り遺漏なく，体系的に収集するために，生活を，「領域」（労働・家族・社会），「構造」（時間・空間・手段・金銭・役割・規範），「福祉」（安全・健康・利便・快適），の3次元の枠組みとして設定し，それを構成する各構成要素3×6×4の合計72のセルそれぞれを生活要素として，それに当てはまる項目を収集することから始めた。

　最終的に，構成された尺度は，第1部：社会生活は，13下位尺度，59項目，第2部：職業生活は，15下位尺度，68項目，第3部：家族生活は，19下位尺度，81項目からなり，全47下位尺度，208項目で構成されている。各下位尺度は4ないし5項目からなり，「はい」（2点），「どちらともいえない」（1点），「いいえ」（0点），の3件法で，項目の合計点を下位尺度得点とするものである。下位尺度間の合算は考慮されていない。

■作成過程

　項目収集にあたっては，上述した3次元の生活枠組みを設定し，既存の尺度や心理テスト，文献や新聞記事など可能な限りの項目を収集して生活要素のセルに分類した。その後，セルを解体して分類基準をあらたに設定し，暫定下位尺度を作成したが，この時点で，全60下位尺度，298項目であった。

　これを，愛知県内の1市3町の，4歳児（有効回収数：283名），小学4年（392名），中学2年（391名），高校2年（169名），大学2年（157名）の，世帯主を対象とする調査を各学校を通じて実施した。有効回収数1392，回収率78.2％で，年齢別では，10代0.5％，20代3.0％，30代39.1％，40代47.1％，50代以上10.3％であり，また性別では，男性69.8％，女性30.2％であった。

　この暫定下位尺度から，最終的な「社会的ストレス尺度」を作成するにあたっての尺度構成の方法を，大きく次の2点によって行った。一つは各項目への反応頻度（通過率）の観点であり，今一つは主成分分析による下位尺度内の項目の内的整合性の確認の観点である。前者は，「はい」の反応が5％以下の項目を排除することであり，後者は，固有値1.0以上の主成分が1個のみの尺度であること，構成項目の主成分負荷量が0.5以上であること，1尺度の構成項目数は4ないし5個とすること，である。この作業の結果，上記「尺度の内容」で記述した，全47下位尺度が構成された。

■信頼性・妥当性の検討

　信頼性：通過率（「はい」5％以上），第1主成分負荷量（0.5以上），固有値（1.0以上のもの1個のみ）の基準で作成されており，α係数などは求められていない。

　妥当性：もともと多種多様な内容の下位尺度のため，各尺度ごとに妥当性を求めることは不可能で

あり，主成分分析による項目の因子的妥当性を押さえたものとなっている。

■尺度の特徴

社会生活，職業生活，家族生活という生活の3大領域について，総合的に生活ストレスを測定しようとするものであるが，領域単位，さらには下位尺度単位での利用が可能であり，1尺度当たりの尺度の項目数は4ないし5項目と少ないので，利用しやすいであろう。

■尺度を用いた研究の内容

社会生活の領域の13尺度を用いて，居住環境など属性要因間の比較，因子構造，因子の背景要因の判別分析などを行ったもの（植村・鈴木他，1979），家族生活の領域の19尺度を用いて，生活周期による比較，因子構造，因子の背景要因の判別分析などを行ったもの（植村・松田他，1979），各領域の尺度の因子分析の結果をもとに，個人の因子得点を求め，これを過疎地域と都市の住民ごとにクラスタ分析をすることで，特徴的なグループを見つけ，そのストレスパタンを代表事例をとおして描くことで，過疎地域と都市の住民のストレスの異同に迫ったもの（松田・鈴木他，1981）などがある。

■今後の方向性・課題

本尺度が構成されたのは25年前であり，下位尺度形式による社会的ストレス尺度の，おそらく本邦における嚆矢ではないかと思われる。時代・社会は急激に変化しつつあり，項目の差し替えや追加が必要な尺度があると思われる。また，厳密な尺度の信頼性・妥当性の検討が求められるであろう。

■著者への連絡

連絡先：植村勝彦　愛知淑徳大学心理学部心理学科
〒480-1197　愛知県長久手市片平9

■引用文献

松田　惺・鈴木眞雄・永田忠夫・植村勝彦　1981　社会的ストレスパタンの分析－過疎地域と都市の比較検討－　心理学研究，52，2，99-105．

植村勝彦・永田忠夫・松田　惺・鈴木眞雄　1979　社会的ストレス尺度の構成　社会福祉学部研究報告（愛知県心身障害者コロニー・発達障害研究所），4，1-21．

植村勝彦・松田　惺・永田忠夫・鈴木眞雄　1979　家族生活における社会的ストレスの構造　年報社会心理学，20，201-218．

植村勝彦・鈴木眞雄・永田忠夫・松田　惺　1979　地域生活における社会的ストレスの構造　地域福祉研究（日本生命済生会），7，13-22．

（植村勝彦　愛知淑徳大学心理学部）
（永田忠夫　愛知淑徳大学福祉貢献学部）
（松田　惺　愛知教育大学名誉教授・金城学院大学名誉教授）
（鈴木眞雄　名古屋学院大学スポーツ健康学部）

社会的ストレス尺度

【第Ⅰ部】 社 会 生 活

あなたが住んでおられる地域や，近隣についておたずねします。各質問の項目のすべてについて，「はい」，「？」(どちらともいえない)，「いいえ」のいずれかに必ず○印をつけて下さい。ただし，Q12，Q13 は学校に通っている子どもがいる人のみ答えて下さい。

Q.1 住　環　境
　　1．地すべり，浸水，豪雪など，自然災害の心配がある……………………… はい　？　いいえ
　　2．酷暑，酷寒，多湿など，自然環境が厳しい………………………………… はい　？　いいえ
　　3．いわゆる公害に悩まされている……………………………………………… はい　？　いいえ
　　4．近くで乱開発がおこなわれ，自然が破壊されている……………………… はい　？　いいえ

Q.2 住 み 心 地
　　1．家が建て込んでいて，息苦しい感じがする………………………………… はい　？　いいえ
　　2．騒音，振動などに悩まれされている………………………………………… はい　？　いいえ
　　3．人の転入，転出が激しくて，地域としてのまとまりがない……………… はい　？　いいえ
　　4．人や車の往来が激しくて，落ちつかない…………………………………… はい　？　いいえ

Q.3 日常の消費生活
　　1．近くの店は，全般的に値段が高い…………………………………………… はい　？　いいえ
　　2．欲しいものが簡単に手に入らない…………………………………………… はい　？　いいえ
　　3．近くに，日用品，食料品を売る店がない…………………………………… はい　？　いいえ
　　4．近くに，銀行，郵便局などの金融機関がなくて困る……………………… はい　？　いいえ

Q.4 しきたり
　　1．近所づきあいに時間をとられる……………………………………………… はい　？　いいえ
　　2．地域の行事のための寄付が多い……………………………………………… はい　？　いいえ
　　3．冠婚葬祭のしきたりがうるさい……………………………………………… はい　？　いいえ
　　4．奉仕作業などでしばられることが多い……………………………………… はい　？　いいえ

Q.5 近所づきあい
　　1．近くに，話し相手になるような人がいない………………………………… はい　？　いいえ
　　2．近くに，気軽にものをたのめる人がいない………………………………… はい　？　いいえ
　　3．近くに，家族ぐるみでつきあえる家族がない……………………………… はい　？　いいえ
　　4．となり近所とのつきあいが，しっくりいかない…………………………… はい　？　いいえ
　　5．電話でのやりとりばかりで，近所づきあいが深まらない………………… はい　？　いいえ

Q.6 地域社会での役割
　　1．町内会費や寄付金などの使われかたが不明瞭である……………………… はい　？　いいえ
　　2．町内のことが一部の人たちによって牛耳（ぎゅうじ）られている……… はい　？　いいえ
　　3．町内会やP.T.A.の役割が負担になる ……………………………………… はい　？　いいえ
　　4．町内会やP.T.A.の役員が民主的に選ばれない …………………………… はい　？　いいえ
　　5．地域の問題解決に，先頭に立って働く人がいない………………………… はい　？　いいえ

Q.7 公 共 事 業
　　1．上水道，下水道施設が完備されていない…………………………………… はい　？　いいえ
　　2．し尿，ゴミの回収を自治体がしっかりやってくれない…………………… はい　？　いいえ

成人一般・高齢者

3. 保育園，託児所，老人ホームなど，社会福祉施設が十分整備されていない……………………………………………………………………………… はい ? いいえ
4. 体育施設，公園，遊び場など，厚生施設が十分整備されていない…… はい ? いいえ
5. 図書館，公民館，文化会館など，文化施設が十分整備されていない… はい ? いいえ

Q.8 行政サービス
1. 役場，区役所，市役所，保健所まで行くのに不便である……………… はい ? いいえ
2. 公報や回覧が，きちんと来ないので困る………………………………… はい ? いいえ
3. 役所は住民の要望を十分取り入れ，実行してくれない………………… はい ? いいえ
4. 住民の苦情を適切に処理する窓口がない………………………………… はい ? いいえ
5. 税金が公平につかわれていない…………………………………………… はい ? いいえ

Q.9 防犯・防災対策
1. 防犯対策が不十分である…………………………………………………… はい ? いいえ
2. 派出所や警察署が近くになくて不安である……………………………… はい ? いいえ
3. このあたりは，消火活動が困難なところである………………………… はい ? いいえ
4. 消火栓，防火用水，消防車など，防火設備が整っていない…………… はい ? いいえ
5. 地すべり，浸水，豪雪などの災害対策が不十分である………………… はい ? いいえ

Q.10 交　　通
1. 交通機関の運行回数が少ない……………………………………………… はい ? いいえ
2. 交通機関が，ちょっとしたことで運行中止となる……………………… はい ? いいえ
3. 地域内の道路が整備されていない………………………………………… はい ? いいえ
4. 地域内の交通安全対策が不十分である…………………………………… はい ? いいえ
5. 住民の交通安全意識が低い………………………………………………… はい ? いいえ

Q.11 保健・衛生
1. 救急医療体制が十分整っていない………………………………………… はい ? いいえ
2. 近くに，医師や設備の充実した総合病院がない………………………… はい ? いいえ
3. 健康診断，健康相談，母子保健など，住民の健康管理についてのサービスが不足している………………………………………………………… はい ? いいえ
4. 近くに，いわゆる家庭医（ホーム・ドクター）がいない……………… はい ? いいえ
5. 近くに薬局がないので困る………………………………………………… はい ? いいえ

Q.12 教育環境（学校に通っている子どもがいる人のみ答えて下さい）
1. 学校が遠すぎる……………………………………………………………… はい ? いいえ
2. 学校の施設，設備が十分整っていない…………………………………… はい ? いいえ
3. 親と先生との接触の機会が少ない………………………………………… はい ? いいえ
4. 親が負担しなければならない学校の用事が多すぎる…………………… はい ? いいえ

Q.13 教育に対する関心（学校に通っている子どもがいる人のみ答えて下さい）
1. 教育に対する住民の関心が低すぎる……………………………………… はい ? いいえ
2. 学校の教育レベルが低すぎる……………………………………………… はい ? いいえ
3. 学校の先生は子どもの教育に熱意がない………………………………… はい ? いいえ
4. 学校の方針がよくわからない……………………………………………… はい ? いいえ

【第II部】 職 業 生 活

あなたが主として従事しており，生計維持に直接かかわりをもっている仕事について考えて下さい。
　被雇用者もしくは従業員の場合には，(1)共通項目，および(2)被雇用者用項目に回答して下さい。もしあなたが，個人経営（家族従業員を含む）もしくは経営主の場合には，(1)共通項目のみに回答してください。その際，該当する各質問の項目のすべてについて，「はい」，「？」（どちらともいえない），「いいえ」のいずれかに○印をつけて下さい。

(1) 共通項目（全員がお答え下さい）

Q.1 職業への適応
　　1．自分の知識や技能が，十分に生かされていない……………………………… はい　？　いいえ
　　2．会社の経営方針が自分にあわない……………………………………………… はい　？　いいえ
　　3．もっと自分を生かせる他の職業に変わりたい………………………………… はい　？　いいえ
　　4．もっと収入の多い仕事に変わりたい…………………………………………… はい　？　いいえ
　　5．仕事が自分にあわない…………………………………………………………… はい　？　いいえ

Q.2 収入の評価
　　1．収入が非常に少ない……………………………………………………………… はい　？　いいえ
　　2．固定給でないので不安である…………………………………………………… はい　？　いいえ
　　3．収入にムラがある………………………………………………………………… はい　？　いいえ
　　4．病気，事故で休むと，そのまま収入減につながる…………………………… はい　？　いいえ

Q.3 労働・勤務形態（時間）
　　1．休日がとれない…………………………………………………………………… はい　？　いいえ
　　2．休憩時間がとれない……………………………………………………………… はい　？　いいえ
　　3．労働・勤務時間が長すぎる……………………………………………………… はい　？　いいえ
　　4．1日の労働・勤務時間が，長かったり短かかったり不規則である ……… はい　？　いいえ

Q.4 労働・勤務形態（作業の分担）
　　1．自分の作業の範囲がはっきりしない…………………………………………… はい　？　いいえ
　　2．個人主義的で，共同体制が組めず，作業能率が悪い………………………… はい　？　いいえ
　　3．代替の人がいないため，病気でも休めない…………………………………… はい　？　いいえ
　　4．命令・指揮系統がはっきりしない……………………………………………… はい　？　いいえ

Q.5 作 業 特 性
　　1．非常に重労働で，肉体的にまいる……………………………………………… はい　？　いいえ
　　2．かなり無理な姿勢で，長時間働かなくてはならない………………………… はい　？　いいえ
　　3．身体的な危険を伴う仕事である………………………………………………… はい　？　いいえ
　　4．高温，騒音，振動，空気の汚れなど，悪条件下での仕事である…………… はい　？　いいえ
　　5．いわゆる職業病にかかるおそれがある………………………………………… はい　？　いいえ

Q.6 保 障 制 度
　　1．健康保険の制度がない…………………………………………………………… はい　？　いいえ
　　2．労働災害に対する保障の制度がない…………………………………………… はい　？　いいえ

3．退職金の制度がない……………………………………………………… はい　？　いいえ
　　　4．失業保険のもらえるアテがない………………………………………… はい　？　いいえ

　Q.7　経営の見直し
　　　1．業界の景気がよくない…………………………………………………… はい　？　いいえ
　　　2．業界の将来の見通しがよくない………………………………………… はい　？　いいえ
　　　3．経営状態に不安がある…………………………………………………… はい　？　いいえ
　　　4．施設・設備に資金がかかりすぎる……………………………………… はい　？　いいえ
　　　5．古いしきたりにしばられて，新しい形の経営ができていない……… はい　？　いいえ

(2)　被雇用者用項目（雇われて働いている人だけがお答え下さい）
　Q.8　職場への適応（外部的要因）
　　　1．低い地位しか与えられず，不満である………………………………… はい　？　いいえ
　　　2．熱中できるような仕事が与えられない………………………………… はい　？　いいえ
　　　3．昇進・昇給が遅い………………………………………………………… はい　？　いいえ
　　　4．昇進・昇給の道が閉ざされている……………………………………… はい　？　いいえ

　Q.9　職場への適応（内部的要因）
　　　1．職場での責任が重すぎる………………………………………………… はい　？　いいえ
　　　2．ミスがすべて自分の責任にされてしまう……………………………… はい　？　いいえ
　　　3．人間関係で気苦労の多い仕事である…………………………………… はい　？　いいえ
　　　4．時間的にはしばられないが，いつも仕事から解放されない………… はい　？　いいえ

　Q.10　職場の人間関係（上司との関係）
　　　1．上司が一方的に意向を押しつけてくる………………………………… はい　？　いいえ
　　　2．自分の意見がとりあげられず，不満に思うことが多い……………… はい　？　いいえ
　　　3．かなり無理をして上司との関係を保っておかなくてはならない…… はい　？　いいえ
　　　4．上司のえこひいきが目につく…………………………………………… はい　？　いいえ
　　　5．上司が上司としての役割を果たしていない…………………………… はい　？　いいえ

　Q.11　職場の人間関係（一般）
　　　1．職場の人間関係がつめたい……………………………………………… はい　？　いいえ
　　　2．職場にどうもうまくとけこめない……………………………………… はい　？　いいえ
　　　3．職場の仲間との交流のための時間がとれない………………………… はい　？　いいえ
　　　4．同僚間の競争や対立がある……………………………………………… はい　？　いいえ
　　　5．派閥のために不愉快なことがある……………………………………… はい　？　いいえ

　Q.12　職場の統制のシステム
　　　1．職場での自発的活動がいつもおさえられる…………………………… はい　？　いいえ
　　　2．職場の規範，公私の区分などがうるさい……………………………… はい　？　いいえ
　　　3．一部の人間が職場を牛耳（ぎゅうじ）っている……………………… はい　？　いいえ
　　　4．自分の判断や指示で仕事をすすめることができない………………… はい　？　いいえ
　　　5．要求や不満を訴える窓口がない………………………………………… はい　？　いいえ

Q.13 職場内の福利厚生施設およびサービス
　　1．急な事故や病気の時，職場内で診てもらえる医療機関がないので困る………はい　？　いいえ
　　2．勤務時間中に，必要に応じて休養のとれる場所がないので困る………はい　？　いいえ
　　3．保育施設が用意されていないので困る………………………………………はい　？　いいえ
　　4．レクリェーション，スポーツの施設がないので困る…………………………はい　？　いいえ
　　5．いろんな悩みについて，相談にのってくれるところがないので困る…はい　？　いいえ

Q.14 職場環境の衛生・安全
　　1．職場の安全についての点検がほとんどされていない………………………はい　？　いいえ
　　2．危険なものが整備されていないままで置かれている………………………はい　？　いいえ
　　3．職場が不衛生である……………………………………………………………はい　？　いいえ
　　4．空調，騒音防止などの配慮がない……………………………………………はい　？　いいえ
　　5．公害防止のための配慮がなされていない……………………………………はい　？　いいえ

Q.15 通勤条件
　　1．通勤時間（仕事場までの時間）が長くかかりすぎる………………………はい　？　いいえ
　　2．通勤距離（仕事場までの距離）が遠すぎる…………………………………はい　？　いいえ
　　3．通勤の混雑で疲労が大きい……………………………………………………はい　？　いいえ
　　4．通勤の手段や方法が限られていて不便である………………………………はい　？　いいえ

【第Ⅲ部】 家族生活

あなたとご家族との，いろいろな人間関係，ならびに，あなたのご家庭の生活についておたずねします。第Ⅰ部，第Ⅱ部とはちがって，ここではすべての質問について，回答していただく該当者の条件が書いてあります。その条件にあてはまる方のみお答え下さい。その際，該当者は各質問の項目のすべてについて，「はい」，「？」（どちらともいえない），「いいえ」のいずれかに必ず○印をつけて下さい。

(1) 家族の人間関係

Q.1 自分自身への不満（全員がお答え下さい）
  1．自分の健康に自信がもてない……………………………………………… はい　？　いいえ
  2．最近，ケガをしたり，健康を害したりしている………………………… はい　？　いいえ
  3．最近のめまぐるしく変わる生活に，ついていけない…………………… はい　？　いいえ
  4．何事によらず，あわただしくて，生活にゆとりがもてない…………… はい　？　いいえ

Q.2 夫婦の調和（配偶者のある人だけお答え下さい）
  1．夫婦の間に性格のちがいが大きい………………………………………… はい　？　いいえ
  2．夫婦げんかが絶えない……………………………………………………… はい　？　いいえ
  3．これまで幸福な結婚生活であったとはいえない………………………… はい　？　いいえ
  4．夫婦の間に，なんとなくスキ間のある感じがする……………………… はい　？　いいえ
  5．夫婦で，家庭生活を楽しむということがない…………………………… はい　？　いいえ

Q.3 子どもの発育上の問題（子どものある人だけお答え下さい）
  1．身体に障害があって心配である…………………………………………… はい　？　いいえ
  2．子どもが病弱なため，心配が絶えない…………………………………… はい　？　いいえ
  3．発育のおくれているところがあって，心配である……………………… はい　？　いいえ
  4．ドモリやかわったクセなど，行動上の問題があって心配である……… はい　？　いいえ

Q.4 子どものしつけ（子どものある人だけお答え下さい）
  1．親のいうことを，子どもがききいれない………………………………… はい　？　いいえ
  2．親子の間で口げんかが絶えない…………………………………………… はい　？　いいえ
  3．親の権威が無視されている………………………………………………… はい　？　いいえ
  4．子どもが何を考えているのか，理解できない…………………………… はい　？　いいえ
  5．子どものしつけに自信がもてない………………………………………… はい　？　いいえ

Q.5 子どもの日常生活（小学生以上の子どものある人だけお答え下さい）
  1．子どもの友だちの中には，問題のある子がいる………………………… はい　？　いいえ
  2．子どもが，気まま勝手な生活をしている………………………………… はい　？　いいえ
  3．子どもが，外でなにをしているかわからず心配である………………… はい　？　いいえ
  4．子どもが，校外指導の点で注意されることがあるらしい……………… はい　？　いいえ
  5．子どもの日頃の生活に乱れがみられる…………………………………… はい　？　いいえ

Q.6 学業成績・勉学意欲（小学校以上の，在学中の子どものある人だけお答え下さい）
  1．子どもの成績がかんばしくない…………………………………………… はい　？　いいえ

　　　　2．子どもが自発的に勉強しない……………………………………… はい　？　いいえ
　　　　3．子どもに勉学意欲がない…………………………………………… はい　？　いいえ
　　　　4．科目の好き嫌いがはげしい………………………………………… はい　？　いいえ

　Q.7　進学問題（中学校以上の，在学中の子どものある人だけお答え下さい）
　　　　1．子どもが希望している学校へ入れそうにない…………………… はい　？　いいえ
　　　　2．子どもの進学希望先が，親の希望とくいちがっている………… はい　？　いいえ
　　　　3．家計の都合で，子どもが希望している進学をさせてやれない… はい　？　いいえ
　　　　4．進学の問題で，家じゅうがノイローゼ気味である……………… はい　？　いいえ

　Q.8　結婚問題（高校卒業以上の子どものある人だけお答え下さい）
　　　　1．早く結婚させたい子どもがいるが，思うように話が進まない… はい　？　いいえ
　　　　2．今，子どものつき合っている相手は，余り気に入らない……… はい　？　いいえ
　　　　3．結婚のための準備を十分してやれない…………………………… はい　？　いいえ
　　　　4．親子で結婚に対する考え方がちがっていて，対立している…… はい　？　いいえ

　Q.9　あとつぎ問題（全員がお答え下さい）
　　　　1．家の仕事のアトをついでくれる子どもがいない………………… はい　？　いいえ
　　　　2．将来子どもは皆家を離れてしまって，帰って来ないだろう…… はい　？　いいえ
　　　　3．子どもを余りアテにすることができない………………………… はい　？　いいえ
　　　　4．家のアトとりがない………………………………………………… はい　？　いいえ

　Q.10　対老親関係（老親がいる人だけお答え下さい）
　　　　1．親の世話をしなければならず，負担である……………………… はい　？　いいえ
　　　　2．親の世話を期待されていて，気が重い…………………………… はい　？　いいえ
　　　　3．老親の実権が強くて，家の中が思うようにならない…………… はい　？　いいえ
　　　　4．老親との仲がうまくいかない……………………………………… はい　？　いいえ
　　　　5．老親が，いろいろなことに口を出しすぎる……………………… はい　？　いいえ

(2)　家庭生活
　Q.11　家族の健康（全員がお答え下さい）
　　　　1．家族の中に病気がちの者がいる…………………………………… はい　？　いいえ
　　　　2．家族の中に，薬を手放せない者がいる…………………………… はい　？　いいえ
　　　　3．病弱，障害，ケガなどで，家でぶらぶらしている者がいる…… はい　？　いいえ
　　　　4．家族の中に，健康に不安を感じさせる者がいる………………… はい　？　いいえ

　Q.12　家族の勢力関係（全員がお答え下さい）
　　　　1．特定の人に権力が集中しすぎている……………………………… はい　？　いいえ
　　　　2．家の中の仕事や役割の分担について，不公平が多い…………… はい　？　いいえ
　　　　3．自分に過重な負担がかかっている………………………………… はい　？　いいえ
　　　　4．自分が決定したことに家族が従わない…………………………… はい　？　いいえ
　　　　5．重要なことがらに決定を下す人が決まっていないので，しばしば混乱
　　　　　　がおきる……………………………………………………………… はい　？　いいえ

Q.13 家族の親和関係（全員がお答え下さい）
 1．家の中がしっくりいっていない……………………………………………… はい ? いいえ
 2．家族皆が，協力しあう気持がない……………………………………………… はい ? いいえ
 3．相手の立場を尊重する気持が，家族の間で乏しい………………………… はい ? いいえ
 4．家族の間で，ときどきいざこざが生じる……………………………………… はい ? いいえ

Q.14 家のしきたり・風習（全員がお答え下さい）
 1．家の年中行事がおろそかにされている……………………………………… はい ? いいえ
 2．家のしきたりが古くさい……………………………………………………… はい ? いいえ
 3．信仰について，考え方のちがいがあって，困ることがある……………… はい ? いいえ
 4．しきたりや風習についての考え方が，家族の間でくいちがっている… はい ? いいえ

Q.15 家計の圧迫感（全員がお答え下さい）
 1．収入が少なく，生活が苦しい………………………………………………… はい ? いいえ
 2．副業，内職などをしないと，家計がやっていけない……………………… はい ? いいえ
 3．借金の返済が負担になっている……………………………………………… はい ? いいえ
 4．生活必需品だけで精一杯で，その他のことにお金をまわす余裕がない はい ? いいえ

Q.16 老後・不時の際の蓄え（全員がお答え下さい）
 1．老後の生活資金に不安がある………………………………………………… はい ? いいえ
 2．不時の際に備えての蓄えがない……………………………………………… はい ? いいえ
 3．生命保険や災害保険がかけてないので，イザというときに不安である はい ? いいえ
 4．将来，年金だけで生活していけるかどうか，不安である………………… はい ? いいえ

(3) 家屋の環境問題

Q.17 家屋の空間（全員がお答え下さい）
 1．家の部屋数が少なくて，個人のプライバシーが保てない………………… はい ? いいえ
 2．家が狭くて不自由している…………………………………………………… はい ? いいえ
 3．家族がそろって食事したり，だんらんしたりできる部屋がない……… はい ? いいえ
 4．病人がでたり，来客の時，あてがえる部屋がとれない…………………… はい ? いいえ

Q.18 家屋の構造（全員がお答え下さい）
 1．となりの家や，よその部屋の物音がうるさい……………………………… はい ? いいえ
 2．家が老朽化している…………………………………………………………… はい ? いいえ
 3．家の造りが古いので，利用しにくい………………………………………… はい ? いいえ
 4．構造的に防犯上の心配がある………………………………………………… はい ? いいえ

Q.19 家屋の衛生環境（全員がお答え下さい）
 1．家の日照，採光，通風状態が悪い…………………………………………… はい ? いいえ
 2．蚊やハエ，ゴキブリなどが出やすく，不潔である………………………… はい ? いいえ
 3．下水設備がなくて不衛生である……………………………………………… はい ? いいえ
 4．家の中が，いつもじめじめしている………………………………………… はい ? いいえ

心身障害幼児をもつ母親のストレス尺度

カテゴリー	ストレッサー
適用対象	成人（心身障害幼児をもつ母親）
発表論文	新美明夫・植村勝彦　1980　心身障害幼児をもつ母親のストレスについて－ストレス尺度の構成－　特殊教育学研究, 18, 2, 18-33.

■尺度の内容

　学齢前の心身障害児をもつ母親の，生活全般にわたる認知されたストレッサーを測定するものである。母親に限定するのは，障害幼児の家庭療育の役割は主に母親が担っており，家族の問題状況の最適の代弁者であると考えるからである。

　尺度は，表1に示されるように25の下位尺度から構成されており，内容によるカテゴリ化は行っていないが，子どもを取り巻く母親の生活の全般を網羅するものとなっている。各下位尺度は4ないし5個の項目からなり，「はい」（3点），「どちらともいえない」（2点），「いいえ」（1点）の3件法で，項目の合計点を尺度得点とするものである。下位尺度間の合算は考慮されていない。

表1　各下位尺度の平均値とα係数

下位尺度番号	下位尺度名称	項目数	平均値（サンプル数）	α係数
1	この子の育て方	5	9.56 (646)	.700
2	この子の家庭内の問題行動	4	5.54 (646)	.632
3	この子の家庭外の問題行動	5	7.87 (645)	.734
4	この子の発達についての現状把握	5	8.68 (645)	.676
5	夫婦の育児方針	4	6.20 (630)	.698
6	この子と母親とのかかわり	5	7.35 (646)	.738
7	普通児との比較	5	10.70 (646)	.786
8	将来への不安	5	12.29 (646)	.805
9	家庭生活	5	7.14 (646)	.742
10	夫婦の調和	4	5.17 (630)	.672
11	母親自身の健康	4	6.98 (646)	.737
12	母親自身の不安・悩み	5	9.51 (646)	.702
13	母親自身の自由の制限	4	6.95 (646)	.656
14	しんせき関係	5	6.78 (645)	.799
15	仲間・友人関係	5	6.88 (646)	.695
16	近隣・地域社会でのひけめ	4	5.32 (645)	.755
17	近隣・地域社会の理解	4	5.30 (645)	.631
18	近隣・地域社会での子どもの交遊関係	5	8.46 (643)	.742
19	行政機関	5	7.96 (643)	.805
20	治療機関	5	8.96 (643)	.735
21	きょうだいの養育への制限	5	8.41 (508)	.711
22	この子とのきょうだい関係上の問題点	4	6.08 (504)	.662
23	祖父母とこの子とのかかわり	4	5.53 (395)	.745
24	老親と夫婦とのかかわり	5	6.38 (373)	.693
25	保育園・通園施設への不満	4	5.11 (487)	.684

■ **作成過程**

項目収集作業は，就学前の幼児を含む障害児をもつ母親15名への非構成的面接法による聞き取り調査と，この結果から得られたものを質問項目化し，それを障害児福祉業務従事者（保健婦，介護職，児童福祉士，など8職種。有効回答者304名）への郵送による，項目の内容的妥当性とともに，項目表現の変更や遺漏部分の指摘を依頼する調査を行った。また，これとは別に，既存の心理テストや尺度，出版されている各種の手記や記録を参考に項目を作成し，逐次追加した。こうして収集された全項目を再検討した結果，29下位尺度，全164項目からなる暫定尺度を構成した。

この暫定尺度を，愛知県手をつなぐ親の会連合会の協力を得て，県下の就学前の心身障害児をもつ母親に対して，各地区親の会の世話人による配布・回収を原則とする留め置き調査を実施し，646名の有効票を得た。障害の種類は，自閉症（傾向を含む）28.5%，精神遅滞27.1%，ダウン症12.7%，肢体不自由4.2%，重複障害14.6%，重症心身障8.7%，など（身体障害は，肢体不自由のみで，盲・聾などは取り上げていない）。性別では，男児68%，女児32%。年齢は，1歳以下1.3%，2歳4.6%，3歳15.6%，4歳28.9%，5歳26.0%，6歳23.5%であった。また母親の年齢は，24歳以下1.4%，25-29歳27.2%，30-34歳44.0%，35-39歳18.9%，40歳以上4.6%，などであった。

尺度構成にあたっては，暫定の29の下位尺度ごとに，以下の5条件を同時に満たすものを合格とした。①固有値1.0以上の主成分が1個のみであること，②構成項目の第1主成分負荷量はすべて0.5以上であること，③各項目の「はい」の反応（通過率）が5％以上であること，④項目数は4ないし5個とすること，⑤Cronbachのα係数が0.6以上であること，である。

この結果，暫定尺度内の項目削除だけで条件が満たされた23の下位尺度が，そのままの尺度名称での成立をみた。不成立とされた暫定下位尺度は，先の5条件を満たすように項目や尺度の合併や改組の作業を繰り返し，あらたに2尺度が成立をみ，最終的に表1に示される25下位尺度，合計115項目からなる尺度が構成された。

■ **信頼性・妥当性の検討**

信頼性：Cronbachのαは，表1に示されるように，.631〜.805の値をとっており，内的整合性に関しては要件を満たしていると考えられる。そのほかの方法は用いていない。

妥当性：ストレスの高低に強く関係すると思われる，内容の異なる2つの要因を外的基準として設定し，これらの基準間の下位尺度ごとの比較により，外部妥当性を検討している。

1つは健常幼児との比較で，ともに4歳以上の幼児の母親に限定されてはいるが（障害児507名，健常児1022名），25下位尺度中16の比較可能なものを取り上げ，平均値の差の検定を行った。すべての尺度において，障害児の母親が有意に高得点であった。

今1つは，クライシス経験の有無であり，障害児の母親の中で，過去1年間に当該障害児のことで経験したクライシスの有無を問い，かつその解決状況から，クライシスを経験し，かつそれが未解決のグループ188名と，クライシス未経験群107名の比較で，これも全25下位尺度中23に，クライシス未解決群の母親が有意に高得点を示していた。

■ **尺度の特徴**

学齢前の心身障害幼児の母親に限定した，認知されたストレッサーを測定する尺度で，障害幼児をもつことで生じる生活上の問題を25の下位尺度に分けて，全般的に網羅している点に特徴をもつ。各下位尺度が4ないし5項目からなる簡便なもので，かつ単独でも利用することができるので，必要に応じた取り扱いができ利用しやすいものとなっている。

■尺度を用いた研究の内容

　健常幼児との比較に関するより詳細な分析（新美・植村，1981），25下位尺度の因子構造と，その因子得点に基づいて高低2群に分けられたグループを外的基準とし，障害児の属性要因，家族の属性要因，母親の態度要因，合計25変数を説明変数とする数量化理論第Ⅱ類による背景要因分析や，障害別の因子の特徴などを検討したもの（植村・新美，1981），因子得点をもとにクラスタ分析を行い，障害の種類が異なりながら共通の因子パタンを表す8類型と，障害に特有の4類型の存在を明らかにした，ストレス・パタンの分類を行ったもの（植村・新美，1982）などがある。

　なお，基礎データを資料として添付した調査報告書もある（植村・新美，1981）。

■今後の方向性・課題

　本尺度が作成されて20年以上が経つが，尺度内容の網羅性，サンプル数の上からも，今日に至るまでこれを凌ぐ尺度はあらわれていないと思われる。その意味で利用価値は高いといえる。ただ，時代や社会の変化に対応した，あらたな項目や下位尺度の追加が必要とされることが考えられる。

■著者への連絡

　研究目的に使用する場合は，とくに使用許諾を求める必要はないが，研究成果を公表した際には，印刷物のコピーなどを尺度開発者に送付するよう要望する。なお，研究目的以外の使用にあたっては，尺度開発者に直接相談のこと。

　連絡先：植村勝彦　愛知淑徳大学心理学部心理学科
　〒480-1197　愛知県長久手市片平9

■引用文献

新美明夫・植村勝彦　1980　心身障害幼児をもつ母親のストレスについて　－ストレス尺度の構成－　特殊教育学研究，18, 2, 18-33.

新美明夫・植村勝彦　1981　就学前の心身障害幼児をもつ母親のストレス　－健常幼児の母親との比較－　発達障害研究，3, 3, 206-216.

植村勝彦・新美明夫　1981　調査報告・心身障害幼児をもつ母親のストレス　社会福祉学部研究シリーズNo.1　愛知県心身障害者コロニー・発達障害研究所

植村勝彦・新美明夫　1981　心身障害幼児をもつ母親のストレスについて　－ストレスの構造－　特殊教育学研究，18, 4, 59-69.

植村勝彦・新美明夫　1982　心身障害幼児をもつ母親のストレスについて　－ストレス・パタンの分類－　特殊教育学研究，19, 3, 20-29.

　　　　　　　　　　　　　　　　　　　　　　　　（植村勝彦　愛知淑徳大学心理学部）
　　　　　　　　　　　　　　　　　　　　　　　　（新美明夫　愛知淑徳大学心理学部）

心身障害幼児をもつ母親のストレス尺度

　あなたが、ふだんの生活の中で感じたり、経験されたりしている悩みや、こまった出来事についておたずねします。それぞれの質問項目の中では、障害をもつお子さんのことを「この子」と書いてありますので、あなたのお子さんのことをあてはめて考えてください。そして、質問項目の文章が自分の気持と同じである、あるいは、自分にあてはまるとお思いのときには「はい」に○印を、そうは思わない、または、あてはまらないときには「いいえ」に○印をつけてください。また、その事柄について知らない、あるいは、わからないときには「？」に○印をつけてください。質問項目がたくさんありますが、とばさないように気をつけて、全部の質問項目について、「はい」「いいえ」「？」のいずれかに必ず○印をつけてお答えください。

1　この子の育て方
　　1．「すくなくとも，これだけは一人でできるようにさせたい」と思っているしつけが，なかなかできないので，イライラすることが多い……………………………………………………………………　はい　？　いいえ
　　2．その時その時で，しつけ方が変わることがよくあって，反省することが多い………………………………………………………………………　はい　？　いいえ
　　3．この子の行動をおさえすぎているのではないだろうか，と気になる……………………………………………………………………………………　はい　？　いいえ
　　4．一日中，この子に「これしちゃだめ，あれしちゃだめ」といっている……………………………………………………………………………　はい　？　いいえ
　　5．この子をどういうやり方で育てていってよいのか，よくわからない………………………………………………………………………………　はい　？　いいえ

2　この子の家庭内の問題行動
　　1．この子は家の中をいつも動きまわっているので，うっとうしく思うことがある……………………………………………………………………　はい　？　いいえ
　　2．この子は，よくケガをするので，目がはなせない………………　はい　？　いいえ
　　3．この子は，危険なことを平気でするので，ハラハラさせられる…　はい　？　いいえ
　　4．この子は，何でも口に入れるので，目がはなせない……………　はい　？　いいえ

3　この子の家庭外の問題行動
　　1．この子は，急に車道へとび出すので，目がはなせない……………　はい　？　いいえ
　　2．この子をつれてでると，すぐ親のそばをはなれてどこかへ行ってしまうので，目がはなせない……………………………………………　はい　？　いいえ
　　3．買物につれていくと，店にあるものにいたずらして困る…………　はい　？　いいえ
　　4．よその家へ行くと，よけい調子にのって，突拍子（とっぴょうし）もないことをするので，はずかしい……………………………………　はい　？　いいえ
　　5．この子は外出すると，所かまわず大声をあげたり，おかしなかっこうをするので，はずかしい……………………………………………　はい　？　いいえ

4　この子の発達についての現状把握
　　1．早くふつうの子に追いつけないかと思って，イライラすることが多い……………………………………………………………………………　はい　？　いいえ

2．この子の障害について，本を読んだり人の話をきいたりして，いつも新しい情報を集めていないと不安である…………………………… はい ? いいえ

3．この子は，多少おくれているとは思うが，障害児だとは認めたくない……………………………………………………………………………… はい ? いいえ

4．この子がどんな障害をもっているのか，はっきりわからないので不安である……………………………………………………………………… はい ? いいえ

5．この子にどこまで期待をかけてよいものか，見当がつかず不安である……………………………………………………………………………… はい ? いいえ

5　夫婦の育児方針

1．夫と，この子のことについて，ゆっくり話しあわねばと思うが，なかなか話を切りだしにくい……………………………………………… はい ? いいえ

2．この子の育児について，夫と意見のあわないことがよくある…… はい ? いいえ

3．この子の育児に，夫があまり協力してくれないのが不満である… はい ? いいえ

4．この子についての大事な問題では，もっと夫がさきに立って行動してもらいたい………………………………………………………… はい ? いいえ

6　この子と母親とのかかわり

1．この子との間に，気持の通じあいが感じられないので，さびしい はい ? いいえ

2．何をやってもこの子に反応がないから，つまらない……………… はい ? いいえ

3．この子をわずらわしく思うことがある……………………………… はい ? いいえ

4．この子とどうかかわったらよいかわからなくて，とまどうことがよくある………………………………………………………………… はい ? いいえ

5．この子の要求をきいていると，ノイローゼになりそうである…… はい ? いいえ

7　普通児との比較

1．この子と同じ年ごろの親子づれをみると，うらやましく思う…… はい ? いいえ

2．この子と同じ年ごろの子どもをみると，あれだけできたらなあ，とついつい比べてしまう…………………………………………… はい ? いいえ

3．この子のやることと，近所の子のやることとのちがいが，しだいにはっきりしていくので，さびしい……………………………… はい ? いいえ

4．この子と同じ年ごろのしんせきの子をみると，いたたまれない思いがする…………………………………………………………… はい ? いいえ

5．育児書に書いてあることと，つい比べてしまって，がっかりする はい ? いいえ

8　将来への不安

1．この子のからだが大きくなって，母親の手にあまるようになったら，どうしようかと思う……………………………………………… はい ? いいえ

2．この子は将来一人だちできるのだろうか，と不安に思う………… はい ? いいえ

3．大きくなるにつれて，世間にめいわくをかけるようなことになりはしないか，と心配である…………………………………………… はい ? いいえ

4．この子の将来について，親として，どこまで援助をしてやることができるか不安である…………………………………………………… はい ? いいえ

5．親が死んだあと，だれがこの子の世話をしてくれるであろうか，と心配である………………………………………………………… はい　？　いいえ

9　家庭生活
　　1．この子にひっかきまわされて，日常生活がすんなりとはこばないので，イライラすることが多い………………………………………… はい　？　いいえ
　　2．家族全員でレジャーを楽しむような機会がもてないので，不満である……………………………………………………………………… はい　？　いいえ
　　3．家庭の日常生活では，自分に負担がかかりすぎる………………… はい　？　いいえ
　　4．家族のみんなが，協力しあう気持がたりないのが不満である…… はい　？　いいえ
　　5．家の中が，なんとはなしに暗い感じがする………………………… はい　？　いいえ

10　夫婦の調和
　　1．夫婦でゆっくりできる時間がもてなくて，ものたりない………… はい　？　いいえ
　　2．この子の育児でつかれていても，夫はあまり気を配ってくれないので，不満である……………………………………………………… はい　？　いいえ
　　3．この子のことで，夫婦の間にすきまができた感じがする………… はい　？　いいえ
　　4．夫が，あまりこの子のことを話題にしたがらないのが不満である はい　？　いいえ

11　母親自身の健康
　　1．この子のあとしまつに追いまわされて，つかれてしまう………… はい　？　いいえ
　　2．すこし無理をすると，すぐからだの調子が悪くなる……………… はい　？　いいえ
　　3．多少ぐあいが悪くても，無理をせざるをえない…………………… はい　？　いいえ
　　4．いつも気をはりつめて，くらしていなければならないので，気が休まらない………………………………………………………………… はい　？　いいえ

12　母親自身の不安・悩み
　　1．この子のことを考えると，暗い気持になることがある…………… はい　？　いいえ
　　2．夜中にふと目がさめて，この子のことで眠れないことがよくある はい　？　いいえ
　　3．あまりあてにできないと知りながら，つい占い（うらない）や神だのみをすることがある……………………………………………… はい　？　いいえ
　　4．この子をみると，生んだことをすまなく思う……………………… はい　？　いいえ
　　5．いっそ，この子をつれて死んでしまいたい，と思うことがある… はい　？　いいえ

13　母親自身の自由の制限
　　1．ちょっとした自分の時間がほしくても，なかなか思うようにとれない………………………………………………………………………… はい　？　いいえ
　　2．ちょっと外出したいと思っても，この子をみてくれる人がいないので，なかなか自分一人では出かけられなくて困る……………… はい　？　いいえ
　　3．働きに出たり，内職をしたいと思うが，この子のことがあって，できそうにない……………………………………………………………… はい　？　いいえ
　　4．車を運転できるようになりたいが，この子のことがあって，できそうにない……………………………………………………………… はい　？　いいえ

14 しんせき関係

1. しんせきが，この子のことをもう少し理解してくれたらよいのにと思う……………………………………………………………………… はい ? いいえ
2. 子どもを比べられるので，しんせきの家へ遊びに行きにくい…… はい ? いいえ
3. しんせきへこの子をつれて遊びに行くと，あまりいい顔をされない……………………………………………………………………… はい ? いいえ
4. しんせきの子どもが，この子をバカあつかいするので困る……… はい ? いいえ
5. 「この子がいるので，しんせきの者の縁談にさしさわりがある」などといわれるのがつらい………………………………………………… はい ? いいえ

15 仲間・友人関係

1. 自分の悩みを話せる友だちがいないので，さびしい………………… はい ? いいえ
2. 同窓会など，仲間の集まる機会には出席したいが，気が重い…… はい ? いいえ
3. 家の外へ出て行って，同じ立場の人と話す機会がないので，気が晴れない……………………………………………………………… はい ? いいえ
4. 同じ病気や症状をもつ子の親に話を聞きたいと思うが，なかなかみつからないので困っている…………………………………………… はい ? いいえ
5. 障害児の親どうしであっても，なかなか心を開いて話しあいにくい……………………………………………………………………… はい ? いいえ

16 近隣・地域社会でのひけめ

1. 近所の人に，この子をみせたくない……………………………… はい ? いいえ
2. 通園施設や治療機関などへかようときには，世間体(せけんてい)が気になる……………………………………………………………… はい ? いいえ
3. この子のことをいわれそうで，奥さんたちのおしゃべりには入りにくい……………………………………………………………………… はい ? いいえ
4. 近所の人が集まってしゃべっていると，この子のことをうわさされているような気がする……………………………………………… はい ? いいえ

17 近隣・地域社会の理解

1. 近所から，この子のことで苦情をいわれることがあってつらい… はい ? いいえ
2. 子どもどうしで遊んでいると，母親が，この子とは遊んではいけないといって，つれていってしまうことがあって，なさけなくなる……………………………………………………………………… はい ? いいえ
3. 外につれてでると，めずらしそうに，この子をじろじろみられるのがつらい……………………………………………………………… はい ? いいえ
4. 公共の場所に行くと，この子が近くにいてほしくない態度をする人がいて，なさけない思いをすることがよくある…………………… はい ? いいえ

18 近隣・地域社会での子どもの交遊関係

1. 子どもどうしで遊んでいると，よくいじめられるので，かわいそうに思う……………………………………………………………… はい ? いいえ
2. 小さな子どもが近くにいると，この子がいじめるのではないかと心配である……………………………………………………………… はい ? いいえ

3．この子に遊びのルールがわからないので，子どもの仲間に入れなくて，不憫（ふびん）に思う……………………………………… はい　？　いいえ
　　4．近所の子どもたちは，この子と遊んでくれないので，かわいそうに思う……………………………………………………………… はい　？　いいえ
　　5．近所の子どもに，「この子と遊んでやってね」といつもたのまなければならなくて，なさけない思いがする……………………… はい　？　いいえ

19　行政機関
　　1．この子に関する役所での手続きが複雑なので，いつも面倒（めんどう）でいやになる…………………………………………… はい　？　いいえ
　　2．この子のことで相談しても，役所には誠意がみられず，不満である……………………………………………………………… はい　？　いいえ
　　3．福祉対策が十分でなく，役所がきめこまかな援助をしてくれないので，不満である…………………………………………… はい　？　いいえ
　　4．手当てなどの支給に不公平な面がみられるので，不満である…… はい　？　いいえ
　　5．役所の福祉係の職員に，勉強不足が目立ち，不満である………… はい　？　いいえ

20　治療機関
　　1．今まで，この子によい治療を受けさせてやれたかどうか，自信がない……………………………………………………………… はい　？　いいえ
　　2．親として，この子の治療について，してやるべきことがもっとあるように思われてしかたがない……………………………… はい　？　いいえ
　　3．今かよっている病院や治療機関では，この子の治療や育児について，適切な指示をしてくれないので不安である…………… はい　？　いいえ
　　4．今受けている治療の内容に不満がある……………………………… はい　？　いいえ
　　5．今受けている治療とは別の治療のことを耳にすると，そちらをためしたくなる……………………………………………………… はい　？　いいえ

21　きょうだいの養育への制限
　　1．きょうだいには，日ごろがまんさせることが多いので，すまなく思う……………………………………………………………… はい　？　いいえ
　　2．きょうだいに，この子のおもりをさせることが多いので，すまなく思う…………………………………………………………… はい　？　いいえ
　　3．この子に手がかかって，きょうだいの面倒（めんどう）をみてやることがなかなかできないので，かわいそうに思う……… はい　？　いいえ
　　4．きょうだいの保育園や学校の行事に，なかなか出席してやれないので，かわいそうに思う………………………………………… はい　？　いいえ
　　5．この子のことで，きょうだいが友だちからいじめられたり，仲間はずれにされたりするらしくて，かわいそうに思う………… はい　？　いいえ

22　この子とのきょうだい関係上の問題点
　　1．この子ばかりかわいがるといって，この子のきょうだいがひがんで，反抗的な態度をとるので困る…………………………… はい　？　いいえ
　　2．この子に手がかかるので，愛情不足からなのか，きょうだいの性

　　　　格に問題がでてきていて困っている……………………………………　　はい　？　いいえ
　　3．この子の障害を，きょうだいにどうやって理解させたらよいかわ
　　　　からない………………………………………………………………………　　はい　？　いいえ
　　4．きょうだいが，この子をあまりかわいがらないので困る………………　　はい　？　いいえ

23　祖父母とこの子とのかかわり
　　1．この子なりの成長が，祖父母にわかってもらえないのが残念であ
　　　　る…………………………………………………………………………………　　はい　？　いいえ
　　2．祖父母が，この子のことをもう少し理解してくれたらよいのにと
　　　　思う………………………………………………………………………………　　はい　？　いいえ
　　3．祖父母が，この子の養育のことに口をだしすぎるので困る………　　はい　？　いいえ
　　4．祖父母がこの子を甘やかしすぎ，一貫したしつけができないので
　　　　困る………………………………………………………………………………　　はい　？　いいえ

24　老親と夫婦とのかかわり
　　1．この子がいるので，老親の世話を十分してあげられず，すまなく
　　　　思う………………………………………………………………………………　　はい　？　いいえ
　　2．老親の生活の援助をしなければならず，負担である………………　　はい　？　いいえ
　　3．老親に世話を期待されていて，気が重い……………………………　　はい　？　いいえ
　　4．この子のことで，老親によくいやみをいわれる……………………　　はい　？　いいえ
　　5．この子のことがあって，老親との仲がうまくいかないので困ってい
　　　　る…………………………………………………………………………………　　はい　？　いいえ

25　保育園・通園施設への不満
　　1．保育園や通園施設での生活に，この子はうまくなじんでいないよ
　　　　うなので，心配である………………………………………………………　　はい　？　いいえ
　　2．今かよっている保育園や通園施設では，あまりきめこまかく指導
　　　　してもらえないという不満がある…………………………………………　　はい　？　いいえ
　　3．自分では精一杯やっているつもりだが，保育園や通園施設の先生
　　　　からは，一方的に，「母親がしっかりしないからだ」などといわれ
　　　　るのが不満である……………………………………………………………　　はい　？　いいえ
　　4．今かよっている保育園や通園施設の，担当の先生に不満がある…　　はい　？　いいえ

障害によるストレスの認知的評価尺度
(Cognitive Appraisal of Disability for Stroke：CADS)

カテゴリー	認知的評価
適用対象	成人（身体などに障害を持つ者（主に脳血管障害患者））
発表論文	小西かおる　2000　脳血管障害患者における障害によるストレスの認知的評価尺度の開発　日本在宅ケア学会誌，4，1，62-71.

■尺度の内容

項目数：18項目

下位尺度：「拘束」5項目，「状況の変化」4項目，「自己管理信念」4項目，「安定性」3項目，「他者からの評価」2項目による，5つの下位尺度で構成されている。

評定方法・採点方法：本尺度は，各項目に「全くそう思わない」0点，「少しそう思う」1点，「まあそう思う」2点，「強くそう思う」3点，「非常に強くそう思う」4点を与える5段階リッカートスケールである。下位尺度の各項目の得点を合計し，下位尺度のストレスを評定する。また，総得点にて総合的ストレスを評定する。96点満点で，得点が高いほど，ストレスが高いことを示す。

なお，「状況の変化」の2項目（項目16，項目18），「自己管理信念」の4項目（項目9，項目14，項目15，項目17），「安定性」の1項目（項目3）は，「全くそう思わない」4点〜「非常に強くそう思う」0点のように得点を逆転させる。

■作成過程

母集団（本調査）：リハビリ目的の入院中である脳血管障害患者（平均年齢65.0歳±10.2）。サンプル数（本調査）：男65人（61.9％），女40人（38.1％）の合計105人。

作成過程：まず，脳血管障害患者25人へのインタビューの質的分析から得られた，脳血管障害患者の認知する9つの問題点および38の下位項目（小西，1998）をもとに，76の質問項目を得た。ここからLazarus理論に依拠しつつ重要な24項目を選定した。そして，この24項目について，看護研究者12人，脳血管障害患者5人を対象に，項目の内容妥当性，類似性を検討しながら項目整理を行い，尺度の原案を作成した。次に，尺度原案について脳血管障害患者20人に対して，プレテストによる基準関連妥当性，内的整合性，安定性について検討を行い，高い信頼性・妥当性を得た。さらに，脳血管障害患者105人に対し本調査が実施され，因子分析による構成概念妥当性の検討を行い，最終的な18項目の選定を行った。

■信頼性・妥当性の検討

信頼性：安定性；再テスト法（$r=.976$，$p<0.001$），内的整合性；Cronbach α（$\alpha=.833$）にて，高い信頼性を得ている。

下位尺度の得点と因子得点との相関係数をみると，「拘束」と第Ⅰ因子は$r=.925$，「状況の変化」と第Ⅱ因子は$r=.920$，「自己管理信念」と第Ⅲ因子は$r=947$，「安定性」と第Ⅳ因子は$r=.892$，「他者からの評価」と第Ⅴ因子は$r=.848$と高く，下位尺度の得点によって各因子を代表させることが可能であると示された。

また，下位尺度の信頼性をみると，「拘束」$\alpha=.831$，「状況の変化」$\alpha=.838$，「自己管理信念」$\alpha=.805$，「安定性」$\alpha=.812$，「他者からの評価」$\alpha=.848$と高く，下位尺度を独立に使用できることも明らかにされた。

妥当性：内容妥当性；看護研究者12人，高齢脳血管障害患者5人により，質問の重要性，表現のわかりやすさが検討された。

基準関連妥当性；健康の認知的評価表（Cognitive Appraisal of Health Scale；CAHS）（Kessler, 1998）と有意な相関が得られ（r=.814, p<0.001），健康領域のストレス尺度として妥当であると評価された。

構成概念妥当性；因子分析により5因子，18項目が抽出され，すべての項目は因子負荷量0.5以上，累積因子寄与率57.1％と高く，脳血管障害患者の障害によるストレス研究に使用できる尺度として妥当であると評価された。

■尺度の特徴

本尺度は，障害によるストレスの認知的評価の心理的側面を測定する尺度として，高い信頼性・妥当性を持ち，脳血管障害患者のストレスを測定することが可能である。また，下位尺度が独立して使用できることから，ストレスの構造を評価することができる。

本尺度の項目内容は，脳血管障害患者が語った障害に伴う問題点をもとにしているため，脳血管障害患者の心理的状態をもっともよく反映している。また，質問項目の一部の表現を変えることにより，筋萎縮性側索硬化症（ALS）などの身体に機能障害をもたらす難病や，慢性呼吸器疾患などの運動障害以外の機能障害患者についても，高い信頼性を得ており，障害を持つ広い領域の患者について使用可能であることが検証されている。また，いずれの対象においても因子構造が同じであることが確認されており，対象を越えた得点比較も可能である。

本尺度は，5因子18項目という簡便な構造であり，回答者への負担も少なく，繰り返し測定することにより，環境の変化，ADLや在宅療養支援体制の変化などによる，ストレスの認知的評価の変化も経時的に観察することができる。

■尺度実施の際の留意点

本尺度の基本形式は，患者の主観的評価による回答であるため，質問内容が理解でき，意思疎通が可能な患者にのみ使用可能である。運動機能障害により自記式回答が困難な場合や構音障害により発語が困難な場合などは，選択肢の指差しやイエス・ノーのサインの取り決めなどで工夫をし，対象者の意思が確認できる方法であれば，他者の援助を介して測定可能である。

また，本尺度に回答することが自分自身を振り返る体験となり，心理的な安定につながっていることが明らかにされており，介入として作用していることを考慮する必要がある。

■判断基準

下位項目の評価内容は以下に示すとおりである。
「拘束」したいことをしたい時にできないという拘束感の評価。
「状況の変化」今までできていたことや予定していたことができなくなったという変化の評価。
「自己管理信念」機能維持・危険防止に必要な管理行動ができているか否かの評価。
「安定性」家族や自分自身の能力から得られる安心感・安定感の評価。
「他者からの評価」以前とは違う外面や内面を他者に見られることの評価。

脳血管障害患者についてみると，退院後3か月の時点での各下位項目の平均点（±SD）は，「拘束」10.8（±4.9），「状況の変化」8.6（±4.0），「自己管理信念」6.0（±3.6），「安定性」4.7（±2.9），「他者からの評価」3.2（±2.2）であった。なお，各下位項目の項目数に差があるため，下位項目間の差を比較するためには得点を標準化する必要がある。疾患や障害について特徴の違いをみると，運動機能障害が大きいほど，「拘束」，「状況の変化」，「自己管理信念」のストレスが高くなる傾向にあった。また，認知能力が高い（認知障害が少ない，年齢が若いなど）ほど「他者からの評価」のストレスが

高い傾向にあった。さらに，環境や病状が変化すると「状況の変化」，「安定性」のストレスが上昇する傾向がみられた。

■尺度を用いた研究の内容

脳血管障害患者については，ストレスの認知的評価とコーピング行動の退院前後の経時変化の特徴を明らかにした研究があり，退院直後は，訓練行動を促すより，むしろ精神面への援助により心理的安定を図る必要があり，患者自らが積極行動を起こすような働きかけが重要であると示されている（小西，2000）。また，ストレスの認知的評価とコーピング行動の特徴を，ADL・認知能力により障害度別に類型化した研究がある（小西，2001；小西，2000）。

慢性呼吸器疾患については，COPD，喘息などの疾患別にストレスの認知的評価，コーピング行動，QOLの特徴の違いを明らかにした研究がある（小西，2001）。

筋萎縮性側索硬化症（ALS）については，症状進行に伴う心理社会的変化の特徴を明らかにした研究がある（小西，2001）。

さらに，異なる疾患や障害について比較検討を行い，ストレスの認知的評価に及ぼす影響について明らかにした研究（Konishi, 2001）などがある。

■今後の方向性・課題

本尺度は，作成過程において，認知的評価の社会的・身体的要因を含むことができなかった。その理由としては，これらを測定する質問数が少なかったこと，表現が不十分であったこと，心理的側面と社会的・身体的側面を1つの尺度内で測定することは困難であることなどの可能性があげられる。よって，今後，社会的・身体的要因を考慮し，項目の再検討を行う必要がある。

また，さまざまな機能障害を持つ疾患についてもデータを蓄積することで，疾患・障害別の特徴を検討していく必要がある。さらに，ストレスは時間の経過や環境の変化などによりダイナミックに変化していくものである。そのため，病状の変化や療養環境の変化によるストレスの変動を縦断的に調査し，患者の特性や対処行動との関連についても詳細に検討していくことにより，効果的な在宅ケアのあり方を発展させていく必要がある。

さらに，今後，理解や意思疎通が困難な患者についても，客観的評価表の開発を行い検討していく必要がある。しかし，主観的評価と客観的評価にはズレがある可能性があるため，このズレについても検討を行い，広範囲な対象に可能な実用的尺度として洗練することが課題である。

■著者への連絡

研究目的に使用する場合は，とくに使用許諾を求める必要はない。研究成果を公表した際は，印刷物のコピーなどを尺度開発者に1部送付すること。なお，研究目的以外の使用については，尺度開発者に直接相談すること。

連絡先：小西かおる　大阪大学医学系研究科
〒565-0871　大阪府吹田市山田丘2-2

■引用文献

Kessler, T. A. 1998 The Cognitive Appraisal of Health Scale: Development and Psychometric Evaluation. *Research in Nursing & Health*, 21, 73-82.

小西かおる・村嶋幸代・金川克子　1998　リハビリテーション過程にある脳血管疾患患者のストレスーコーピングに関する研究　-患者の認知する問題に焦点をあてた質的分析-　日本在宅ケア学会誌, 1, 1, 56-66.

小西かおる　2000　脳血管障害患者における障害によるストレスの認知的評価に関する研究　-退院

時，退院後2週間，退院後3ヶ月における経時変化－　日本地域看護学会誌，3，4，59-67．

小西かおる　2001　脳血管障害患者における障害によるストレスの認知的評価に関する研究　－ADL，認知能力によるストレスの認知的評価とコーピング行動の特徴－　日本老年看護学会誌，6，1，40-49．

小西かおる　2001　呼吸療法におけるメンタルケア　日本呼吸管理学会誌，11，1，58．

小西かおる　2001　在宅気管支喘息療養者におけるストレス，コーピング，QOLに関する研究　日本在宅ケア学会誌，5，2，96-97．

小西かおる・近藤紀子・牛込三和子・川村佐和子・小倉朗子　2002　筋萎縮性側索硬化症療養者の看護ケアの基準化に関する研究　－症状の進行に伴う心理社会的変化の特徴－　厚生労働省特定疾患「特定疾患患者の生活の質（QOL）の向上に関する研究班」平成13年度報告書．

Konishi, K.　2001　Cognitive Appraisal, Coping Responses and QOL in Asthmatics. *Respiratory Care*, 46, 10, 1101.

（小西かおる　大阪大学医学系研究科）
（村嶋幸代　東京大学名誉教授）

障害によるストレスの認知的評価尺度

脳卒中の経験や障害の重みはひとりひとりに違いがあります。以下の質問は、あなたが脳卒中にかかってしまったことを、どのように感じているのかをお尋ねするものです。各質問を読んで、今の自分に最も近いと思うものに○をつけてください。あなたの家族やまわりの人がどのように感じているのかではなく、あなた自身がどのように思っているのかをお答え下さい。18問全てにお答え下さい。

		全くそう思わない	少しそう思う	まあそう思う	強くそう思う	非常に強くそう思う
1	今まで自分でやっていたことを，家族にやってもらわなければならなくなった。	0	1	2	3	4
2	自分は世の中の役に立たなくなった。	0	1	2	3	4
3	家族は自分への介護を十分にできる。	0	1	2	3	4
4	脳卒中になったのは，今まで自分が健康管理をしなかったからだ。	0	1	2	3	4
5	障害を持ったために，自分でできることが制限された。	0	1	2	3	4
6	仕事や地域で自分がやっていたことを，他の人にやってもらわなければならなくなった。	0	1	2	3	4
7	自分のしたいことをしたい時にできない。	0	1	2	3	4
8	人には見せたくないことまで，見せなければならなくなった。	0	1	2	3	4
9	リハビリを熱心に行っている。	0	1	2	3	4
10	少しよくなったと思うと，また悪くなったり不安定だ。	0	1	2	3	4
11	不安が強い。	0	1	2	3	4
12	他の人から障害者という目で見られたくない。	0	1	2	3	4
13	人前で泣いたり，慰めてもらうことはよくないことだ。	0	1	2	3	4
14	事故を防止するため，あらかじめ準備して行動している。	0	1	2	3	4
15	服薬や食事など医師や看護師の指示を守っている。	0	1	2	3	4
16	以前，老後にやろうと思っていたことは，これからも実行できる。	0	1	2	3	4
17	気持ちを平穏に保っている。	0	1	2	3	4
18	これからの人生を，自分らしく生きていくことはできる。	0	1	2	3	4

在宅介護者用ストレス自己診断テスト

カテゴリー	認知的評価
適用対象	成人（在宅介護者）
発表論文	城　佳子・田中まり子・進藤由美・児玉桂子・長田久雄・上田雅夫・児玉昌久　1998　高齢者用ストレス自己診断テスト試案作成と信頼性・妥当性の検討　ストレス科学研究，13，10-21. 児玉昌久・児玉桂子・城佳子　1999　在宅介護者用ストレス自己診断テストの開発　ストレス科学研究，14，14-22.

■尺度の内容

　高齢者を自宅で介護している在宅介護者にとっては，介護者自身の高齢化から，介護負担が精神的，身体的に大きな負荷となっている。また，施設と異なり協力者を得にくく，孤立しがちなため，自分自身のストレス状態の理解や有効な対処法についての情報の入手が困難な状況である。介護者自身が自己のストレスの状態や原因を正しく把握することは，自分で適切なストレス・マネジメントを実践するための第一歩である。

　本尺度は，在宅介護者が自分のストレスの原因を自己診断することを目的に作成された尺度である。尺度は Lazarus & Folkman（1984）の心理的ストレスモデルを参考に，認知的評価に影響を及ぼす個人の価値観，信念などを測定するA尺度，および，対処に関わる要因を測定するB-1，B-2尺度で構成される。

　A尺度は，「ミスを過度に気にする傾向」6項目，「ソーシャルサポート」6項目，「confidence」5項目，「高い目標達成へのこだわり」5項目からなる。B-1尺度は，「肯定的情動中心型対処」6項目，「問題中心的対処」5項目，「回避的情動中心的対処」5項目からなる。B-2尺度は，「対処選択の柔軟性」4項目，「対処選択の固執性」2項目からなる。評定方法は，あてはまらない：1～あてはまる：4の4件法である。

■作成過程

　まず，項目収集のため関東，関西および中京地域の大都市，郊外都市，郡部の12地区に在住の高齢者108名を対象に面接調査を実施し，その結果に基づいて心理学を専門とする研究者3名により内容的妥当性を考慮して項目が作成された。作成された尺度試案について因子構造を確認する目的で，首都圏の男女大学生310名（平均年齢19.91歳）を対象に調査を実施した。その結果A尺度26項目，B-1尺度16項目，B-2尺度6項目が作成された。次に九州から東北までの大都市，地方都市，郡部の12地区に居住する過去経験者も含む在宅介護者304名（平均年齢55.1歳）に本調査を実施し，最終的な因子構造の検討，および項目の選定が行われた。その結果A尺度は，「ミスを過度に気にする傾向」6項目，「ソーシャルサポート」6項目，「confidence」5項目，「高い目標達成へのこだわり」5項目からなる計22項目の尺度が作成された。B-1尺度は，「肯定的情動中心型対処」6項目，「問題中心的対処」5項目，「回避的情動中心的対処」5項目からなる16項目の尺度が作成された。B-2尺度は，「対処選択の柔軟性」4項目，「対処選択の固執性」2項目からなる計6項目の尺度が作成された。

■信頼性・妥当性の検討

　信頼性：内的整合性が算出された。

妥当性：基準関連妥当性については，下位尺度ごとに検討され，既存の尺度との関連性が確認された(城他，1998)。

高齢者用パブリックヘルス版ストレスチェックリスト（城他，1997）を用いて，各下位尺度のストレス反応への影響を検討した結果，「ミスを過度に気にする傾向」「対処選択の柔軟性」「ソーシャルサポート」「高い目標達成へのこだわり」「回避的情動中心的対処」にストレス反応との関連が確認された。前者2因子はストレス反応を促進し，後者3因子はストレス反応を抑制することが示された。

■尺度の特徴

本尺度の特徴は，
(1) 在宅介護者がストレスの原因を自己診断するための尺度である。
(2) ストレス反応の強度を把握するのではなく，ストレス反応の惹起を予防するために，ストレス認知評価や対処に関与する改善すべき要因を理解するための尺度である。
(3) 在宅介護者が自分で適切なストレス・マネジメントを実施するために必要な自己理解を援助する尺度である。

■著者への連絡

連絡先：児玉昌久
〒178-0063　東京都練馬区東大泉1-7-4

■引用文献

星野　命　1992　ローゼンバーグの自尊感情尺度　遠藤辰雄・井上祥治，蘭千壽編　セルフエスティームの心理学　ナカニシヤ出版

城佳子・田中まり子・進藤由美・児玉桂子・長田久雄・上田雅夫・児玉昌久　1998　高齢者用ストレス自己診断テスト試案作成と信頼性，妥当性の検討　ストレス科学研究，13，10-21．

Lazarus, R.S., & Folkman, S.　1984　*Stress, appraisal, and coping.* New York：Springer Publishing Company.

日本健康心理学研究所　1996　ラザルス式ストレスコーピングインベントリー　実務教育出版．

城　佳子・児玉桂子・児玉昌久　1997　高齢者用パブリックヘルスリサーチセンター版ストレスチェックリストの作成　ストレス科学研究，12，26-33．

坂野雄二・東條光彦　1993　セルフ・エフィカシー尺度　上里一郎（監修）　心理アセスメントハンドブック　新潟：西村書店

桜井茂男・大谷佳子　1997　自己に求める完全主義と抑うつ傾向および絶望感との関係　心理学研究，68，3，179-186．

戸ヶ崎泰子・坂野雄二　1993　オプティミストは健康か？　健康心理学研究，6，2，1-11．

(児玉昌久　早稲田大学名誉教授)
(児玉桂子　日本社会事業大学)
(城　佳子　文教大学人間科学部)

在宅介護者用ストレス自己診断テスト

以下の項目は日頃の考え方や行動，状況について書かれたものです。これらの項目を読んで現在のあなたにどのくらいあてはまると思いますか。最も近いと思う番号を○で囲んで下さい。

A 尺度

	きわめてあてはまる	かなりあてはまる	少しあてはまる	あてはまらない
ミスを過度に気にする傾向				
何かをする時，うまくいかないのではないかと不安になることが多い	3	2	1	0
少しでもミスがあれば，失敗したのも同然だと思う	3	2	1	0
小さな失敗でもとても気にする方である	3	2	1	0
何かを遣り残しているのではないかと不安になることがある	3	2	1	0
ものごとは常にうまくできていないと気がすまない	3	2	1	0
何かをした後，失敗したと感じることが多い	3	2	1	0
ソーシャルサポート				
重大な問題をかかえた時，それを解決するために具体的な行動をとって助けてくれる人がいる	3	2	1	0
落胆したり，憂うつな気持ちになったとき，話をきいてくれたり，元気づけてくれる人がいる	3	2	1	0
心から信頼できる人がいる	3	2	1	0
一緒に会って，とても楽しく時を過ごせる人がいる	3	2	1	0
私の行動や考え方を理解し，それを認めてくれる人がいる	3	2	1	0
日常，ちょっとした用事を手伝ってくれる人がいる	3	2	1	0
Confidence				
人よりも優れた能力があると思う	3	2	1	0
自分は他人と同じレベルに立つだけの価値のある人間だと思う	3	2	1	0
世の中に貢献できる力を持っていると思う	3	2	1	0
ものごとをするときには自信を持ってやるほうである	3	2	1	0
どんな状況でも，たいていうまく切り抜けられると思う	3	2	1	0
高い目標達成へのこだわり				
中途半端な出来では満足できない	3	2	1	0
一度決めた目標は，多少の困難があっても達成したいと思う	3	2	1	0
できる限り完璧であろうと努力する	3	2	1	0
やるからには，なにごとも真剣に取り組むほうである	3	2	1	0
やろうと決めたことを途中でやめることは，たいしたことではないと思う	3	2	1	0

成人一般・高齢者

以下の項目は何らかの問題に直面したときの人の考えや行動について書かれたものです。問題に直面したときのあなたの考えや行動にどのくらいあてはまると思いますか。最も近いと思う番号を○で囲んで下さい。

B-1尺度

肯定的情動中心型対処	きわめて あてはまる	かなり あてはまる	少し あてはまる	あては まらない
過ぎたことをくよくよ考えないようにする	3	2	1	0
ものごとの良い面を見ようとする	3	2	1	0
この経験は自分のためになると思うことにする	3	2	1	0
その問題のことで深刻にならないようにする	3	2	1	0
自分で自分を励ます	3	2	1	0
気晴らしや気分転換をする	3	2	1	0
問題中心型対処				
自分の気持ちを人に理解してもらう	3	2	1	0
その問題に関連した情報を集める	3	2	1	0
問題についてもう一度検討しなおす	3	2	1	0
人に問題の解決のための助けを求める	3	2	1	0
問題を解決するためにやるべきことを考える	3	2	1	0
回避的情動中心型対処				
その問題についてあまり考えないことにする	3	2	1	0
どうしようもないのであきらめる	3	2	1	0
自分には責任がないと思う	3	2	1	0
状況が変化して，何らかの対応ができるようになるのを待つ	3	2	1	0
なるようになれと開き直る	3	2	1	0

以下の項目は何らかの問題に直面したときの問題への取り組み方の傾向について書かれたものです。問題に直面したときのあなたの問題への取り組み方にどのくらいあてはまると思いますか。最も近いと思う番号を○で囲んで下さい。

B-2尺度

対処選択の柔軟性	きわめて あてはまる	かなり あてはまる	少し あてはまる	あては まらない
その問題に対応するためにいろいろなことをしてみる	3	2	1	0
自分のやり方が不適切であったときには，もう一度考え直してみる	3	2	1	0
その問題に対応するためのいろいろな案を思いつくことができる	3	2	1	0
ものごとに臨機応変に対応することができる	3	2	1	0
対処選択の固執性				
何らかの問題に直面すると，いつでも同じような対応の仕方をする	3	2	1	0
一度決めた自分の態度や方針は最後まで変えないほうだ	3	2	1	0

あてはまらない：0点，少しあてはまる：1点，かなりあてはまる：2点，きわめてあてはまる：3点の4件法で回答する。

共感的コーピング尺度
(Empathic Coping Scale)

カテゴリー	コーピング
適用対象	青年・成人
発表論文	加藤　司　2002　共感的コーピング尺度の作成と精神的健康との関連性について　社会心理学研究, 17, 73-82.

■尺度の内容

背景：本尺度における共感的コーピングとは，対人ストレスイベント（対人関係に起因したストレスフルなイベント）に対する，共感に基づいた対処方略を意味する。共感的コーピングという概念を提唱したのはDeLongisらである（DeLongis & O'Brien, 1990；O'Brien & DeLongis, 1996；1997）。DeLongisらは，慢性疾患患者の配偶者（caregiver）に関する先行研究から，ストレス状況下におかれた闘病生活の中で，配偶者に対する共感的な対応，すなわち，共感的コーピングが良好な関係を維持するために中心的な役割を果たすと仮定した。そこで，慢性疾患患者あるいはそのケアーギバーが用いた共感的コーピングの個人差を測定する共感的反応尺度（Empathic Responding Scale：O'Brien & DeLongis, 1996)を作成した。共感的反応尺度は，信頼性と妥当性の検証がなされていないだけでなく，その目的に反して，共感的コーピングと精神的健康との関連性を検証した研究報告がなされていなかった。また，共感的反応尺度は，ケアーギバー研究に基づき作成されたものであった。本尺度はO'Brien & DeLongis (1996)の共感的反応尺度に基づき作成されたものであるが，日常生活で遭遇する対人ストレスイベントに対しても使用することが可能になるように尺度化されたものであった。本尺度は理論的に認知・情動的コーピング（6項目）と行動的コーピング（4項目）の2つの下位尺度を有する（全10項目）。

教示文・評定法："今まで，人間関係で生じるストレスを経験したことがあると思います。人間関係で生じるストレスとは，たとえば，「けんかをした」，「誤解された」，「何を話していいのか，わからなかった」，「自分のことを，どのように思っているのか気になった」，「自慢話や，愚痴を聞かされた」，「嫌いな人と話をした」などの経験によって，緊張したり，不快感を感じたりしたことを言います。あなたが，実際に経験したストレスに対して，普段，どのように考えたり，行動したりしましたか。"という教示文のもと，4件法（よくあてはまる，あてはまる，少しあてはまる，あてはまらない）で評定させる。各項目の得点は3－0点とし，得点が高いほどコーピングの使用頻度が高い（尺度全体の得点範囲0－30点）。

■作成過程

O'Brien & DeLongis (1996)の共感的反応尺度を筆者と大学院生によって邦訳し，対人ストレスイベント全般に対応できるように修正した後，コーピングの定義との照合がなされ，仮の共感的コーピング尺度を作成した。次に，大学生348名，幼稚園，および保育所に通わせている両親156名に仮の共感的コーピング尺度を実施した。得られたデータに対して反応率の偏向の分析，G-P分析による項目分析を行った後，理論的に仮定した2因子を抽出し，共感的コーピング尺度が作成された。

■信頼性・妥当性の検討

信頼性：信頼性は内的整合性，折半法，再検作法によって検証されている（加藤, 2002）。内的整合性（下位尺度 $\alpha = .88$, $\alpha = .82$），折半法（Spearman-Brown $\rho = .87$, $\rho = .78$），再検作法の結果は本

文中には記述されていないが，加藤（2002）の研究3（$N=290$）における信頼性係数は$r=.54-.62$である（約3か月間の間隔）。

妥当性：対人ストレスコーピング（加藤，2000），情動的共感性尺度（加藤・高木，1980），向社会的行動（菊池，1988），心理的ストレス反応（尾関，1993）などとの相関研究から，基準関連妥当性が検証されている（加藤，2002）。因子的妥当性に関しては，探索的因子分析の結果，理論的に仮定された2因子が，4標本ともに抽出されている（加藤，2002）。

■尺度の特徴

(1) 本来，本尺度は慢性疾患患者とそのケアーギバーのために作成されたものである。介護や看護の現場では，患者に対する共感的な態度が患者の疾患に影響を及ぼすことは周知の事実である。とくに，ストレスフルな状況下において，そのような態度が重要であることは経験的に知られている。しかし，これまで，ストレス状況下における共感的態度を測定する尺度は存在しなかった。本尺度は介護や看護の現場におけるストレス状況下において，共感の重要性を実証するための測定用具として有益であると考えられる。

(2) 共感的コーピングの概念は，一部の研究者（DeLongis & O'Brien, 1990；O'Brien & DeLongis, 1996；1997），しかも，特定の研究領域（ケアーギバー研究）のみとりあげられていた。本尺度はその適用範囲を広げたため，看護師，介護職者などのヒューマン・ケアーに関連する人々の他，理論上，対人関係に関連したストレスフルな状況におかれるすべての人々に適用可能となっている。

■尺度実施の際の留意点

一般的な質問紙調査と同様の配慮を希望するが，とくに，平均値と標準偏差との関係から安易に個人のデータを解釈しないよう注意していただきたい。本尺度に関する基礎的研究が不十分であり，個人のデータ解釈に関しては誤解を招く可能性がある。

研究目的に使用する場合，使用許諾を求める必要はないが，公表した研究成果のコピーなどを尺度開発者に送付していただけるとありがたい。研究目的以外（たとえば，教育，臨床，営利目的）の使用に関しては，使用する前に，必ず，尺度開発者に連絡すること。

■判断基準

安易に個人のデータを解釈することは誤解を招く恐れがある。そのため，本稿では本尺度の記述統計量を示さない。本尺度の記述統計量は加藤（2002）を参照のこと。

■尺度を用いた研究の内容

先行研究，および経験的に，共感的コーピングを使用することで，そのようなコーピングを受けた者の精神的健康は肯定的な影響を受けることが知られている。また，本尺度を用いた加藤（2002）の研究では，短期大学，大学生を対象にした縦断的研究の結果，共感的コーピングを使用すればするほど，使用した者のストレス反応が低減することが実証された。

■今後の方向性・課題

本尺度が公表されたのは2002年であり，残念ながら本尺度を標準化するために必要な記述統計量も，本尺度を用いた研究も不十分である。しかしながら，本尺度は，さまざまなヒューマン・サービスに携わる人々と，サービスを受ける人々の精神的健康を予測する上できわめて重要である。たとえば，将来的に，ヒューマン・サービスに携わる人々とサービスを受ける人々の共感的コーピングを促すための基礎的データを提供することも可能であろう。今後，さまざまなヒューマン・サービスの場において本尺度に関するデータを蓄積し，現場に還元しなければならないと考えている。本尺度を用いた

実践・研究に関心のある方，ヒューマン・サービスに携わる人々，共同研究者，研究協力者として，連絡してください。

■著者への連絡

連絡先：加藤　司　東洋大学社会学部社会心理学科
〒112-8606　東京都文京区白山5-28-20
E-mail：mtsukasa@hotmail.com

移動により連絡が取れない場合，学会名簿（日本心理学会，日本健康心理学会，日本社会心理学会など）から調べてみてください。

■引用文献

DeLongis, A., & O'Brien, T. 1990 An interpersonal framework for stress and coping：An application to the families of Alzheimer's patients. In M. A. P. Stephens, J. H. Crowther, S. E. Hobfoll, & D. L. Tennenbaum (Eds.), *Stress and coping in later life families*. 221-239. New York：Hemisphere Publishing Corp.

加藤隆勝・高木秀明　1980　青年期における情動的共感の特質　筑波大学心理学研究，2，33-42.

加藤　司　2000　大学生用対人ストレスコーピング尺度の作成　教育心理学研究，48，225-234.

加藤　司　2002　共感的コーピング尺度の作成と精神的健康との関連性について　社会心理学研究，17，73-82.

菊池章夫　1988　思いやりを科学する－向社会的行動の心理とスキル－　川島書店

O'Brien, T. B., & DeLongis, A. 1996 The interactional context of problem-, emotion-, and relationship-focused coping：The role of the big five personality factors. *Journal of Personality*, 64, 775-813.

O'Brien, T. B., & DeLongis, A. 1997 Coping with chronic stress：An interpersonal perspective. In B. H. Gottlieb (Ed), *Coping with chronic stress*. 161-190. New York：Plenum Press.

尾関友佳子　1993　大学生用ストレス自己評価尺度の改訂－トランスアクショナルな分析に向けて－　久留米大学大学院比較文化研究科年報，1，95-114.

（加藤　司　東洋大学社会学部）

共感的コーピング尺度

今まで，人間関係で生じるストレスを経験したことがあると思います。人間関係で生じるストレスとは，たとえば，「けんかをした」，「誤解された」，「何を話していいのか，わからなかった」，「自分のことを，どのように思っているのか気になった」，「自慢話や，愚痴を聞かされた」，「嫌いな人と話をした」などの経験によって，緊張したり，不快感を感じたりしたことを言います。あなたが，実際に経験したストレスに対して，普段，どのように考えたり，行動したりしましたか。

	よくあてはまる	あてはまる	少しあてはまる	あてはまらない
1 相手の事を理解しようとした				
2 あるがままの相手を受け入れようとした				
3 相手の気分が良くなるよう試みた				
4 相手のために何か役立つ事をしようとした				
5 相手の立場を考えようとした				
6 相手がどのように感じているか理解しようとした				
7 相手の視点に立って，物事を見ようとした				
9 相手の気持ちを自分でも感じてみようとした				
8 相手の気持ちを和ませるため，良い感情を持っている事を伝えた				
10 相手の話に耳を傾けることで，相手の役にたとうとした				

F1：認知・情動的コーピングの項目番号（1, 2, 5, 6, 7, 9）
F2：行動的コーピングの項目番号（3, 4, 8, 10）

Tri-axial Coping Scale 24 (TAC-24)

カテゴリー	コーピング
適用対象	青年（大学生）・成人
発表論文	神村栄一・海老原由香・佐藤健二・戸ヶ崎康子・坂野雄二　1995　対処方略の三次元モデルの検討と新しい尺度(TAC-24)の作成　教育相談研究, 33, 41-47.

■尺度の内容

　ストレス・コーピングの個人差（コーピングスタイル）を「問題焦点あるいは情動焦点」，「関与あるいは回避」，「認知系機能あるいは行動系機能」という3つの次元からなる，8つの象限でとらえ，その定量化をめざした。8つの象限とは，①情報収集（関与，問題焦点，行動），②計画立案（関与，問題焦点，認知），③カタルシス（関与，情動焦点，行動），④肯定的解釈（関与，情動焦点，認知），⑤責任転嫁（回避，問題焦点，行動），⑥放棄・諦め（回避，問題焦点，認知），⑦気晴らし（回避，情動焦点，行動），⑧回避的思考（回避，情動焦点，認知）である。それぞれが3つの質問項目で測定される。

■作成過程

　Steptoe（1991）のコーピングモデルをもとに，24の項目が作成された。大学生・大学院生あわせて214名にこれらへの項目への評定を求め，項目表現の修正，および妥当性の検討が行われた。その後，大学生1041名に対して5件法（「1：そのようにした（考えた）ことはこれまでない」，「2：ごくまれにそのようにした（考えた）ことがある」，「3：何度かそのようにした（考えた）ことがある」，「4：しばしばそのようにした（考えた）ことがある」，「5：いつもそうしてきた（考えてきた）」）から回答を求め，8因子構造であることが確認された。

■信頼性・妥当性の検討

　信頼性については，内的整合性が確認された。$\alpha = .84$から.74の間にあり，おおむね満足できる値にある。妥当性に関しては，健康心理学を専門とする大学院生15名により確認されている

■尺度の特徴

(1)　コーピングを，反応の型ではなく，その機能から記述した項目内容となっている。
(2)　比較的少ない質問項目で，8つのコーピングのバランスを評価することができる。
(3)　調査の際の教示を変えることで，一般的なストレス状況におけるコーピング選択の特徴を測定することも，あるストレス因に限定したコーピング選択の特徴を明らかにすることも可能性である。

■尺度実施の際の留意点

　いかなるストレス状況を想定させるか（特定か，一般か）により，得られた得点の意味するものが異なってくることに注意すべきであろう。

■判断基準

　大学生の一般的なストレス状況におけるコーピングの選択に関する標準データは，上記発表論文を

参照のこと。

■著者への連絡

　研究目的に使用する場合は，とくに使用許諾を求める必要はないが，研究成果を公表する場合，印刷物のコピーなどを尺度開発者（下記）に送付することを希望する。なお，研究目的以外の使用にあたっては，下記，尺度開発者に直接相談のこと。

　連絡先：神村栄一　新潟大学教育学部
　〒950-2181　新潟県新潟市西区五十嵐二の町8050
　e-mail：kamimura@ed.niigata-u.ac.jp

■引用文献

Steptoe, A. 1991 Psychological coping, individual differences and psyciological stress responses, in C. Cooper & R. Payne (Eds.), *Personality and stressStress：individual differences in the stress process*, New York：Wiley, 205-234.

　　　　　　　　　　　　　　　　　　　　　　　　　（神村栄一　新潟大学教育学部）

Tri-axial Coping Scale 24 (TAC-24)

教示

精神的につらい状況に遭遇したとき，その場を乗り越え，落ち着くために，あなたは普段から，どのように考え，どのように行動するようにしていますか。各文章に対して，自分がどの程度あてはまるか，評定してください。

選択肢

1；そのようにしたこと（考えたこと）はこれまでにない。今後も決してないだろう。
2；ごくまれにそのようにしたこと（考えたこと）がある。今後もあまりないだろう。
3；何度かそのようにしたこと（考えたこと）がある。今後も時々はするだろう。
4；しばしばそのようにしたこと（考えたこと）がある。今後もたびたびそうするだろう。
5；いつもそうしてきた（考えてきた）。今後もそうするだろう。

項目

1．悪いことばかりではないと楽観的に考える	1	2	3	4	5
2．誰かに話を聞いてもらい気を静めようとする	1	2	3	4	5
3．嫌なことを頭に浮かべないようにする	1	2	3	4	5
4．スポーツや旅行などを楽しむ	1	2	3	4	5
5．原因を検討しどのようにしていくべきか考える	1	2	3	4	5
6．力のある人に教えを受けて解決しようとする	1	2	3	4	5
7．どうすることもできないと解決を後延ばしにする	1	2	3	4	5
8．自分は悪くないと言い逃れをする	1	2	3	4	5
9．今後はよいこともあるだろうと考える	1	2	3	4	5
10．誰かに話を聞いてもらって冷静さを取り戻す	1	2	3	4	5
11．そのことをあまり考えないようにする	1	2	3	4	5
12．買い物や賭事，おしゃべりなどで時間をつぶす	1	2	3	4	5
13．どのような対策をとるべきか綿密に考える	1	2	3	4	5
14．詳しい人から自分に必要な情報を収集する	1	2	3	4	5
15．自分では手に負えないと考え放棄する	1	2	3	4	5
16．責任を他の人に押しつける	1	2	3	4	5
17．悪い面ばかりでなくよい面を見つけていく	1	2	3	4	5
18．誰かに愚痴をこぼして気持ちをはらす	1	2	3	4	5
19．無理にでも忘れるようにする	1	2	3	4	5
20．友だちとお酒を飲んだり好物を食べたりする	1	2	3	4	5
21．過ぎたことの反省をふまえて次にすべきことを考える	1	2	3	4	5
22．既に経験した人から話を聞いて参考にする	1	2	3	4	5
23．対処できない問題だと考え，諦める	1	2	3	4	5
24．口からでまかせを言って逃げ出す	1	2	3	4	5

【下位尺度の項目番号】

カタルシス＝2，10，18
放棄・諦め＝7，15，23
情報収集　＝6，14，22
気晴らし　＝4，12，20
回避的思考＝3，11，19

肯定的解釈＝1，9，17
計画立案　＝5，13，21
責任転嫁　＝8，16，24

Tri-axial Coping Scale 24-item revised for elderly (TAC-24E)

カテゴリー	コーピング
適用対象	高齢者
発表論文	中村菜々子・上里一郎　2004　中高年者の日常いらだち事に対するコーピングのパターンとストレス反応との関係　健康心理学研究, 17, 18-28.

■尺度の内容

我が国において，高齢者を対象としたストレス研究は，ライフイベントに関する研究は長期縦断研究に基づく一連の研究（たとえば下仲他，1995）が存在するのに対して，日常いらだち事に関する研究はほぼ皆無である。また，欧米では高齢者を対象としたストレス研究が存在するが，使用された対処行動尺度の項目数が多いため (31項目：Folkman et al., 1987；67項目：Voyer & Vezina, 1995)，ストレッサーやストレス反応を同時に測定する際に，対象者の負担が大きくなることが問題である。

本尺度は，日常いらだち事に対する対処行動について，高齢者（50歳代以降）を対象に測定するものである。項目は，TAC-24（神村他，1995）を使用した。TAC-24は，先行研究の展望結果に基づいて対処行動を構成する3つの基本軸を設定し，3軸で構成される8空間に存在する対処行動を偏りなく収集して構築した対処尺度である。TAC-24の項目内容は一般性があり幅広い年齢へ適用可能であると考えられるが，作成時の対象者が若年者であり，また，対処スタイルを問う項目であるため，これを，50歳代以降の者を対象として，実際に行った対処行動が測定可能な尺度となるよう改訂しTAC-24Eとした。

TAC-24Eは，「カタルシス（接近型情動対処）」3項目，「計画立案（接近型問題対処）」3項目，「回避的思考（回避型情動対処）」3項目，「放棄・諦め（回避型問題対処）」3項目の計12項目で構成される。体験したストレッサーに対して"その状況に遭遇した時，その困難を乗り越えたり，落ち着くために，あなたは，どのように考えたり行動するようにしましたか"という教示で5件法（ちがう：1点～その通りだ：5点）で回答を求める。

■作成過程

調査項目には，TAC-24（神村他，1995）の24項目（8下位尺度）を使用し，教示と回答形式を改訂した。教示は，対処スタイルを問う形式（神村他，1995）から，最近1ヵ月に体験したストレッサー対して行った対処を回答させる教示に変更し，回答形式は，たとえば，"すでに経験した人から話を聞いて参考にする"を"すでに経験した人から話を聞いて参考にした"のように，実施した対処を測定する形式に変更した。

首都圏の大学や市町村が開催した公開講座や老人大学に参加した男女273名（男性121名，平均67.0±5.5歳，年齢範囲50-79歳；女性152名，平均64.0±6.5歳，年齢範囲51-78歳）を対象とした質問紙調査を実施した。因子分析とステップワイズ因子分析を行い，「カタルシス（接近型情動対処）」，「計画立案（接近型問題対処）」，「回避的思考（回避型情動対処）」，「放棄・諦め（回避型問題対処）」の4因子12項目からなる尺度が作成された。

■信頼性・妥当性の検討

信頼性：各因子のα係数は，カタルシス（接近型情動対処）因子$\alpha=.76$，計画立案（接近型問題対処）因子$\alpha=.74$，回避的思考（回避型情動対処）因子$\alpha=.72$，放棄・諦め（回避型問題対処）$\alpha=.74$

表1 TAC-24Eの因子分析結果（因子パターン）

質問項目	因子負荷量 I	II	III	IV	共通性
I カタルシス（接近型情動対処）α＝.76					
2 誰かに話を聞いてもらって冷静さを取り戻した	.78	.00	-.09	-.07	.54
10 誰かに話を聞いてもらい，気を静めようとした	.73	.04	.07	-.01	.60
18 誰かに愚痴をこぼして，気持ちをはらした	.63	.00	.04	.16	.49
II 計画立案（接近型問題対処）α＝.74					
21 どのような対策をとるべきか綿密に考えた	-.08	.89	.00	.07	.72
5 原因を検討し，どのようにしていくべきか考えた	.06	.73	-.02	-.07	.59
14 すでに経験した人から話を聞いて参考にした	.22	.43	.15	-.03	.38
III 回避的思考（回避型情動対処）α＝.72					
11 嫌なことを頭に浮かべないようにした	-.03	.02	.87	.01	.74
3 そのことをあまり考えないようにした	.02	-.06	.76	-.01	.58
9 今後は良いこともあるだろうと考えた	.00	.17	.40	.00	.22
IV 放棄・諦め（回避型問題対処）α＝.74					
23 自分では手におえないと考え，放棄した	-.02	.02	-.05	.80	.60
15 どうすることもできないと，解決をあと延ばしにした	.01	.04	-.03	.68	.45
7 対処できない問題だと考え，諦めた	.04	-.09	.11	.61	.45

因子間相関	I	II	III	IV
I	—	.43	.45	.23
II		—	.21	-.13
III			—	.31

であり，尺度として充分な内的整合性を有している（中村・上里，2004）。

妥当性：尺度項目の内容は神村他（1995）で，偏りがなく内容的妥当性のある項目選定が行われている。また，TAC-24Eの因子構造は，鈴木他（2000）が大学生と一般成人を対象に実施したTAC-24の3次因子モデルの2次因子（接近・回避軸→問題焦点・情動焦点軸）に相当する因子構造となっており，構成概念の妥当性もある程度備えていると考えることができる。また，ほかのストレス変数との関係は，中村・児玉（2003）において，認知的評価やストレス反応との関係が確認されている。

■尺度の特徴

本尺度の主な特徴は，以下の3点である。(1) 高齢者（50歳代以降の中高年者から使用可能）の日常いらだち事に対する対処行動を測定する尺度である，(2) 項目数が比較的少ないため，この年代を対象にした質問紙調査で使用しやすい，(3) 因子構造がTAC-24と類似しているため，ほかの年代を対象にしてTAC-24により対処行動を測定した研究と結果を比較することが容易である。

■尺度実施の際の留意点

本尺度に限らず，高齢者を対象に自記式のアンケートを実施する場合は，対象者が質問紙調査に回答できる十分な認知機能を有していることが必要である。

■尺度を用いた研究の内容

中村（2001）と中村・上里（2004）では，対処行動をクラスター分析し，中高年者の対処行動パターンを明らかにしている。また，高齢者を対象にして，対人ストレッサー状況と健康関連ストレッサ

一状況の2つのストレス状況下で，同一の対象者がどのように異なる認知的評価や対処行動を表出するかについて検討した研究（中村・児玉，2003）がある。

■今後の方向性・課題

尺度を検討したサンプルが各種公開講座の受講者であるという偏りがあるため，今後はデータの一般化をはかる必要がある。また，ストレッサーや認知的評価，ストレス反応との関係をさらに検討することが課題である。

■著者への連絡

使用許諾を求める必要はないが，出典として，神村他（1995）と中村・上里（2004）をあげるようお願いしたい。

連絡先：中村菜々子　兵庫教育大学大学院学校教育研究科
〒673-1494　兵庫県加東市下久米942-1
e-mail：Nanako775@aol.com

■引用文献

Folkman, S., Lazarus, R. S., Pimley, S., & Novacek, J. 1987 Age differences in stress and coping process. *Psychology and Aging*, 2, 171-184.

神村栄一・海老原由香・佐藤健二・戸ヶ崎泰子・坂野雄二　1995　対処方略の三次元モデルの検討と新しい尺度（TAC-24）の作成　教育相談研究，33, 41-47.

中村菜々子・児玉昌久　2003　地域高齢者の認知的評価と対処行動・ストレス反応との関係—高齢者大学受講者を対象として—　ヒューマン　サイエンス，15, 56-63.

中村菜々子　2001　中高年期のストレスと対処に関する研究—ストレス対処のパターンによる分類—，日本コミュニティ心理学会第3回大会発表論文集，30-31.

中村菜々子・上里一郎　2004　中高年者の日常いらだち事に対するコーピングのパターンとストレス反応との関係　健康心理学研究　17, 18-28.

下仲順子・中里克治・河合千恵子・佐藤眞一・石原治・権藤恭之　1995　中高年期におけるライフイベントとその影響に関する心理学的研究，老年社会科学，17, 40-56.

Voyer, M. & Vezina, J. 1995 Contribution of hassles, appraisal, and coping to psychological distress among elderly widows. *Canadian Journal on Aging*, 14, 498-510.

鈴木伸一・嶋田洋徳・神村栄一　2000　ストレス対処行動測定尺度の階層構造—Tri-axial coping scale（TAC-24）の検討—　日本健康心理学会第13回大会発表論文集，154-155.

（中村菜々子　兵庫教育大学大学院学校教育研究科）

Tri-axial Coping Scale 24-item revised for elderly (TAC-24E)

①ここ1ヵ月くらいの間にあなたが体験した出来事の中で，最も嫌な気持ちになった出来事（つらかったり，不安になったり，落ちこんだり，あるいは怒りを感じたりした出来事）を思い出して，以下にご記入ください。

```
┌─────────────────────────────────────────────────────┐
│                                                     │
│                                                     │
│                                                     │
│                                                     │
└─────────────────────────────────────────────────────┘
```

次の質問は，上にご記入いただいた出来事についてお聞きするものです。

②その状況に遭遇した時，その困難を乗り越えたり，落ちつくために，あなたは，どのように考えたり行動するようにしましたか。当てはまるところに○をつけてください。あまり考え込まずにお答えください。

	1.その通りだ。	2.どちらかというとそうだ。	3.どちらともいえない。	4.どちらかというとちがう。	5.ちがう。
1. 誰かに話を聞いてもらって冷静さを取り戻した。	1	2	3	4	5
2. どのような対策をとるべきか慎重に考えた。	1	2	3	4	5
3. 嫌なことを頭に浮かべないようにした。	1	2	3	4	5
4. 自分では手におえないと考え，放棄した。	1	2	3	4	5
5. 誰かに話を聞いてもらい，気を静めようとした。	1	2	3	4	5
6. 原因を検討し，どのようにしていくべきか考えた。	1	2	3	4	5
7. そのことをあまり考えないようにした。	1	2	3	4	5
8. どうすることもできないと，解決をあとのばしにした。	1	2	3	4	5
9. 誰かにグチをこぼして，気持ちをはらした。	1	2	3	4	5
10. すでに経験した人から話を聞いて参考にした。	1	2	3	4	5
11. 今後は良いこともあるだろうと考えた。	1	2	3	4	5
12. 対処できない問題だと考え，あきらめた。	1	2	3	4	5

カタルシス（接近型情動対処）：1，5，9
計画立案（接近型問題対処）：2，6，10
回避的思考（回避型情動対処）：3，7，11
放棄・諦め（回避型問題対処）：4，8，12

Jichi Medical School ソーシャルサポートスケール（JMS-SSS）

カテゴリー	ソーシャルサポート
適用対象	成人
発表論文	堤　明純・堤　要・折口秀樹・高木陽一・詫摩衆三・萱場一則・五十嵐正紘　1994　地域住民を対象とした認知的社会的支援尺度の開発　日本公衆衛生雑誌，41，965-974． 堤　明純・萱場一則・石川鎮清・苅尾七臣・松尾仁司・詫摩衆三　2000　Jichi Medical School ソーシャルサポートスケール（JMS-SSS）：改訂と妥当性・信頼性の検討　日本公衆衛生雑誌，47，10，866-878．

■尺度の内容

　良好な社会的関係を有することが個人の健康に貢献することが明らかになってきている。個人の社会的関係を，配偶者や家族の有無や社会的活動への参加など構造的な側面からとらえる方法は，客観的な測定が期待される一方でその関係が負担となるような他者との交流は同定できず，社会的関係に期待されるポジティブな効果を過小評価する可能性がある。そのため他者から提供される機能的なサポートを測定する尺度が求められている。測定方法は，実際に受けたサポート，それに対する評価，サポートの利用可能性に対する認知などに分類されるが，実際に受けたサポートについてはその経験がなければ測定できないという制約がある。一方，認知されるサポートの利用可能性の予測妥当性は高いことが示されている。

　このような背景をもって，地域住民を対象として配偶者（8項目），家族（10項目），友人（10項目）から期待される機能的なソーシャルサポートの利用可能性を測定する尺度の開発を試みた。本尺度は情報的・手段的・情緒的サポートの利用可能性を問う項目群から構成されるが，最終的には数理統計学的に等質性の高い尺度が作成された。

　各項目に対する4段階の評定「まったくそうは思わない」〜「非常にそう思う」に1〜4点をあて，配偶者，家族，友人のサポート源別に合計点を算出する。想定するサポート源が存在しない場合にはそのサポート源の得点を0点とする。

■作成過程

　最初に重要なサポート源として「配偶者」「配偶者以外の家族」「近くに居住している親戚縁者」「近くに居住している友人」「遠くに居住している親戚縁者」「遠くに居住している友人」の6カテゴリーを設定し，これらのサポート源に共通のサポート利用可能性を表す18項目からなるワークサンプルを作成した。2回の予備テストにより項目を修正し，6つのサポート源別にサポートの利用可能性を評定させ各サポート源での因子分析で第1因子の因子付加量が低い項目を削除した。さらにサポート源相互の得点の相関に基づきサポート源を「配偶者」「配偶者以外の家族」「友人」の3カテゴリーに集約し，最終的に10項目を採用した。40-60歳の地域住民（男性104人，女性173人，うち有配偶者はそれぞれ101人，138人）を対象とした本テストにおいて尺度の信頼性と因子構造を検討した。さらに，23歳から89歳の全国4ヶ所にまたがる地域住民2150人を対象に同調査票を施行し，地区別に因子構造の類似性を確認した（交差妥当性）。

　地域住民380人を対象として回答形式を4件法に改定し，内部一貫法に基づく信頼性と因子構造の確認を行った。社会的望ましさ尺度得点との間に統計学的に有意な相関を有する配偶者からのサポート

を問う2項目を削除し，全28項目の尺度を作成した。

■信頼性・妥当性の検討

内部一貫法による評価では初回開発版（2件法）の信頼性係数は，配偶者からのサポート.93-.97，家族からのサポート.98-.99，友人からのサポート.79-.92であった（キューダー-リチャードソン 20）。改訂版（4件法）においては配偶者からのサポート.89，家族からのサポート.95，友人からのサポート.94であった（Cronbach α）。

医療保健従事者による内容的妥当性の確認，各下位尺度の一因子性の確認(堤他，1994；2000)，健康行動および抑うつ状態を指標とした併存妥当性の確認がなされた(堤他，1998；Tsutsumi他，1998)。さらに社会的に望ましいとされる方向に偏る反応性バイアスを生じる可能性のある項目は削除された(堤他，2000)。

■尺度の特徴

日本人の一般地域住民を対象として開発した機能的なソーシャルサポートの利用可能性を測定するとともに，個人の社会的関係の構造的な側面（サポート源の存在）もとらえることを企図している。各下位尺度とも高い等質性（1次元性）を有している。サポート源が存在しないことと，実在してもそこから支援が期待できないことは質的に異なる可能性があるので，サポート源が存在しない場合には0点とすることでサポート源が存在する場合の得点と区別できるように配慮している。本尺度は計28問からなる比較的短い自記式の質問票で，部分的にではあるがその信頼性と妥当性が確認された。広く一般地域住民の調査で利用可能と考えられる。

■尺度実施の際の留意点

欠損値に対する取り扱いは常に慎重になされるべきであるが，本尺度において友人からのサポートについての項目すべてに無回答である被験者には，サポートを期待できる友人が想定されないものとして0点を与えるとしている。得点の範囲は配偶者（0点，8～32点），家族および友人（0点，10～40点）をとる。0点はサポート源が存在しない，もしくは，想定されない状況を区別するものであり，素点のままでは線型の解析にはなじまない計測値であることに留意する必要がある。理論的には想定しているサポート源が存在しない場合と存在する場合を分けて解析することが妥当と考えられる。

■判断基準

ソーシャルサポートのゴールドスタンダードは存在しないため，カットオフポイントは検討されていない。素点もしくは得点分布の中央値，3分位などが利用される。

■尺度を用いた研究の内容

配偶者や家族からのサポートを多く認知している男性ほど飲酒や喫煙を控える傾向にあった。また，家族のサポートが高い女性は低い女性に比べて，栄養学的に好ましいとされるが一般に洋食に比べて調理に手間がかかる伝統的な日本食をより摂取する傾向があることが認められた(Tsutsumi他，1998)。定住外国人女性を対象とした調査において，配偶者と家族からの情緒的なサポートの欠如が抑うつ状態と有意に関連していた（堤・堤他，1999）。一般住民を対象としたソーシャルサポートと免疫能との関連を探る研究なども行われている。

■今後の方向性・課題

交差妥当性は改訂前の尺度について検討された。またその調査対象は本邦の地域住民を代表するサンプルとはいえない。したがってJMS-SSSの妥当性や受け入れやすさはさらに多様な集団で確認さ

れていく必要がある。JMS-SSSで測定されるサポート源は限られているが，配偶者，家族，友人以外のサポート源を具体的に規定することによってこれら以外の重要なサポート源を同定できる可能性がある。情報的サポート，手段的サポート，情緒的サポートなど，いずれのタイプのサポートがもっとも健康問題を予測するのかはソーシャルサポートに関する今後の重要な研究課題であると思われる。特定のタイプのサポートを抽出したJMS-SSSの応用や解析はこの課題にアプローチできる可能性を有する。

　配偶者，家族，友人からのサポート得点の総得点を指標として利用可能か否か，とくに，0点を社会的孤立の指標として使用することが妥当かどうかについては，今後の検証を要する。

■著者への連絡

連絡先：堤　明純　北里大学医学部
〒252-0374　神奈川県相模原市南区北里1-15-1

■引用文献

堤　明純・堤　要・折口秀樹・高木陽一・詫摩衆三・萱場一則・五十嵐正紘　1994　地域住民を対象とした認知的社会的支援尺度の開発　日本公衆衛生雑誌，41，965-974.

Tsutsumi, A., Tsutsumi, K., Kayaba, K., & Igarashi, M.　1998　Health-related behaviors, social support, and community morale. *International Journal of Behavioral Medicine*, 5, 2, 166-182.

堤　明純・萱場一則・石川鎮清・苅尾七臣・松尾仁司・詫摩衆三　2000　Jichi Medical School ソーシャルサポートスケール（JMS-SSS）：改訂と妥当性・信頼性の検討　日本公衆衛生雑誌，47，10，866-878.

堤かなめ・堤　明純・松崎百合子・平野(小原)裕子　1999　移住女性のメンタルヘルスと心理社会的要因－1998年福岡県における調査より　教養研究，6，101-116.

（堤　明純　北里大学医学部）

Jichi Medical School Social Support Scale (JMS-SSS)

Ⅰ．あなたとあなたの配偶者（妻または夫）との関係についての質問です。
　あなたに配偶者はいらっしゃいますか？あてはまる□にチェック（✓）してください。
　　　　　　　　　　□　いない→Ⅱ．へ飛んでください。
　　　　　　　　　　□　い　る→以下の(1)～(8)の問にお答え下さい。

それぞれの項目について，あてはまる番号に○をしてください。	非常にそう思う	まあそう思う	あまりそうは思わない	全くそうは思わない
(1) あなたに何か困ったことがあって，自分の力ではどうしようもないとき，助けてくれる	1	2	3	4
(2) あなたが経済的に困っているときに，頼りになる	1	2	3	4
(3) あなたが病気で寝込んだときに，身の回りの世話をしてくれる	1	2	3	4
(4) 引っ越しをしなければならなくなったときに，手伝ってくれる	1	2	3	4
(5) 家事をやったり，手伝ったりしてくれる	1	2	3	4
(6) あなたの喜びを我がことのように喜んでくれる	1	2	3	4
(7) お互いの考えや将来のことなどを話し合うことができる	1	2	3	4
(8) 配偶者がいるので孤独ではないと思う	1	2	3	4

Ⅱ．あなたとあなたの家族との関係についての質問です。
　あなたに配偶者以外に一緒に住んでいるご家族はいらっしゃいますか？あてはまる□にチェック（✓）してください。
　　　　　　　　　　□　いない→Ⅲへ飛んでください。
　　　　　　　　　　□　い　る→以下の(1)～(10)の問にお答え下さい。

それぞれの項目について，あてはまる番号に○をしてください。	非常にそう思う	まあそう思う	あまりそうは思わない	全くそうは思わない
(1) あなたに何か困ったことがあって，自分の力ではどうしようもないとき，助けてくれる	1	2	3	4
(2) 物事をいろいろよく話し合って，一緒にとりくんでゆける	1	2	3	4
(3) あなたが経済的に困っているときに，頼りになる	1	2	3	4
(4) あなたが病気で寝込んだときに，身の回りの世話をしてくれる	1	2	3	4
(5) 引っ越しをしなければならなくなったときに，手伝ってくれる	1	2	3	4
(6) 家事をやったり，手伝ったりしてくれる	1	2	3	4
(7) 気持ちが通じ合う	1	2	3	4
(8) あなたの喜びを我がことのように喜んでくれる	1	2	3	4
(9) お互いの考えや将来のことなどを話し合うことができる	1	2	3	4
(10) 家族がいるので孤独ではないと思う	1	2	3	4

Ⅲ. あなたとあなたの友人との関係についての質問です。

それぞれの項目について，あてはまる番号に○をしてください。 （複数のお友達を想定していただいて結構です。）	非常にそう思う	まあそう思う	あまりそうは思わない	全くそうは思わない
(1) あなたに何か困ったことがあって，自分の力ではどうしようもないとき，助けてくれる	1	2	3	4
(2) 物事をいろいろよく話し合って，一緒にとりくんでゆける	1	2	3	4
(3) あなたが経済的に困っているときに，頼りになる	1	2	3	4
(4) あなたが病気で寝込んだときに，身の回りの世話をしてくれる	1	2	3	4
(5) 引っ越しをしなければならなくなったときに，手伝ってくれる	1	2	3	4
(6) 家事をやったり，手伝ったりしてくれる	1	2	3	4
(7) 気持ちが通じ合う	1	2	3	4
(8) あなたの喜びを我がことのように喜んでくれる	1	2	3	4
(9) お互いの考えや将来のことなどを話し合うことができる	1	2	3	4
(10) 友人がいるので孤独ではないと思う	1	2	3	4

採 点 方 法

各項目に対する4段階の評定「まったくそうは思わない」～「非常にそう思う」にそれぞれ1～4点を配し，配偶者，家族，友人のサポート源別に合計点を算出する。あてはまるサポート源が存在しない（□ いない，にチェック）場合，もしくは友人に関する尺度において全項目に無回答である場合には，そのサポート源の得点を0点とする。

情緒的支援ネットワーク認知尺度

カテゴリー	ソーシャルサポート
適用対象	青年（中学生・高校生・大学生）・成人
発表論文	宗像恒次・仲尾唯治・藤田和夫・諏訪茂樹　1986　都市住民のストレスと精神健康度　精神衛生研究，32，47-68.

■尺度の内容

　ストレスと認知しても，まわりに支援してくれるネットワークがあると認知することで軽減する。その支援ネットワークの内容や働きについては，多くの研究者が論及している。

　たとえば，House(1978)は共感する，信じるなどの情緒的支援金を貸してくれたり，仕事を手伝ってくれるなどの手段的支援，課題解決のための情報を与えてくれる情報的支援，仕事の内容のどこがよくないかなどを適切に評価してくれる評価的支援，といった4つの支援に分類している。

　宗像は，情報的支援を手段的支援に含め，評価的支援を情緒的支援に含めた二分類法をとっている。すなわち，安心感，信頼感，自尊感情，自信感，希望，親密感などが得られる情緒的支援と，手伝い，金銭，物品，情報などが得られる手段的支援とである。不安，憂うつ，下痢などというストレス反応（症状）を呈するような場合でも，支援ネットワークが十分にあると感じ，自分にはそれを活用できると思っていれば，ストレス反応（症状）は軽減したり，解消したりする。こうした考え方が，米国を中心に1970年代後半から提唱され（Caplan, 1979；Cassel, 1976；Cobb, 1976），その仮説を証明する実証的研究が盛んになされてきている。

　たとえば，Gore (1978)は，数週間失業状態にある人々でも，配偶者から情緒的に支えてもらっていると感じる人は，失業したということで自分を責めることなく，自覚症状を持つことも少なく，コレステロール値も低いと報告している。しかし，逆に支えられていないと感じる人は，雇用されているか否かに関係なく，抑うつ気分が強いと報告している。

　また，House & Wells (1978)の男性製造業労働者を対象とした調査結果によれば，上司，仲間，友人，家族，親族からの支援は，仕事上のストレス源が心身の健康に及ぼす悪影響を軽減する力を持っており，とりわけ神経症症状や消化性潰瘍症状へのその軽減効果において顕著で，とくに上司と配偶者の支援がより有益であると報告している。

　本尺度はこうした考え方に基づき，とくに情緒的支援に支点をおいて尺度化したもので，「会うと心が落つき安心できる人」や「個人的な気持ちや秘密を打ち明けることのできる人」など，情緒的支援認知をあらわす10項目に対して，「家族の中で」「職場の中で」「その他の中で」支援者が「いる」「いない」の二件法で回答する形をとっている。

■作成過程

　本尺度は昭和59年度文部省科学研究費補助（代表　宗像恒次）を得て，都市住民のストレスと精神健康に関する研究班をたちあげ，予備調査を経て本尺度を含む「ストレスと健康管理に関する意識調査票」を作成し，次のようなサンプリングを経て，調査が実施されて尺度開発されたものである。

　調査対象地域は，メガポリスである東京都23区とし，国勢調査の結果から判断して，地域住民の社会的経済的背景（職業・所得）が異なる2つの地域，すなわち経済的階層の高い住民が相対的に多い区として杉並区を，少ない区として北区を選んだ。調査対象は，両区の選挙管理委員会の協力を得て

選挙人名簿を閲覧し，20歳以上の北区住民全体（1983年：39万8251人）および杉並区住民全体（1983年：27万7431人）を母集団として，無作為に抽出したものである。

次いで，昭和59年12月～60年2月にかけて，調査対象に調査依頼文を郵送し，おのおの電話で訪問許可をとり，訪問日程を決めて訪問し，場合によっては郵送によって無記名自己記入式でそれぞれの調査票の質問に回答してもらった。最終的に得られたサンプル数は，北区179人杉並区173人であり，有効回収率はそれぞれ70.8％，34.6％となった。杉並区において拒否率が高いのは，当時は精神健康度（抑うつなど）の調査に対し住民のプライバシー保護の意識が高かったためと考えられる。

得られたサンプル全体の性比は，男44％，女56％であり，母集団に比べると男性が5％少ない。また，平均年齢41歳，その標準偏差は16歳となり，抽出に伴う相対誤差は，0.06以下に抑えることができた。

■信頼性・妥当性の検討

尺度の内的一貫性を示す信頼性係数Cronbach α は.9201がえられ，精神健康度を示すGHQ日本版を外的基準とする妥当性係数（Pearsonの積率相関係数）は.337（$P<0.001$）と十分な基準関連妥当性があることを示した。

■尺度の特徴

(1) まわりの人から認められる，愛されていると認知することで，ストレスが軽減するが，その情緒的支援を認知しているか否かを測定することが可能である。
(2) 高校生，大学生，成人，臨床群に適用可能である。
(3) 1因子10項目と簡便な構造であることから回答者への負担が少なく，広く使用される尺度である。
(4) 高い信頼性と妥当性を備えた尺度である。

■判断基準

「家族の中で」「職場（学生の場合学校）の中で」「その他の中で」，それぞれ「1．はい」「2．いいえ」で回答し，「1．はい」を選ぶと1点，「2．いいえ」を選ぶと0点で加算し，8点以上の人はその中に本人を認め，愛してくれると認知できる人は少なくとも1人は居る。

5点以下はその情緒的支援をあきらめているか，あきらめかけており，弱い情緒的支援ネットワーク認知度であり，6～7点は中程度という4段階の評価が可能である。5点以下では孤独感の強い状態である。

■尺度を用いた研究の内容

本尺度はストレス認知を軽減させることに関連する研究，公衆衛生や医療看護の領域で広く用いられている。

代表的な研究としては，都市住民のストレス源と精神健康度（宗像他，1986），看護者のBURNOUT（稲岡他，1986），燃えつき症候群（土居他，1988），習志野市民の心身健康管理調査報告書（宗像他，1990）などがある。

■著者への連絡

研究目的に使用する場合は，とくに使用許諾を求める必要はないが，研究成果を公表した際には印刷物のコピーなどを尺度開発者に送付するよう要望する。なお，研究目的以外の使用にあたっては尺度開発者に直接相談のこと。

連絡先：宗像恒次　筑波大学名誉教授／株式会社SDS代表取締役社長
〒272-0023　千葉県市川市南八幡4-12-5-801

■引用文献

Caplan, R. D. 1979 Social Support Person-Environment Fit and Coping. Ferman, L., & Gordis, J. (eds.) *Mental Health and the Economy*. Upjohn Foundation, 89-137.

Cassel, J. C. 1976 The Contribution of the Social Environment to Host Resistance. *American Journal of Epidemiology*, 104, 107-123.

Cobb, S. 1976 Social Support as a Moderator of Life Stress. *Psychosomatic Medicine*, 38, 300-314.

土居健郎監修・宗像恒次・稲岡文昭・高橋　徹・川野雅資　1988　燃えつき症候群―医師　看護婦　教師のメンタル・ヘルス　金剛出版, 1-208.

Goldberg, D. 1978 Manual of the General Health Questionnaire. Nelson.

Gore, S. 1978 The Effect of Social Support in Moderating the Health Consequences of Unemployment, *Journal of Health and Social Behavior*, 19, 157-165.

Holmes, T. H., & Rahe, R. H. 1967 The Social Readjustment Rating Scale. *Journal of Psychosomatic Research*, 11, 213.

House, J. S., & Wells, J. A. 1978 Occupation Stress Social Support and Health In McLean　A et al (eds.), *Reducing Occupation Stress* US Dept of Health Education and Welfare HEW (NIOSH) Publication, 78-140.

稲岡文昭・川野雅資・宗像恒次　1986　看護者のBURNOUTと社会的環境および行動特性との関連について　日本看護科学誌, 6, 3, 50-60.

Lazarus, R. S., & Cohen, J. B. 1977 Environmental Stress, Attman, I and Wohlwill, JF (eds), *Human Behavior and Environment : Current Theory and Research*, 2, New York : Plenum.

宗像恒次・仲尾唯治・藤田和夫・諏訪茂樹　1986　都市住民のストレスと精神健康度　精神衛生研究　国立精神衛生研究所, 32, 47-68.

宗像恒次・川野雅資　1994　高齢社会のメンタルヘルス　金剛出版, 1-237.

宗像恒次　1996　最新行動科学からみた健康と病気　メヂカルフレンド社, 1-298

宗像恒次　1993　燃えつきおよびその関連尺度　桃生寛和・早野順一郎・保坂隆・木村一博(編)　タイプA行動パターン　星和書店, 218-235.

中川泰彬編　1982　質問紙法による精神・神経症症状の把握の理論と臨床応用　国立精神衛生研究所.

中川泰彬・大坊郁夫　1985　日本語版GHQ精神的健康調査票手引　日本文化科学社

劉沅穎・宗像恒次・藤山博英・薄葉眞理子　2003　中国都市部における一人っ子の精神健康度とその心理社会的要因―高校生を対象として　日本公衆衛生雑誌, 50, 1, 15-26.

吉羽一弘・宗像恒次　1997　日本人のための精神保健関連尺度の開発　メンタルヘルスの社会学, 3, 63-67.

吉羽一弘・宗像恒次　1998　子どものための精神健康関連尺度の開発　メンタルヘルスの社会学, 4, 29-36.

(宗像恒次　筑波大学名誉教授)

情緒的支援ネットワーク認知尺度

次のような人があなたのまわりにいますか。次のうちあなたに当てはまる番号に○印をつけてお答えください。

	家族の中で		職場の中で (学生の場合学校の中で)		その他の中で	
	いる	いない	いる	いない	いる	いない
1．会うと心が落ち着き安心できる人	1	2	1	2	1	2
2．常日頃あなたの気持ちを敏感に察してくれる人	1	2	1	2	1	2
3．あなたを日頃評価し，認めてくれる人	1	2	1	2	1	2
4．あなたを信じてあなたの思うようにさせてくれる人	1	2	1	2	1	2
5．あなたが成長し，成功することを我がことのように喜んでくれる人	1	2	1	2	1	2
6．個人的な気持ちや秘密を打ち明けることのできる人	1	2	1	2	1	2
7．お互いの考えや秘密を打ち明けることのできる人	1	2	1	2	1	2
8．甘えられる人	1	2	1	2	1	2
9．あなたの行動や考えに賛成し，支持してくれる人	1	2	1	2	1	2
10．気持ちの通じ合う人	1	2	1	2	1	2

計□点　計□点　計□点

点数化と評価法

「家族の中で」「職場（学校）の中で」「その他の中で」を1を2点，2を0点として加算する。それぞれの場の中で8点以上あると，本人を認めたり，好意をもってくれる人がいると認知しており，6〜7点であると，それが充分でないと認知しており，5点以下であると，そのような人の存在をあきらめたり，あきらめかけており，不安症状や抑うつ症状を持ちやすくなる。

高齢者用パブリックヘルスリサーチ版　ストレスチェックリスト	
カテゴリー	ストレス反応
適用対象	高齢者
発表論文	城　佳子・児玉桂子・児玉昌久　1997　高齢者用パブリックヘルスリサーチ版ストレスチェックリストの作成　ストレス科学研究，12，26-33.

■尺度の内容

　これまで多くのストレス関連尺度が開発されてきたが，その多くは反応の強度や程度の把握を目的とするもので，測定結果が直接ストレスマネジメントに結びつくような介入のポイントを明示するものではなかった。上田他（1990）がストレス反応の量的把握とその原因の所在を同定し，さらにその対処法や介入のポイントを定める機能を持たせたストレスチェックリストの作成を試みたのは，これらの問題の解決を図り，ストレス・マネジメントの円滑な実行を目指したものである。このストレスチェックリストはLazarus & Folkman（1984）の心理的ストレスモデルに基づいて，身体的，心理的ストレス反応を中心に，ストレス反応が生じるまでの認知的評価過程を含めて現在のストレス反応の度合いを測定する尺度で，50項目の質問で構成されている。高齢者用パブリックヘルスリサーチ版ストレスチェックリストは就業成人を対象としたこの尺度を高齢者に適用可能な尺度に修正したものである。

　本尺度は，身体的反応15項目，心理的反応18項目，状況認知11項目の計44項目で構成される。評定方法は，"ない"，"時々ある"，"よくある"の3件法である。ない：0点，時々ある：1点，よくある：2点を付与した。

■作成過程

　東京都西部4区（練馬，中野，杉並，世田谷）在住の65歳以上の高齢者600名を対象に，個別訪問面接調査を1994年3月に実施し，有効回答数351を得た。男性156人，女性195人で平均年齢は72.2歳であった。

　調査項目は，PHRFストレスチェックリスト（上田他，1990）の項目を用いた。就業生活に限定された表現を用いた4項目は，より一般的な日常生活に適用可能な表現に修正した。修正は以下のとおりである。

　"仕事をやる気がおこらない"を"日常の仕事をやる気がおこらない"に，"何か仕事をするときは，自信をもってできない"を"何かをするときは，自身をもってできない"に，"職務の重さに圧力を感じる"を"毎日の暮らしの重さに圧力を感じる"に，"環境の変化をのりきって仕事をすすめていけるか不安になる"を"環境の変化をのりきって生活を進めていけるか不安になる"に，それぞれ修正した。

　調査の結果，身体的反応15項目，心理的反応18項目，状況認知11項目の計44項目の尺度が作成された。

■信頼性・妥当性の検討

　信頼性：内的整合性が算出された。各因子のα係数は，身体的反応因子$\alpha=.81$，心理的反応因子$\alpha=.87$，状況認知因子$\alpha=.87$で高い信頼性が示された。

　妥当性：尺度を構成する下位尺度の構造は，Lazarus & Folkman（1984）の心理的ストレスモデルに沿ったものである。また，就業成人向けに作成されたPHRFストレスチェックリスト（上田他，1990）

とおおむね一致している。

主観的健康感（健康，まあまあ健康，やや思わしくない，思わしくない）による各下位尺度得点の比較の結果，本尺度が弁別的妥当性を有していることが確認された（城他，1997）。

■尺度の特徴

本尺度は，高齢者の心理的，身体的ストレス反応および認知的評価過程を測定するための尺度である。

■尺度を用いた研究の内容

高齢者の居住環境，プライバシー欲求とストレス反応に関する研究（児玉他，1998）がある。

■著者への連絡

本尺度使用の際は財団法人パブリックヘルスリサーチセンターに直接相談のこと。
連絡先：財団法人パブリックヘルスリサーチセンター
〒169-0051　東京都新宿区西早稲田1-1-7
TEL：03-5287-5070　FAX：03-5287-5072
E-mail：info@phrf.jp

■引用文献

城　佳子・児玉桂子・児玉昌久　1997　高齢者用パブリックヘルスリサーチ版ストレスチェックリストの作成　ストレス科学研究，12，26-33．

児玉桂子・城　佳子・藤原真理・児玉昌久　1998　居住環境における高齢者のプライバシーとストレス　児玉桂子(編)　講座超高齢社会の福祉工学　高齢者居住環境の評価と計画　第13章　259-273　中央法規出版

Lazarus, R. S., & Folkman, S. 1984 *Stress, appraisal, and coping.* New York：Springer Publishing Company.

上田雅夫・坂野雄二・村上正人・児玉昌久　1990　ストレス科学研究所版ストレスチェックリストについて，未発表論文

（児玉昌久　早稲田大学名誉教授）
（城　佳子　文教大学人間科学部）

高齢者用パブリックヘルスリサーチ版　ストレスチェックリスト

教示：以下の項目は，あなたのここ2，3日の感情や行動，考え方にどのくらいあてはまりますか。最もあてはまる番号を○で囲んで下さい。

	ない	時々ある	よくある
身体的反応因子項目			
よく動悸がする			
急に息苦しくなる			
立ちくらみしそうになる			
めまいを感じることがある			
風邪をひきやすいし，風邪がなおりにくい			
のどが痛くなることがある			
口のなかがあれたり，ただれることがある			
胸が痛くなることがある			
肩がこったり，首すじがはることがある			
目が疲れやすい			
身体がだるく，なかなか疲れがとれない			
手のひらや，わきの下に汗をかく			
耳鳴りがすることがある			
背中や腰がいたくなることがある			
手，足が冷たい			
心理的反応因子項目			
何かをする時うまく行かないのではないかと不安になることがある			
不安を感じることがある			
あれこれ無駄なことばかり考えてしまう			
何かをするときは，自信を持ってできない			
日常の仕事をやる気がおこらない			
将来に希望を持てないことがある			
ゆううつで気分が落ち込むことがある			
心から楽しめないことがある			
不機嫌になることがある			
人と会うのがおっくうになる			
何かするとすぐ疲れる			
人を信じられないことがある			
ちょっとしたことでも腹が立ったりいらいらすることがある			
体重が減ってやせてしまう			
好きなものでも食べる気がしないことがある			
朝，気持ちよく起きられない			
頭がすっきりしない			
寝つきが悪く，なかなか眠れない			
状況認知因子項目			
毎日の暮らしの重さに圧力を感じる			
いろいろな規則やしきたりがとても窮屈に思える			
どこにでも，気心が合わない人がいて困ることがある			
何もかも，放り出してしまいたくなることがある			
環境の変化を乗り切って生活を進めて行けるか不安になる			
何かを決める時は，迷って決定できない			
私の努力を正当に評価してくれる人が欲しいと思う			
物事を積極的にこなせない			
周囲の人々が私に寄せる期待を重荷に感じることがある			
困った時にいつでも相談できる友は少ないと思う			
落ち着かないと感じることがある			

ない：0点，時々ある：1点，よくある：2点，の3件法で回答する。

簡易ストレス度チェックリスト(桂・村上版)(SCL-KM)

カテゴリー	ストレス反応
適用対象	成人
発表論文	村上正人・松野俊夫・桂戴作　1989　健常人のストレス状態に関する研究　心身医療, 1, 1, 72-82. 村上正人・桂戴作　1988　ストレスの早期発見，その対策と治療法－ストレス・チェックリストによる調査－　ストレスと人間科学, 3, 9-12.

■尺度の内容

　心理・社会的ストレス要因の関与で，身体の病気が発症したり，増悪したりするメカニズムが漸次明らかにされつつあるが，それはいわゆる心身相関の学問が発達してきたということでもあろう。もし病気が発症・増悪する前にこれらの要因が把握されるならば，ストレス関連疾患（一般に心身症と呼ばれる）予防ならびに早期発見の意味からははなはだ望ましい事ということである。

　我々はこれらを目的とし，しかも簡単，単純，短時間，より臨床的な質問紙法ストレス・チェックリスト（SCL）の開発を試みた。

　項目数は30項目，チェックの数でストレス反応を判定できるようになっている。

■作成過程

　1983年のある日，著者の1人桂は青春出版社からの執筆依頼を受けたのであった。題名は「あなたの中の恐いストレス」というもので，一般向けの新書版の単行本であった。この本の中で，各自の持っているストレスを自己診断できるようなチェックリストの開発はできないだろうか，との相談をうけたのであった。

　筆者らもそのことに賛成したのであるが，設問の作り方として次のような事を考えた。端的に言って，心療内科の患者はほとんどの人がメンタルなストレスによって発症，増悪した身体の病気を抱えているのであるから，日常診ている心身症の患者さんの心身にわたる症状を整理すれば，よいと考えたのであった。

　メンタルストレスの種類は数えきれるものではないが，臨床で目立つものを順に並べれば，不安(緊張)，うつ，怒り，不満，不快，悲しみ，淋しさなどが考えられ，これらのメンタルストレスに伴う心身の症状をまとめれば，設問は自ずからまとまると考えた。

　設問の数としては，感覚的な決め方であるが，20問では情報量としてやや少ないと感じ，50問では庶民の感覚ではやや冗漫と感じ，程々の線として30問を選んだのであった。

　対象として日本大学板橋病院心療内科外来通院患者のなかから，上記メンタルストレスの状態にある症例を無作為に抽出し，その心身の愁訴を整理してみた。心身の愁訴をチェックして，メンタルストレスを類推しようということである。できるだけ身体愁訴をとりあげたが，そのほうが把握しやすいし，心身医学的診断技法が導入出来ると考えたからである。

　以下その時まとめられた症状をしめす。括弧内は，設問の意味を分かりやすくするためのものである。

　1．頭がすっきりしていない（頭が重い）
　2．眼が疲れる（以前に比べると眼が疲れる事が多い）
　3．ときどき鼻づまりすることがある（鼻の具合がおかしいことがある）

4．目まいを感じることがある（以前はまったくなかった）
5．ときどき立ちくらみしそうになる（一瞬，くらくらっとすることがある）
6．耳なりがすることがある（以前はなかった）
7．しばしば口内炎ができる（以前に比べて口内炎ができやすくなった）
8．のどが痛くなることが多い（のどがひりひりすることがある）
9．舌が白くなっていることが多い（以前は白くなかった）
10．今まで好きだったものをそう食べたいとも思わなくなった（食べ物の好みが変わってきている）
11．食物が胃にもたれるような気がする（なんとなく胃の具合がおかしい）
12．腹がはったり痛んだりする（下痢と便秘を交互にくり返したりする）
13．肩がこる（頭も重い）
14．背中や腰が痛くなることがある（以前はあまりなっかった）
15．なかなか疲れがとれない（以前に比べると疲れがたまりやすくなった）
16．このごろ体重が減った（食欲がなくなる場合もある）
17．何かするとすぐ疲れる（以前に比べると疲れやすくなった）
18．朝，気持ちよく起きられないことがある（前日の疲れが残っているような気がする）
19．仕事に対してやる気がでない（集中力もなくなってきた）
20．寝付きが悪い（なかなか眠れない）
21．夢をみることが多い（以前はそうでもなかった）
22．夜中の1時，2時ごろに目がさめてしまう（そのあと寝付けないことが多い）
23．急に息苦しくなることがある（空気が足りないような感じがする）
24．ときどき動機をうつことがある（以前はなかった）
25．胸が痛くなることがある（胸がキュッとしめつけられるような感じがする）
26．よくカゼをひく（しかも治りにくい）
27．ちょっとしたことにでも腹が立つ（いらいらすることが多い）
28．手足が冷たいことが多い（以前はあまりなかった）
29．手掌や脇の下に汗のでることが多い（汗をかきやすくなった）
30．人と会うのがおっくうになっている（テレビなども見る気がしない）

この時点で，他者評定法の導入並びにストレス耐性度のチェックが必要と考え，それぞれのチェックリストを作成したが，結果的には自己評定法のストレス・チェックリストが汎用されるようになったのであった。被検者の感覚にあった為かも知れない。

■信頼性・妥当性の検討

前項では，いわゆる心身症の症例の心身の症状を整理して，チェックリストを作成したと述べたが，心身症の発症に至る前の段階のストレス状態もあるはずで，被検者の感じている主観的健康状態と主観的ストレス度のアンケートも加味して，本チェックリストへの反応を再調査する方がよいと考えた。

1988年に行った調査では，その対象は，首都圏30km以内に在住する無作為に抽出した成人男女297人であり，男性127人(43.3%)，女性166人(56.7%)，平均年齢37.1才で，対象の3/4は既婚者である。職業別では，事務系，労務系，サービス業，自営業，主婦，学生と多種にわたっているが，女性は166人中3/4の125人が主婦であり，女性のバックグラウンドにやや偏りがみられた。また被験者のうち現在何らかの治療を受けている者が52人（7.7%）あったが，今回の調査では治療の内容までは明らかには出来なかった。

主観的な健康状態の自己評価として，「全く健康である」，「健康のすぐれないことがたまにある」，「健康のすぐれないことがよくある」，「いつも健康がすぐれない」の4段階とし，主観的なストレス度として，「全くストレスを感じたことがない」，「時々ストレスを感じることがある」，「慢性的にストレ

スを感じている」の3段階とした。

主観的健康状態, 主観的ストレス度の段階を前述のストレス・チェックリストに付けて, 297人にアンケート調査したのであった。その結果は次のとおりである。

1) 主観的健康状態と愁訴数（チェックリストの回答数）

「全く健康である」群：139例, 平均愁素数2.5±2.2個,「健康のすぐれないときがたまにある」群：127例, 5.8±3.3個,「健康のすぐれないことがよくある」群：20例, 10.8±4.0個,「いつも健康がすぐれない」群：3例, 15.7±8.5個,「不明」：4例であった。「全く健康である」群を対象にして他の群を比較すると, いずれの群も1％水準で有意に愁訴数が多く, 被験者の主観が正確に反映されていることがうかがわれた。

2) 主観的ストレス度と愁訴数

「全くストレスを感じたことがない」群：72例, 平均2.8±2.6個,「時々ストレスを感じる」群：203例, 平均4.9±3.4個,「慢性的にストレスを感じている」群：18例, 10.9±3.2個であった。この時点で設問の順は若干いれかわった。チェックの機能にはとくに差はない。

■尺度の特徴

ストレス関連疾患の発症には過剰適応や, オーバーワークなどの見られる事が多いが, これらはAlexithymia〔失感情症〕や, Alexisomia〔失体感症〕の概念と通ずるものである。

これらの状態の打開にまず大事なことは, 気付きを促すことである。

ストレス・チェックリストはそれらへの気付きを, 促そうとするものである。

■尺度実施の際の留意点

余り深く考えなくて, 全体5分位で記入する。

■判断基準

本法は使用法の簡便, 単純さを保つため, チェックの数で判定するようにした。それも区切りのよいように, 0－5ケⅠ群, 6－10ケⅡ群, 11－20ケⅢ群, 21－30ケⅣ群の4群に分けた。

4群は, 第1群のほとんどストレスのない群と, 第2, 3, 4群のストレスのある群とにわけ, ストレスのある群が第2群の自己管理のできる範囲, 第4群の医師の診療を必要とするレベル, 2, 4群の間で医師に相談するレベルの第3群とに分類してみた。それぞれストレスの程度とそれに対する対処法を付記した。以下のとおりである。

表1　判断基準

	ストレス度	対処法
Ⅰ群	まず問題はない。	この状態が維持できればいうことはない。
Ⅱ群	軽いストレス状態, 休養を取れば回復する段階, 自分にあった方法でストレス解消可能なレベル。	自分なりのストレス解消法を見つける。
Ⅲ群	本格的ストレス状態に入りつつある。とくに慢性ストレス症状が半分以上なら悪化傾向。	かなり徹底したリラクセーション必要。悪化傾向あれば, 専門医受診, 心理的治療も必要かもしれない。
Ⅳ群	既に日常生活に支障をきたしている。神経症や心身症がうたがわれる。	専門医受診, 十分な治療が必要。

この判定基準は, 先述の1) 主観的健康状態と愁訴数, ならびに2) 主観的ストレス度と愁訴数の成績より考えて, 臨床的にはほぼ通用すると考えている

■尺度を用いた研究の内容

　始まりが1983年であるから，今年で20年になる，その間派手ではないが使用されてきた経緯を紹介すれば，本チェックリストの性格がご理解頂けるかと思う。

　記憶にあるところでは，看護大学，ホスピス，訪問看護，企業メンタル・ヘルス，医療現場らがあげられる。そしてまずはストレス度をチェックされるのは当然であろうが，軽便心理テストというか心理テスト代用のような感覚で使用されている向きもある。折津の報告では本チェックリストによるストレス度と，ZungのSDS(自己評定抑うつ尺度)の成績とは平行するとしており，うつ状態の発見に役立つかもしれない。

■今後の方向性・課題

　我々のストレスに関する一連の研究に，社会再適応評価尺度(Social Readjustment Rating Scale：SRRS)がある。これはストレッサーの強さを見るものであるが，このSRRSとSCLとの関連を調べて，SCLの判定内容をより厳密なものとしたい，と考えている。

■著者への連絡

　我々にとっては全人的医療が一般に広がって，多くの患者さんがその恩恵に浴すことができれば，それが何よりの願いであるだけに，商品化しようと思ったことはない。コピーして使用されてよいと考えている。

■引用文献

樋口正元(編著)　1982　情動の仕組みと心身症　医歯薬出版株式会社
池見酉次郎　1963　心療内科　中央公論社
桂戴作　1983　あなたの中の恐いストレス　青春出版社
桂戴作・山岡昌之(編著)　1997　よくわかる心療内科　金原出版
村上正人・則岡孝子　1993　自律神経失調症を治す本　主婦と生活社
佐藤昭夫・朝長正徳(編著)　1991　ストレスの仕組みと積極的対応　藤田企画出版株式会社
田中正敏　1987　ストレスそのとき脳は？　講談社

(桂戴作)
(村上正人　日本大学医学部)
(松野俊夫　日本大学医学部)

簡易ストレス度チェックリスト（桂・村上版）(SCL-KM)

実施日：　　年　　月　　日

氏名：　　　　　　　　住所：

年令　　　才　性別：男・女　職業：　　　　　　　　結婚：未，既，離（死）

次のQ1では3つのうちの1つに，Q2ではあなたにあてはまるものに，○印をつけてください（Q2は，いくつつけてもかまいません）

Q1　あなたは現在
1	まったくストレスを感じていない
2	ときどきストレスを感じる
3	慢性的にストレスを感じている

Q2

	症　　状
1	よくかぜをひくし，かぜが治りにくい
2	手，足が冷たいことが多い
3	手のひらや，わきの下に汗をかくことが多い
4	急に息苦しくなることがある
5	動悸がすることがある
6	胸が痛くなることがある
7	頭がスッキリしない（頭が重い）
8	眼がよく疲れる
9	鼻づまりがすることがある
10	めまいを感じることがある
11	立ちくらみしそうになる
12	耳鳴りがすることがある
13	口のなかが荒れたり，ただれたりすることがよくある
14	のどが痛くなることが多い
15	舌が白くなっていることがある
16	好きなものでも食べる気がしない
17	いつも食べ物が胃にもたれるような気がする
18	腹が張ったり，痛んだり下痢や便秘をすることがよくある
19	肩がこりやすい
20	背中や腰が痛くなることがよくある
21	なかなか疲れが取れない
22	このごろ体重が減った
23	なにかするとすぐに疲れる
24	気持ち良く起きられないことがよくある
25	仕事をやる気が起こらない
26	寝つきが悪い
27	夢を見ることが多い
28	夜中に目が覚めたあと，なかなか寝つけない
29	人とつき合うのがおっくうになってきた
30	ちょっとしたことでも腹がたったり，イライラしそうになることが多い

★ストレス初期に出やすい症状……2・7・8・10・11・17・19・20・24・27
★慢性的にストレスを感じる後期に出やすい症状……1・4・13・15・16・18・21・22・23・25・28・29・30
★判定：0〜5 正常，6〜10 軽ストレス（休養），11〜20 中等度ストレス（医師に相談），21〜30 強ストレス（受診）

成人一般・高齢者

PHRFストレスチェックリスト

カテゴリー	ストレス反応
適用対象	成人
発表論文	上田雅夫・坂野雄二・村上正人・児玉昌久　1990　ストレス科学研究所版ストレスチェックリストについて　未発表論文

■尺度の内容

　ストレス反応としての身体的表出や心理的経験，社会的行動の度合いを多面的に測定するための質問紙である。項目数は50項目。「状況認知」「身体的反応」「心理的反応」「身体的反応のなかの心拍活動」「睡眠」の下位尺度からなる。各項目を「ない」＝0点，「時々ある」＝1点，「よくある」＝2点で評定し，得点範囲は0点から100点であり，得点が高いほどストレス反応が強いことを示す。

■作成過程

　心療内科医による臨床経験から得られたストレス反応の症状をもとに，内外の既存のストレス反応尺度から項目を収集し，心身医学，臨床心理学，健康心理学の専門家の協議の上，項目の選定や補足，表現の統一を行い，作成された。また，就業成人2,906名を対象に調査を行い，因子分析（直交バリマックス回転）から，「状況認知」「身体的反応」「心理的反応」「身体的反応のなかの心拍活動」「睡眠」5因子を抽出した。

■信頼性・妥当性の検討

　就業成人と高齢者の得点を比較した結果，就業成人の得点に比較して高齢者のストレス反応得点がいずれの因子についても低いという結果が得られた。これは構成概念の一側面を示すと考えられた。

■尺度の特徴

　ストレスを下位尺度ごとに量的に把握し，その対処法のポイントを定める機能をもっている。財団法人パブリックヘルスリサーチセンターでは，「ストレス指数」「ストレスレベル」「ストレスサイン」「特別コメント」「今日から実行！　5つのアドバイス」などのコメントからなる「ストレス結果報告書」というフィードバックのシステムを用意している（図1）。
　また，臨床場面でのスクリーニングとして有効な項目が数多く含まれており，臨床的な目的での使用に耐え得る尺度となっている。

■判断基準

　財団法人パブリックヘルスリサーチセンターでは，15,868名のデータをもとに，各自のストレス指数を1～100で評価したり，下位尺度ごとのストレス度をレーダーチャートで知ることができるシステムを用意している。

■尺度を用いた研究の内容

　本尺度を元に，PHRF版ストレスチェックリスト短縮版（上田他，2003）や高齢者用パブリックヘルスリサーチセンター版ストレスチェックリスト（城他，1996），が作成されている。

■**著者への連絡**

本尺度使用の際は財団法人パブリックヘルスリサーチセンターに直接相談のこと。
連絡先：財団法人パブリックヘルスリサーチセンター
〒169-0051　東京都新宿区西早稲田1-1-7
TEL：03-5287-5070　FAX：03-5287-5072
E-mail：info@phrf.jp

■**引用文献**

今津芳恵・上田雅夫・坂野雄二・村上正人・児玉昌久・長澤立志　2003　PHRFストレスチェックリストショートフォームの作成　ストレス科学研究，19，18-24．

城　佳子・児玉桂子・児玉昌久　1997　高齢者用パブリックヘルスリサーチ版ストレスチェックリストの作成　ストレス科学研究，12，26-33．

(上田雅夫　早稲田大学名誉教授)
(今津芳恵　(財)パブリックヘルスリサーチセンター)

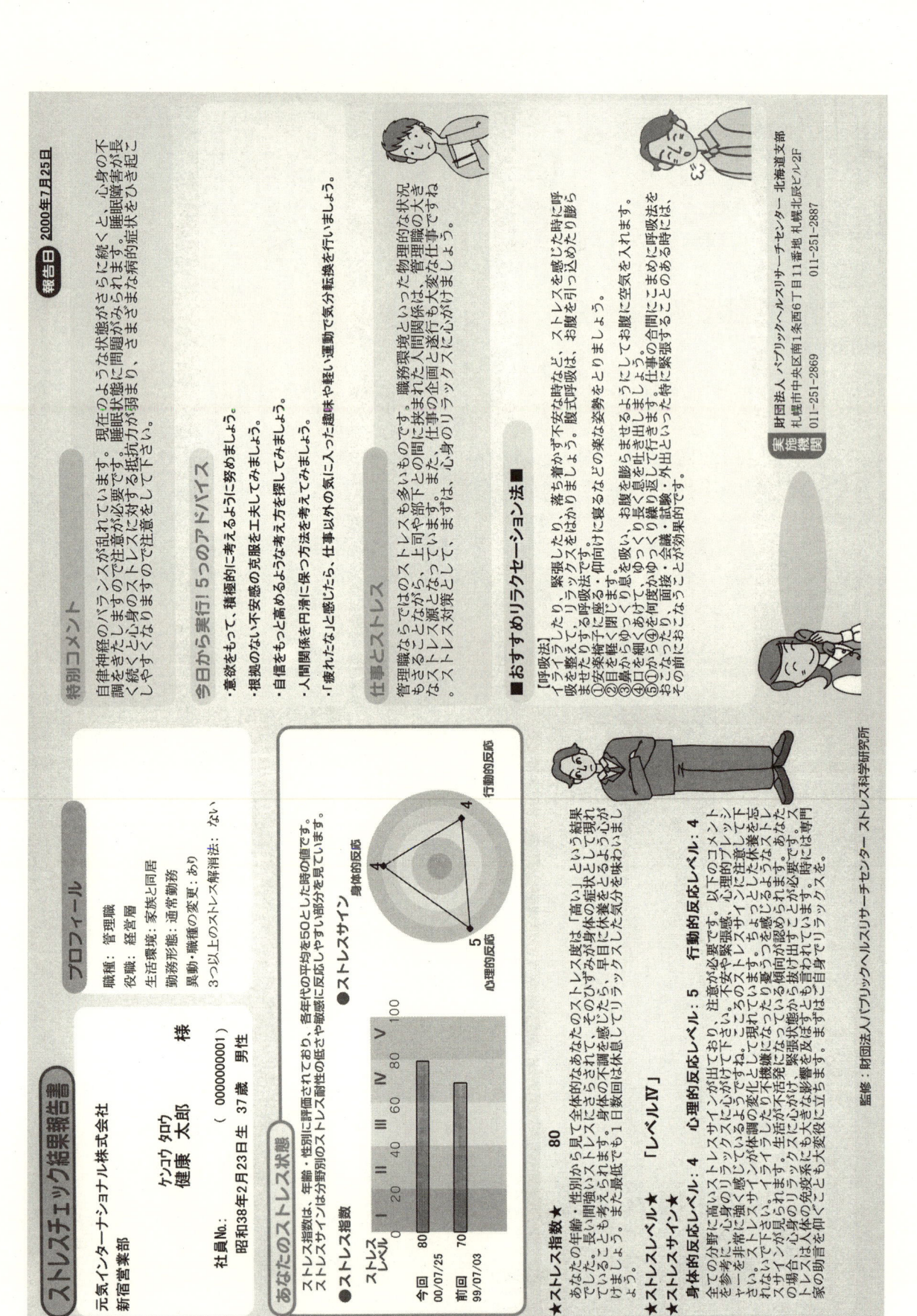

図1　ストレスチェック結果報告書

PHRFストレスチェックリストショートフォーム

カテゴリー	ストレス反応
適用対象	成人
発表論文	今津芳恵・上田雅夫・坂野雄二・村上正人・児玉昌久・長澤立志　2003　PHRFストレスチェックリストショートフォームの作成　ストレス科学研究, 19(印刷中).

■尺度の内容

　本尺度は，上田ら(1990)により作成されたPHRF版ストレスチェックリストの短縮版である。上田らは，広い年齢層に適用でき，心理的ストレス反応，身体的ストレス反応を同時に測定することのできる尺度の開発を目的に50項目のストレスチェックリストを作成している。本尺度は，そのオリジナル尺度についてあらたにサンプル数を増やして項目を検討しなおし，短縮版としたものである。

　自己評価式尺度で，項目数は24項目，下位尺度は，「不安・重責感」「身体症状」「自律神経系不調和」「疲弊・うつ」からなり，各下位尺度の項目数はそれぞれ6項目である。各項目のストレス症状を「ない」＝0点，「時々ある」＝1点，「よくある」＝2点で評定し，得点範囲は0点から48点となる。

■作成過程

　50項目のオリジナル尺度は，心療内科におけるストレス関連症状の問診票や内外の既存のストレス反応尺度から項目を収集するとともに，心身医学や臨床心理学の専門家の知見から得られた項目を追加して作成された。短縮版では，このオリジナル尺度について成人32,222名(男性23,965名，女性8257名，平均年齢(40.48歳)を対象に調査を実施した。オリジナル尺度には心療内科においてストレス状態を把握するための臨床的な項目が多く含まれており，臨床的には個々の項目は詳細に検討すべきものであるが，短縮版では統計的な観点から項目の選定を行うこととした。まず，得られた得点について経験率が極端に低い1項目は，日常一般的に経験されることが少ない反応と考え，削除した。次に，因子分析（最尤法，斜交プロマックス回転）を行い，固有値の減衰状況と解釈可能性から4因子を抽出し，その中から因子負荷量の低い項目を削除した。さらに，下位尺度ごとのα係数を低めない範囲で項目の削除を行い，最終的に各下位尺度6項目ずつ全24項目の尺度となった。

■信頼性・妥当性の検討

　先の成人32,222名のデータに基づいた結果によると，内的整合性は，「不安・重責感」で$\alpha=.85$，「身体症状」で$\alpha=.81$，「自律神経系不調和」で$\alpha=.80$，「疲弊・うつ」で$\alpha=.80$であり，いずれにおいても信頼性を満足させる結果が得られている。

　因子的妥当性に関しては，確認的因子分析によるデータとモデルの適合性の検討を行ったところ，GFI＝.94，AGFI＝.93，CFI＝.91，RMSEA＝.052と高い適合度指標が得られた。

　さらに，素点合計得点を従属変数として，生活環境を要因とする一元配置分散分析を行ったところ，「一人暮らし」「家族と同居」「単身赴任中」の順に有意に得点が高く，勤務形態を要因とした場合，「通常勤務」は「交代性勤務」「深夜勤務」「フレックス勤務」に比較して有意に得点が低いという結果を得た。また，t検定からは，「半年以内に職場の異動や職種の変更があった」群は，「半年以内に職場の移動や職種の変更がなかった」群に比較して有意に得点が高い，「自分のストレス解消法を3つ以上あげられる」群は「自分のストレス解消法を3つ以上あげられない」群に比較して有意に得点が低い

との結果を得た。以上は構成概念妥当性の一側面を示すと考えられる。

■尺度の特徴

本尺度は項目数が少なく，成人が簡便に最小の負担で心身のストレス状態を把握できるように作成されている。また，一般健常者からストレス関連症状を示すものまで，広範囲に適用可能であり，年齢も幅広い層を対象としている。

■判断基準

本尺度の成人健常者における標準得点は，成人32,222名のデータに基づいて下位尺度ごとに年齢別に平均値と標準偏差が算出されている（表1）。

表1　年齢別・性別の平均値と標準偏差

		男性		女性	
		平均値	標準偏差	平均値	標準偏差
不安・重責感	25～34歳	3.428	2.886	3.647	2.728
	35～44歳	3.102	2.751	3.374	2.649
	45～54歳	2.573	2.551	2.760	2.507
	55～64歳	1.945	2.302	2.425	2.320
身体症状	25～34歳	4.607	3.031	6.128	3.012
	35～44歳	4.508	2.963	5.645	2.998
	45～54歳	4.099	2.889	4.994	3.078
	55～64歳	3.538	2.738	4.548	3.158
自律神経系不調和	25～34歳	2.220	2.207	2.570	2.244
	35～44歳	2.040	2.167	2.333	2.209
	45～54歳	1.871	2.075	2.431	2.241
	55～64歳	1.788	2.095	2.748	2.401
疲弊・うつ	25～34歳	3.722	2.732	4.339	2.686
	35～44歳	3.657	2.622	4.177	2.582
	45～54歳	3.195	2.513	3.413	2.463
	55～64歳	2.772	2.371	3.142	2.470

■今後の方向性・課題

一般勤労成人を対象とした尺度であるため，高齢者や疾患者など特異性をもつ対象についての適用の多様性を検討していくことが今後の課題である。

■著者への連絡

本尺度使用の際は財団法人パブリックヘルスリサーチセンターに直接相談のこと。
連絡先：財団法人パブリックヘルスリサーチセンター
〒169-0051　東京都新宿区西早稲田1-1-7
TEL：03-5287-5070　FAX：03-5287-5072
E-mail：info@phrf.jp

■引用文献

上田雅夫・坂野雄二・村上正人・児玉昌久　1990　ストレス科学研究所版ストレスチェックリストに

ついて，未発表論文

（上田雅夫　早稲田大学名誉教授）
（今津芳恵　(財)パブリックヘルスリサーチセンター）

PHRFストレスチェックリストショートフォーム

以下の質問にあまり深く考えずに答えてください。回答は3つの中から1つ選び○で囲んでください。			
	ない	時々ある	よくある
1　目が疲れやすい。	0	1	2
2　めまいを感じることがある。	0	1	2
3　急に息苦しくなる。	0	1	2
4　動悸が気になる。	0	1	2
5　胸が痛くなることがある。	0	1	2
6　頭がスッキリしない（頭が重い）。	0	1	2
7　好きなものでも食べる気がしない。	0	1	2
8　背中や腰が痛くなることがある。	0	1	2
9　なにかするとすぐ疲れる。	0	1	2
10　寝付きが悪く，なかなか眠れない。	0	1	2
11　不機嫌になることがある。	0	1	2
12　肩がこったり，首すじがはることがある。	0	1	2
13　体がだるく，なかなか疲れがとれない。	0	1	2
14　ちょっとしたことで腹がたったりいらいらすることがある。	0	1	2
15　何か仕事をするときは，自信をもってできない。	0	1	2
16　何かするとき，うまくいかないのではないかと不安になる。	0	1	2
17　人を信じられないことがある。	0	1	2
18　将来に希望を持てないことがある。	0	1	2
19　何かをきめるときは，迷って決定できない。	0	1	2
20　物事を積極的にこなせない。	0	1	2
21　職務の重さに圧力を感じる。	0	1	2
22　どこでも，気心があわない人がいて困ることがある。	0	1	2
23　環境の変化をのりきって仕事を進めていけるか不安になる。	0	1	2
24　私の努力を正当に評価してくれる人が欲しいと思う。	0	1	2

Stress Response Scale-18 (SRS-18)

カテゴリー	ストレス反応
適用対象	青年（高校生・大学生）・成人
発表論文	鈴木伸一・嶋田洋徳・三浦正江・片柳弘司・右馬埜力也・坂野雄二　1997　新しい心理的ストレス反応尺度(SRS-18)の開発と信頼性・妥当性の検討　行動医学研究, 4, 22-29.

■尺度の内容

　心理的ストレス反応として表現される気分や感情を測定する尺度は，これまでにも多く開発されている。従来の尺度を概観すると，その特徴は，不安やうつなどといった特定の反応を測定することを目的とした尺度と，心身の諸反応を多面的に測定することを目的とした尺度に大別することができる。前者は，比較的簡便な構造の尺度が多いが，心理的ストレス反応の一側面しか測定することができない。一方，後者は多様な反応を測定することが可能であるが，項目数が多く回答者の負担が大きい。また従来の尺度の多くは，主に臨床症状の査定を目的として開発されていることから，健常者にとっては日常経験することの少ない項目が多く含まれている。

　一方，本尺度は，ストレス過程で引き起こされる主要な心理的ストレス反応を測定することを目的に開発された尺度であり，日常生活の中で経験される心理的変化に関する項目群によって構成されている。下位尺度は「抑うつ・不安」，「不機嫌・怒り」，「無気力」からなり，各下位尺度6項目ずつという簡便な構造となっている。また，本尺度の因子構造は，高校生，大学生，成人，および臨床群においても同じであることが確認されており，対象を越えた得点の比較が可能である。評定方法は，各項目0点～3点の4件法であり，各下位尺度の得点範囲は0点－18点となる。

■作成過程

　まず，心理的ストレス反応に関する項目を収集するために，大学生72名を対象にストレスを感じたときに示す気分，感情，心理的変化に関する自由記述調査が実施された。そして，得られた項目について心理学を専門とする研究者3名によって項目内容の妥当性と類似性を考慮しながら項目整理が行われ，20項目からなる尺度原案が作成された。次に，尺度原案について3841名（高校生1316名，大学生1206名，成人1329名）を対象に本調査が実施され，最終的な項目の選定，および因子構造の検討が行われた。その結果，「抑うつ・不安」，「不機嫌・怒り」，「無気力」の3因子18項目（各因子6項目）からなる尺度が作成された。

■信頼性・妥当性の検討

　信頼性：内的整合性は$\alpha=.82-.88$，折半法は$.71-.79$，再検査法は$r=.83-.91$であり，いずれにおいても本尺度の信頼性を満足させる結果が示されている。また，構造方程式モデリングによる因子構造モデルの検討が行われた結果，3因子モデルの適合度は，GFI＝.91，AGFI＝.89と高い値が得られた。さらに，項目反応理論に基づく項目分析が行われた結果，いずれの項目も高い識別力を有していることが確認された（鈴木他，1996）。

　妥当性：尺度項目の内容は，従来のストレス研究において指摘されている心理的ストレス反応の内容に対応している。また，尺度を構成する下位概念は，既存の心理的ストレス反応尺度（たとえば，小学生用ストレス反応尺度：嶋田他，1994）の下位尺度構造と概ね一致していると考えることができ

る。

　本尺度の基準関連妥当性については，「抑うつ・不安」，「不機嫌・怒り」，「無気力」の各下位尺度別に検討され，いずれの下位尺度得点も既存尺度との高い関連性があることが示されている（鈴木他，1995）。また，高ストレス群と低ストレス群，および健常群と臨床群について各下位尺度得点および合計得点の比較が行われた結果，いずれの比較においても本尺度が弁別的妥当性を有していることが確認された(鈴木他，1997)。さらに，本尺度を使用した関連研究においては，本尺度が心理的ストレス反応の継時的測定（鈴木他，2001）や，心理学研究の実験場面における気分測定（鈴木他，1998）などにも有用であることが示されている。

■尺度の特徴

本尺度の特徴は以下のようにまとめることができる。
(1) 日常生活のストレス過程で生じる主要な心理的ストレス反応を測定することが可能である。
(2) 高校生，大学生，成人，臨床群において適用可能である。また，いずれの対象においても因子構造が同じであることが確認されていることから，対象を越えた得点比較が可能である。
(3) 3因子18項目という簡便な構造であることから，回答者への負担が少なく，複数の尺度を組合せた調査研究や，繰り返しの測定（心理的ストレス反応の時系列測定や，治療セッションごとの心理的ストレス状態の評価など）にも適している。
(4) 高い信頼性と妥当性を備えた尺度である。

■尺度実施の際の留意点

　本尺度の基本形式は，「2，3日の感情や行動の状態」について回答するように教示文が作成されているが，本尺度は，心理学研究の実験場面において生じるような短期的・即時的な心理的ストレス反応を測定することも可能である。本尺度を短期的な反応測定に使用する際には，研究目的に応じて教示文を適宜修正して使用する。

■判断基準

　健常者における標準得点と評価基準は，尺度作成時の3841名のデータに基づいて下位尺度ごとに対象別および性別に算出されている（表1）。評価は「弱い」－「高い」の4段階評価が可能である。

■尺度を用いた研究の内容

　本尺度は，保健，医療，産業，教育領域において広く用いられている。代表的な研究としては，心臓疾患患者の心理的ストレスと予後との関連性についての研究(鈴木他，1999)，職場のストレスに関する研究（鈴木他，1998），大学生のテスト・ストレスに関する研究（鈴木他，2001），心理的ストレス反応と生理的ストレス反応との関連性についての研究（Suzuki et al，2003）などがある。

■今後の方向性・課題

　臨床サンプルにおけるデータを蓄積することによって，疾患・障害別の標準得点を算出することが必要である。また，健常群から臨床群までの幅広い対象者における得点の分布を検討することによって，ストレス関連障害の発症に至る心理的ストレス反応の表出過程を検討することも課題である。

■著者への連絡

　研究目的に使用する場合は，とくに使用許諾を求める必要はないが，研究成果を公表した際には印刷物のコピーなどを尺度開発者に送付するよう要望する。なお，研究目的以外の使用にあたっては尺度開発者に直接相談のこと。

表1　標準得点と評価基準

対象	性別	下位尺度	平均値	標準偏差	反応の強さ（評価基準）			
					弱い	普通	やや高い	高い
高校生	男性 (N=686)	抑うつ・不安	4.66	(4.60)	0～2	3～6	7～11	12～18
		不機嫌・怒り	5.72	(4.90)	0～3	4～8	9～13	14～18
		無気力	5.79	(4.46)	0～3	4～8	9～12	13～18
		合計	16.17	(12.17)	0～10	11～22	23～34	35～54
	女性 (N=630)	抑うつ・不安	5.47	(4.60)	0～3	4～7	8～12	13～18
		不機嫌・怒り	4.70	(4.25)	0～2	3～6	7～11	12～18
		無気力	5.94	(4.02)	0～3	4～7	8～11	12～18
		合計	16.12	(11.27)	0～7	8～21	22～33	34～54
大学生	男性 (N=578)	抑うつ・不安	4.85	(4.60)	0～2	3～7	8～11	12～18
		不機嫌・怒り	5.22	(4.56)	0～2	3～7	8～12	13～18
		無気力	4.69	(4.33)	0～2	3～6	7～11	12～18
		合計	14.75	(12.16)	0～8	9～20	21～32	33～54
	女性 (N=628)	抑うつ・不安	5.80	(4.52)	0～3	4～8	9～12	13～18
		不機嫌・怒り	4.87	(4.16)	0～2	3～6	7～11	12～18
		無気力	5.03	(4.11)	0～2	3～7	8～11	12～18
		合計	15.70	(11.39)	0～10	11～21	22～32	33～54
成人	男性 (N=482)	抑うつ・不安	4.30	(4.35)	0～2	3～6	7～11	12～18
		不機嫌・怒り	5.56	(4.64)	0～3	4～8	9～13	14～18
		無気力	3.86	(4.01)	0～2	3～6	7～10	11～18
		合計	13.73	(11.79)	0～8	9～20	21～31	32～54
	女性 (N=847)	抑うつ・不安	5.79	(4.54)	0～4	5～8	9～13	14～18
		不機嫌・怒り	5.31	(5.31)	0～3	4～8	9～13	14～18
		無気力	4.48	(4.48)	0～2	3～7	8～11	12～18
		合計	15.81	(11.12)	0～10	11～21	22～32	33～54

連絡先：鈴木伸一　早稲田大学人間科学学術院
〒359-1192　埼玉県所沢市三ケ島2-579-15

■引用文献

嶋田洋徳・戸ヶ崎泰子・坂野雄二　1994　小学生用ストレス反応尺度の開発　健康心理学研究，7，2，46-58．

鈴木伸一・嶋田洋徳・坂野雄二　1995　新しい心理的ストレス反応尺度（SRS-18）の作成　日本行動医学会第2回学術総会論文集，112-113．

鈴木伸一・嶋田洋徳・坂野雄二　1996　項目反応理論による心理的ストレス反応の表出水準に関する検討　ストレス科学研究，11，1-10．

鈴木伸一・嶋田洋徳・三浦正江・片柳弘司・右馬埜力也・坂野雄二　1997　新しい心理的ストレス反応尺度（SRS-18）の開発と信頼性・妥当性の検討　行動医学研究，4，1，22-29．

鈴木伸一・陳　峻文・奈良元寿・坂野雄二　1998　職場のストレスに及ぼす認知的評価および対処の効果　産業精神保健，6，1，149-162．

鈴木伸一・熊野宏昭・坂野雄二　1998　ストレス対処過程におけるeffort-distress次元が心理・生理的反応に及ぼす影響　心身医学，38，8，597-605．

鈴木伸一・笠貫　宏・坂野雄二　1999　心不全患者のQOLおよび心理的ストレスに及ぼすセルフ・エフィカシーの効果　心身医学，39，3，259-265．

鈴木伸一・嶋田洋徳・坂野雄二　2001　テストへの対処行動の継時的変化とストレス状態との関連　心理学研究，72，290-297．

Suzuki, S, Kumano, H., & Sakano, Y.　2003　Effects of effort and distress coping processes on psychophysiological and psychological stress responses. *International Journal of Psycho-*

physiology, 47, 117-128.

（鈴木伸一　早稲田大学人間科学学術院）

Stress Response Scale-18（SRS-18）

以下にあげるそれぞれの質問は，あなたのここ2，3日の気持ちや行動の状態にどのくらい当てはまりますか。例にならって，最も当てはまる数字を1つだけ○でかこんで下さい。

		A 全くちがう	B いくらかそうだ	C まあそうだ	D その通りだ
例	疲れている		○		
1	怒りっぽくなる				
2	悲しい気分だ				
3	何となく心配だ				
4	怒りを感じる				
5	泣きたい気持ちだ				
6	感情を抑えられない				
7	くやしい思いがする				
8	不愉快だ				
9	気持ちが沈んでいる				
10	いらいらする				
11	いろいろなことに自信がない				
12	何もかもいやだと思う				
13	よくないことを考える				
14	話や行動がまとまらない				
15	なぐさめて欲しい				
16	根気がない				
17	ひとりでいたい気分だ				
18	何かに集中できない				

採点方法

以下の手順にしたがって「抑うつ・不安」，「不機嫌・怒り」，「無気力」の3下位尺度および合計得点を算出する。各項目の得点は，「全くちがう」＝0点，「いくらかそうだ」＝1点，「まあそうだ」＝2点，「その通りだ」＝3点とする（反転項目なし）。

『抑うつ・不安』尺度
　　項目番号　2，3，5，9，12，15の得点を加算します。

『不機嫌・怒り』尺度
　　項目番号　1，4，6，7，8，10の得点を加算します。

『無気力』尺度
　　項目番号　11，13，14，16，17，18の得点を加算します。

『合計得点』
　　すべての得点を加算します。

田中ストレス反応尺度
Tanaka Stress Response Scale (TSRS)

カテゴリー	ストレス反応
適用対象	成人
発表論文	田中佑子　2003　単身赴任と心理的ストレス　ナカニシヤ出版

■尺度の内容

　日常生活で経験するストレッサーで生じる短期的な心理的不快のあらわれ，心身の状態の変調，行動の乱れをストレス反応とした。ストレス反応を広範なカテゴリーで測定することを目的としている。下位尺度は，男性勤労者の場合，「身体的不調徴候」「いらだち感」「不安感」「寂寥感」「自信喪失感」「高揚感の欠如」である。

　項目数30であり，評定方法は，「現在のこころや身体の状態」について，項目ごとの経験頻度で回答する。尺度は，「殆どない」から「常にある」の5段階である。採点方法は，因子ごとに負荷量の高い項目の得点の平均値（因子得点）と，全項目の得点を加算した総合値（ただし，高揚感は逆転して加算する）を用いる。下位尺度の得点範囲は1〜5，総合値は30〜150である。

■作成過程

(1) 労働科学研究所の開発した蓄積的疲労徴候（電機労連，1984）の調査項目を中心に，寂寥感，高揚感の項目を加えて31項目の尺度を作成した。
(2) 勤労者699名（単身赴任群243名，帯同赴任群235名，非転勤群221名）を対象に本調査を実施した。因子分析を行い，1項目を除いた6因子30項目からなる尺度を作成した。

■信頼性・妥当性の検討

　信頼性：Cronbachのα係数で算出された内的整合性は，「身体的不調徴候」（.84），「いらだち感」（.88），「不安感」（.85），「寂寥感」（.75），「自信喪失感」（.77），「高揚感の欠如」（.65）である。また，総合値は.94である。高揚感の整合性がやや低い。

■尺度の特徴

本尺度の特徴は以下のごとくである。
(1) 日常生活で生じる心理的ストレス反応を測定できる。いらだち感，不安感，自信喪失感に加えて，身体的不調徴候・疲労，高揚感の欠如，寂寥感でストレス反応を測定できる。
(2) 成人の男女に適用可能である。本尺度は社会的孤立が重要な意味をもつと考えられる調査対象の研究に適している。既存のストレス反応の尺度では，あまり測定されていない「高揚感の欠如」と「寂寥感」を検討できる。
(3) 30項目で測定できるため，非調査者の負担はそれほど重くない。

■尺度実施の際の留意点

　男性では6因子で，読み込み可能な因子が抽出されている。女性の場合，固有値1で因子の抽出を打ち切ると，7因子になることがある。

■判断基準

一般勤労者，転勤者（単身赴任者，帯同赴任者）の平均値と標準偏差を表1に示す。

表1　男性勤労者の平均値と標準偏差　（　）内は標準偏差

	一般勤労者(非転勤者) 221名	帯同赴任者 235名	単身赴任者 243名
身体的不調徴候	1.77　(.55)	1.98　(.67)	2.02　(.75)
いらだち感	1.95　(.54)	2.02　(.66)	1.97　(.73)
不安感	2.23　(.69)	2.37　(.81)	2.44　(.96)
寂寥感	1.50　(.52)	1.55　(.61)	2.00　(.77)
自信喪失感	1.85　(.70)	1.87　(.67)	1.83　(.81)
高揚感	2.73　(.76)	2.61　(.75)	2.31　(.80)
総合値	60.44(14.02)	63.91(16.71)	66.61(20.06)

■尺度を用いた研究の内容

本尺度は，一般勤労者，帯同赴任・単身赴任といった転勤者（田中，1995；2002）や転勤者の妻（田中他，1992；田中他，1996；2000），中年期女性（田中，1997；田中他，2000），母親の育児ストレス（尾形・宮下，1999）の研究に用いられている。

■今後の方向性・課題

(1) 信頼性・妥当性の検討を必要とする。現在POMSとの並行測定を行って，妥当性について検討している。
(2) 女性を対象にした場合，因子構造が多少異なる。この点について検討していきたい。

■引用文献

電機労連　1984　疲労徴候調査結果　調査時報，190，33-41．

尾形和男・宮下一博　1999　父親の協力的関わりと母親のストレス，子どもの社会性発達および父親の成長　家族心理学研究，13，2，87-102．

田中佑子・中澤　潤・中澤小百合・祐宗省三　1992　単身赴任・帯同赴任家庭における母親のストレスの現状とその規定要因の研究　文部省科学研究費補助金総合研究A「単身赴任者の子女の学校・家庭生活への適応に関する心理学的研究」，90-123．

田中佑子　1995　単身赴任による家族分離が勤労者の心理的ストレスに及ぼす影響-ストレス反応を中心として　心理学研究，65，428-436．

田中佑子　1997　中年期主婦の生活ストレッサー尺度の作成　日本心理学会第61回大会発表論文集，97．

田中佑子・中澤　潤・中澤小百合　1996　父親の不在が母親の心理的ストレスに及ぼす影響－単身赴任と帯同赴任の比較　教育心理学研究，44，156-165．

田中佑子・姜蘭恵・崔恵景　2000　中年期女性の生活ストレス－日韓比較　日本健康心理学会第13回大会発表論文集，172-173．

田中佑子・中澤　潤・中澤小百合　2000　単身赴任の長期化が母親のストレスに与える影響　心理学研究，71，370-378．

田中佑子　2002　単身赴任と心理的ストレス　ナカニシヤ出版

（田中佑子）

田中ストレス反応尺度 TSRS

問題　あなたの現在の身体や心の状態についてうかがいます。
　　　例にならって当てはまる番号を○で囲んで下さい。

　　　5：常にある　　　4：しばしばある　　　3：時々ある　　　2：時にはある　　　1：殆どない

〈例〉毎日が忙しい。 ………………………………………………………… ⑤ …… 4 …… 3 …… 2 …… 1

身体的不調徴候
22　毎日の疲れが取れない。 …………………………………………………… 5 …… 4 …… 3 …… 2 …… 1
27　頭が重い。 …………………………………………………………………… 5 …… 4 …… 3 …… 2 …… 1
1　ひどく疲れて，考えることができない。 ………………………………… 5 …… 4 …… 3 …… 2 …… 1
19　胃腸の調子が悪い。 ………………………………………………………… 5 …… 4 …… 3 …… 2 …… 1
8　朝起きたとき，気分がすぐれない。 ……………………………………… 5 …… 4 …… 3 …… 2 …… 1
4　食欲がない。 ………………………………………………………………… 5 …… 4 …… 3 …… 2 …… 1
25　よく眠れない。 ……………………………………………………………… 5 …… 4 …… 3 …… 2 …… 1

いらだち感
12　ちょっとしたことでも，すぐ怒り出す。 ………………………………… 5 …… 4 …… 3 …… 2 …… 1
16　なんとなく気力がない。 …………………………………………………… 5 …… 4 …… 3 …… 2 …… 1
15　ささいなことが気になる。 ………………………………………………… 5 …… 4 …… 3 …… 2 …… 1
18　何事もめんどうくさい。 …………………………………………………… 5 …… 4 …… 3 …… 2 …… 1
14　物事に熱中できない。 ……………………………………………………… 5 …… 4 …… 3 …… 2 …… 1
21　なんとなくイライラする。 ………………………………………………… 5 …… 4 …… 3 …… 2 …… 1
9　人と話すのが苦手になる。 ………………………………………………… 5 …… 4 …… 3 …… 2 …… 1
24　ゆううつな気分だ。 ………………………………………………………… 5 …… 4 …… 3 …… 2 …… 1

不安感
6　心配事がある。 ……………………………………………………………… 5 …… 4 …… 3 …… 2 …… 1
5　将来のことが不安になる。 ………………………………………………… 5 …… 4 …… 3 …… 2 …… 1
2　我慢ばかりしている感じだ。 ……………………………………………… 5 …… 4 …… 3 …… 2 …… 1
3　不満が溜まっている感じだ。 ……………………………………………… 5 …… 4 …… 3 …… 2 …… 1
7　思い悩むのを止められない。 ……………………………………………… 5 …… 4 …… 3 …… 2 …… 1

寂寥感
11　毎日が退屈だ。 ……………………………………………………………… 5 …… 4 …… 3 …… 2 …… 1
20　自分は一人ぼっちだと思う。 ……………………………………………… 5 …… 4 …… 3 …… 2 …… 1
10　寂しさを感じる。 …………………………………………………………… 5 …… 4 …… 3 …… 2 …… 1
30　家族から忘れられたり，無視されていると感じる。 …………………… 5 …… 4 …… 3 …… 2 …… 1

自信喪失感
28　やることに自信が持てない。 ……………………………………………… 5 …… 4 …… 3 …… 2 …… 1
29　自分が人より劣っていると思えて仕方が無い。 ………………………… 5 …… 4 …… 3 …… 2 …… 1
26　今の状況から逃げだしたくなる。 ………………………………………… 5 …… 4 …… 3 …… 2 …… 1

高揚感
17　はつらつとした気分だ。 …………………………………………………… 5 …… 4 …… 3 …… 2 …… 1
13　解放感を感じる。 …………………………………………………………… 5 …… 4 …… 3 …… 2 …… 1
23　生活に張合いを感じる。 …………………………………………………… 5 …… 4 …… 3 …… 2 …… 1

第6章

疲 労

概　説

青木和夫　日本大学理工学部

　疲労とは作業を続けることによって生じる人間の作業能力の一時的な低下であり，身体的，精神的両面において疲労は生ずる。

　疲労の測定法には作業能力の測定，自覚症状の測定，生理的反応の測定などがある。作業能力の測定は，当該作業そのものの作業成績を記録するものと，特別なテストバッテリーを組んで行うものがある。後者は測定すべき疲労現象に適切なものを選択して行う必要がある。

　生理的反応は，心拍数，呼吸，血圧などが用いられるが，身体的なストレスに較べて精神的ストレスの影響は小さい。また，さまざまなストレッサーに対して同じ反応を示す場合があるので，ストレッサーが何であるかを正確に把握しておく必要がある。

　自覚症状は簡便に調査できることから，我が国では労働疲労の調査として1920年頃から行われてきた。これが質問紙の形になったものは1950年頃であり，産業疲労委員会が「自覚的症状調査表（30項目）」を作成した。この調査表は1970年に日本産業衛生学会産業疲労研究会の「自覚症状しらべ」として大きく改訂され，その後，我が国では非常によく用いられてきた。そのため，我が国においては疲労の調査の大部分がこの「自覚症状しらべ」によって行われてきた。

　この「自覚症状しらべ」は30項目からなっており，全身的疲労感，精神的疲労感，局所疲労感の3群について，それぞれ10項目ずつ質問が作られている。これらの項目は，症状のありなしで回答を行い，各群の症状数の変化で作業疲労を測定するものである。すなわち，作業の前後，あるいはこれに加えて作業途中の何回かに調査を行い，出現した症状数で負担の種別と強度を測定している。したがって，この尺度は個人の疲労度を測定するものではなく，同一職場における作業者集団の疲労感の推移をみることによって，その職場の作業が引き起こす疲労を測定するのに用いられる。これは，測定の目的が作業の負担度を測定して改善を行うという労働衛生上の課題であることから当然であると考えられる。

　この「自覚症状しらべ」は産業疲労研究会によって2002年に改訂され，「自覚症しらべ」と名称も変更された。変更の理由は，近年の作業様態の変化，すなわちコンピュータ作業に代表されるような視覚や手指などの局所への負担や，精神的負担が増加していることに対応することであった。この新しい「自覚症しらべ」は項目数が25項目に減ったが，要因は5群（ねむけ感，不安定感，不快感，だるさ感，ぼやけ感）に増え，各群には5項目ずつ質問が配置されている。また，質問への回答は症状の有無ではなく，強度を加味して5段階（1．まったくあてはまらない，2．わずかにあてはまる，3．すこしあてはまる，4．かなりあてはまる，5．非常によくあてはまる）で評価し，それぞれ平均スコアで評価するものとなっている。

　「自覚症しらべ」の信頼性は，電機製造会社の244名を対象として4日以上の間隔を置いた調査の報告がある（城，2002）。この報告ではクロンバックのα信頼性係数は0.763～0.911であり，各群ごとの合計スコアの相関係数も0.647～0.769となったとしている。

　また妥当性については，共分散構造分析を行い，GFIが0.785，AGFIが0.741となったと報告している。

　上記の「自覚症しらべ」が，短期的，すなわち1日の作業の前後あるいは時間経過に伴う疲労を測定しているのに対して，長期的，慢性的な疲労の測定を行うのがCFSI（蓄積的疲労徴候インデックス）である（越河他，1987）。この尺度は越河他によって1970年に開発された尺度であり，「自覚症状しらべ」が作業の負担をある瞬間で調査するものではなく，持続的に持っている症状を聞くことによって，健康調査，すなわち健康診断における問診にも利用できる尺度となっている。

　CFSIの尺度は81項目からなっており，当初は6つの成分（特性と呼ぶ）で分析していた（一般的疲

労感15項目，気力の低下11項目，イライラの状態10項目，身体不調8項目，不安徴候6項目，労働意欲の低下9項目）が，後に11,897名の作業者を対象とした大規模な調査を行って因子分析を行い，8つの特性に変更した。これらの特性は，不安徴候10項目，抑うつ状態11項目，一般的疲労感11項目，イライラの状態8項目，労働意欲の低下11項目，気力の減退11項目，慢性疲労6項目，身体不調9項目である。調査表は81項目のうち当てはまるものに○，当てはまらないものに×をつけ，各特性ごとに○のついた項目の百分率（％）をスコアにしている。

CFSIの特徴はこれらの特性のスコアをレーダーチャートに表していることである（図1）。8項目のレーダーチャートは右側の3項目は身体的負担（一般的疲労感，慢性疲労，身体不調）を表し，左側の3項目（抑うつ状態，不安徴候，気力減退）は精神的負担の影響を表している。また上方向はイライラの状態，下方向は労働意欲低下を配して，上下方向の突出は労働への適応状態を表すようにしている。すなわち，結果の表示をパターン化することによって，全体として調査対象者がどのような負担の影響を受けているかを視覚的に判断することができるようになっている。

CFSIの妥当性については，勤務間隔時間，産業時間，休日出勤回数とCFSIスコアの関連の分析から，特に慢性疲労徴候との関連が高いことが示されている（越河他，1987）。

我が国の産業疲労の尺度は，日本産業衛生学会が中心となって作成してきた。そのため，急性の疲労調査については「自覚症状しらべ」以外の尺度はほとんど開発されず，もっぱらこの調査表を用いて行われてきた。佐々木らの調査では，1970年から1997年の28年間の日本産業衛生学会総会の労働生理，労働負担，産業疲労，労働条件，交替制勤務などのセッションで発表のあった761演題のうち，「自覚症状しらべ」を使った演題が295題あった（酒井一博，2002）という。このように，我が国ではほぼ唯一といってよい疲労の調査表が用いられてきた。このことは，それぞれ異なる調査結果の比較には便利であり，信頼性や妥当性の検証も同時に行われて来たと考えられる。しかし一方，あまりにも多く長く使われたために，現代の作業内容の変化への対応が遅れた可能性も無視できない。

2002年になって「自覚症しらべ」に改訂されたが，この新しい尺度がどの程度使われるようになるのかはまだ未知である。

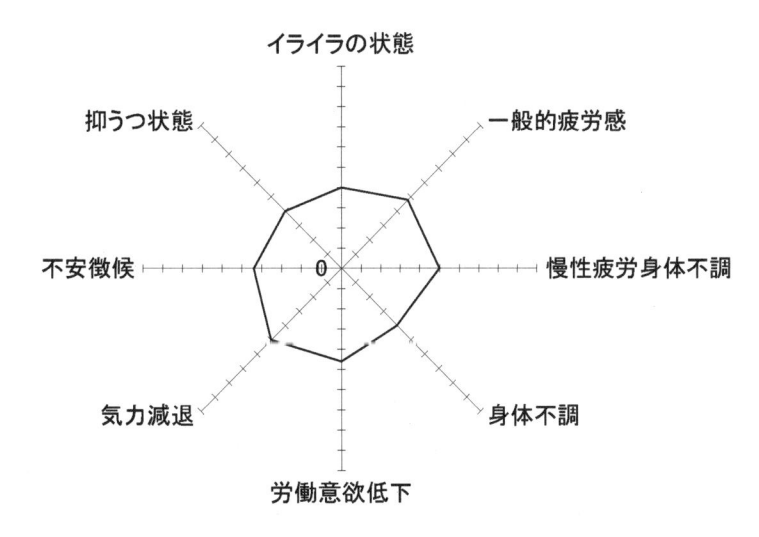

図1　CFSIの結果の表示パターン

■引用文献

城　憲秀　2002　新版「自覚症しらべ」の提案と改訂作業経過　労働の科学，57，299-304.
越河六郎・藤井　亀　1987　「蓄積的疲労徴候調査」（CFSI）について　労働科学，63，229-246.
酒井一博　2002　日本産業衛生学会産業疲労研究会撰「自覚症しらべ」の改訂作業　2002　労働科学，63，295-298.

蓄積的疲労徴候インデックス（CFSI）

カテゴリー	疲労
適用対象	成人（勤労者）
発表論文	越河六郎・藤井亀共　2002　労働と健康の調和　労働科学研究所

■尺度の内容

　CFSIは，心身の症状・状態などに関する81の質問からなっている。これらの各質問について，対象者の最近の症状や体験を問う方式であり，一定の時点での症状ではなく，ときどき，または何日間か停滞しているような症状・状態，違和感の有無などを尋ねている。
　詳しくは，発表論文としてあげた「労働と健康の調和」を参照されたい。

■作成過程

　疲労感調査法として広く用いられている尺度に，「自覚症状しらべ」（日本産業衛生学会，産業疲労研究会，1965）がある。この「自覚症状しらべ」は，従来使われていた「自覚症状調査表」（日本産業衛生協会，産業疲労研究会撰，1954）を前身としており，因子分析による新しい症状項目分類が試みられて作成されたものである。第Ⅰ成分として「ねむけ，だるさ」第Ⅱ成分「注意集中困難」，第Ⅲ成分「身体違和感」の3成分が抽出された。
　この改定作業は1965年に完了しているが，それに先だって，上記産業疲労研究会において何回か検討会がもたれ，当時同研究会の委員長であった桐原先生も参加されていた。分析の資料となった「自覚症状調査表」は実際の調査結果（原票）であって，大多数は労働科学研究所（財）による。前処理の段階で，それらの調査原票の山をみながら，桐原先生は次のように述べられた。"これを改定するのもよいが，もう一つ何かないか。「訴え」が多いとか少ないといった単純な応答率の高さだけでなく，模様のようなもので結果をあらわす，そういうものがあったらもう少し進むと思う。設問数も問題だ。質問は少ないほうがよいとする考えもあるようだが，もう一回「作業後症候しらべ」（労働科学研究所，1950）あたりにもどって考え直すことも必要だ"。この談話がCFSI作成の主要な契機となり，1965年からCFSIの開発に着手した。
　以下に紹介する現行のスケールは第3次改訂版である。これまでに集積された資料のうち，比較的最近の調査資料を用いた。対象業種は，製造業（電機関連・他）金融業（銀行・保険），医療（病院），福祉（保育所・他），サービス（販売店など），情報Ⅰ（処理），情報Ⅱ（システム関連）の7業種で，職種は，事務，技術，営業，現業，その他の5種類に分けた。例数は男子37,646例，女子23,835例。合計61,481例である。
　主成分分析により，次の「8特性」の分類を得ている。各特性の名称は分類された項目群の共通するイメージ，または，その特性を表現すると考えられる典型的な質問項目にちなんで名づけられている。

1）NF1 気力の減退（8項目）
　　この項目群への応答（該当するとした〇印）が多いときは意志面での減衰が考えられる。「気力不足の状態」または，いわゆる「へばったという感じ」の表現とみている。
　　「根気がつづかない」など。
　　項目番号：2．8．22．36．43．56．65．66．68．
2）NF2-1 一般的疲労感（10項目）

質問は「自覚症状しらべ」（上記）ほかの，疲労調査関連の調査票に含まれる項目と同様のものが多い。どちらかというと身体的側面の負荷が読み取れる。
　「よく肩がこる」など。
　項目番号：17．25．28．40．41．53．58．59．60．67．

3) NF2-2 身体不調（7項目）

　上記NF2-1と同じ「第2成分」として抽出された項目群であるが，第2次改訂の分類を生かして区分した。心身にかかる負荷との関連が「身体不調感」としてあらわれていると解釈している。
　項目番号：1．11．18．21．38．51．80．

4) NF3 イライラの状態（7項目）

　分類された項目をみると，これらは一種の「負荷に対する反応様式」と考えられる。不満の表現でもある。ただし，活性度の高い職場では「イライラの状態」への平均訴え率が比較的高くでることがある。
　項目番号：3．7．23．24．31．44．54．

5) NF4 労働意欲の低下（13項目）

　この特性項目群は，一般に言われる「心身の症状・状態」とは異なる。自分の生活や職場についての評価が含まれており，また，それらへの構え・態度でもある。
応答の結果は，生活・労働場面の「負荷」に対する反応様式でもあり，いわば社会的負荷事態の如何を映し出しているものと解釈している。労働意欲とかモラールというと，個人の主体的側面にかかわることとして扱われやすいが，仕事や職場等，「外的条件」との関係で変容することも事実である。仕事がきつすぎる，あるいは単調過ぎる，また，仕事らしい仕事がない，職場のまとまりが欠けているときなどは，この「労働意欲の低下」は，その訴え率を高めている。
　項目番号：6．13．33．34．37．39．48．57．63．73．76．77．78．

6) NF5-1 不安感（11項目）

　不安感など，情意面での「不安定」がうかがわれる項目群である。主として，精神的側面の負荷を表現するものと考えている。職務の進捗が思わしくないとき，見通し立たない，納期がせまっているなどの状況では「不安感」の訴え率を高めることがよくある。
　項目番号：14．16．19．45．46．50．55．64．69．72．74．

7) NF5-2 抑うつ感（9項目）

　この特性項目群は，上の「不安感」と同じ第5成分として抽出されている。やはり，第2次改訂の分類を保留してふたつに分けた。「不安感」および「抑うつ感」への応答傾向は，本インデックスによる「心理的ストレス」・「負担」の評価判定にあたって，重要な手がかりとなる。
　項目番号：4．15．26．27．29．35．52．79．81．

8) NF6 慢性疲労徴候（8項目）

　因子成分としては，上記の「一般的疲労感」との関連が考えられる。この特性への訴えが多い場合は身体的側面の負荷が表現されているとみている。「朝，起きたときでも疲れを感ずることが多い」という項目に因んで「慢性疲労徴候」*とした。仕事などで忙しく，追いまくられている状況では，この特性項目への訴えは顕著である。
　項目番号：9．12．30．32．42．70．71．75．
　註*　「慢性疲労」，ここでは急性疲労に対する表現として用いている。

■信頼性・妥当性の検討

　CFSIの信頼性および妥当性については，「労働と健康の調和」140〜165ページおよび183〜197ページを参照されたい。

■尺度の特徴

　CFSIは，仕事や生活場面の負荷事象を「自覚される心身症状」から探ろうとする評定尺度である。心身症状・状態についての「訴え」は，当人をとりまく諸条件のありさま，ここでは特に負荷の側面を投影しているものとして考えている。総じて，「職場・組織の健康度」を評価することができる。

(1) 心身の症状や，その体験の有無に関する質問内容はできるだけ日常的なことがらから選び，平易な表現を心がけた。「意見」は尋ねていない。
(2) 集団的スケールとして用い，勤務，生活，職場に関する「負荷の状況」が評価される。
(3) 応答の結果は，8特性に分類された項目群別に「平均訴え率」でまとめ，「基本レーダーチャート」にのせ，「パターン」で表す方式をとっている。平均訴え率の高低だけでない，もう1つの情報が得られることになる。
(4) 基本パターン上の歪みの度合い（模様）から，対象集団（職場・部署など）の「負担の方向性」が読み取られる。すなわち，精神的側面，身体的側面，および社会的側面（職場の雰囲気など）と分けたとき，相対的にどの側面の負荷が問題となるかが判定される。
(5) 勤務時間や生活時間とのクロスにより，職場・生活条件を点検する手がかりが得られる。
(6) 予防という意味での積極的な健康管理，保健指導を進めるとき，職場アプローチのための有効なツールとして活用できることが実証されている。
(7) 生産性向上につながる職場改善など，労務管理上の基本的な情報が得られる。

■尺度実施の際の留意点

　回答を求めるにあたっての教示文は「**この質問票は，起床・就床の時刻など，生活の様子と勤務時間にかかわる事項および普段の健康状態等についてたずねております。それぞれの質問に答えてください**」としている。
　労働負担とかストレス，疲労の度合いを調べるといった表現は避けること。

■判断基準

　CFSIへの応答結果は「基本パターンチャート」上で判定・評価される。
　基本パターンは，基準集団の「平均訴え率」と「70パーセンタイル値」（各男女別）で
設定されている。尺度適用例を含め，詳細は「労働と健康の調和」を参照されたい。

■著者への連絡

　CFSIの一般使用は有料。無断使用・複製を禁じている。研究目的の使用の場合でも必ず著者に連絡のこと。
　連絡先：越河六郎　財団法人労働科学研究所
　〒216-8501　川崎市宮前区菅生2-8-14
　TEL：044-977-2121　FAX：044-977-7504

　　　　　　　　　　　　　　　　（越河六郎　松蔭大学コミュニケーション文化学部・財団法人労働科学研究所）

蓄積的疲労徴候インデックス

質問 次の1～81の各項目について答えて下さい。
自分の近ごろのことで，あてはまる項目に○印を，あてはまらない項目には×印を，それぞれ（ ）の中につけて下さい。

1．このところ食欲がない ……………………（ ）
2．根気がつづかない …………………………（ ）
3．ちょっとした事でもすぐおこりだすことがある（ ）
4．生きていてもおもしろいことはないと思う …（ ）
5．ものを読んだり，書いたりする気になれない（ ）
6．やっている仕事が単調すぎる ……………（ ）
7．気がたかぶっている ………………………（ ）
8．動くのがおっくうである …………………（ ）
9．このところ毎日眠くてしようがない ………（ ）
10．家族と一緒にいてもくつろげない …………（ ）
11．このところ頭が重い ………………………（ ）
12．朝，起きた時でも疲れを感ずることが多い …（ ）
13．いろいろな事が不満だ ……………………（ ）
14．心配ごとがある ……………………………（ ）
15．一人きりでいたいと思うことがある ………（ ）
16．理由もなく不安になることがときどきある …（ ）
17．動作がぎこちなく，よく物を落したりする …（ ）
18．このところ寝つきがわるい ………………（ ）
19．ちかごろ，できもしないことを空想することが多い…（ ）
20．友人などとのつきあいがおっくうである ……（ ）
21．胃・腸の調子がわるい ……………………（ ）
22．仕事が手につかない ………………………（ ）
23．すぐどなったり，言葉づかいがあらくなってしまう …（ ）
24．なんということなくイライラする …………（ ）
25．全身の力がぬけたようになることがある ……（ ）
26．自分がいやでしようがない ………………（ ）
27．話をするのがわずらわしい ………………（ ）
28．しばしば目まいがする ……………………（ ）
29．することに自信がもてない ………………（ ）
30．このごろ全身がだるい ……………………（ ）
31．おもいっきりケンカでもしてみたい ………（ ）
32．朝，起きた時，気分がすぐれない …………（ ）
33．毎日出勤するのが大変つらい ……………（ ）
34．職場のふんいきが暗い ……………………（ ）
35．このところ，ボンヤリすることがある ……（ ）
36．何ごともめんどうくさい …………………（ ）
37．上役の人と気が合わないことが多い ………（ ）
38．ときどきはき気がする ……………………（ ）
39．仕事仲間とうまくいかない ………………（ ）
40．腰が痛い ……………………………………（ ）
41．体のふしぶしが痛い ………………………（ ）
42．くつろぐ時間がない ………………………（ ）
43．考えごとが面倒でいやになる ……………（ ）
44．むやみに腹がたつ …………………………（ ）
45．なんとなく落着かない ……………………（ ）
46．何かしようとすると，いろんな事が頭に浮んでくる（ ）
47．家族の世話で追いまくられている …………（ ）
48．働く意欲がない ……………………………（ ）
49．このところ，やせて来たようだ …………（ ）
50．自分は他人より劣っていると思えて仕方がない …（ ）
51．よく下痢をする ……………………………（ ）
52．何かでスパーッとうさばらしをしたい ……（ ）
53．目がかすむことがある ……………………（ ）
54．物音や人の声がカンにさわる ……………（ ）
55．気がちって困る ……………………………（ ）
56．すぐ気力がなくなる ………………………（ ）
57．仕事に興味がなくなった …………………（ ）
58．目が疲れる …………………………………（ ）
59．よく肩がこる ………………………………（ ）
60．眠りが浅く，よく夢をみる ………………（ ）
61．すぐ風邪をひく ……………………………（ ）
62．ちかごろ元気がでない ……………………（ ）
63．将来に希望がもてない ……………………（ ）
64．だれかに打ち明けたいなやみがある ………（ ）
65．自分の好きなことでもやる気がしない ……（ ）
66．頭がさえない ………………………………（ ）
67．このごろ足がだるい ………………………（ ）
68．なんとなく気力がない ……………………（ ）
69．ささいなことが気になる …………………（ ）
70．仕事での疲れがとれない …………………（ ）
71．横になりたいぐらい仕事中に疲れることが多い …（ ）
72．家に帰っても仕事のことが気にかかる ……（ ）
73．今の仕事をいつまでもつづけたくない ……（ ）
74．夜，気がたってねむれないことが多い ……（ ）
75．毎日の仕事でくたくたに疲れる …………（ ）
76．生活にはりあいを感じない ………………（ ）
77．なんとなく生きているだけのような気がする …（ ）
78．努力しても仕方ないと思う ………………（ ）
79．何をやっても楽しくない …………………（ ）
80．自分の健康のことが心配だ ………………（ ）
81．ゆううつな気分がする ……………………（ ）

労働者の疲労蓄積度自己診断チェックリスト

カテゴリー	脳・心臓疾患発症予防
適用対象	成人（勤労者）
発表論文	中央労働災害防止協会健康確保推進部　2004　平成15年度労働者の疲労蓄積度自己診断チェックリスト作成委員会報告書

■尺度の内容

本チェックリストでは，脳・心臓疾患（いわゆる「過労死」等）予防の視点から，これまでの医学研究の結果などに基づいて，仕事による負担度が判定できる。

■作成過程

厚生労働省の委託により，中央労働災害防止協会に学識経験者等からなる委員会を設置し，検討を行い，作成した。

■尺度実施の際の留意点

本チェックリストは自覚症状と勤務の状況からなっており，自覚症状には勤務以外の要因がある場合がある。さらに，あくまでも自己チェックリストであることから，評定結果について上司，産業医等に相談し，勤務状況の改善などに努める必要がある。

■判断基準

「自覚症状」と「勤務の状況」の評価から，仕事による負担度の判定をすることができる。

■著者への連絡

自由に利用して構わない。調査票は厚生労働省（http：//www.mhlw.go.jp）からダウンロードして使用することができる。また，中央労働災害防止協会（http：//www.jisha.or.jp/index.html）のホームページでは判定ができる。

連絡先：厚生労働省労働基準局安全衛生部労働衛生課
〒100-8916　東京都千代田区霞ヶ関1-2-2

労働者の疲労蓄積度自己診断チェックリスト

記入年月日_____年____月____日

このチェックリストは、労働者の仕事による疲労蓄積を、自覚症状と勤務の状況から判定するものです。

1. <u>最近1ヶ月間の自覚症状</u>について、各質問に対し最も当てはまる項目の□に✓を付けてください。

1. イライラする	□ ほとんどない（0）	□ 時々ある（1）	□ よくある（3）
2. 不安だ	□ ほとんどない（0）	□ 時々ある（1）	□ よくある（3）
3. 落ち着かない	□ ほとんどない（0）	□ 時々ある（1）	□ よくある（3）
4. ゆううつだ	□ ほとんどない（0）	□ 時々ある（1）	□ よくある（3）
5. よく眠れない	□ ほとんどない（0）	□ 時々ある（1）	□ よくある（3）
6. 体の調子が悪い	□ ほとんどない（0）	□ 時々ある（1）	□ よくある（3）
7. 物事に集中できない	□ ほとんどない（0）	□ 時々ある（1）	□ よくある（3）
8. することに間違いが多い	□ ほとんどない（0）	□ 時々ある（1）	□ よくある（3）
9. 仕事中、強い眠気に襲われる	□ ほとんどない（0）	□ 時々ある（1）	□ よくある（3）
10. やる気が出ない	□ ほとんどない（0）	□ 時々ある（1）	□ よくある（3）
11. へとへとだ（運動後を除く）	□ ほとんどない（0）	□ 時々ある（1）	□ よくある（3）
12. 朝、起きた時、ぐったりした疲れを感じる	□ ほとんどない（0）	□ 時々ある（1）	□ よくある（3）
13. 以前とくらべて、疲れやすい	□ ほとんどない（0）	□ 時々ある（1）	□ よくある（3）

＜自覚症状の評価＞　各々の答えの（　）内の数字を全て加算してください。　**合計_____点**

I	0～4点	II	5～10点	III	11～20点	IV	21点以上

2. <u>最近1ヶ月間の勤務の状況</u>について、各質問に対し最も当てはまる項目の□に✓を付けてください。

1. 1ヶ月の時間外労働	□ ない又は適当（0）	□ 多い（1）	□ 非常に多い（3）
2. 不規則な勤務（予定の変更、突然の仕事）	□ 少ない（0）	□ 多い（1）	－
3. 出張に伴う負担（頻度・拘束時間・時差など）	□ ない又は小さい（0）	□ 大きい（1）	－
4. 深夜勤務に伴う負担（★1）	□ ない又は小さい（0）	□ 大きい（1）	□ 非常に大きい（3）
5. 休憩・仮眠の時間数及び施設	□ 適切である（0）	□ 不適切である（1）	－
6. 仕事についての精神的負担	□ 小さい（0）	□ 大きい（1）	□ 非常に大きい（3）
7. 仕事についての身体的負担（★2）	□ 小さい（0）	□ 大きい（1）	□ 非常に大きい（3）

★1：深夜勤務の頻度や時間数などから総合的に判断してください。深夜勤務は、深夜時間帯（午後10時―午前5時）の一部または全部を含む勤務を言います。
★2：肉体的作業や寒冷・暑熱作業などの身体的な面での負担

＜勤務の状況の評価＞　各々の答えの（　）内の数字を全て加算してください。　**合計_____点**

A	0点	B	1～2点	C	3～5点	D	6点以上

3. 総合判定

次の表を用い、自覚症状、勤務の状況の評価から、あなたの仕事による負担度の点数（0～7）を求めてください。

仕事による負担度点数表

		勤務の状況			
		A	B	C	D
自覚症状	Ⅰ	0	0	2	4
	Ⅱ	0	1	3	5
	Ⅲ	0	2	4	6
	Ⅳ	1	3	5	7

※糖尿病や高血圧症等の疾病がある方の場合は判定が正しく行われない可能性があります。

あなたの仕事による負担度の点数は：＿＿＿＿点（0～7）

	点　数	仕事による負担度
判　定	0～1	低いと考えられる
	2～3	やや高いと考えられる
	4～5	高いと考えられる
	6～7	非常に高いと考えられる

自覚症しらべ

カテゴリー	ストレス反応
適用対象	成人（おもに労働者（広義の作業者））
発表論文	酒井一博　2002　日本産業衛生学会産業疲労研究会撰「自覚症しらべ」の改訂作業　労働の科学，57，5，295-298. 城　憲秀　2002　新版「自覚症しらべ」の提案と改訂作業　労働の科学，57，5，299-304. 井谷　徹　2002　新版「自覚症しらべ」の活用法　労働の科学，57，5，305-308. 山本理江　2002　新版「自覚症しらべ」の現場応用　労働の科学，57，5，309-312. 瀬尾明彦　2002　新版「自覚症しらべ」調査票の利用にあたって　労働の科学，57，5，313-314.

■尺度の内容

「自覚症状しらべ」は，職域などにおいて，時間経過に伴って変化する自覚症訴え率の動きから作業負荷・負担や疲労を把握するために開発された調査票である。本調査票は，1970年に発表されて以来，産業疲労研究や作業改善の実践活動などで広く用いられてきた。しかし，発表後，30年が経過し，この間の社会・経済状況，産業構造，労働状況の変化は著しく，また，調査票に対するニーズも変化してきた。「自覚症状しらべ」を作成した日本産業衛生学会産業疲労研究会では，このような背景から，「自覚症状しらべ」の再検討を行うべきという機運が高まり，1999年に改訂作業を開始することを決定した。改訂作業は2002年に終了し，あらたな調査票として「自覚症しらべ」を発表した。

従来の「自覚症状しらべ」が3つの下位尺度で構成されていたのに対し，新版「自覚症しらべ」では，5下位尺度となった。「自覚症しらべ」の5下位尺度は，構成する項目の内容からみると，従来の3下位尺度による構造が大きく変化したというよりは，あらたに運動器や視覚に関連する下位尺度が，これまでの3尺度に付加された構造といえよう。5つの下位尺度は，それぞれの尺度に含まれる項目から「Ⅰ群　ねむけ感」，「Ⅱ群　不安定感」，「Ⅲ群　不快感」，「Ⅳ群　だるさ感」，「Ⅴ群　ぼや

表1　「自覚症しらべ」の5つの下位尺度と項目

【Ⅰ群ねむけ感】	【Ⅱ群不安定感】	【Ⅲ群不快感】
ねむい 横になりたい あくびがでる やる気がとぼしい 全身がだるい	不安な感じがする ゆううつな気分だ おちつかない気分だ いらいらする 考えがまとまりにくい	頭がいたい 頭がおもい 気分がわるい 頭がぼんやりする めまいがする

【Ⅳ群だるさ感】	【Ⅴ群ぼやけ感】
腕がだるい 腰がいたい 手や指がいたい 足がだるい 肩がこる	目がしょぼつく 目がつかれる 目がいたい 目がかわく ものがぼやける

け感」（表1）と名づけた。各下位尺度は，それぞれ5項目の設問で構成され，全体で25項目となった。従来の調査票が30項目だったのに比べ，回答者の負担が若干少なくなったと思われる。また，各設問は，「まったくあてはまらない」，「わずかにあてはまる」，「すこしあてはまる」，「かなりあてはまる」，「非常によくあてはまる」の5段階評定法を採用しており，症状の有無（○，×）で判断していた「自覚症状しらべ」よりも疲労の中間的な状態も判定できるようにした。評定方法は，各項目1点～5点の5件法であり，各下位尺度スコアは属する項目の単純和で，その範囲は5点～25点となる（各下位尺度の項目数5で除すことも可，その場合は得点範囲が1～5点）。

■作成過程

1999年に「自覚症状しらべ」改訂作業を開始した。改訂作業は，産業衛生学，人間工学，心理学，疫学を専門とする産業疲労研究会会員有志によって構成された改訂作業ワーキンググループ（改訂WG）が中心となって進められた。まず，暫定調査として，労働者308名を対象とし，従来の30項目（一部設問は文言を改変）に運動器や視覚疲労およびストレスに関する設問，13項目をあらたに加えた43項目7段階評定調査票による調査を行った。その結果に基づいて，改訂WGは，内容的妥当性，反応の大きさや項目相互の相関などを考慮した項目整理によって36項目の試行調査票を作成した。試行調査票では，評定の段階を利用の容易さを考え，7段階から5段階評定に変更した。

次に，この試行調査票を用いて，のべ1956名（農業85名，製造業1570名，保健医療機関157名，金融機関50名，大学生94名）を対象とした調査を実施した。最終的に総計6039サンプルが得られ，このデータを用い，主因子法，バリマックス回転による因子分析を遂行した。因子分析からは，5因子が得られた。各因子から内容的妥当性，実用性を考慮しながら「Ⅰ群　ねむけ感」，「Ⅱ群　不安定感」，「Ⅲ群　不快感」，「Ⅳ群　だるさ感」，「Ⅴ群　ぼやけ感」の5因子25項目（各因子5項目，表1）からなる尺度を作成した。

■信頼性・妥当性の検討

信頼性：Cronbachのα信頼係数をみると，$\alpha=0.827～0.890$であり，内的整合性は高かった。折半法は0.799～0.872となった。再検査法からは各下位尺度スコアの相関係数は，$r=0.647～0.769$であり，また，第1主成分寄与率は59.8～69.8％となった。これらのことから，本尺度の信頼性は統計学的に妥当なものと考えられた。

妥当性：「自覚症しらべ」の下位尺度の項目内容については，過半は従来の「自覚症状しらべ」に準拠している。また，暫定調査，試行調査を通じて項目選択にあたっては，各下位尺度が示す意味を総体的に測定でき，かつ作業改善に結びつく実用的内容を有する項目を選択した。したがって，本尺度の内容的妥当性は十分に満足すべきものと考えられた。AMOS4を利用し，構造方程式モデリングによる因子構造モデル解析の結果，$GFI=0.876$，$AGFI=0.851$という値が得られた。これは比較的高い数値と考えられ，構造概念妥当性も相応の満足度を示すものと思われた。

■尺度の特徴

本調査票の特徴は，次のようにまとめることができる。

(1) 「自覚症しらべ」は旧版の「自覚症状しらべ」と同様，時間を追って調査していくタイプの調査票である。1時点の訴えスコアを問題とするのではなく，時間経過や作業内容の変化に伴うスコアの変化に着目することが重要である。

(2) 5つの下位尺度，「Ⅰ群　ねむけ感」，「Ⅱ群　不安定感」，「Ⅲ群　不快感」，「Ⅳ群　だるさ感」，「Ⅴ群　ぼやけ感」で疲労をとらえるようにした。内容的には，従来の調査票に局所や視覚に関連する自覚症を取り入れたかたちとなった。

(3) 旧版では，○×方式であったが，「自覚症しらべ」では，5段階評定方式を導入し，疲労に関連

する自覚症の中間的変化も把握できるようになったと考える。
(4) 本調査票は，仕事や作業のリスク評価，あるいは改善の評価ツールとして利用可能と思われる。

■尺度実施の際の留意点

(1) 尺度の特徴にも記したが，本調査票は，時間経過およびその間の作業状況とともに調査し，自覚症の変化から疲労あるいは作業の負荷・負担をとらえようとするものである。したがって，仕事中，複数回の測定を行う必要がある。産業疲労研究会としては，原則的に，1日の仕事の中で1時間～1.5時間に1回の割合で測定すべきとしており，少なくとも，作業前，昼休みなどの大休憩の前と後，定時の終業時，および残業があれば残業終了後に測定することを勧めている。
(2) 上記の点とも関連するが，本調査票による調査の際には，各調査時点間の仕事の状況も把握することも必須である。
(3) 評価の際には，下位尺度の合計スコアだけを求め，それだけで評価をすべきでない。各項目ごとのスコア変化をよく検討したうえで，合計スコアを読むべきである。
(4) 本尺度は，自覚症の変化から，職域集団や同一作業集団の作業負荷・負担評価を行うものであり，個人間の比較は現状では考えていない。それゆえ，健診などの場で，疲労状況のスクリーニングツールとして用いることは推奨しない。

■判断基準

本調査票は，職域集団や作業集団で，自覚症スコアの時間的変動を調査することによって，仕事の特徴や作業負荷・負担を把握することを目的としている。本調査票は標準化作業を行っておらず，個人ごとの疲労状態を判定するための指標としては現状においては適していないと考えられる。ただし，1作業日の中で，個人のスコア変化により，個人ごとの負荷・負担評価をすることは可能と思われる。

■尺度を用いた研究の内容

山本（2002）は，VDT作業者，交代勤務者の負担調査を行っており，下位尺度スコアの変動から，作業負担の特徴が把握できたと報告している。また，城他（2002）も改訂作業時の試行調査結果から，VDT作業者，システムエンジニア，交代勤作業者などで，スコア変動パターンの相違により作業負荷・負担の特徴をとらえることができることを発表している。

■今後の方向性・課題

信頼性，妥当性のさらなる検証が必要であり，データの蓄積を図る必要がある。また，旧版「自覚症状しらべ」では，群別の訴え率から作業の特性・特徴が理解できたが，「自覚症しらべ」でもデータ蓄積後，各下位尺度の変動パターンなどにより，作業特性が把握でき，さらに作業改善策が容易に考慮できるような方向の発展を図りたいと考える。

■著者への連絡

本調査票は自由に利用して構わないが，できる限り，利用前に下記連絡先に相談していただけると幸甚である。また，利用後は調査データを連絡先に提出することを前提としているので留意してほしい。調査票そのものは，産業疲労研究会ホームページからダウンロードできる。
　連絡先：城　憲秀（たち　のりひで）　中部大学生命健康科学部保健看護学科
　〒487-8501 愛知県春日市松本町1200
　E-mail：ntachi@isc.chubu.ac.jp
　なお，「自覚症しらべ」は，改訂WGによる共同作業で作成されたものであり，グループメンバーを以下に付記する。

「自覚症状しらべ」改訂ワーキンググループメンバー（50音順）
WG代表　酒井一博
アドバイザー　小木和孝・斉藤良夫
メンバー　青山京子・井谷　徹・上田　厚・落合孝則・岸田孝弥・小林秀紹・近藤雄二・斎藤　健・酒井康子・佐々木　司・瀬尾明彦・武山英麿・城　憲秀（WG事務局）・立身政信・寺澤哲郎・広瀬俊雄・堀江正知・宮尾　克・宮北隆志・宮下和久・茂原　治・山田琢之・山本理江

■引用文献

井谷　徹　2002　新版「自覚症しらべ」の活用法　労働の科学, 57, 5, 305-308.

酒井一博　2002　日本産業衛生学会産業疲労研究会撰「自覚症しらべ」の改訂作業2002　労働の科学, 57, 5, 295-298.

城　憲秀　2002　新版「自覚症しらべ」の提案と改訂作業経過　労働の科学, 57, 5, 299-304.

城　憲秀・井谷　徹・武山秀麿・堀江正知・山本理江・寺澤哲郎・落合孝則・酒井一博　2002　業種別・勤務制別にみた「自覚症しらべ」の変化　平成14年度日本産業衛生学会東海地方会学会講演集, 58-60.

瀬尾明彦　2002　新版「自覚症しらべ」調査票の利用にあたって　労働の科学, 57, 5, 313-314.

Tachi, N., Itani, T., Sakai, K., Kondo, Y., Seo, A., Sasaki, T., Yamamoto, R., Aoyama, K., Takeyama, H., & Kogi, K. 2003 Validity of a newly developed questionnaire for evaluating work-related fatigue feelings. *Abstracts of 27th International Congress on Occupational Health*, Iguassu Falls, Brazil.

山本理江　2002　新版「自覚症しらべ」の現場応用　労働の科学, 57, 5, 309-312.

（城　憲秀　中部大学生命健康科学部）
（井谷　徹　（財）労災保険情報センター）
（武山英麿　東海学園大学健康栄養学部）
（近藤雄二　天理大学体育学部）
（瀬尾明彦　首都大学東京システムデザイン学部）
（佐々木　司　（財）労働科学研究所研究部）
（茂原　治　上富田クリニック）
（青山京子　静岡県産業保健推進センター）
（山本理江　NPO法人地域予防医学推進協会）
（酒井一博　（財）労働科学研究所）

自 覚 症 し ら べ

No._____

氏　名 _____ （男　・　女 _____ 歳）

記入日・時刻 _____月 _____日　午前・午後 _____時 _____分 記入

　いまのあなたの状態についてお聞きします。つぎのようなことについて，どの程度あてはまりますか。すべての項目について，1「まったくあてはまらない」〜 5「非常によくあてはまる」までの5段階のうち，あてはまる番号1つに○をつけてください。

		まったくあてはまらない	わずかにあてはまる	すこしあてはまる	かなりあてはまる	非常によくあてはまる
1	頭がおもい	1	2	3	4	5
2	いらいらする	1	2	3	4	5
3	目がかわく	1	2	3	4	5
4	気分がわるい	1	2	3	4	5
5	おちつかない気分だ	1	2	3	4	5
6	頭がいたい	1	2	3	4	5
7	目がいたい	1	2	3	4	5
8	肩がこる	1	2	3	4	5
9	頭がぼんやりする	1	2	3	4	5
10	あくびがでる	1	2	3	4	5
11	手や指がいたい	1	2	3	4	5
12	めまいがする	1	2	3	4	5
13	ねむい	1	2	3	4	5
14	やる気がとぼしい	1	2	3	4	5
15	不安な感じがする	1	2	3	4	5
16	ものがぼやける	1	2	3	4	5
17	全身がだるい	1	2	3	4	5
18	ゆううつな気分だ	1	2	3	4	5
19	腕がだるい	1	2	3	4	5
20	考えがまとまりにくい	1	2	3	4	5
21	横になりたい	1	2	3	4	5
22	目がつかれる	1	2	3	4	5
23	腰がいたい	1	2	3	4	5
24	目がしょぼつく	1	2	3	4	5
25	足がだるい	1	2	3	4	5

疲労

ストレススケールガイドブック

2004年2月23日	第1版第1刷発行
2006年12月25日	第2版第1刷発行
2013年1月15日	第2版第3刷発行

著 者　(財)パブリックヘルスリサーチセンター
発行者　池澤徹也
発行所　株式会社 実務教育出版
　　　　東京都新宿区新宿1-1-12　〒163-8671
　　　　電話　（編集）03-3355-0921
　　　　　　　（販売）03-3355-1951
　　　　振替　00160-0-78270
組 版　株式会社 タイプアンドたいぽ
印 刷　壯光舎印刷株式会社
製 本　ブックアート
装 幀　デザイン・ハウス フェイス

乱丁・落丁は本社にてお取り替えいたします。
©2004　検印省略　ISBN978-4-7889-6080-0 C3011　Printed in Japan.